高尿酸血症

第 2 版

HYPERURICEMIA

主审 朱文玲

主编 何 青 刘德平

编者（以姓氏汉语拼音为序）

蔡晓凌	北京大学人民医院	秦绍森	北京医院
陈育青	北京大学第一医院	任姗姗	北京医院
陈跃鑫	北京协和医院	商 卓	大连市中心医院
程中伟	北京协和医院	苏金梅	北京协和医院
邓文慧	北京医院	孙明晓	北京医院
高 辉	北京大学人民医院	唐国栋	北京医院
何 青	北京医院	王 辰	中日友好医院
纪立农	北京大学人民医院	王 文	中国医学科学院阜外医院
蒋 云	北京医院	王建龙	北京医院
金 金	北京医院	王建业	北京医院
李 静	四川大学华西医院	王学斌	北京协和医院
李长贵	青岛大学附属医院	杨莉萍	北京医院
李燕明	北京医院	曾 勇	北京协和医院
刘 甜	青岛大学附属医院	曾小峰	北京协和医院
刘 瑶	北京大学人民医院	张海澄	北京大学人民医院
刘 英	北京协和医院	张学武	北京大学人民医院
刘德平	北京医院	朱文玲	北京协和医院

秘书 张 妮 北京医院

U0294626

人民卫生出版社

图书在版编目（CIP）数据

高尿酸血症/何青,刘德平主编. —2 版. —北京：
人民卫生出版社,2016
　　ISBN 978-7-117-22465-9

　　Ⅰ.①高…　Ⅱ.①何…②刘…　Ⅲ.①代谢病-综合
征-诊疗　Ⅳ.①R589

　　中国版本图书馆 CIP 数据核字（2016）第 078112 号

人卫智网　www. ipmph. com	医学教育、学术、考试、健康，购书智慧智能综合服务平台	
人卫官网　www. pmph. com	人卫官方资讯发布平台	

高尿酸血症
第 2 版

主　　编：何　青　刘德平
出版发行：人民卫生出版社（中继线 010-59780011）
地　　址：北京市朝阳区潘家园南里 19 号
邮　　编：100021
E – mail：pmph @ pmph. com
购书热线：010-59787592　010-59787584　010-65264830
印　　刷：北京盛通数码印刷有限公司
经　　销：新华书店
开　　本：787×1092　1/16　　印张：17　　插页：1
字　　数：414 千字
版　　次：2013 年 6 月第 1 版　　2016 年 6 月第 2 版
　　　　　2023 年 10 月第 2 版第 2 次印刷（总第 3 次印刷）
标准书号：ISBN 978-7-117-22465-9/R · 22466
定　　价：59.00 元

打击盗版举报电话：**010-59787491　E -mail：WQ @ pmph. com**
（凡属印装质量问题请与本社市场营销中心联系退换）

前言

　　高尿酸血症是由嘌呤代谢障碍引起的全身代谢性疾患,常常累及多个系统和器官,近年在我国的患病率逐渐升高。高尿酸血症可以没有任何临床表现,而是和其他疾病相伴;也可由于尿酸的代谢异常引起或加重其他系统疾病,如心血管、肾脏、内分泌、风湿免疫、骨科等系统疾病。《高尿酸血症》第1版于2013年6月出版,出版后受到业界专家及广大医务工作者的一致好评。本书为《高尿酸血症》再版,在第1版的基础上增加了4章的内容,全书共分为19章。各位专家参考了国内外大量文献资料,并结合各自的临床实践,首先介绍了嘌呤代谢与高尿酸血症的关系及高尿酸血症的流行病学研究,并系统地介绍了高尿酸血症与高血压、冠心病、肾脏疾病、痛风、神经系统疾病、呼吸系统疾病、妇产科疾病、周围动脉粥样硬化性疾病、心房纤颤、阴茎勃起功能障碍等疾病的关系及低尿酸血症等,在第1版的基础上更新了部分内容。本书涉及了高尿酸血症的病因、病理生理、生化改变、发病机制、治疗、预后、影响尿酸代谢的因素、药物及食物对尿酸代谢的影响等,内容丰富、新颖,基础与临床紧密结合,对一些尚未定论的尿酸作用的研究与观察也作了探讨,是一本实用性很强的专业参考书,适用于各级临床医师、基层医务人员和医学院校师生参考,亦可供高尿酸血症患者及家属参阅。

　　本书涉及尿酸代谢的基础及临床,在成书过程中由于各章节主要是按照各个器官系统或疾病安排,而尿酸及嘌呤代谢是与全身情况相关的,所以有些章节内有重复内容。为了全书的统一,在最终审稿时作了一些调整,希望各位作者及读者见谅。

　　本书的再版得益于各位作者在繁忙工作之余的精心撰写,在此致以深深的谢意! 同时对北京大学第一医院霍勇教授的支持及北京协和医院朱文玲教授的指导和支持表示衷心的感谢!

编者

2016年1月

目录

第一章

──高尿酸血症的流行病学研究──

尿酸是人体嘌呤代谢的终产物,主要经肝尿酸盐氧化酶分解形成尿囊素由尿中排出,其产生过多和(或)排除减少均可导致血尿酸水平升高。随着人们生活水平的提高及饮食结构的改变,人群尿酸水平逐渐升高,高尿酸血症的患病率也因此逐年上升。近年来,越来越多的研究表明,高尿酸血症可能是很多血管疾病的危险因素之一,因此了解人群尿酸水平的动态变化和流行病特征,对预防和治疗高尿酸血症及与其可能相关的多种疾病,有十分重要的意义。

第一节　尿酸作用的演变

大约在 1 千 5 百万年前,人类的尿酸氧化酶基因和启动子发生系列遗传突变,导致肝脏不能将尿酸降解为尿囊素排出体外,结果使人类比其他哺乳动物(大猩猩除外)的尿酸水平更高。大多数尿酸氧化酶基因尚有功能的哺乳动物血尿酸水平约为 $60 \sim 120\mu mol/L(1 \sim 2mg/dl)$,未食用西方饮食的非人类灵长目动物和原始人类血尿酸水平约为 $120 \sim 240\mu mol/L(2 \sim 4mg/dl)$。有理论认为,这种突变体现了适者生存的优势,而人类在食物中维生素 C 和钠含量较低时,尿酸水平增高可能有 3 方面的作用:①神经刺激剂:尿酸与咖啡因、其他神经刺激剂具有相似的结构,尿酸氧化酶的突变可能在一定程度上使人类反应更敏捷、智力更高,体现人类的进化优势;②抗氧化剂:大多数动物在失去尿酸氧化酶功能前约 1 千 5 百万年至 3 千万年就不能生成内源性维生素 C。而尿酸具有维生素 C 的抗氧化功能,通过阻断脂质过氧化反应,保护人类免受氧化应激的伤害、DNA 和膜受损;③升高血压:人类从爬行到直立行走,脑供血相对不足。尿酸能升高血压,增加脑供血。但是,尿酸升高提供的生存优势在人类进入现代社会就失去了,而且可能成为现代人类发生某些疾病的原因。

第二节　高尿酸血症的诊断标准

血尿酸是黄嘌呤经过黄嘌呤脱氢酶和黄嘌呤氧化酶的降解最终形成的代谢产物。正常状态下,人体尿酸的产生和排泄基本保持着动态平衡,体内尿酸池为 1200mg,每天产生尿酸约 $750 \sim 800mg$,排出约 $500 \sim 1000mg$,其中 1/3 从肠道和胆道排泄,2/3 经肾脏排泄。一旦尿酸产生与排泄的平衡失调,即尿酸生成增多和(或)排泄减少,就可能导致血尿酸(serum uric acid,SUA)水平增加,甚至高尿酸血症(hyperuricemia,HUA)。

血尿酸水平受多种因素影响,包括性别、年龄、饮食结构(高嘌呤食物如肉类、海鲜、动物内脏、浓的肉汤等)、生活方式(静坐)、某些药物(噻嗪类利尿剂、复方降压片、吡嗪酰胺、硝苯地平、普萘洛尔等)、各种全身疾病(肾脏疾病及高血压性肾血管疾病晚期等)、肾脏滤过功能、嘌呤代谢、尿酸合成酶的活性。

血尿酸的参考值范围因检测方法和受检测人群的年龄不同有所差别,一般成年男性为149～417μmol/L,女性为89～357μmol/L,大于60岁男性为250～476μmol/L,女性190～434μmol/L,儿童血尿酸的参考值较低(一般为180～300μmol/L)。当血尿酸超过420μmol/L时,已达到超饱和状态,此时血尿酸极易在组织内沉积而造成痛风。国际上将高尿酸血症的诊断标准定义为血尿酸水平男性高于420μmol/L,女性高于360μmol/L。

第三节　尿酸水平与高尿酸血症患病率的变化趋势

随着生活水平的提高,高嘌呤、高蛋白饮食增加,人们的尿酸水平呈增高趋势,而高尿酸血症的患病率也逐年增高。美国的流行病学研究数据显示,近100年来尿酸水平和高尿酸血症患病率的变化与高血压、肥胖、糖尿病和肾脏疾病有相似的流行趋势。美国男性尿酸水平从1920年的210μmol/L逐步增加到1970年的360～390μmol/L,同期女性尿酸水平比男性低约30～60μmol/L,HUA患病率为2%～18%;德国北部同期HUA患病率男性为15.2%～17.9%,女性为4.2%～4.5%。近20年来,亚洲地区高尿酸血症的患病率也有显著增多的趋势。20世纪80年代初,方圻等调查了北京、上海、广州等地人群血尿酸值,男性为(262±100)μmol/L,女性为(203±54)μmol/L,中国男性HUA患病率为1.4%,女性为1.3%。20世纪90年代,男性血尿酸水平达到304～339μmol/L,女性为204～263μmol/L,HUA患病率男性为7%～14%,女性0.8%～7%。21世纪初,我国男性血尿酸水平达288～427μmol/L,女性为223～317μmol/L,HUA患病率男性为7.3%～58.4%,女性为1.3%～23.8%(表1-1)。我国台湾省金门地区1991—1992年的一项调查显示,30岁以上的成年人高尿酸血症患病率为男性25.8%,女性15.0%,而且有11.5%的男性和3%的女性高尿酸血症患者发展为痛风。1991—2002年日本男性青少年高尿酸血症患病率从3.5%增至4.5%。2006年Lohsoonthorn等调查发现,泰国高尿酸血症患病率为10.6%,而2011年Uaratanawon等调查发现为24.4%。

表1-1　我国不同年代和地区人群血尿酸水平和高尿酸血症患病率

作者和发表年代	地　区	年龄(岁)	样本量(人)	血尿酸水平(μmol/L)		高尿酸血症患病率(%)		
				男	女	总体	男	女
方圻 1980	北京、上海、广州	≥20	502	262±100	203±54	1.4	1.4	1.3
Chou1993	台湾	>30	1738	—	—	17.3	20.3	14.6
杜蕙 1998	上海	≥15	1017	339±77	263±63	10.1	14.2	7.1
陈佑明 1999	广州	25～86	558	304.6±79.0	204.8±68.7	4.1	7.0	0.8

续表

作者和 发表年代	地 区	年龄 （岁）	样本量 （人）	血尿酸水平（μmol/L）		高尿酸血症患 病率（%）		
				男	女	总体	男	女
俞碧霞 2001	宁波市镇海区	20～60	4734	401.6±85.3	284.5±65.6	13.0	22.84	2.25
朱轼 2002	成都	18～80	7288	373.9	286.6	13.2	19.8	5.1
邵继红 2003	南宁	≥20	7888	342.3±87.3	252.2±77.8	13.3	17.6	9.3
袁智敏 2004	广州	23～85	748	384.6±74.8	286.3±65.3	13.2	13.8	11.9
杨瑛 2005	青岛	18～54	8640	320.0±66.1	250.6±56.3	6.2	7.3	3.3
方卫纲 2006	北京	20～90	1997	331±74	254±61	10.8	13.8	6.0
古萍 2006	广州	20～80	26 621	—	—	21.8	27.9	12.4
毛玉山 2006	宁波	20～84	11 016	345.9±72.2	243.4±62.9	12.5	16.0	4.6
苗志敏 2006	山东	20～80	5003	343.4±84.5	258.9±70.9	13.2	18.3	8.6
徐厚兰 2007	绍兴	17～64	1657	—	—	11.9	13.9	6.5
姚宗良 2007	青岛	≥18	5658	288±67	223±48	5.5	9.2	1.3
邓娓娓 2007	沈阳	41～93	1154	373.5±78.4	295.6±71.8	25.6	28.4	20.6
董砚虎 2008	青岛市湛山	40～74	1706	388.8	317.6	23.3	29.5	20.5
陈秀玲 2008	四川	16～97	2688	378.9±83.5	271.9±70.5	15.6	25.6	2.4
韩献华 2008	北京	19～87	1120	—	—	17.9	25.7	10.5
李兆琦 2008	广州市中山市	≥20	1019	393.7	304.8	30.4	34.4	22.0
廖予婕 2009	怀化	20～59	2112			19.3	22.0	8.3
邓忠虎 2009	威海	≥20	11 141	336.0±96.6	266.3±88.8	13.7	16.9	8.4
李艳梅 2009	西宁	22～60	1094			12.4	16.4	0.7
陈晓云 2009	大理	≥20	7505	345.4±85.5	260.9±71.9	13.2	18.3	8.6
曹利君 2009	宁波市镇海区	>20	17 254	372.4±77.1	268.0±58.9	18.4	26.2	8.5
黄旭珊 2009	广州市	20～35	1875	427.7±80.5	311.3±66.3	—	58.4	23.8
Lai 2009	台湾	49.3±12.2	3397	402±84	324±78	30	39.4	17.4
张兰芝 2010	唐山	18～59	3800	—	—	13.7	17.0	6.4
陈修明 2010	威海	≥60	1886			16.5	18.9	9.7

第四节　高尿酸血症的流行特征

　　无论在欧美国家还是在亚洲各国,高尿酸血症的患病率均呈逐年上升趋势。高尿酸血症患病率的高低受经济发展程度、环境、饮食习惯、种族、遗传等多种因素的影响,呈现一定特征。

一、年轻化趋势

随着年龄增长，尿酸水平逐渐增加，这可能与年龄越大，肾功能减退、尿酸排泄减少有关。但高尿酸血症的发病具有明显的年龄特征，中年人多见，且近年来有明显年轻化趋势。1998年杜蕙等调查上海居民的发病年龄男性为59.2岁，女性为65.3岁，而陈晓云等2009年调查云南大理城镇居民发现，男性20岁以后和女性50岁以后HUA患病率开始明显增加，平均发病年龄为41.6岁和53.7岁，男、女发病年龄明显提前，尤以男性为甚。女性发病年龄较男性晚，通常要到绝经期。

二、重男轻女

高尿酸血症有着明显的性别差异，即"重男轻女"，相同年龄段，男性血尿酸水平均明显高于女性，男性高尿酸血症患病率也明显高于女性，2000年台湾地区调查结果显示，男女高尿酸血症的患病率之比为1.7∶1，2003年南京调查结果显示男女高尿酸血症患病率之比为1.9∶1，而2002年成都地区对心血管病高尿酸血症的调查显示男性患病率为19.8%，女性为5.1%，男女患病率之比达3.9∶1倍。Katrinel等2004年报道，1990—1999年间，65岁以下男性患高尿酸血症和（或）痛风的概率为女性的4倍，大于65岁时，男性患病率则为女性的3倍。女性在青春期，由于雌激素促进肾脏对尿酸的清除作用，血尿酸值较低，发病年龄明显晚于男性；而绝经期后雌激素水平明显降低，减少了肾脏对尿酸的清除率，血尿酸水平相应升高。所以，男性比女性更易患高尿酸血症，但这种差异在女性绝经期前明显，在绝经后差异逐渐缩小，因此女性常在绝经后发病，与男女性体内性激素水平的差异有关。

三、遗传倾向

对高尿酸血症患者家系研究发现，高尿酸血症有明显的家族聚集倾向，双亲有高尿酸血症者比单亲有高尿酸血症者病情重，前者从儿童时期即可发病。部分患者伴有染色体异常。产生家族聚集性的原因推测有两方面，一是环境因素，即同一家族成员的生活和饮食习惯相似；另一是遗传因素，但高尿酸血症的遗传变异情况极大，可能是多基因遗传，特别是与嘌呤合成代谢和肾脏排泄尿酸过程中的某些酶基因变异致酶活性改变，使血尿酸水平升高，导致高尿酸血症，包括磷酸核糖焦磷酸酰胺转移酶活性增加、次黄嘌呤鸟嘌呤磷酸核糖转移酶（hypoxanthine guanine phosphoribosyltransferase，HGPRT）活性降低或缺乏、5-磷酸核糖-1-焦磷酸（PRPP）合成酶（PRS）变异、黄嘌呤氧化酶（XO）活性增高和葡萄糖-6-磷酸酶缺乏等。

四、地区与种族

全球高尿酸血症的流行存在地区和种族差异。欧美发达地区高尿酸血症患病率较高，其中新西兰的毛利族、库克岛的Pukapukans族及印尼爪哇农村人高尿酸血症患病率高于当地其他种族人群，黑人高尿酸血症患病率高于白人。Andrew等2005年的流行病学调查结果显示，菲律宾人、萨摩亚人、毛利人和其他南太平洋人都易患高尿酸血症，或许与他们摄入大量的海洋食物和基因的缺陷有关，非裔美国人比欧裔美国人患高尿酸血症者更多。日本成年男性高尿酸血症患病率一般为20%～25%。中国台湾地区人群高尿酸血症患病率升高较快，明显高于内地。1998年调查台湾342名土著居民，高尿酸血症患病率高达41.4%。

2003 年调查 414 名台湾土著小孩,高尿酸血症患病率男生达 29.5%,女生达 40.2%。我国多数流行病学研究发现,沿海地区高尿酸血症患病率高于内陆地区,可能与沿海地区经济较发达,生活水平及营养条件较好,又喜食海鲜、肉汤等高嘌呤、高蛋白食品有关。

第五节 影响血尿酸水平的相关因素

高尿酸血症常常无症状,其患病率比痛风高 10 倍。嘌呤存在于机体所有组织中,主要来源于三个方面:饮食、核苷酸降解或新合成。当尿酸的生成增多或排出减少,即可导致血尿酸水平增高或高尿酸血症。另外,药物和某些疾病也会导致血尿酸水平增高。常见的高尿酸血症原因见表 1-2。

表 1-2 高尿酸血症的常见原因

尿酸生成或摄入增加	尿酸排泄减少
• 慢性溶血性贫血	• 酸中毒(如乳酸酸中毒、糖尿病酮症酸中毒)
• 细胞毒疗法(如药物和放射治疗)	• 酒精
• 过度运动或快速减轻体重	• 尿崩症
• 高嘌呤饮食(如肉、海产品、酒)	• 药物(如利尿剂、水杨酸制剂)
• 骨髓增生性或淋巴增生性疾病	• 唐氏综合征(Down 综合征或先天愚症)
• 心肌梗死	• 高血压
• 佩吉特(氏)病(Paget 病)	• 甲状腺功能减退
• 严重的增生性银屑病	• 铅中毒
• 特定的酶缺乏	• 肾功能衰竭
• 癫痫持续状态	• 妊娠毒血症
• 横纹肌溶解	• 镰状细胞贫血

一、生活方式

1. **饮食** 进食过多高嘌呤、高蛋白食物与高尿酸血症或痛风有关。富含嘌呤的食物包括各类家畜和家禽的肉,如猪肉、牛肉、羊肉、鸡肉、鸭肉、鹅肉等,以及动物内脏尤其是脑、肝和心等,某些海产品,豆类和浓的肉汤等。低嘌呤食物有精白米面、蛋类及其制品、乳制品类、大部分水果、糖类及大部分蔬菜。另外,肉、禽类煮后弃汁也可降低嘌呤含量。前瞻性的流行病学研究发现,血尿酸水平随着红肉和海产品的摄入量增加而增加,红肉和海鲜分别增加痛风的发生风险 41%(RR=1.41,95% CI 1.07~1.86)和 5.1%(RR=1.51,95% CI 1.17~1.95)。另外,果糖虽然不是嘌呤,但它可加速腺(嘌呤核)苷酸的分解代谢,从而引起高尿酸血症。研究发现,食 5 个苹果后 6 小时内可引起血尿酸升高 35%。亚洲和欧美国家的尿酸水平和痛风发生率的差异可用摄入富含嘌呤的食物差异来解释。以大米和蔬菜为主食的传统亚洲饮食,嘌呤含量低,而欧美国家的人们摄入大量富含嘌呤的肉类和海产品等食物,很容易导致高尿酸血症和痛风,所以痛风也称为"富贵病"、"帝王病"。

2. **饮酒** 酒精是比食物更重要的危险因素。血尿酸水平随着啤酒和酒精摄入量的增加而增加,多因素分析发现,日常饮酒中,每增加 10g 的酒精,痛风的发生风险增加 17%

（RR=1.17,95% CI 1.11～1.22),但啤酒引起血尿酸升高的作用大于酒精,而饮用葡萄酒与高尿酸血症无关。其原因包括①饮酒常伴食富含嘌呤的食物;②乙醇可刺激人体内酮体和乳酸合成增加,而两者均可竞争性抑制肾脏近曲小管分泌尿酸的功能;③酒中的乙醇可直接加快体内嘌呤合成的速度,增加尿酸生成;④某些酒类,尤其是啤酒,在发酵过程中可产生大量嘌呤,增加尿酸水平和痛风发生风险;同时,啤酒中的鸟嘌呤核苷可通过肠道细菌转变为尿酸,过度饮用啤酒可加速肝脏对腺苷三磷酸的分解,增加尿酸的生成;⑤酒精引起脱水,从而导致血尿酸浓度增加。长期饮用威士忌类含铅的酒或使用铅制作的酒容器,因铅可明显抑制尿酸分泌,可使高尿酸血症和痛风的发生风险增加。另外,引用含糖的饮料也会引发高尿酸血症和痛风。

3. 运动　长期从事高强度专业训练的运动员,体内乳酸产生增加,而乳酸可抑制肾脏排泄尿酸的功能,使血尿酸水平升高,甚至引发痛风性关节炎;同时,过量运动和大量出汗使尿液浓缩,而且肌肉中嘌呤核苷酸会加速分解,导致尿酸浓度升高。

二、药物

某些药物可增加尿酸的生成或减少尿酸的清除,导致高尿酸血症和痛风。常见的药物包括利尿剂、小剂量阿司匹林和器官移植常用药物等。药物致高尿酸血症和痛风的机制如表1-3。

表1-3　药物致高尿酸血症和痛风的机制

机　制	常 用 药 物
增加嘌呤的摄入	● 胰腺酶(胰酶制剂、胰脂酶)
增加尿酸生成(细胞溶解、分解代谢效应、增加白细胞生成、血溶解)	● 细胞毒性化疗药:阿地白介素、门冬酰胺酶、白消安、卡铂、苯丁酸氮芥、顺铂、环磷酰胺、阿糖胞苷、柔红霉素、氟达拉滨、羟(基)脲、氮芥、美法仑、巯嘌呤、硫鸟嘌呤、长春碱、长春新碱 ● 去羟肌苷、乙醇、非格司亭、果糖、糖皮质激素、利巴韦林、干扰素
减少肾脏清除尿酸	● 血管紧张素转换酶抑制剂:赖诺普利、雷米普利、群多普利拉 ● 环孢素、二氮嗪 ● 利尿剂:乙酰唑胺、布美他尼、氯噻酮、依他尼酸、呋塞米、吲达帕胺、美托拉宗、噻嗪类、氨苯蝶啶 ● 乙胺丁醇、左旋多巴、吡嗪酰胺、低剂量水杨酸类、他克莫司
增加尿酸生成和减少尿酸清除	● 烟酸

1. 利尿剂　噻嗪类和髓袢利尿剂通过竞争性抑制可减少肾小管分泌尿酸,同时在体液量减少时使近曲肾小管对尿酸盐的重吸收增加,导致高尿酸血症。这种作用为剂量依赖,高剂量氢氯噻嗪(如50mg)可引起高尿酸血症,而低剂量(如12.5mg)则没有此作用。

2. 小剂量阿司匹林　阿司匹林对肾脏处理尿酸的影响呈负向关系,大剂量阿司匹林(>3g/d)促进肾脏排泄尿酸,中等剂量(1～2g/d)不改变肾脏排泄尿酸功能,小剂量(75mg/d)则抑制肾脏排泄尿酸能力15%而导致高尿酸血症。

3. 器官移植常用药物　接受器官移植的患者约50%出现高尿酸血症,13%发作痛风,接受心脏移植患者高尿酸血症达81%,8%～12%发作痛风。器官移植患者常用免疫抑制剂如环孢素,约80%的器官移植患者在使用环孢素后会出现明显高尿酸血症[>720μmol/L(12mg/dl)];而移植后数年,10%以上的患者发生严重的、多关节受累的痛风。环孢素通过多种机制导致高尿酸血症,包括减少肾小管排泄尿酸、降低肾小球滤过率和药物致间质肾病。另外,接受器官移植的患者还常用抗生素如乙胺丁醇、酮康唑、喷他脒,这些药都有引起高尿酸血症的作用。

三、疾病及其他危险因素

1. 肥胖　肥胖和高体重指数(body mass index,BMI)是血尿酸水平增高和痛风发生的危险因素。肥胖者多有内分泌功能紊乱、雄激素和促肾上腺皮质激素水平低下或酮酸生成增加,可抑制尿酸排泄;同时,肥胖者往往摄入过多,嘌呤合成加速,导致尿酸生成增加。所以,肥胖引起血尿酸增高的机制既包括尿酸生成增多,也包括尿酸排泄减少。减轻体重可有效降低血尿酸水平。Choi 等发现,高尿酸血症与体重及 BMI 升高呈明显正相关关系,在校正年龄危险因素后,与 BMI 为 $21.0～22.9kg/m^2$ 相比,BMI 为 $23.0～24.9kg/m^2$ 者痛风发生的风险是 1.4 倍,BMI 为 $25.0～29.9kg/m^2$ 为 2.35 倍,BMI 为 $30.0～34.9kg/m^2$ 为 3.26 倍,BMI 为 $35kg/m^2$ 及以上者为 4.41 倍。

2. 血脂异常　高尿酸血症患者常合并血脂异常,尤其是甘油三酯(triacylglycerol,TG)异常,甚至在健康人群中也发现血尿酸水平与甘油三酯和胆固醇水平呈正相关关系,与高密度脂蛋白、胆固醇呈负相关关系。高甘油三酯血症伴高尿酸血症者存在载脂蛋白 E_2 等位基因,介导肾脏对尿酸分泌减少,而升高的脂蛋白酶可能导致血尿酸的清除减少,推测甘油三酯可能是高尿酸血症常见的代谢影响因子。

3. 高血压　早在 1879 年,Mohamed 就发现高血压与高尿酸血症间有明显关系。20 世纪 50～60 年代研究显示,高血压患者中高尿酸血症的患病率约为 20%～40%。高血压和高尿酸血症互为因果、相互促进。高血压患者因血压长期升高,可导致肾小球动脉硬化,肾小管因缺氧引起乳酸生成增加,而乳酸可竞争性抑制尿酸的排泄,使尿酸清除减少,引起高尿酸血症。研究发现,高血压患者的血尿酸水平及高尿酸血症的患病率高于血压正常者,而血清尿酸水平每增加 60μmol/L,发生高血压的 RR 增加 23%。

4. 糖尿病　2 型糖尿病患者的血尿酸水平升高与伴随的多种心血管危险因素如肥胖、血脂异常、高血压、冠心病、胰岛素抵抗、代谢综合征密切相关。其中胰岛素抵抗与高尿酸血症关系密切,是引起高尿酸血症的因素之一,可能机制包括:①胰岛素抵抗时,机体为维持正常血糖水平而代偿性分泌过多的胰岛素,而高水平的胰岛素和胰岛素前体物可刺激肾小管 Na^+-H^+ 交换,增加 H^+ 排泌的同时,使尿酸重吸收增加;②胰岛素抵抗增加肝脏的脂肪合成,导致嘌呤代谢紊乱,使血尿酸增高;③胰岛素抵抗状态下,糖酵解过程的中间产物向 5-磷酸核糖及磷酸核糖焦磷酸转移,导致血尿酸生成增多,同时 3-磷酸甘油积聚,使甘油三酯浓度增加。升高的尿酸反过来可能直接损害胰岛 β 细胞,影响胰岛素分泌而致糖尿病。

糖尿病早期因高血糖和高尿糖在肾近曲小管竞争,抑制尿酸的重吸收,使尿酸排泄增加。随着病情进展,糖、脂肪、蛋白质代谢紊乱,肾糖阈下降,尿酸的清除率下降,以及持续的高血糖损害肾功能,导致尿酸排泄减少,血尿酸上升。并发酮症时,有机酸产生过多,与尿酸竞争分泌,从而进一步提高尿酸水平。

因此,尿酸生成增加和清除率下降,是糖尿病并发高尿酸血症的原因之一。

四、其他因素

1. 社会地位与教育程度　高尿酸血症和痛风自古以来多见于欧洲和北美等经济发达国家,有"帝王病"、"富贵病"之称,是较高社会阶层的疾病,如知识阶层、富豪阶层。但随着经济的发展,城乡差别及脑体力劳动区别逐渐缩小,高尿酸血症和痛风在不同社会阶层的差别也逐渐缩小。

2. 职业　静坐为主职业者与体力劳动者血尿酸水平有很大差异。曹利君等调查了浙江宁波镇海地区机关事业单位人员血尿酸水平及高尿酸血症患病率,并与同地区常住农村的居民高尿酸血症患病率比较。结果发现,机关事业单位职工男女高尿酸血症患病率分别为26.17%和8.52%,而农村居民分别为12.58%和6.97%。

第六节　高尿酸血症与相关疾病的流行病学研究

高尿酸血症是尿酸合成增加和(或)尿酸排泄减少引起的一种代谢性疾病,不仅是急性关节炎、痛风石、肾结石和尿酸性肾病最重要的生化基础,而且与多种传统血管疾病的危险因素如高龄、男性、肥胖、脂代谢紊乱、酗酒等并存,并与多种血管疾病如脑卒中、冠心病、高血压、糖尿病、心功能衰竭、慢性肾脏疾病等密切相关,严重威胁人类健康。高尿酸血症发病率和患病率在全球呈上升趋势,大量前瞻性流行病学研究也发现,高尿酸血症是多种血管疾病的独立危险因素,其在疾病发生和预后中的作用应引起广大医务工作者的足够重视。然而,基于单个流行病学研究的结果和结论难以全面了解高尿酸血症与相关疾病的关系和全貌。为了全面评价尿酸与相关疾病的关系,相关领域专家采用系统评价和 meta 分析的方法,全面、系统检索尿酸与相关疾病关系的文献,经过严格筛选和质量评价,纳入高质量研究进行定性和定量合成,客观评估尿酸是否为相关疾病发生的独立危险因素,是否为相关疾病预后的不利因素,为临床医生全面、客观和正确认识尿酸与相关疾病的关系和合理治疗高尿酸血症患者提供科学依据。现将高尿酸血症与相关疾病关系的系统评价和 meta 分析总结如下:

一、尿酸与脑卒中

2009 年和 2014 年分别发表了一篇系统评价和 meta 分析,全面收集、评估和汇总了高尿酸血症与脑卒中关系的前瞻性队列研究。前者纳入 16 项前瞻性队列研究,共 238 449 名成年研究对象,结果发现,在校正已知的危险因素如年龄、高血压、糖尿病和胆固醇后,高尿酸血症显著增加脑卒中的发生风险47%(4 项研究,RR = 1.47,95% CI1.19 ~ 1.76)和死亡风险26%(6 项研究,RR = 1.26,95% CI 1.12 ~ 1.39);后者纳入 15 项前瞻性研究,共 1 042 358 名研究对象,结果同样显示,高尿酸血症显著增加脑卒中的发生风险22%(RR = 1.22,95% CI 1.02 ~ 1.46)和死亡风险33%(RR = 1.33,95% CI 1.24 ~ 1.43)。两项系统评价和 meta 分析的亚组分析结果均一致显示,高尿酸血症对女性脑卒中发生风险的影响比男性显著,且达到了统计学差异。

二、尿酸与糖尿病

Kodama 等 2009 年发表了一篇血尿酸与 2 型糖尿病关系的系统评价和 meta 分析,纳入 11 项队列研究,共 42 834 名研究对象,随访 2 ~ 13.5 年,合成结果发现,每增加 60μmol/L (1mg/dl)血尿酸,2 型糖尿病的发生风险增加 17%(RR=1.17,95% CI 1.09 ~ 1.25)。根据研究设计、研究地点、年龄、性别、尿酸水平、研究质量、代谢混杂因素、随访年限、糖尿病诊断方式进行亚组分析,所有亚组均发现,尿酸增加 2 型糖尿病的发生风险。

三、尿酸与冠心病

2010 年 Kim 等发表的高尿酸血症与冠心病关系的系统评价和 meta 分析,共纳入 26 项前瞻性队列研究,402 997 名成人,meta 分析结果显示:高尿酸血症可略微增加冠心病事件的发生风险,这种风险独立于传统的冠心病(coronary artery heart disease,CHD)危险因素之外。校正潜在的混杂因素后,CHD 发生风险增加 9%(RR=1.09,95% CI 1.03 ~ 1.16);CHD 死亡风险增加 16%(RR=1.16,95% CI 1.01 ~ 1.30);血尿酸每增加 60μmol/L(1mg/dl),冠心病死亡率增加 12%(RR=1.12,95% CI 1.05 ~ 1.19);亚组分析显示,男性高尿酸血症和冠心病的发病率/死亡率没有显著的相关性,女性随着血尿酸水平的升高,冠心病死亡的风险增加(RR=1.67,95% CI 为 1.30 ~ 2.04),但作者认为需要进一步的深入研究证实。

四、尿酸与高血压

Grayson 等 2011 年发表了一篇高尿酸血症与新发高血压关系的系统评价和 meta 分析,纳入 18 项前瞻性队列研究,共 55 607 名研究对象,meta 分析结果显示,高尿酸血症增加高血压的发生风险 41%(校正的风险比 RR=1.41,95% CI 为 1.23 ~ 1.58);校正潜在的混杂因素后,尿酸水平每增加 60μmol/L(1mg/dl),高血压发生的风险增加 13%(RR=1.13,95% CI 为 1.06 ~ 1.20)。作者认为高尿酸血症增加高血压的发生风险,并且独立于传统的高血压危险因素之外,这种风险在年轻人(P=0.02)和妇女(P=0.059)中更为明显。

2014 年 Wang 等也发表了一篇高尿酸血症与高血压关系的系统评价和 meta 分析,纳入 25 项队列研究和巢式病例-对照研究,共 97 824 例研究对象。该系统评价不仅发现高尿酸血症增加高血压的发生风险(校正后 RR=1.48,95% CI 1.33 ~ 1.65),而且发现尿酸水平越高,高血压发生风险越大,两者存在剂量-效应关系,进一步说明尿酸水平增高是高血压发生的独立危险因素。

五、尿酸与肾脏疾病

李雨璘等 2011 年发表了一篇尿酸与肾脏疾病发生和预后关系的系统评价和 meta 分析,其中与肾脏疾病发生相关的队列研究 11 篇,共 276 801 例研究对象,结果发现,尿酸水平升高会增加肾脏疾病的发生风险(RR=1.49,95% CI 1.27 ~ 1.75);与肾脏疾病预后相关 10 篇,共 3004 例研究对象,meta 分析发现,高尿酸可导致肾功能恶化(RR=1.35,95% CI 1.12 ~ 1.63)和肾脏疾病患者死亡风险增加(RR=1.67,95% CI 1.29 ~ 2.16)。

六、尿酸与移植肾

黄艳等 2012 年发表了一篇高尿酸血症对肾移植患者肾功能影响的系统评价和 meta 分

析,纳入12项队列研究,meta分析结果发现,肾移植后合并高尿酸血症者的估计的肾小球过滤率(estimated glomerular filtration rate,eGFR)低于正常尿酸者(9项研究,MD=−11.24,95% CI −16.34 ~ −6.14)、血清肌酐(serum creatinine,SCr)高于正常尿酸者(5项研究,MD= 0.24,95% CI 0.17 ~ 0.31)、出现慢性移植肾肾病(HR=1.65,95% CI 1.02 ~ 2.65)、移植肾丢失(HR=2.01,95% CI 1.39 ~ 2.94)的风险增加。

七、尿酸与心衰

黄鹤等2014年发表了一篇尿酸与心力衰竭关系的系统评价和meta分析,共纳入33项研究。其中5项研究评估了427 917名研究对象尿酸与心力衰竭发生风险的关系,meta分析发现高尿酸血症增加心衰发生风险(HR=1.65,95% CI 1.41 ~ 1.94),每增加60μmol/L(1mg/dl)血尿酸,心力衰竭的发生风险增加19%(HR=1.19,95% CI 1.17 ~ 1.21),且尿酸水平越高,心力衰竭发生的风险越大;28项研究涉及心力衰竭合并高尿酸血症患者的预后,其中慢性心衰患者41 935名、急性心衰患者9617名,心力衰竭患者合并高尿酸血症,发生总死亡(HR=2.15,95% CI 1.64 ~ 2.83)、心血管疾病死亡(HR=1.45,95% CI 1.18 ~ 1.78)和复合终点事件(死亡和心血管事件,HR=1.39,95% CI 1.18 ~ 1.63)的风险增加。

八、尿酸与急性心肌梗死患者结局

2012年发表了一篇关于入院时尿酸水平对急性心肌梗死患者结局的预测的系统评价和meta分析,纳入9个研究,共7655例ST段抬高的急性心肌梗死(acute myocardial infarction,AMI)患者,评估AMI患者主要结局死亡和主要不良心脏事件(major adverse cardiac events,MACE)与入院时尿酸水平的关系。结果发现,入院时尿酸水平越高,AMI患者的短期(校正后OR=2.26,95% CI 1.85 ~ 2.77)和中/长期结局(校正后OR=1.19,95% CI 1.03 ~ 1.37)越差。

目前基础研究、流行病学研究均提示,尿酸是血管疾病的独立危险因素,小样本、短期临床试验及其系统评价和meta分析显示,降尿酸能降低血压、改善肾功能和左室质量等替代指标,但对终点指标的影响缺乏足够的证据,考虑到现有降尿酸药物的潜在风险,因此,有必要开展大样本、高质量、长随访的临床试验,以证实降尿酸水平在预防和治疗相关血管疾病中的临床价值,为高尿酸血症的合理处理提供科学依据。

(李 静)

参 考 文 献

1. Wu XW,Muzny DM,Lee CC,et al. Two independent mutational events in the loss of urate oxidase during hominoid evolution. J Mol Evol,1992,34(1):78-84.

2. Johnson RJ,Gaucher EA,Sautin YY,et al. The planetary biology of ascorbate and uric acid and their relationship with the epidemic of obesity and cardiovascular disease. Med Hypotheses,2008,71(1):22-31.

3. Orowan E. The origin of man. Nature,1955,175(4459):683-684.

4. Johnson RJ,Gaucher EA,Sautin YY. The planetary biology of ascorbate and uric acid and their relationship with the epidemic of obesity and cardiovascular disease. Med Hypotheses,2008,71:22-31.

5. Simie MG,Jovanovic SV. Antioxidation mechanisms of uric acid. J Am Chem Soc,1989,111:5778-5782.

6. Squadrito GL,Cueto R,Splenser AE,et al. Reaction of uric acid with peroxynitrite and implications for the mech-

anism of neuroprotection by uric acid. Arch Biochem Biophys,2000,376(2):333-337.

7. Watanabe S,Kang DH,Feng L,et al. Uric acid,hominoid evolution,and the pathogenesis of salt-sensitivity. Hypertension,2002,40:355-360.

8. Johnson RJ,Titte S,Cade JR,et al. Uric acid,evolution and primitive cultures. Semin Nephrol,2005,25:3-8.

9. Fishberg AM. The interpretation of increased blood uric acid in hypertension. Arch Intern Med,1924,34:503-507.

10. Hall AP,Barry PE,Dawber TR,et al. Epidemiology of gout and hyperuricemia. A long-term population study. Am J Med,1967,42(1):27-37.

11. Freedman DS,Williamson DF,Gunter EW,et al. Relation of serum uric acid to mortality and ischemic heart disease. The NHANES i epidemiologic follow-up study. Am. J. Epidemiol,1995,141(7):637-644.

12. Adamopoulos D,Vlassopoulos C,Seitanides B,et al. The relationship of sex steroids to uric acid levels in plasma and urine. Acta Endocrinol(Copenh),1977,85:198-208.

13. 方圻,游凯,林其燧. 中国正常人血尿酸调查及其与血脂的关系. 中华内科杂志,1983,22:434-438.

14. Lin KC,Lin HY,Chou P. Community based epidemiological study on hyperuricemia and gout in kin-hu,kinmen. J. Rheumatol,2000,27(4):1045-1050.

15. Ogura T,Matsuura K,Matsumoto Y,et al. Recent trends of hyperuricemia and obesity in japanese male adolescents,1991 through 2002. Metabolism:Clinical & Experimental,2004,53(4):448-453.

16. Lohsoonthorn V,Dhanamun B,Williams MA. Prevalence of hyperuricemia and its relationship with metabolic syndrome in thai adults receiving annual health exams. Arch Med Res,2006,37(7):883-889.

17. Uaratanawong S,Suraamornkul S,Angkeaw S,et al. Prevalence of hyperuricemia in bangkok population. Clin Rheumatol,2011,30(7):887-893.

18. 刘超,祝群. 痛风与高尿酸血症的分子流行病学研究进展. 实用老年医学,2005,19(6):284.

19. Johnstone A. Gout-the disease and non-drug treatment. Hosp Pharm,2005,12:391-393.

20. Pearson NL. Hyperuricemia and gout-some medications can 'precipitate' gout. Drug-Induced Dis,2006,139(4):62-65.

21. Choi HK,Atkinson K,Karlson EW,et al. Obesity,weight change,hypertension,diuretic use,and risk of gout in men:The health professionals follow-up study. Arch. Intern. Med,2005,165(7):742-748.

22. Choi HK,Liu S,Curhan G. Intake of purine-rich foods,protein,and dairy products and relationship to serum levels of uric acid:The third national health and nutrition examination survey. Arthritis Rheum,2005,52(1):283-289.

23. Choi HK,Atkinson K,Karlson EW,et al. Purine-rich foods,dairy and protein intake,and the risk of gout in men. N Engl J Med,2004,350:1093-1103.

24. Lotito SB,Frei B. The increase in human plasma antioxidant capacity after apple consumption is due to the metabolic effect of fructose on urate,not apple-derived antioxidant flavonoids. Free Radic Biol Med,2004,37(2):251-258.

25. Nuki G,Simkin PA. A concise history of gout and hyperuricemia and their treatment. Arthritis Res Ther,2006,8 Suppl 1:S1.

26. Choi HK,Curhan G. Beer,liquor,and wine consumption and serum uric acid level:The third national health and nutrition examination survey. Arthritis Care Res,2004,51(6):1023-1029.

27. Choi HK,Liu S,Curhan G. Intake of purine-rich foods,protein,and dairy products and relationship to serum levles of uric acid:The third national health and nutrition examination survey. Arthritis Rheum,2005,52:283-289.

28. Meng BD. Professional athletes and coach's motility trauma and gout. China clinical healing,2004,8(6):1112.

29. Rose BD. Diuretic-induced hyperuricemia and gout. Uptodate,2011.

30. Scott JT. Drug-induced gout. Bailliere's Clinical Rheumatology,1991,5(1):39-60.

31. Caspi D,Lubart E,Graff E,et al. The effect of mini-dose aspirin on renal function and uric acid handling in elderly patients. Arthritis Rheum,2000,43(1):103-108.

32. Yu TF,Gutman AB. Study of the paradoxical effects of salicylate in low,intermediate and high dosage on the renal mechanisms for excretion of urate in man. J Clin Invest,1959,38(8):1298-1315.

33. Burack DA,Griffith BP,Thompson ME,et al. Hyperuricemia and gout among heart transplant recipients receiving cyclosporine. Am J Med,1992,92(2):141-146.

34. Clive DM. Renal transplant-associated hyperuricemia and gout. J Am Soc Nephrol,2000,11:974-979.

35. Lin HY,Rocher LL,McQuillan MA,et al. Cyclosporine-induced hyperuricemia and gout. N Engl J Med,1989,321:287-292.

36. Baroletti S,Bencivenga GA,Gabardi S,et al. Treating gout in kidney transplant recipients. Progress in Transplantation,2004,14(2):143-147.

37. Simmonds HA,McBride MB,Hatfield PJ,et al. Polynesian women are also at risk for hyperuricaemia and gout because of a genetic defect in renal urate handling. Br J Rheumatol,1994,33(10):932-937.

38. Dessein PH,Shipton EA,Stanwix AE,et al. Beneficial effects of weight loss associated with moderate calorie/carbohydrate restriction,and increased proportional intake of protein and unsaturated fat on serum urate and lipoprotein levels in gout:A pilot study. Ann Rheum Dis,2000,59(7):539-543.

39. 李东晓,迟家敏. 高尿酸血症与代谢综合征. 国外医学内分泌分册,2004,26(6):386.

40. Mohamed FA. On chronic bright's disease,and its essential symptoms. Lancet,1879,1:399-401.

41. Kinsey D,Walther R,Sise HS,et al. Incidence of hyperuricemia in 400 hypertensive patients. Circulation,1961,24:972-976.

42. 石恩荣. 高尿酸血症与高血压关系的探讨. 右江民族医学院学报,2006,2(1):37.

43. Tsunoda S,Kamide K,Minami J,et al. Decreases in serum uric acid by amelioration of insulin resistance in overweight hypertensive patients:Effect of a low-energy diet and an insulin-sensitizing agent. Am J Hypertens,2002,15(8):697-701.

44. Carnethon MR,Fortmann SP,Palaniappan L,et al. Risk factors for progression to incident hyperinsulinemia:The atherosclerosis risk in communities study,1987-1998. Am J Epidemiol,2003,158(11):1058-1067.

45. Nakanishi N,Okamoto M,Yoshida H,et al. Serum uric acid and risk for development of hypertension and impaired fasting glucose or type ii diabetes in japanese male office workers. Eur J Epidemiol,2003,18(6):523-530.

46. 曹利君,洪晓平. 镇海地区机关事业单位人群血尿酸水平调查分析. 检验医学,2009,24(11):804-807.

47. Kim SY,Guevara JP,Kim KM,et al. Hyperuricemia and risk of stroke:A systematic review and meta-analysis. Arthritis & Rheumatism,2009,61(7):885-892.

48. Li M,Hou WS,Zhang XW,et al. Hyperuricemia and risk of stroke:A systematic review and meta-analysis of prospective studies. Atherosclerosis,2014,232:265e270.

49. Kodama S,Saito K,Yachi Y,et al. Association between serum uric acid and development of type 2 diabetes. Diabetes Care,2009,32(9):1737-1742.

50. Kim SY,Guevara JP,Kim KM,et al. Hyperuricemia and coronary heart disease:A systematic review and meta-analysis. Arthritis Care & Research,2010,62(2):170-180.

51. Grayson PC,Kim SY,Lavalley M,et al. Hyperuricemia and Incident Hypertension:A Systematic Review and Meta-Analysis. Arthritis Care & Research,2011,63(1):102-110.

52. Wang J,Qin TQ,Chen JR,et al. Hyperuricemia and Risk of Incident Hypertension:A Systematic Review and

Meta-Analysis of Observational Studies. PLoS ONE,2014,9(12):e114259.

53. 李雨璘,王凌,李静,等. 尿酸与肾脏疾病发生和预后关系的系统评价和荟萃分析. 中华内科杂志,2011, 50(7):555-561.

54. Huang Y,Li YL,Huang H,et al. Effects of Hyperuricemia on Renal Function of Renal Transplant Recipients:A Systematic Review and Meta-Analysis of Cohort Studies. PLoS ONE,2012:e39457.

55. Huang H,Huang BT,Li YL,et al. Uric acid and risk of heart failure:a systematic review andmeta-analysis. Eur J Heart Fail,2014,16:15-24.

56. Trkulja V,Car S. On-admission serum uric acid predicts outcomes after acute myocardial infarction:systematic review and meta-analysis of prognostic studies. Croat Med J,2013,53(2):162-172.

57. Agarwal V,Hans N,Messerli FH. Effect of allopurinol on blood pressure:a systematic review and meta-analysis. J Clin Hypertens,2013,15(6):435-442.

58. Wang H,Wei Y,Kong X,et al. Effects of urate-lowering therapy in hyperuricemia on slowing the progression of renal function:a meta-analysis. J Ren Nutr,2013,23(5):389-396.

59. Bose B,Badve SV,Hiremath SS,et al. Effects of uric acid-lowering therapy on renal outcomes:a systematic review and meta-analysis. Nephrol Dial Transplant,2014,29(2):406-413.

60. Szwejkowski BR,Gandy SJ,Rekhraj S,et al. Allopurinol reduces left ventricular mass in patients with type 2 diabetes and left ventricular hypertrophy. J Am Coll Cardiol,2013,62(24):2284-2293.

61. Savarese G,Ferri C,Trimarco B,et al. Changes in serum uric acid levels and cardiovascular events:a meta-analysis. Nutr Metab Cardiovasc Dis,2013,23(8):707-714.

第二章

嘌呤代谢与高尿酸血症

高尿酸血症是由嘌呤代谢异常引起的代谢性疾病。嘌呤的代谢终产物是尿酸,若其排出过少和(或)生成过多,则会导致人体血清中的尿酸浓度升高,当血清中的尿酸浓度高于 $420\mu mol/L(7mg/dl)$ 即为高尿酸血症,但有性别和年龄差异。下文将详细介绍嘌呤的代谢及高尿酸血症形成的原因。

第一节　嘌呤代谢与排泄

一、嘌呤及嘌呤结构

核酸是存在于所有生物细胞中的生物大分子,是重要的遗传物质,机体的遗传信息以密码的形式编码于其上。核酸有两类,分别为脱氧核糖核酸(deoxyribonucleic acid,DNA)和核糖核酸(ribonucleic acid,RNA)。核酸的基本结构单位是核苷酸,核苷酸由核苷和磷酸组成,核苷又由碱基和戊糖组成。碱基是含氮的杂环化合物,通过 X 光衍射分析法已经证明它们的三维空间结构接近平面但稍有挠折。碱基可分为嘌呤碱(purine)和嘧啶碱(pyrimidine)两类,它们分别属于机体中的嘌呤衍生物和嘧啶衍生物(图 2-1)。

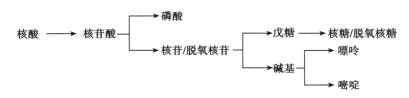

图 2-1　核酸的组成

核苷酸中的嘌呤碱主要包括鸟嘌呤(guanine,G)和腺嘌呤(adenine,A),嘧啶碱主要包括胞嘧啶(cytosine,C)、尿嘧啶(uracil,U)和胸腺嘧啶(thymine,T)。由于高尿酸血症的成因主要与嘌呤代谢有关,因此本章将重点介绍嘌呤的合成与分解代谢。

嘌呤,分子式为 $C_5H_4N_4$,无色晶体,在人体内主要以嘌呤碱的形式存在(图 2-2)。

嘌呤在人体中具有重要的生理功能:

1. **核酸分子的组成部分**　嘌呤碱最重要的生理功能是构成嘌呤核苷酸,它与嘧啶核苷

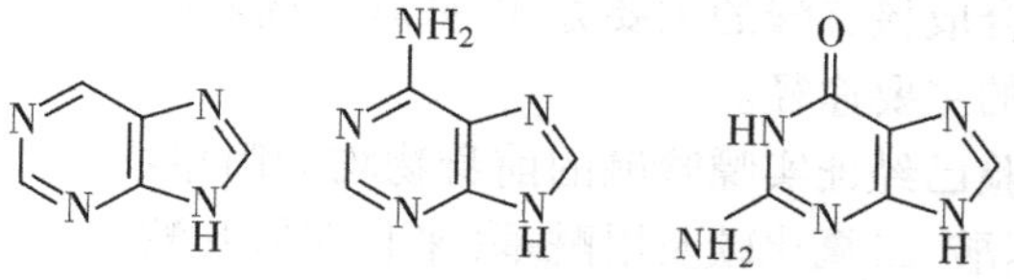

嘌呤　　　　腺嘌呤　　　　鸟嘌呤

图 2-2　嘌呤及嘌呤碱化学结构

酸共同组成核酸分子的基本结构单位,是人体内重要的遗传物质。

2. 重要的能源物质　嘌呤碱是形成腺苷三磷酸(adenosine triphosphate,ATP)、鸟苷三磷酸(guanosine triphosphate,GTP)、胞苷三磷酸(cytidine triphosphate,CTP)等能量物质的主要单位,它们为细胞的各种生理活动提供能量。

3. 重要的信使分子　嘌呤碱可形成环腺苷酸(cyclic adenylic acid,cAMP)、环鸟苷酸(cyclic guanylic acid,cGMP)等第二信使物质,它们在调控细胞的信号转导过程中起关键作用。

4. 参与组成某些辅酶　这些辅酶在机体的糖、脂肪及蛋白质等重要物质代谢中起关键作用。

二、嘌呤的来源

人体中的嘌呤来源主要有两个,一个是从食物中摄取,另一个则是人体的细胞自身合成。

根据饮食中嘌呤的含量,可以把食物分成高嘌呤类、中嘌呤类和低嘌呤类。

(1) 高嘌呤类食物:每 100g 食物中的嘌呤含量为 150～1000mg,如动物的脑、心、肝、肾,沙丁鱼,蚌蛤等。

(2) 中嘌呤类食物:每 100g 食物中的嘌呤含量为 25～150mg,如豆腐、蘑菇、牛肉、鳝鱼等。

(3) 低嘌呤类食物:每 100g 食物中的嘌呤含量小于 25mg,如大米、鸡蛋、牛奶、苹果、白菜等。

食物中的嘌呤多以核蛋白的形式存在,食物摄入人体后首先由胃酸将核蛋白水解成核酸和蛋白质。随后进入小肠的核酸在各种水解酶的作用下形成核苷酸和其他水解产物,除了小部分被细胞吸收外,它们中的绝大部分都在肠黏膜细胞中进一步分解为戊糖、碱基(嘌呤或嘧啶),这些碱基主要被分解排出体外。因此食物来源的嘌呤很少能被机体利用,在机体中发挥生理作用的嘌呤主要是由人体细胞自行合成的。

三、嘌呤的合成代谢

嘌呤核苷酸的合成主要有两条途径,一是利用磷酸核糖、氨基酸、二氧化碳、一碳单位等简单前体物质,通过一系列酶促反应,合成嘌呤核苷酸,称为从头合成途径(de novo synthesis)。肝是体内从头合成嘌呤核苷酸的主要器官,其次是小肠黏膜和胸腺,嘌呤合成部位在细胞质中。另外机体还可利用体内游离的嘌呤或嘌呤核苷,经过简单的反应,合成嘌呤核苷酸,称为补救合成途径(salvage pathway),这是某些因缺乏磷酸核糖酰胺转移酶而不能从头合成核苷酸的组织合成核苷酸的主要方式,如脑、骨髓、脾等。由合成嘌呤的量来看,从头合成是体内合成嘌呤的主要途径。

通过同位素示踪实验已经证实嘌呤碱的前身物均为简单物质。图2-3 表示嘌呤环合成的各元素来源,例如氨基酸、二氧化碳及甲酰基(来自四氢叶酸)等。目前对嘌呤碱的生物合成已经了解的比较清楚。需要特别注意的是,生物体不是先合成嘌呤碱基,再与核糖及磷酸结合,而是以 5-磷酸核糖焦磷酸为基础,经过一系列酶促反应,首先生成次黄嘌呤核苷酸(inosine monophosphate,IMP),然后再转变为其他的嘌呤核苷酸。下面将详细介绍嘌呤核苷酸的合成过程。

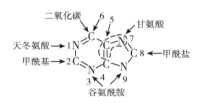

图2-3　合成嘌呤环的元素来源

1. 嘌呤核苷酸的从头合成　从头合成途径除某些细菌外,几乎所有生物体都能合成嘌呤碱。嘌呤核苷酸的从头合成是从5-磷酸核糖焦磷酸(phosphoribosyl pyrophosphate,PRPP)开始的,经过一系列酶促反应,首先形成 IMP,再通过不同途径生成腺嘌呤核苷酸(adenosine monophosphate,AMP)或鸟嘌呤核苷酸(guanine monophosphate,GMP)。

(1) IMP 的合成:次黄嘌呤核苷酸的合成共有 11 个反应。首先 5-磷酸核糖在磷酸戊糖焦磷酸激酶催化下,与 ATP 反应生成 5-磷酸核糖焦磷酸。之后 5-磷酸核糖焦磷酸和谷氨酰胺在磷酸核糖酰胺转移酶的催化下形成 5-磷酸核糖胺、谷氨酸和无机焦磷酸盐。随后,在有 ATP 供能的情况下,甘氨酰胺核苷酸合成酶催化 5-磷酸核糖胺和甘氨酸生成甘氨酰胺核苷酸。甘氨酰胺核苷酸可在甘氨酰胺核苷酸转甲酰基酶的作用,获得由 N_{10}-甲酰四氢叶酸提供的甲酰基,形成甲酰甘氨酰胺核苷酸。甲酰甘氨酰胺核苷酸与谷氨酰胺在有 ATP 存在时,可进一步生成甲酰甘氨脒核苷酸,这一反应是由甲酰甘氨脒核苷酸合成酶催化的。甲酰甘氨脒核苷酸经氨基咪唑核苷酸合成酶的作用转变为 5-氨基咪唑核苷酸,该反应可被 Mg^{2+} 和 K^+ 激活,同时需有 ATP 的存在。5-氨基咪唑核苷酸可与 CO_2 在氨基咪唑核苷酸羧化酶的作用下 5-氨基咪唑-4-羧酸核苷酸。在有 ATP 存在的条件下,5-氨基咪唑-4-羧酸核苷酸可与天冬氨酸合成 5-氨基咪唑-4-(N-琥珀基)氨甲酰核苷酸,这一反应由氨基咪唑琥珀基氨甲酰核苷酸合成酶催化。而在腺苷酸琥珀酸裂解酶的催化下,5-氨基咪唑-4-(N-琥珀基)氨甲酰核苷酸可脱去一份子延胡索酸,形成 5-氨基咪唑-4-氨甲酰核苷酸。之后由 N_{10}-甲酰四氢叶酸提供的甲酰基,5-氨基咪唑-4-氨甲酰核苷酸形成 5-甲酰氨基咪唑-4-氨甲酰核苷酸,催化这一反应的是氨基咪唑氨甲酰核苷酸转甲酰基酶。最后在次黄嘌呤核苷酸合成酶的催化下,5-甲酰氨基咪唑-4-氨甲酰核苷酸脱水环化,形成次黄嘌呤核苷酸。这一反应可总结如图2-4所示,其中⑧～⑪反应可逆。

(2) AMP 的合成:次黄嘌呤核苷酸在腺苷酸代琥珀酸合成酶的催化下,与天冬氨酸合成腺苷酸代琥珀酸,这一过程需 GTP 水解供能。随后在腺苷酸代琥珀酸裂解酶的作用下,腺苷酸琥珀酸分解成为腺嘌呤核苷酸和延胡索酸(图2-5)。

(3) GMP 的合成:次黄嘌呤核苷酸经氧化可形成黄嘌呤核苷酸,这一反应由次黄嘌呤核苷酸脱氢酶催化,同时需要 NAD^+ 作为辅酶和 K^+ 激活。在 ATP 供能的情况下,黄嘌呤核苷酸可被鸟嘌呤核苷酸合成酶催化氨基化,形成鸟嘌呤核苷酸(图2-6)。在不同的生物中,氨基供体是不同的,其中动物细胞是以谷氨酰胺的酰胺基作为氨基供体,而细菌是直接以氨作

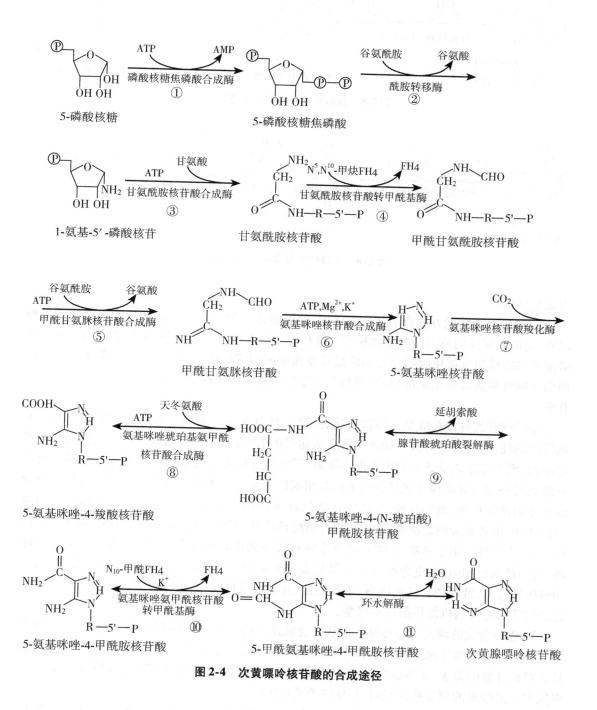

图 2-4 次黄嘌呤核苷酸的合成途径

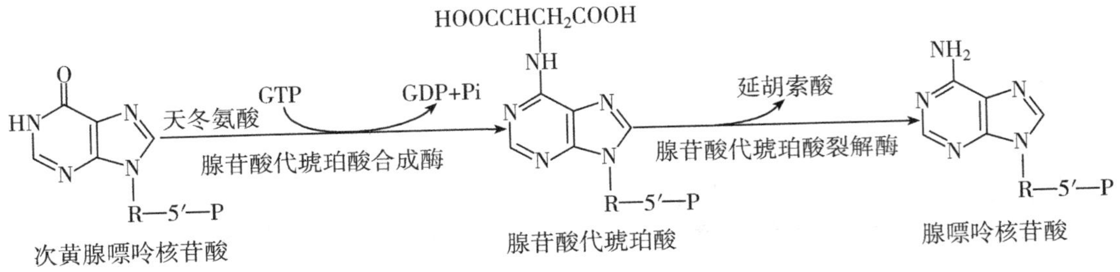

图 2-5 腺嘌呤核苷酸的合成途径

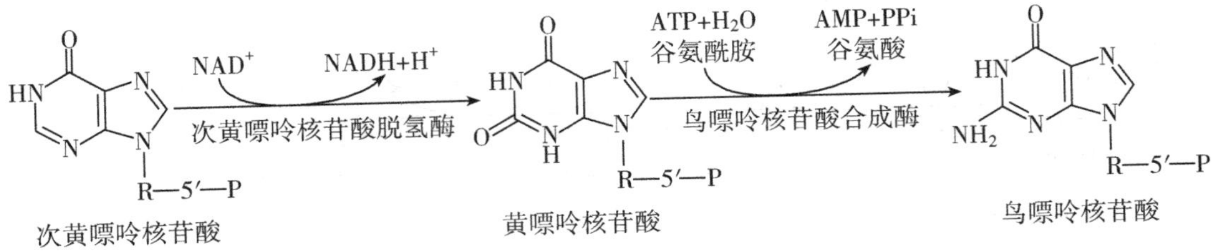

图 2-6 鸟嘌呤核苷酸的合成途径

为氨基供体。

2. 嘌呤核苷酸的补救合成 生物体内,除了能以简单的前体物质从头合成嘌呤核苷酸以外,尚能利用体内游离的碱基和核苷生成相应的核苷酸,这一过程称为补救合成。腺嘌呤磷酸核糖转移酶可催化腺嘌呤与 5-磷酸核糖焦磷酸形成腺嘌呤核苷酸,次黄嘌呤(鸟嘌呤)磷酸核糖转移酶可催化次黄嘌呤(鸟嘌呤)与 5-磷酸核糖焦磷酸形成次黄嘌呤(鸟嘌呤)核苷酸。

嘌呤核苷酸补救合成是一种次要途径,其生理意义一方面在于可以节省能量及减少氨基酸的消耗,另一方面对某些缺乏主要合成途径的组织,如人的白细胞、血小板、脑、骨髓、脾等组织,因为细胞内缺乏 PRPP 酰胺转移酶,不能通过从头合成途径合成嘌呤核苷酸,因此,只能通过补救合成途径合成核苷酸来满足组织的需要。人体内若缺乏补救合成途径也会导致严重的遗传疾病,例如莱施-奈恩综合征(Lesch-Nyhan syndrome)就是 X-染色体连锁的遗传代谢病,患者先天缺乏次黄嘌呤-鸟嘌呤磷酸核糖转移酶。这种缺陷是伴性的隐性遗传性状,多见于男性。由于鸟嘌呤和次黄嘌呤的补救合成途径的障碍,会导致体内大量累积尿酸,引起肾结石和痛风,更为严重的后果是表现为精神异常,如脑发育不全、智力低下、攻击和破坏性行为,常咬伤自己的嘴唇、手和足趾,并对肢体自残,故也称自毁容貌征。但出现神经系统症状的发病机制目前还不清楚。

3. 嘌呤合成的调控 嘌呤核苷酸从头合成是体内合成嘌呤核苷酸的主要来源,但这个过程要消耗氨基酸等原料及大量 ATP。机体对其合成速度有着精细的调节,既要满足合成核酸对核苷酸的需求,又不会"供过于求",以节省营养物质和能量的消耗。调节的模式和大多数内分泌激素的调节模式相同,是反馈调节(图 2-7)。

嘌呤核苷酸的从头合成主要受其两个终产物鸟嘌呤和腺嘌呤的调控,有三个主要的反应控制点。第一个调控点就是合成反应的第一步骤,即由磷酸核糖酰胺转移酶催化 5-磷酸

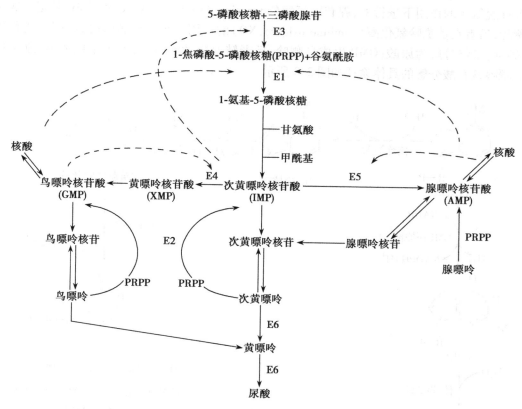

图2-7　嘌呤的反馈调节机制

E1:磷酸核糖焦磷酸酰胺移换酶;E2:次黄嘌呤-鸟嘌呤磷酸核糖转移酶;E3:PRPP合成酶;E4:次黄
嘌呤核苷-5'-磷酸脱氢酶;E5:腺苷酸代琥珀酸合成酶;E6:黄嘌呤氧化酶; --→表示负反馈调控

核糖形成5-磷酸核糖胺,该酶是一种变构酶,它的活性可以被IMP、AMP、GMP抑制,因此无论哪一种产物过量累积都会导致嘌呤核苷酸从头合成的第一步就受到抑制。另外两个调控点则存在于次黄嘌呤核苷酸形成后分支途径的第一步反应中。若体内AMP过量累积,则会抑制AMP的合成而不影响GMP的合成,反之过量的GMP也抑制自身的合成,而不影响AMP的形成。

四、嘌呤核苷酸的分解代谢

生物体内存在的磷酸单酯酶或核苷酸酶可以催化核苷酸水解生成核苷。磷酸单酯酶是非特异性的,它可作用于任何种类核苷酸,无论磷酸基在2'、3'或5'的任何位置都可以被水解。还有一些磷酸单酯酶是特异性水解3'-核苷酸或5'-核苷酸,因此又被称为3'-核苷酸酶或5'-核苷酸酶。核苷可进一步分解,有两类酶可催化这一过程,其中核苷磷酸化酶催化核苷生成含氮碱和戊糖-1-磷酸,而核苷水解酶则催化核苷生成含氮碱和戊糖。核苷的水解产物嘌呤碱或嘧啶碱可以进一步降解。

嘌呤碱在不同生物体内的代谢是不同的。人和灵长类等动物是以尿酸作为嘌呤碱的代谢终产物,而其他许多生物能进一步分解尿酸,最终分解为二氧化碳和氨。腺嘌呤的水解是在各种脱氨酶的作用下进行的,腺苷脱氨酶(adenosine deaminase,ADA)将 AMP 脱氨生成次黄嘌呤,后者在黄嘌呤氧化酶(xanthine oxidase,XO)的作用下氧化成黄嘌呤,在同一酶作用下黄嘌呤最终分解为尿酸;GMP 生成鸟嘌呤,后者转变成黄嘌呤,最后也生成尿酸,排出体外。嘌呤核苷酸分解的具体途径如图 2-8 所示。

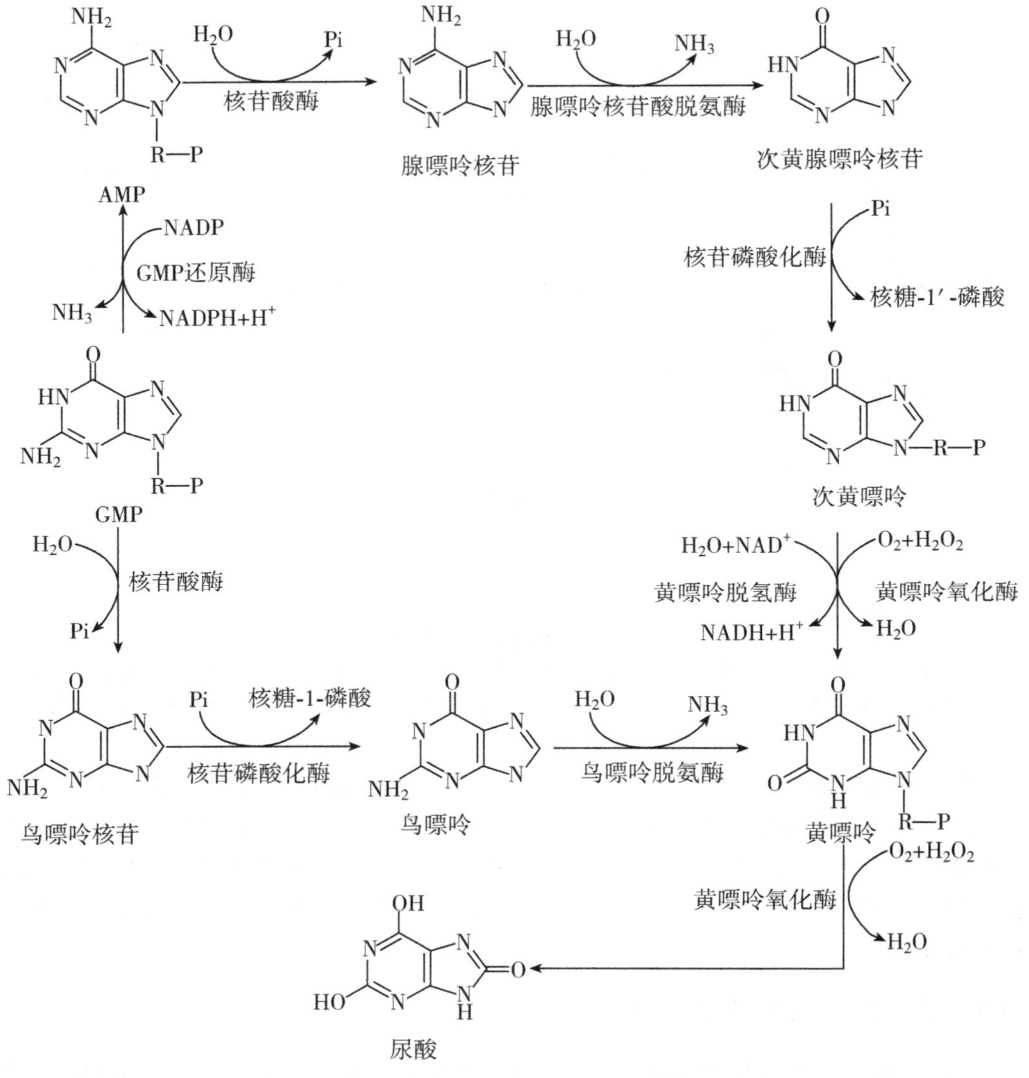

图 2-8　嘌呤核苷酸的分解代谢

体内嘌呤核苷酸的分解代谢主要在肝脏、小肠及肾脏中进行。正常生理情况下,嘌呤合成与分解处于相对平衡状态,所以尿酸的生成与排泄也较恒定。正常人血浆中尿酸浓度约 $120 \sim 360\mu mol/L$($2 \sim 6mg/dl$)。男性平均为 $270\mu mol/L$($4.5mg/dl$),女性平均为 $210\mu mol/L$($3.5mg/dl$)左右。当进食高嘌呤饮食、体内核酸大量分解(如白血病、恶性肿瘤等)或肾疾病导致尿酸排泄障碍时,血中尿酸水平升高超过 $480\mu mol/L$($8mg/dl$),尿酸盐结晶可沉积于关节、软组织、软骨及肾等处,而导致关节炎、尿路结石及肾疾患,称为痛风。痛风多见于成年男性,其发病机制尚未阐明。临床上常用别嘌醇(allopurinol)治疗痛风。别嘌醇与次黄嘌呤结构类似,只是分子中 N_8 与 C_2 互换了位置,故可抑制黄嘌呤氧化酶,从而抑制尿酸的生成(图2-9)。同时,别嘌醇在体内经代谢转变,与 PRPP 生成别嘌呤核苷酸,不仅消耗了 PRPP,使其含量下降,而且还能反馈抑制 PRPP 酰胺转移酶,阻断嘌呤核苷酸的从头合成。

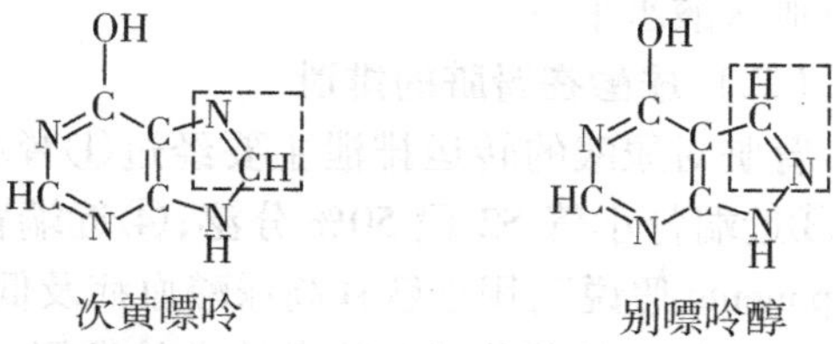

次黄嘌呤　　　　　　　别嘌呤醇

图2-9　次黄嘌呤与别嘌呤醇的分子结构

五、尿酸的排泄

正常人体内尿酸总量(尿酸池)平均约为1200mg,其中60%参与代谢。健康人体每天产生尿酸约700mg,其中80%为内源性生成,20%来源于富含嘌呤的食物。尿酸的排泄主要通过肾脏和肾外途径。人体产生的尿酸1/3由胆道、胃及小肠排出体外,进入消化道的尿酸被大肠杆菌酶解破坏,最后从粪便排出,因此这一过程叫尿酸的酶解;另2/3经肾脏随尿排出。

(一) 尿酸在肠道的排泄

尿酸主要在肾脏排泄,以往研究主要集中于肾脏对尿酸的滤过、重吸收及分泌机制,而对其在肠道的分解代谢情况鲜有报道。

尿酸的生成有20%来源于食物等外源性嘌呤,在绝大多数人中,内源性嘌呤代谢大致相同的情况下,20%的食物外源性嘌呤的摄入显得尤为重要。肠道菌群与高尿酸血症发病有一定关系。高尿酸血症患者存在菌群失调现象,主要表现为乳酸杆菌及双歧杆菌数量减少,而总需氧菌及大肠杆菌、拟杆菌数量增加。说明高尿酸血症可能与菌群失调、乳酸杆菌、双歧杆菌等有益菌减少有关。高尿酸血症患者肠道菌群分解的尿酸量与乳酸杆菌及双歧杆菌含量呈正相关,而与其他菌株相关性不明显。有研究表明乳酸杆菌及双歧杆菌均具有降低尿酸作用,随着乳酸杆菌及双歧杆菌数量减少,菌群尿酸处理能力下降,这可能是促进高尿酸血症发生的原因之一。口服益生菌治疗尿酸代谢紊乱作为治疗高尿酸血症的新方法具有广泛前景。

有研究表明三磷酸腺苷结合转运蛋白 G 超家族成员 2(ATP-binding cassette superfamily G member 2,ABCG2)与尿酸肠道排泄有关。*ABCG2* 是 ATP 结合盒(ATP-binding cassette,ABC)转运体家族成员,定位于人类染色体4q22-q23,大小为67 171bp,编码含有655 个氨基酸残基的 ABCG2 蛋白。ABCG2 蛋白由 6 个跨膜螺旋结构域及 1 个单独的 ATP 结合域组成,主要表达于人体胎盘组织,在脑、前列腺、小肠、睾丸、卵巢和肝中也有分布。ABCG2 蛋白在肾近端小管刷状缘膜中表达,在尿酸盐的顶端分泌中发挥重要作用。此外,ABCG2 蛋白还在小肠及肝脏的上皮细胞顶端膜中大量表达提示其在尿酸的肾外排泄中可能也有一定的功能。Hosomi 等通过氧嗪酸钾所致的高尿酸血症小鼠模型,计算其体内肾、肠和肝等部位内源性[^{14}C]标记尿酸的清除率,证实肾是尿酸排泄的主要器官,肠道次之。之后在大鼠的肠闭环循环实验中分别加入 0.1μmol/L 和 10μmol/L ABCG2 转运蛋白抑制剂依克立达,结果表明,抑制剂组肠尿酸清除率分别是正常组的 55% 和 34%。Sakurai 等研究发现,在高尿酸血症患者及 *ABCG2* 基因敲除的大鼠中,ABCG2 蛋白的低表达对肾脏尿酸排泄的影响较小,但明显减少了通过肠道排泄的尿酸,提示 ABCG2 可能主要通过调控肠道尿酸的排泄来调节血尿酸水平。

(二) 尿酸在肾脏的排泄

肾脏对尿酸的转运排泄主要经过①肾小球 100% 滤过；②近端肾小管 S1 段 98% 重吸收；③近端肾小管 S2 段 50% 分泌；④近端肾小管 S3 段分泌后再吸收。4 个步骤，称为"4 components 假说"，用于解释高尿酸血症及低尿酸血症的病理生理机制。

近些年来随着分子生物学技术的发展，位于肾小管的尿酸转运分子陆续被发现。在过去数年中，包括全基因组关联研究（genome-wide association study，GWAS）及 meta 分析在内的大量研究发现了许多与高尿酸血症相关的新基因，这些基因协同作用，通过影响尿酸在肾小管中的重吸收和分泌（图 2-10），影响血尿酸的水平。下面详细介绍参与尿酸肾脏排泄转运蛋白，主要包括 3 大类：

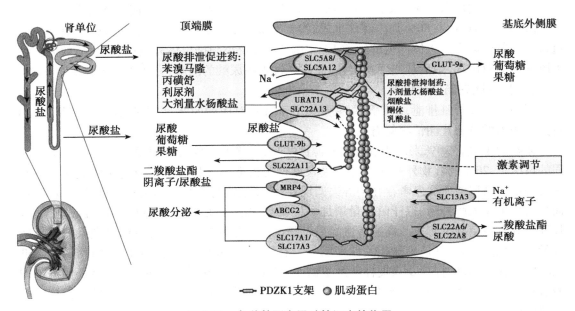

图 2-10　各种基因在尿酸转运中的作用

1. 有机阴离子转运蛋白家族（organic anion transporters，SLC22A 家族）

（1）URAT1（urate/anion exchanger 1）：位于近端肾小管上皮细胞的管腔面，是尿酸重吸收的重要转运子，由 *SLC22A12*（*URAT1*）基因编码，属于有机阴离子转运子家族，细胞内的阴离子如 Cl⁻、乳酸、烟酸等需要通过 URAT1 排出细胞外，尿酸则由 URAT1 由管腔转运到细胞内。氯沙坦和苯溴马隆通过抑制 URAT1 对尿酸的重吸收，促进尿酸排泄。而吡嗪酰胺则促进 URAT1 对尿酸的重吸收。*SLC22A12* 的基因突变，可导致家族性的低尿酸血症，这些患者的血尿酸水平可低至 60μmol/L，尿酸排泄分数达到 100%，通常没有临床症状，但是容易发生运动相关的急性肾衰竭。也有一些研究发现 *SLC22A12* 的某些单核苷酸多态性和人群中的高尿酸血症有关。研究发现 URAT1 和 Na（+）/H（+）交换调节因子 3（NHE-RF3）有相互作用，提示尿酸转运和钠的重吸收密切相关。

（2）OAT4（organic anion transporter 4）和 OAT10（organic anion transporter 10）：OAT4 由 *SLC22A11* 基因编码，位于近端肾小管管腔侧膜，是多种阴离子的转运子，将阴离子转运到肾

小管管腔内,尿酸作为交换重吸收入细胞内。肾小管上皮细胞内的二甲酸亚己基酯可促进尿酸重吸收。噻嗪类利尿剂对该转运子也有促进作用。OAT10 由 *SLC22A13* 基因编码,位于近端肾小管管腔侧膜刷状缘,同样是将阴离子转运到肾小管管腔内,尿酸作为交换重吸收入细胞内,但是 OAT10 和烟酸的亲和力较高。

（3）OAT1（organic anion transporter 1）和 OAT3（organic anion transporter 3）：OAT1 由 *SLC22A6* 基因编码,OAT3 由 *SLC22A8* 基因编码,位于近端肾小管基底侧膜,和 OAT4 表达在同一个细胞。是二甲酸亚己基酯和尿酸的转运子,将尿酸转运到肾小管细胞内,二甲酸亚己基酯分泌到肾间质内。基因敲除小鼠的研究提示 OAT1 和 OAT3 与尿酸的分泌有关。

2. 葡萄糖转运子 SLC2A9（glucose transporter family member SLC2A9）　*SLC2A9* 基因对血尿酸水平的影响是通过其编码的葡萄糖转运体 9（GLUT-9）实现的。传统上认为 GLUT-9 主要与糖代谢有关,但大量研究表明 GLUT-9 也参与调节肾小管转运尿酸,在近端小管尿酸盐的重吸收中起重要作用。GLUT-9 存在着两种异构体,GLUT-9a 和 GLUT-9b。这两种异构体是由 *SLC2A9* 选择性剪接造成的,在膜转运中表现出不同的特点。GLUT-9a 分布于基底外侧膜,而 GLUT-9b 则分布于顶端膜。在人类肾脏中可同时检出 GLUT-9a 和 GLUT-9b 的 mRNA 和蛋白质,GLUT-9a 在近端小管基底外侧膜表达可能与尿酸盐从近端小管中排出有关,GLUT-9b 在顶端膜表达,提示其可能协助转运尿酸盐通过顶端膜进入近端小管上皮细胞（图 2-10）。SLC2A9 和尿酸的重吸收有关,研究显示 *SLC2A9* 基因影响人群的血尿酸水平,氯沙坦和苯溴马隆可抑制 SLC2A9 重吸收尿酸的作用。

3. 多重药物抵抗蛋白（multidrug resistance proteins, MRP）

（1）MRP4（multidrug resistance proteins 4）：位于近端肾小管上皮细胞管腔侧,负责尿酸从细胞向管腔内分泌。

（2）ABCG2：表达于近端肾小管上皮细胞管腔侧,同样负责尿酸从细胞向管腔内分泌,在肠道排泄中已介绍,不再赘述。

4. 其他相关的转运子　经过基因组学的研究,位于近端肾小管细胞的钠/磷共转运子（sodium/phosphate cotransporter4, NPT4）和近端肾小管对尿酸的排泄有关。

PDZK1 分子是位于肾小管上皮细胞刷状缘的一个骨架蛋白,它和许多基因蛋白产物（如 ABCG2、SLC22A13）相互作用。PDZK1 作为细胞骨架蛋白有重要的调节功能,研究发现,其可能为调控尿酸排泄的重要蛋白,PDZK1 表达降低从而影响尿酸排泄,进而引起高尿酸血症和痛风。

总之,近年来随着人群基因组学研究的进展,越来越多的转运子或调节尿酸转运子功能的蛋白被逐渐发现,表明尿酸在人类近端肾小管的转运十分复杂,和很多的离子转运相关联,特别是钠的转运,提示肾小管对尿酸的调节很可能和许多离子的重吸收过程相关。肾脏受损时,即使不影响肾小球滤过功能,肾小管间质的损伤也可导致尿酸排泄分数的改变,最终影响血尿酸的水平。

六、尿酸的生理功能

过去尿酸曾被认为是一种没有任何生理价值的嘌呤代谢终产物,过高浓度的尿酸在肾脏及关节处沉积,可导致肾结石和痛风的发生,也可引起高血压、动脉粥样硬化等心血管疾病。但现有研究表明,尿酸是主要的内源性水溶性抗氧化剂之一,其抗氧化作用类似维生素

C,当机体尿酸水平增高时,可能是机体试图通过增加内源性抗氧化剂来清除自由基毒性作用,保护 DNA 及抗脂质过氧化等。人类在进化过程中经过基因突变的自然选择,尿酸氧化酶基因失去了编码尿酸氧化酶的功能,使尿酸成为嘌呤代谢的终产物,在正常人体内维持较高水平的尿酸,理论认为,这种突变体现了适者生存的优势。尿酸生理功能如下:

1. 尿酸的抗氧化功能

(1) 尿酸对自由基的清除作用:国内外研究者研究了尿酸对自由基的清除能力。Ames 等人报道,尿酸具有抗自由基作用,可部分代替维生素 C、维生素 E 抗氧化功能,尿酸在体内含量远远超过维生素 C、维生素 E 或谷胱甘肽(GSH),又是体内内源性的产物,在生理 pH 范围内能有效发挥作用。所以绝不可低估尿酸抗自由基的作用。已发现尿酸能清除单线态氧,暴露在单线态氧中 5 分钟,55% 尿酸和 20% 维生素 C 受到破坏,脱氧尿嘧啶核苷大约 10% 受损,而其他脱氧核苷几乎不与之作用,说明尿酸和维生素 C 比脱氧核苷等更容易被单线态氧、羟自由基等氧化,所以尿酸可以降低自由基对脱氧核苷等重要物质的损害作用。尿酸能够在氧化剂与生物分子反应之前,使氧化剂以非活性状态通过电子传递,同时形成尿酸盐自由基,尿酸盐自由基可以被维生素 C 清除。因此,尿酸盐与维生素 C 在血浆中相互作用发挥抗氧化剂的作用,保护机体更重要的细胞组分不被自由基损伤。尿酸对过氧化亚硝酸盐具有非常强的清除作用。研究表明,在动物模型中尿酸作为过氧化亚硝酸盐的一种有效的清除剂,能治疗由 $ONOO^-$ 导致的实验性变应性脑脊髓炎(experimental allergic encephalomyelitis,EAE)。另外一些研究发现尿酸具有潜在抑制体内过氧化亚硝酸盐介导的多发性硬化(multiple sclerosis,MS)及其他神经疾病的作用。MS 存在着自由基产生过多,氧化应激程度增强,髓鞘膜磷脂的脂质过氧化及由此引起的髓鞘变性和破坏,尿酸能维持血-中枢神经系统屏障的完整性,阻止炎性细胞侵入中枢神经系统,从而明显减轻 MS 的严重程度。他们发现血尿酸水平与人类 MS 发病率呈负相关,MS 病人血尿酸较低,高尿酸血症病人很少发生此病。

(2) 保护 DNA:研究表明,在黄嘌呤氧化酶体系中,尿酸能够保护 DNA 免受超氧化物介导的损伤。尿酸与超氧化物反应的能力归因于尿酸盐自由基的活性,尿酸只有被一些特定的活性氧如羟基、次氯酸或过氧化物等氧化才能产生尿酸盐自由基。目前已证实尿酸具有清除自由基的作用,Blemings 等研究表明尿酸保护 DNA 免受羟基介导的损伤是通过 Fenton 化学反应来完成的,这个结果与观察到的尿酸保护 DNA 不受其他自由基介导的损伤结果是一致的。尿酸具有保护 DNA 的能力主要是因为那些自由基在氧化 DNA 以前就被尿酸清除了。

(3) 抗脂质过氧化:Blemings 等还研究发现 2.5mmol/L 尿酸可增加脂质过氧化反应,这与文献报道的高浓度尿酸可有短时的脂质过氧化作用相一致。这可能是由于尿酸分解产物中的自由基如尿酸盐自由基,它可与活性氮发生反应产生一种很强的降解剂。但导致脂质过氧化反应增加的 2.5mmol/L 的尿酸超越了禽类的正常血尿酸值,因此,在体内不具备尿酸的过氧化反应条件。

2. 增强免疫功能 最近还发现尿酸是免疫系统内源性的"危险信号",它来自受损及衰老的细胞,这些细胞释放的晶体尿酸而不是可溶性尿酸,刺激树突状细胞及 T 细胞成熟。尿酸与抗原一起体内注射,能增强 T 细胞的 CD8 分子的表达,清除尿酸后能抑制由抗原介导的细胞免疫应答。

3. 维持血压 由于人体内缺乏尿酸氧化酶,尿酸不能像其他哺乳动物一样转变为尿囊素,因此,有研究者认为,灵长类动物在进化过程中的尿酸氧化酶基因突变可能形成了一种进化上的优势,使得人类在低盐饮食的情况下,仍然能依靠高尿酸来维持血压。低钠摄入可提高近曲小管尿酸的重吸收进而使血尿酸浓度升高;高盐饮食则有相反的效果。通过短期提高饮食中的钠可使血尿酸水平发生直接改变,这主要依赖于钠的敏感性。对大鼠的研究发现,在低钠营养水平下,较高的尿酸水平能通过肾素依赖性机制快速增加血压。

4. 抗衰老 尿酸可能有助于延长寿命。延长人类寿命的一个重要因素就是保护机体免受活性氧损伤的进化机制,该机制包括抗氧化剂结合物如:维生素 A、维生素 C、维生素 E,尿酸被认为是另一种抗氧化剂。人体内血尿酸浓度($300\mu mol/L$)大约是维生素 C($50\mu mol/L$)的 6 倍。血中尿酸含量的增加,被认为是在 60 亿年进化过程中形成的,它与寿命的增高相一致。如猴有不恒定的尿酸氧化酶,尿酸含量高于有尿酸氧化酶的猿猴类,低于长寿命的类人猿,因为类人猿已经进化失去尿酸氧化酶。人类的寿命较长,癌的发病率较低可能与人类的尿酸盐水平高于类人猿有关。

尿酸过高会给人类带来一些健康问题,导致肾结石、痛风,引发高血压等心血管疾病。但是,另一方面,尿酸对人体有一定的益处。正常浓度水平的尿酸除了抗氧化作用之外,还具有抗衰老、抗癌,具有免疫促进功能及维持血压的作用,有利于人类智力和体力的增加,有利于增强人体抵御疾病的能力,有利于人类寿命的延长。因此,尿酸是一把双刃剑,浓度太高会引起痛风等有害作用,而浓度太低会导致机体的氧化应激增加,因此,我们应该严格控制体内血尿酸水平。

七、尿酸生成和排泄的调节

尿酸的代谢受遗传因素和环境因素共同作用,尿酸的生成和排泄也与性别、年龄、生活习惯等因素密切相关。

1. 性别 与男性相比,女性高尿酸血症的发生率较低,而绝经后女性发病率则与男性相近,提示尿酸的代谢与雌激素水平关系密切。儿童尿酸浓度约 $180\sim240\mu mol/L$($3\sim4mg/dl$),男性从青春期开始尿酸浓度开始升高,而女性直至绝经后尿酸浓度维持在较低水平,绝经后逐渐上升,达到与男性相近水平。据文献报道,血尿酸浓度与雌二醇水平呈负相关,雌激素可增加尿酸清除率,促进尿酸排泄,降低血尿酸水平。男性及绝经后女性痛风患者血清促卵泡激素(follicle-stimulating hormone,FSH)、促黄体素(lutropin,LH)、雌二醇值较高。另一方面,尿酸盐结晶引起的炎症反应和痛风发作频率也存在性别差异。女性体内与血浆蛋白结合的尿酸比率在排卵期和黄体期增加,提示受雌激素影响较大,雌二醇可直接抑制白细胞对尿酸盐结晶的吞噬作用,从而减少痛风发作。

2. 年龄 血清尿酸水平受年龄影响,伴随年龄的增加,尿酸清除率降低,尿酸排泄减少,高尿酸血症发病率明显增加。随着饮食结构的变化和生活方式的改变,高尿酸血症的发生逐渐呈现年轻化趋势。

3. 饮食 通过食物摄入的嘌呤实际上很少能够参与核酸合成而被机体利用,几乎最终都代谢生成尿酸。所以,大量摄入高嘌呤含量的食物可增加血尿酸水平。人体平均每日摄入的嘌呤量为 $150\sim200mg$,严格限制嘌呤摄取的饮食疗法可降低血清尿酸值 $60\mu mol/L$($1mg/dl$)左右,减少尿酸排泄约 $200mg/d$($1.2mmol/L$ 每天)。嘌呤是水溶性分子,所以煮、焯等烹饪方法可以减少食物内约30%~40%的嘌呤含量。众所周知,饮酒是增加血尿酸水平、诱发痛风发作的重要因素,其机制在1965年被首次报道:酒精大量摄取可增加血中乳酸浓度,抑制尿酸在肾脏的排泄。尤其是啤酒内含有嘌呤,较其他酒类更易增加血尿酸值。水分摄取不足可导致尿中尿酸排泄减少,血清尿酸值增加,且尿量减少可引起尿中尿酸浓度增加,更易产生尿酸结石。所以,为保证每日2L以上的尿量,摄取充足的水分十分必要。由于尿酸结石的生成与尿pH值关系密切,为保持尿pH值在6.2~6.9,尽量摄取蔬菜等碱性食物尤为重要。此外,过量摄入糖类、脂肪和热卡等均可导致体内尿酸水平的增高。

4. 运动　剧烈运动可引起血尿酸值升高,主要有肾脏的尿酸排泄降低和尿酸合成增加两方面原因。血清尿酸值的上升与运动强度有关,超过60%高峰摄氧量的运动可导致一过性的血清尿酸值升高,而30%~40%高峰摄氧量的运动则无明显影响。当运动强度超过厌氧性代谢阈值(anaerobic threshold,AT)时为无氧运动,此时糖原分解,ATP大量消耗,骨骼肌所需的ATP生成不足,导致肌源性高尿酸血症。同时,无氧运动产生大量乳酸,抑制尿酸在肾脏的排泄。

5. 药物　尿酸在肾脏的排泄经历肾小球滤过、近端肾小管重吸收、分泌和分泌后重吸收四个过程,影响上述过程的药物均可影响尿酸排泄。例如阿司匹林对尿酸排泄的影响与剂量呈相反关系,小剂量阿司匹林以抑制肾小管排泄尿酸为主,可产生高尿酸血症;大剂量阿司匹林则明显抑制尿酸重吸收作用,总效应使尿酸排泄量增多,可用于治疗高尿酸血症。

第二节　高尿酸血症形成的原因

人体内的尿酸主要有两个来源,分别为外源性和内源性。其中外源性的尿酸来源于人体摄入食物的分解;内源性尿酸来源于体内小分子化合物的合成或核酸分解。在正常人体内,血循环中99%以上的尿酸以尿酸盐形式存在,血尿酸波动于较窄的范围。根据国内研究资料显示,正常男性血尿酸为150~380μmol/L,女性绝经前为100~300μmol/L,更年期后接近正常男性水平。

任何原因引起的尿酸生成增多和(或)排泄减少,都会引起血尿酸水平升高,若男性或绝经后女性血尿酸浓度大于420μmol/L(7.0mg/dl),绝经前女性血尿酸大于360μmol/L(6.0mg/dl),即可称为高尿酸血症。内源性的尿酸代谢紊乱或排泄障碍是导致高尿酸血症的主要原因,而外源性的尿酸代谢增加仅起辅助作用。

一、原发性高尿酸血症

原发性高尿酸血症主要由以下原因引起。

1. 尿酸生成过多　若限制嘌呤饮食5天以后,每日尿酸排出量超过3.57mmol/d(600mg/d),可以认为是尿酸生成过多。尿酸生成增多在高尿酸血症的病因中所占比例很小,大约仅有10%,常见原因有以下几点:

(1) 摄入过多的高嘌呤食物:从食物中外源摄入的嘌呤不能被机体利用,在体内经过氧化代谢以后会生成尿酸。若短时间内摄入的食物含有大量的嘌呤,则代谢后会生成大量的尿酸,超出了肾脏的排泄能力,就会导致血尿酸水平显著升高,造成高尿酸血症。根据食物中嘌呤的含量,可以把食物分为高、中、低嘌呤三类(详见本章第一节),应根据身体状况选择饮食种类,同时忌暴饮暴食,即可在一定程度上控制血尿酸水平。

(2) 嘌呤代谢过程中酶的缺陷:在嘌呤代谢途径中的各个步骤均需要一系列酶的参与,由遗传或环境等因素导致的酶功能障碍都会影响嘌呤的代谢,从而影响尿酸水平。主要有以下类型:①磷酸核糖焦磷酸合成酶活性增高,导致磷酸核糖焦磷酸大量增加,为尿酸的生成提供大量的底物;②磷酸核糖焦磷酸酰胺转移酶的数量或活性增高,导致了机体对嘌呤核苷反馈抑制的降低;③腺嘌呤或鸟嘌呤核苷酸减少,影响了对嘌呤合成的反馈调控,从而使嘌呤含量增加,导致尿酸生成增加;④次黄嘌呤-鸟嘌呤磷酸核糖转换酶缺陷,导致嘌呤反馈调节的抑制,使磷酸核糖焦磷酸累积而导致尿酸生成增多;⑤黄嘌呤氧化酶活性增加,加速黄嘌呤生成,导致黄嘌呤代谢所生成的尿酸增多。

2. 尿酸排泄减少　肾脏是人体排泄尿酸的主要器官,如果肾脏在排泄尿酸时发生障碍,就会使尿酸在血液中聚积,引起高尿酸血症。肾脏排泄尿酸障碍涉及肾脏功能的多个方面,包括肾小球尿酸滤过减少、肾小管重吸收增加、肾小管尿酸分泌减少以及尿酸盐晶体在泌尿系统的沉积,这些原因都可能导致血尿酸的升高。大多数的高尿酸血症都是由于肾脏对尿酸的排泄减少所致,其中肾小管对尿酸盐的重吸收增多在高尿酸血症发生过程的作用甚至高于肾小管分泌的减少。大量的研究表明,尿酸排泄障碍大多为多基因遗传性疾病,但有关的易感基因与发病机制仍有待深入研究。

临床上采用尿酸排泄分数(fractional excretion of uric acid,FEUA)来测定肾脏对尿酸的排泄能力,这也是判断肾脏排泄尿酸能力的金标准。尿酸排泄分数通常采用以下方法采集标本:嘱病人于晚7点排空尿液,取一干净器皿,病人于晚7点到第二天早晨7点间将所有尿液都置于该器皿中。混匀尿液,测定12小时尿尿酸及尿肌酐。同天早上静脉采集空腹血测定血尿酸和血肌酐。

根据以下公式计算尿酸排泄分数:

$$\frac{血肌酐 \times 尿尿酸}{尿肌酐 \times 血尿酸} \times 100\%$$

尿酸排泄分数的正常范围为4% ~10%。

根据尿酸排泄分数可以将高尿酸血症分为产生过剩型和排泄不良型。

(1) 产生过剩型:在一般饮食情况下,12小时尿酸排泄分数大于10%。

(2) 排泄不良型:在一般饮食情况下,12小时尿酸排泄分数小于4%。这表明肾脏排泄尿酸不足,也是导致高尿酸血症的主要原因。

二、继发性高尿酸血症

除了以上原因之外,一些系统性疾病也会导致尿酸生成增多或尿酸排泄减少,由此引发的高尿酸血症称为继发性高尿酸血症。主要有以下几种原因:

(1) 在细胞增殖周期快、核酸分解代谢增加时,如白血病及其他恶性肿瘤、多发性骨髓瘤、真性红细胞增多症等血尿酸值常见增高。肿瘤化疗后血尿酸升高更明显。这是因为肿瘤细胞本身或肿瘤细胞化疗过程中有大量细胞死亡,机体处理死亡细胞过程中会产生大量尿酸。

(2) 在肾功能减退时,常伴有血尿酸增高。可见于肾脏疾病如急、慢性肾炎,高血压、肾动脉硬化及其他肾脏疾病的晚期如肾结核、肾盂肾炎、肾盂积水等。这是因为体内产生的尿酸大部分通过肾脏排出体外,肾功能不全时,尿酸从肾脏的排出减少,将导致尿酸在体内淤积,引起高尿酸血症。另外,肾移植患者长期服用免疫抑制剂也可发生高尿酸血症,可能与免疫抑制剂抑制肾小管排泄尿酸有关。

(3)氯仿中毒、四氯化碳中毒、铅中毒、子痫、妊娠反应及食用富含嘌呤的食物等,均可导致体内尿酸的合成增加或肾脏排泄减少,引起血尿酸水平增高。

(4)家族性肾石病、恶性贫血、范可尼综合征等,肾脏对尿酸的重吸收减少,排泄增加,可导致血尿酸水平降低。

(5)噻嗪类利尿剂、呋塞米、乙胺丁醇、吡嗪酰胺、小剂量阿司匹林、烟酸等药物,均可竞争性抑制肾小管排泄尿酸而引起高尿酸血症。

(6)代谢综合征患者体内的高胰岛素水平也阻碍肾近曲小管尿酸分泌。

(刘甜 李长贵)

参 考 文 献

1. 王镜岩. 生物化学. 第3版. 北京:高等教育出版社,2002:387-391.

2. 任科雨,勇春明,金延春,等. 青岛地区高尿酸血症患者的肠道菌群分析. 中国医师杂志,2014,16(12):1649-1656.

3. Hosomi A, Nakanishi T, Fujita T, et al. Extra-renal elimination of uric acid via intestinal efflux transporter BCRP/ABCC2. PLoS One,2012,7(2):30456.

4. Sakurai H. Urate transporters in the genomic era. Curr Opin Nephrol Hypertens,2013,22(5):545-550.

5. 王海等. 肾脏病学. 北京:人民卫生出版社,2008:1435-1454.

6. Reginato AM, Mount DB, Yang I, et al. The genetics of hyperuricaemia and gout. Nat Rev Rheumatol,2012,8(10):610-621.

7. 苗志敏. 痛风病学. 北京:人民卫生出版社,2006,33-34.

8. 苗志敏. 教你战胜痛风. 北京:人民卫生出版社,2011,4-9.

第三章

影响尿酸代谢的药物

随着经济的迅速发展,人们对高蛋白食物摄入的不断增加,痛风及高尿酸血症的患病率呈逐年上升的趋势。在美国,痛风在成年人中的患病率已高达3.9%,全美有约830万痛风患者。欧美国家痛风的发病率也占到总人口的0.13%~0.37%,年发病率为0.20%~0.35%。中国近年来有统计表明,在所有年龄段痛风总的患病率约为0.84%。不同年龄组高尿酸血症的患病率有显著差异,如老年人高尿酸血症患病率可高达24%以上。血尿酸过高的患者如果不注意饮食控制和治疗,约5%~12%最终会发展成为痛风。

尿酸是人体嘌呤代谢的产物,一种弱有机酸,水溶性非常低,依赖于溶液的pH值。人体内尿酸的总量为1200mg,主要以离子化的尿酸盐形式存在,每天新产生约700mg。每天由内源性核酸降解产生的尿酸约600mg,约占体内总尿酸量的80%,而每天由外源摄入的嘌呤代谢生产的尿酸大约100mg,约占体内总尿酸量的20%。人体每天排出尿酸约800~1000mg,有30%是从肠道和胆道排泄,另外70%是经肾脏排泄。显然,肾脏是尿酸排泄的重要器官,如果肾肌酐清除率减少5%~25%,就可导致高尿酸血症。所以,肾脏功能的好坏决定着血尿酸的水平。

在正常生理环境下,尿酸主要来源于腺嘌呤和鸟嘌呤的降解。人体嘌呤有三个来源:从饮食摄入的含嘌呤成分;细胞中嘌呤核苷酸、辅酶(如NAD等)的降解;嘌呤的合成代谢。

正常体内的腺苷三磷酸(ATP)经脱磷酸化后生成腺苷二磷酸(ADP)及腺苷一磷酸(AMP),AMP在5'-核苷酸酶作用下形成腺苷(adenosine)。大多数腺苷在腺苷胱氨酸与磷酸化酶作用下降解为次黄嘌呤,最终形成尿酸。在缺血环境下,尿酸可由次黄嘌呤经黄嘌呤氧化酶(XO)转化而来。正常时,黄嘌呤氧化酶(XO)多以其前身黄嘌呤脱氢酶(XD)形式存在,只有10%以黄嘌呤氧化酶的形式存在,这两种酶主要存在于毛细血管内皮细胞内。在缺血时,由于膜钙泵功能障碍,Ca^{2+}进入细胞内激活Ca^{2+}依赖性蛋白水解酶,使XD大量转变为XO,致使XO增多;另一方面ATP不能用来释放能量,在依次降解为ADP和AMP后,再进一步降解为次黄嘌呤,大量次黄嘌呤堆积在缺血组织内。当再灌注时,大量分子氧随血液进入缺血组织,黄嘌呤氧化酶催化堆积的次黄嘌呤转变为尿酸,从而使血尿酸水平升高;同时在此催化反应中,氧分子作为电子接受体,其后果是产生大量的O_2^-和H_2O_2,后者再在金属离子参与下形成OH·。因此,再灌注时组织内O_2^-、OH·等氧自由基大量增加。

尿酸盐在肾脏的排泄主要有四个过程:肾小球滤过、分泌前重吸收、肾小管主动分泌和分泌后重吸收,简称四部件模式。其间任何一个过程出现异常,均可使尿酸盐的排泄减少,而导致血尿酸水平升高。近年发现 4 个尿酸盐转运蛋白（离子通道）参与了人近曲肾小管对尿酸盐的转运，即生电型的尿酸盐转运子/通道 hUAT（human urate transporter），电中性的尿酸盐/阴离子交换子 hURAT1（human urateanion exchanger），有机阴离子家族成员 hoAT1（human organic anion transporter 1）和 hoAT3，它们可能与管周细胞对尿酸盐的摄取有关。

在正常状态，人体每天尿酸的产生和排泄基本上保持动态平衡，凡是影响血尿酸生成和（或）排泄的因素均可以导致血尿酸水平增加。特别是某些药物，可导致人体内尿酸含量增加或减少。长时间应用某些药物，可导致血尿酸增高，如利尿剂、小剂量阿司匹林、复方降压片、吡嗪酰胺、普萘洛尔等。而有些药物则可以降低血尿酸的水平，别嘌醇、如苯溴马隆（立加利仙）和丙磺舒等。降低血尿酸水平的这些就是临床用以治疗痛风或高尿酸血症药物。本章的主要内容就是讲解这些药物是如何影响尿酸的生产和排泄。

第一节　降低血尿酸水平的药物

治疗痛风的药物最早的是 13 世纪发现的秋水仙碱，1950 年又有了促尿排泄药物丙磺舒，到了 1960 年才有了抑制尿酸合成的药物别嘌醇，以及 1967 年出现的促尿酸排泄药物苯溴马隆。直到 2004 年才出现新的黄嘌呤氧化酶抑制剂非布司他（febuxostat）。目前，用于抗高尿酸血症的药物主要有 3 大类：黄嘌呤氧化酶抑制剂、尿酸盐阴离子转运蛋白 1（URAT1）抑制剂和尿酸氧化酶。

降低尿酸水平的药物有两类，一种是促进尿酸排泄的药物，如苯溴马隆、丙磺舒、磺吡酮；一种是抑制尿酸生成的药物，如别嘌醇。降尿酸药物主要用于高尿酸血症的治疗。临床上一般根据患者的具体病情和其肾功能的具体情况，选择不同的降尿酸药物。在选择降尿酸药的时候，要遵循以下两个原则：①肾功能正常或轻度损害者，及尿酸排出减少或正常时，可用排尿酸药；②中度以上肾功能受损者，或尿酸排出过多时，用排尿酸药会造成尿酸盐结石，加重肾损害，故应选用抑制尿酸生成药物。

在决定进行降尿酸治疗后，必须注意一个用药基本原则，即无论是选择排尿酸药物还是抑制血尿酸生成的药物，起始用药剂量都应采用小剂量，然后逐渐递增。因为，如果使用大剂量排尿酸药物，可能使大量尿酸盐沉积在肾小管及间质，引起急性尿酸性肾病；相应地，如果使用大剂量抑制尿酸生成的药物，可使血尿酸水平急剧下降，对有痛风急性发作的患者，血尿酸下降过快会使关节或组织内痛风石表面溶解，尿酸迁移，形成新的不溶性结晶，加重炎症反应或关节炎，而诱发新的痛风性关节炎发作。所以，必须记住的是，降尿酸药物并没有抗炎止痛的作用，在痛风性关节炎的急性期不宜使用以上两种降尿酸药物，在需要进行降尿酸治疗时应从小剂量开始，而且，小剂量递增法还有利于发现药物不良反应。

一、黄嘌呤氧化酶抑制剂——抑制尿酸的生成

黄嘌呤氧化酶抑制剂是以黄嘌呤氧化酶为靶点，通过抑制其作用减少尿酸生成，从而有效降低血尿酸水平。

1. 别嘌醇（allopurinol）　于 1966 年被美国 FDA 批准上市以来被广泛用于临床。目前，该药仍然是大多数国家痛风指南中推荐的抗高尿酸血症的一线用药。

别嘌醇是一种嘌呤类似物，能抑制黄嘌呤氧化酶作用，减少尿酸产生。这主要由于别嘌

醇是体内天然次黄嘌呤的异构体,可被黄嘌呤氧化醇催化而转变为别黄嘌呤。正常生理状态下,黄嘌呤氧化酶的主要功能是将次黄嘌呤转变为黄嘌呤,再使黄嘌呤转变成尿酸。非常有意义的是,别嘌醇及其生成的别黄嘌呤都能够抑制黄嘌呤氧化酶,使次黄嘌呤及黄嘌呤不能转化为尿酸。这样,体内合成的尿酸减少,其结果必然导致血中尿酸浓度降低。血中及尿中的尿酸含量降低到溶解度以下,从而防止尿酸形成结晶沉积在关节及其他组织内。别嘌醇也有助于痛风结节及尿酸结晶的重新溶解。另外,通过对次黄嘌呤-鸟嘌呤磷酸核酸转换酶的作用,别嘌醇还可抑制体内新的嘌呤的合成。

　　另外,别嘌呤本身在人体内会逐渐被氧化,生成易溶于水的异黄嘌呤。异黄嘌呤经尿排出,并能在 PRPP 存在下转变成相应核苷酸,不仅消耗了 PRPP,使其含量下降,而且还能反馈抑制 PRPP 酰胺转移酶,阻断嘌呤核苷酸的从头合成。因而能迅速降低血尿酸浓度,抑制痛风石及肾尿酸结石合成,并促使痛风石溶解。

　　所以,别嘌醇是治疗痛风性肾病的首选药物,而且别嘌醇口服易吸收,胃肠道吸收率为80% ~90% ,吸收后的别嘌醇 70% 在肝脏代谢为具有活性的氧嘌呤醇。别嘌醇的半衰期只有 1 ~3 小时,而氧嘌呤醇的半衰期则可长达 15 ~25 小时。值得注意的是,别嘌醇和氧嘌呤醇都不能与血浆蛋白结合,故别嘌醇的分布容积较大,有 1.6 ~2.43L/kg。约 10% 别嘌醇以原形、70% 以代谢物随尿排出,亦可经乳汁排泄。合用排尿酸药可促进氧嘌呤醇的排泄,但肾功能不全时其排出量减少。口服 24 小时后血尿酸浓度开始下降,在 2 ~4 周时下降最为明显。

　　个别病人服用别嘌醇后,会出现发热、过敏性皮疹、腹痛、腹泻、白细胞及血小板减少,甚至肝功能损害等副作用,停药及给予相应治疗一般均能恢复。个别患者还可能发生坏死性皮炎则病情严重,应即抢救治疗。如果用药不当,用药期间也可发生尿酸转移性痛风发作,可辅以秋水仙碱治疗。用药过程中应定期复查血项及肝功、嗜酸性粒细胞及肾功能等。

　　一般地,别嘌醇的初始剂量只需 50mg,通常一周的递增量为 50 ~100mg,逐渐递增至一日 200 ~300mg。在使用别嘌醇后,患者应该定期测定血液和尿液的尿酸水平,一般 2 周测一次。如果血尿酸水平已达正常水平,则不再增量,如测定值仍高,可再增加剂量。别嘌醇一日最大用量不宜超过 600mg。最新研究表明,大剂量(600mg)别嘌醇能够改善内皮功能,这主要是由于别嘌醇通过抑制黄嘌呤氧化酶而降低血管内皮的氧化强度,从而对内皮功能起到保护作用。不在此讨论。

　　值得注意的是,别嘌醇在个别患者中可以引起致命性过敏反应,这与白细胞抗原 *HLA-B ∗ 5801* 基因阳性密切相关。2013 年《高尿酸血症和痛风治疗中国专家共识》(附录 2)中指出,朝鲜族慢性肾病Ⅲ期患者(*HLA-B ∗ 5801* 基因为 12%)及中国汉族人、泰国人(*HLA-B ∗ 5801* 基因为 6% ~8%)中 *HLA-B ∗ 5801* 基因阳性者比白种人高(白种人 *HLAB ∗ 5801* 基因仅为 2%),发生致命性过敏反应的风险更大。因此,亚裔人群在使用别嘌醇前,应该进行 *HLA-B ∗ 5801* 基因型的检测。在 2012 年美国风湿病学会发布的痛风治疗指南中也明确指出,一些高危人群(包括汉族人群)在用别嘌醇治疗前需检测 *HLA-B ∗ 5801* 基因,以避免致死性过敏反应的发生。可见,别嘌醇的安全性对其在临床中的应用有一定的制约。

　　2. 非布司他(febuxostat)　以前译为非布索坦,是一种非嘌呤类黄嘌呤氧化还原酶(XOR 酶)选择性抑制剂,对 XOR 酶的抑制作用不受酶的氧化还原状态的影响,且对 XOR 酶高度选择。其抑制作用显著,抑制 XOR 的 Ki 和 Ki' 值分别为 0.6nmol/L 和 3.1nmol/L。

在浓度高达 100μmol/L 时,非布司他并不影响体内与嘌呤和吡啶代谢相关的酶,包括鸟嘌呤脱氢酶、次黄嘌呤-鸟嘌呤磷酸核糖转移酶、嘌呤核苷磷酸化酶、芳香磷酸核糖转移酶及乳清酸核苷酸脱羧酶等。

2009 年 2 月被美国食品和药物管理局(FDA)批准用于成年人高尿酸血症和痛风的治疗,这是自 1964 年别嘌醇之后的第一个批准上市用于治疗痛风引起的高尿酸血症。随后,该药又分别在欧美、日本、中国上市。目前,还在开发该品种的缓释剂型 febuxostat XR、TMX-67XR,2014 年 5 月在美国已进入Ⅲ期临床。

非布司他与别嘌醇不同,对黄嘌呤氧化酶和黄嘌呤脱氢酶均具有较高的亲和力,而别嘌醇对黄嘌呤脱氢酶的亲和力较弱,需要重复大剂量给药以维持作用。非布司他在结构上与嘌呤或嘧啶不同,是噻唑类衍生物,对参与体内嘌呤和吡啶代谢的大部分酶并没有影响,而别嘌醇及其活性产物别嘌呤二醇结构与嘌呤类似,能影响体内正常嘌呤的代谢。

非布司他口服后 1 小时吸收率达 85%,半衰期为 4~18 小时,每日仅需口服一次,主要在肝脏代谢,经肠道和尿路排泄的量几乎相同。非布司他可有效降低患者高尿酸水平,Ernst指出,每天 40mg 非布司他的治疗效果与每天 300mg 的别嘌醇相当,而每天 80mg 非布司他的治疗效果则优于别嘌醇的常规治疗,而且对别嘌醇过敏患者亦安全有效。对有肝/肾脏疾病的患者安全性较高,因而,对于轻度或中度肝/肾衰竭的患者,应用时不必考虑剂量的调整。

3. 托匹司他(topiroxostat)　一种新型非嘌呤类黄嘌呤氧化酶抑制剂,对黄嘌呤脱氢酶和黄嘌呤氧化酶均有抑制作用,降低尿酸的作用要强于别嘌醇,还可显著降低慢性肾病Ⅲ期患者高尿酸水平,且对心血管系统影响较小,安全性较好。2013 年 6 月在日本上市,用于痛风或非痛风患者的高尿酸血症治疗。除日本外,其他国家对托匹司他的开发极少。

4. 其他　目前,黄嘌呤氧化酶抑制剂类的研发品种较少,别嘌醇的两个复方制剂 lesinurad+allopurinol 和 allopurinol+bucillamine 也分别进入了Ⅲ期和Ⅱ期临床研究。韩国 LG 生命科学有限公司的 LC-350189 也已进入Ⅰ期临床。我国浙江奥默生物医药有限公司也参与了该类药物的研发(Aom-0763),但尚处于早期阶段。此外,还有日本化药株式会社的 NC-2500也处于临床前阶段。

二、URAT1 抑制剂——促进尿酸排泄的药物

人体内尿酸的排泄主要通过肾脏、胃肠道等途径排出体外,其中约 70% 的尿酸是经肾脏排泄的。而高尿酸血症患者中约有 90% 是由尿酸排泄障碍引起。URAT1 是一个重要的肾脏尿酸盐转运体,主要位于肾皮质近曲小管的上皮细胞刷状缘,主要参与尿酸在肾近曲小管的重吸收。*URAT1* 基因突变将导致低尿酸血症,而 *URAT1* 基因敲除小鼠也表现出尿酸排泄增加和低尿酸血症,提示 URAT1 是肾脏尿酸代谢的重要转运蛋白。URAT1 抑制剂通过抑制肾脏 URAT1 对尿酸重吸收作用,增加尿酸排泄,控制血尿酸水平的效果显著。

促进尿酸排泄的药物相对于抑制尿酸生产的药物来说要多许多,作用的途径也有不同。有通过抑制近曲小管对尿酸的主动吸收而促进尿酸排泄的。典型的促进尿酸排泄的药物有苯溴马隆(benzbromarone)、丙磺舒(probenecid)和苯磺吡酮。除此之外,近十年的研究发现,氯沙坦除了具有降压作用以外,还有较好的排尿酸效果。

目前,该类品种主要是较早上市的苯溴马隆和丙磺舒。虽然近年来 URAT1 抑制剂类药

物并没有新品种上市,但研发中却有几类药物受到了较多关注。本节我们将主要介绍这些降尿酸药物的作用机制和体内的药物动力学相关信息。

1. 苯溴马隆(benzbromarone) 属苯骈呋喃衍生物,为排尿酸药,具有较强的降血尿酸作用,不仅能缓解疼痛,减轻红肿,而且能使痛风结节消散。其作用机制与丙磺舒相似,即通过抑制肾小管对尿酸的重吸收,降低血尿酸的浓度和组织中尿酸结晶的沉着,也可促进尿酸结晶的重新溶解。苯溴马隆促尿酸排出的作用比别嘌醇和丙磺舒都强,但与别嘌醇不同的是,苯溴马隆不能改善血管内皮功能,因为苯溴马隆增加尿酸排泄,而没有抑制黄嘌呤氧化酶的作用,故不能减少氧自由基的产生。由于苯溴马隆有潜在的肝毒性——有引发肝炎的风险,现已从欧洲市场撤市,美国未被批准上市,但在我国依然可以应用于临床。

苯溴马隆口服很容易吸收,但由于其蛋白结合率很高(>99%),故而其生物利用度相对较低,只有约50%,而表观分布容积则较高,为19L。苯溴马隆主要在肝脏经 CYP2C9 酶代谢,脱卤成溴苯塞隆和苯塞隆,这些代谢产物仍具有活性。苯溴马隆及大部分代谢物与葡萄糖醛酸结合,经胆汁和粪便排出,小部分经尿液排出。健康成人服用单剂 50mg,2~3 小时后达血药峰浓度,口服 3 小时后起效,8~12 小时后达最大效应,半衰期为 2~4 小时。

2. Lesinurad(RDEA-594) 新一代促进尿酸排泄的药物,由 Ardea 公司研发。2012 年阿斯利康公司收购 Ardea 公司后,获得了该药。在美国进行的 I 期和 II 期临床试验结果显示,Lesinurad 明显降低血尿酸,可用于治疗痛风和高尿酸血症,而且无肝毒性。其作用机制与苯溴马隆相似,也是通过抑制近端小管的尿酸转运体 URAT1 而降低尿酸的。lesinurad 单用即可有效降低血尿酸浓度,并可用于治疗别嘌醇不耐受患者或疗效不佳的患者。一项针对黄嘌呤氧化酶抑制剂[别嘌醇和(或)非布司他]不耐受或不能使用的痛风患者的 III 期临床研究(LIGHT)显示,经过 6 个月治疗后,lesinurad 治疗组血尿酸值达标<300μmol/L(6.0mg/dl)比例显著高于安慰剂。

联合黄嘌呤氧化酶抑制剂可提高应答率。有两项 III 期临床研究(CLEAR1 和 CLEAR2),主要针对别嘌醇疗效不佳的痛风患者,采用 lesinurad(200mg 或 400mg 每次,2 次每天)+别嘌醇组治疗 6 个月,然后检测血尿酸值,结果显示,其达标比例显著高于别嘌醇单独治疗组。CLEAR1 研究中,别嘌醇组、lesinurad(200mg 每次)+别嘌醇组和 lesinurad(400mg 每次)+别嘌醇组达标比例分别为 28%、54%、59%,而 CLEAR2 研究中 3 组达标比例分别为 23%、55%、67%。

常见的 lesinurad+黄嘌呤氧化酶抑制剂(别嘌醇或非布司他)不良反应主要有腹泻、恶心、便秘、呼吸道感染、鼻咽炎、背部疼痛或关节痛等,严重不良反应少见,安全性较好。但高剂量 lesinurad+黄嘌呤氧化酶抑制剂的肾相关不良事件(包括严重事件)的发生率和肾结石发生率要高于安慰剂+黄嘌呤氧化酶抑制剂,不过,低剂量组却未见升高。

3. RDEA-3170(RDEA-684) 第二代 URAT-1 抑制剂,能选择性地抑制尿酸重吸收,对 URAT1 有更强的抑制性。与排尿酸药苯溴马隆不同的是,RDEA-594 和 RDEA-3170 没有明显的肝毒性。在动物中,它们以原形从尿中大量排出,可完全抑制 URAT1,这提示在临床上,RDEA-594 和 RDEA-684 可能会是治疗痛风的强大排尿酸药。临床前研究显示,RDEA-3170 对 URAT-1 的作用比 lesinurad 强 170 多倍。而 I 期临床研究显示,40mg 的 RDEA-3710 能使健康志愿者血尿酸平均下降超过 60%,并可持续 36 小时。该药现已进入 II 期临床研究。

目前,已有多项关于 RDEA-3170 的临床研究正在开展或即将开展,这些研究预计 2015

年完成,因此该药的更多临床结果有望在今年发布。例如①随机非盲Ⅰb期临床研究(NCT02279641),即将在美国12例男性痛风患者中开展,旨在评估 RDEA-3170 与别嘌醇的药动学和药效学的相互关系;②多中心随机非盲的Ⅱa期临床研究(NCT02246673),在美国200例痛风患者中开展,旨在评估 RDEA-3170 联合非布司他的安全性和药效学作用;③多中心随机双盲Ⅱ期临床研究(NCT02078219),在日本280例痛风或无症状高尿酸血症患者中开展,旨在评估 RDEA-3170(5mg、7.5mg、10mg、12.5mg、15mg)的最佳治疗剂量;④多中心随机双盲的Ⅱ期临床研究(NCT01927198),在美国160例痛风患者中开展,旨在评估 RDEA-3170 的有效性和安全性。

4. URC-102(UR-1102)　也是一种 URAT1 抑制剂,为口服片剂,由 JW Pharmaceutical Corp 和日本中外制药株式会社合资的 C&C 研究实验室研发。体内体外研究显示,URC-102 的降尿酸作用强于苯溴马隆,最大效应(Emax)分别为46%、23%,药物半数有效量(ED50)分别为3.2mg/kg、4.5mg/kg。与苯溴马隆相比,URC-102 的暴发性肝炎风险更低。

虽然 URC-102 已进入Ⅱ期临床研究,但相关临床结果报道较少。在韩国80例健康受试者中开展的一项随机双盲的Ⅰ期临床研究(NCT01953497),旨在评估 URC-102 的安全性、药动学和药效学,目前仍在进行中。在韩国60例痛风患者中开展的一项多中心随机双盲安慰剂对照的Ⅱ期临床研究(NCT02290210),旨在评估 URC-102 治疗痛风的安全性及有效性,预计2015年完成。

三、黄嘌呤氧化酶抑制剂和 URAT1 抑制剂双重作用机制药物

双重作用机制药物是指既能抑制黄嘌呤氧化酶又能抑制 URAT1,通过抑制尿酸产生和促进尿酸排泄两个途径来调节血尿酸水平,具有广阔的临床应用前景,进而得到研发者的关注。这是虽然黄嘌呤氧化酶(如别嘌醇)抑制剂作为降尿酸一线治疗药物,可有效降低患者的血尿酸水平,但仍有大部分患者的血尿酸水平达不到控制标准。而促尿酸排泄药物、URAT1 抑制剂的疗效一般又不会优于别嘌醇。

1. KUX-1151(KUX-0511)　一种具有双重作用机制的化合物,它既能抑制黄嘌呤氧化酶,调节尿酸的产生,还能抑制 URAT-1,促进尿酸的排泄。KUX-1151 由日本桔生制药公司研发,其研究结果数据较少。2015年将完成一项在日本高尿酸血症患者(包括痛风)中开展的多剂量探索性的Ⅱ期临床研究,用以评估多种剂量 KUX-1151 的安全性及有效性。辉瑞公司2013年从桔生制药公司获得了该药除日本外的全球独占权,也正在英国开展Ⅰ期临床研究。

2. RLBN-1001　也是一种具有双重作用机制的化合物,由美国 Relburn-Metabolomics 公司开发,于2014年进入临床研究,预计2015年可以获得临床试验结果。不仅 RLBN-1001,Relburn-Metabolomics 公司还开发了 RLBN-2020 和 RLBN-3010 等一系列类似化合物,它们都具双重作用机制,既能促进尿酸排泄,又能减少尿酸的生成。这些化合物在前期研究中均表现出降尿酸的潜力,但都还处在临床前研究阶段,离成药还有很长的路要走。

四、尿酸氧化酶——促进尿酸分解的药物

尿酸氧化酶是一种可以直接将尿酸氧化并分解为可溶性尿囊素的氧化酶,存在于多数哺乳动物体内,但不存在于人类体内。尿囊素是一种惰性和水溶性嘌呤代谢物,易于排泄,主

要经肾脏排泄。

由于人体内缺乏尿酸氧化酶,并不能像哺乳动物那样迅速氧化消除尿酸。因而,通过引入外源性尿酸氧化酶可降低体内的血尿酸水平。研究显示,尿酸氧化酶能够加速痛风石的溶解,可用于治疗其他降尿酸治疗无效或禁忌的痛风患者。

1. 拉布立酶(rasburicase、SR-29142) 是在酵母菌培养物提取的一种重组黄曲霉菌尿酸氧化酶,为重组尿酸氧化酶,可催化尿酸氧化形成尿囊素。由法国赛诺菲公司研发,用于治疗和预防血液恶性肿瘤患者的急性高尿酸血症,尤适用于化疗所致高尿酸血症。尿囊素是一种惰性和水溶性嘌呤代谢物,容易消除,主要经肾排泄。大多数哺乳动物体内均有内源性尿酸氧化酶,但人体缺乏这种酶,故不能把尿酸降解为水溶性高的尿囊素(其溶解度为尿酸的5~10倍)。运用这种重组尿酸氧化酶可弥补人类的这一缺陷,特别是在急性高尿酸血症时可迅速减少体内尿酸的含量。

高尿酸血症是白血病和淋巴瘤及其治疗的一种常见并发症。骨髓增生性疾病或造血系统恶性肿瘤的患者,由于恶性细胞群的不断更新使核酸的分解代谢增加,从而也增加嘌呤的代谢,导致血尿酸浓度的增高。如果再进行积极的化疗,化疗药物引起细胞溶解,大量细胞代谢物被释放入血,造成肿瘤溶解综合征,即严重高尿酸血症、高磷酸盐血症、高钾血症、高钙血症和急性肾衰。作为高尿酸血症的结果,当尿中的尿酸达到过饱和,肾小管和远端收集系统出现尿酸结晶会引起肾功能不全。由于拉布立酶能迅速降解尿酸,如果在化疗之前或同时给予拉布立酶,则有助于治疗和预防化疗引起的急性高尿酸血症以及随后的肾功能不全,而不影响化疗药物的用药时间和化疗方案。所以,拉布立酶治疗血液恶性肿瘤化疗引起的肿瘤溶解综合征的有效药物之一。

拉布立酶2001年被批准用于预防肿瘤溶解综合征,在德国和英国首次上市。拉布立酶自2001年以后在美国、欧盟、日本等多个国家陆续上市。在中国已进入注册前阶段。2012年8月,Virchow Group公司已成功将其仿制药在印度推向市场。

拉布立酶降尿酸作用迅速,效果强于别嘌醇。一项多中心随机对照研究显示,癌症化疗过程中使用拉布立酶治疗的儿童,用药初始96小时尿酸浓度曲线下面积(area under curve,AUC)为(7680±4200)μmol/(L·h)[(128±70)mg/(dl·h)],而使用别嘌醇的儿童平均尿酸AUC为(19 740±7740)μmol/(L·h)[(329±129)mg/(dl·h)]。拉布立酶降低尿酸的速度明显快于别嘌醇。拉布立酶治疗组首次给药4小时后,患儿的尿酸水平下降86%,而别嘌醇组只下降了12%。Lopez-Olivo等的meta分析也显示,拉布立酶可有效降低肿瘤所致的高尿酸水平。但由于拉布立酶有免疫原性,且半衰期短,不适合在痛风病人中使用。

2. 培戈洛酶(pegloticase、PEG-puricase、普瑞凯希) 是一种重组的聚乙二醇化尿酸氧化酶,是聚乙烯(乙二醇)和重组猪尿酸氧化酶(recombinant porcine uricase)的结合物,由杜克大学研制、Crealta公司开发成药。用于治疗严重的难治性痛风(传统降尿酸疗效不佳的痛风)。其作用机制与拉布立酶相同,主要是重组尿酸氧化酶催化尿酸氧化为尿囊素,因此降低血清尿酸达到其治疗作用。临床研究显示,培戈洛酶可降低血清尿酸水平,减少痛风石大小,改善患者的功能状态和生活质量,可有效治疗难治性慢性痛风。别嘌醇治疗不佳的患者每2或4周注射8mg培戈洛酶治疗6个月,患者尿酸下降幅度显著高于别嘌醇。2010年被FDA批准在美国首先上市,用于治疗常规治疗无效的慢性痛风,随后在欧盟也被批准上市。

两项国际多中心双盲对照的Ⅲ期临床试验的扩展研究显示,培戈洛酶长期治疗3年与短期治疗半年的安全性及有效性相似。早期的 2 项为期 6 个月的双盲、随机、安慰剂对照试验的研究显示,聚乙二醇尿酸氧化酶有降尿酸盐作用和减少痛风石的作用。培戈洛酶并不影响慢性肾病患者的肾小球滤过,基于慢性肾病各阶段的安全性没有差异性。培戈洛酶必须静脉内给药,其严重不良反应有痛风发作、过敏反应和输注反应,其中过敏反应和输注反应被 FDA 在说明书中给予黑框警告。

3. 其他　目前,还有多个尿酸氧化酶的新药在临床研究阶段,如①由杭州北斗生物技术有限公司研发,用于肿瘤相关高尿酸血症的重组尿酸氧化酶(recombinant urate oxidase),目前已进入 II 期临床;②由北京双鹭药业股份有限公司开发的 recombinant candida utilis uricase,一种从产朊假丝酵母分离而得的重组尿酸氧化酶,目前已进入临床研究;③由 Phoenix Pharmacologics 公司开发 pegsitacase,一种重组的聚乙二醇化产朊假丝酵母尿酸氧化酶,目前处于 I 期临床,但其他国家均已停止或没有发展报告。

五、其他作用机制的降尿酸药物

1. 丙磺舒(probenecid)　是肾小管弱酸载体的抑制剂,能够抑制原尿中弱酸的重吸收,所以可用抑制近端小管对尿酸的重吸收,同时也可促进已形成的尿酸盐的溶解,从而增加尿酸排泄使血尿酸浓度降低,进而减少尿酸沉积,用于防治痛风;丙磺舒还可竞争性抑制弱酸性药物在肾小管的分泌,与青霉素、氨苄西林、苯唑西林、邻氯西林、萘夫西林等抗生素合用时,可升高这些抗生素的血药浓度,延长其作用时间。

丙磺舒主要适用于发作频繁的痛风性关节炎伴高尿酸血症者及痛风石患者,但是患者的肾小球滤过率必须>50ml/min,而且尿不能是酸性的,没有肾结石或肾结石病史,并且不能同时服用水杨酸类药物。作为抗生素治疗的辅助用药,丙磺舒可提高抗生素疗效。

丙磺舒口服后吸收迅速完全。成人一次口服 1g 时,其血药浓度在 2～4 小时达到峰值;一次口服 2g 时,则在 4 小时达血药浓度峰值。儿童一次口服 25mg/kg,3～9 小时达血药浓度峰值。丙磺舒主要与白蛋白结合,其蛋白结合率为 65%～90%。半衰期随用药量的增加而增加,口服 0.5g 时 $t_{1/2}$ 为 3～8 小时,2g 时 $t_{1/2}$ 为 6～12 小时。药物在肝内代谢为羧基及羟基化合物(这些代谢物均有促进尿酸排泄活性),并主要经肾排泄,24～48 小时约有 5%～10% 以原形排出。

2. 氯沙坦(losartan)　属血管紧张素 II 受体(AT1 型)拮抗药,对 AT1 具有高度选择性,能竞争性地阻断 AT1 受体的作用;而氯沙坦的 5-羧酸代谢产物(E-3174)则是非竞争性阻断 AT1 受体的作用,而且活性比氯沙坦强约 10～40 倍。所以,无论氯沙坦还是其代谢产物都能抑制血管紧张素 II 的血管收缩作用,以及醛固酮分泌的作用,使肾素-血管紧张素活性减弱,而起到抗高血压、降低心脏负荷和保护肾脏的作用。在心力衰竭时,氯沙坦可扩张动、静脉,降低周围血管阻力或后负荷,也降低肺毛细血管嵌压或前负荷,降低肺血管阻力,从而改善心排血量,提高运动耐量,改善心力衰竭症状,防治高血压并发的血管壁增厚和心肌肥厚。此外,氯沙坦还能增加肾血流量和肾小球滤过率,增加尿量,促进尿钠、尿酸排出,显著减少蛋白尿,并明显延迟终末期肾病(ESRD)的进程,起到肾脏保护的作用。

其中,氯沙坦增加尿酸排泄的独特作用,使该药对血尿酸高的高血压患者有双重益处。早在 1992 年 Nakashima 就首次报道了氯沙坦能够通过剂量依赖型的方式降低健康受试者的血尿酸水平。两年后 Sweet 证实,只有氯沙坦具有降尿酸的作用,其代谢产物没有此作用,而且在血管紧张素Ⅱ受体拮抗药家族中,也只有氯沙坦有降血尿酸的作用。随后,Edwards等研究发现,氯沙坦与尿酸-阴离子交换蛋白的亲和力比其他沙坦类强,故能抑制尿酸在近曲小管的重吸收。此作用与氯沙坦抑制血管紧张素Ⅱ受体的作用无关。针对高血压伴左心室肥厚的9193名患者进行的LIFE试验结果进一步证实的氯沙坦的这一作用。LIFE试验显示血尿酸的基线水平与心血管风险增加密切相关,而氯沙坦降低高血压患者已升高的尿酸水平可以解释为什么氯沙坦组复合终点事件(心血管死亡、心肌梗死和脑卒中)的发生率比阿替洛尔组低29%。

氯沙坦是第一个用于临床的非肽类AT1受体阻断药。对血管紧张素转换酶(ACE)无抑制作用,也不与其他激素受体或离子通道相结合。具有口服有效、高亲和力、高选择性、无激动活性的特点。需要注意的是,氯沙坦虽然口服吸收良好,其生物利用度只有33%,而且食物可以延迟其吸收,降低血药浓度峰值,但对曲线下面积的影响较小,一般可以不考虑食物的影响。氯沙坦在肝内经细胞色素P450 2C9酶转化,只有14%转化为有活性的E-3174,另外还有几种药理作用较弱的代谢产物。99%以上的氯沙坦及其代谢产物与血浆蛋白结合。氯沙坦半衰期为2小时,代谢产物半衰期为6~9小时,心力衰竭患者的半衰期延长。氯沙坦口服后血药浓度达峰时间为1小时,代谢产物E-3174的达峰浓度的达峰时间则为3~4小时。要达到最大降压效果一般需要3~6周,氯沙坦不影响心率。每日给药1次,其作用可维持24小时,不会引起氯沙坦及代谢产物在血浆中蓄积。35%经肾清除,60%经粪便排出。在大鼠乳汁中可出现本药及活性代谢产物,但在人体是否经母乳排泄尚不明确。血液透析及腹膜透析均不能清除本药。

3. 硝苯地平(nifedipine) 降压药的钙通道阻滞剂中,硝苯地平有增加肾脏排泄尿酸的作用,早在1988年Roychowdhury就研究发现,舌下给予硝苯地平快速降压时,硝苯地平还有利尿和排尿酸作用。然而,1995年Zawadzki等在研究有高尿酸血症的肾移植受者在用环孢素期间短期(几天)给予硝苯地平,并未观察到硝苯地平有降低血尿酸或增加尿酸盐清除的作用。但丙磺舒试验证实,硝苯地平能够增加管形尿酸盐的化解同时增加分泌后尿酸盐的重吸收。近期,2007年,使用硝苯地平控释片治疗冠心病,观察其对预后影响的临床研究(a coronary disease trial investigating outcome with nifedipine glts,ACTION),发现7665名稳定心绞痛患者在长期(半年、2年、4年直到随访结束)服用60mg硝苯地平后,血尿酸水平明显降低,但并不影响肾功能的其他指标,患者肾功能紊乱并未因服用硝苯地平而发生改变。

4. 阿托伐他汀(atorvastatin) 是羟甲基戊二酸单酰辅酶A(HMG-CoA)还原酶抑制剂,能竞争性抑制HMG-CoA还原酶。而HMG-CoA还原酶是胆固醇生物合成的限速酶,该酶活性受到抑制,内源性胆固醇的合成因此而减少。由于人体中内源性胆固醇占机体总胆固醇的75%,内源性胆固醇的合成减少,则血浆总胆固醇水平被降低。另外,由于肝细胞合成胆固醇减少,极低密度脂蛋白(very low density lipoprotein,VLDL)的合成和释放也相应减少。同时,通过自身调节机制,机体会补偿性地增加肝细胞膜上低密度脂蛋白(low density lipoprotein,LDL)受体的数目、活性以及LDL与其受体的亲和力,使血浆中大量的LDL被摄取,经LDL受体途径代谢为胆汁酸而排出体外,从而降低了血浆LDL-C、VLDL-C和总胆固醇水平。此外,由于本药抑制胆固醇的生物合成,干扰脂蛋白的合成,血浆TG水平也有一定程度的降低。

近十年的研究发现,阿托伐他汀对冠心病患者的血尿酸和肾功能还有影响。由于血尿酸是冠心病的独立预测因子,Athyros 在 2004 年发表的冠心病评估(GREACE)研究中发现,阿托伐他汀的治疗可显著改善冠心病患者的肾功能,同时降低血尿酸水平,从而抵消这个与冠心病相关的额外风险因素。2007 年,Athyros 对 GREACE 研究进行了事后亚组分析,研究了他汀类对冠心病合并有代谢综合征患者的影响,因为代谢综合征患者往往伴随着血尿酸的升高。结果发现,接受他汀类(主要是阿托伐他汀)治疗的患者组,血尿酸显著降低,同时肾小球滤过率增加明显,即肾功能得到改善。而 Athyros 认为,阿托伐他汀治疗组患者肾功能改善很大可能源于血尿酸的降低。

5. 非诺贝特(fenofibrate)　属氯贝丁酸衍生物,是目前临床上常用的降甘油三酯(triacylglycerol,TG)的药物之一,通过抑制 VLDL 和 TG 的生成、促进其代谢,从而降低血 LDL、胆固醇和甘油三酯;同时还使载脂蛋白 A I 和 A II 生成增加,从而有增高高密度脂蛋白(high density lipoprotein,HDL)的作用。对于单纯的高三酰甘油血症或以高三酰甘油升高为主的混合型血脂异常的患者,非诺贝特常作为首选药物。此外,非诺贝特还有降低血尿酸作用。由于非诺贝特兼有降尿酸和降血脂作用,对于同时有高血脂的痛风患者尤为适用。据 Feher 等报道,经用别嘌醇 300~900mg/d,治疗 3 个月以上疗效不佳的 10 例男性痛风石性痛风患者,加用非诺贝特 200mg/d,治疗 3 周后,血尿酸较前明显降低(较前降低 19%,$P = 0.004$),尿酸清除率较前增高 36%,胆固醇和甘油三酯水平也有下降。而停药 3 周后血尿酸又有反弹。

第二节　升高血尿酸水平的药物

药物可以通过促进尿酸的生成或抑制尿酸的排泄两种途径升高尿酸的水平。有些药物可以明显抑制肾小管对尿酸的分泌,导致血尿酸水平增加。如有些利尿剂、B 族维生素、抗结核药物、滥用泻药,以及小剂量阿司匹林、左旋多巴、胰岛素、青霉素、甲氧氟烷等。

一、抑制尿酸排泄的药物

临床上最常见引起尿酸升高的药物多为直接抑制尿酸排泄的药物,或促进肾小管对尿酸的重吸收间接抑制尿酸排泄的药物,如髓袢类利尿剂和噻嗪类利尿剂。

1. 髓袢类利尿剂　高效排钾利尿剂(如呋塞米、托拉塞米和布美他尼),能增加水和电解质(如钠、氯、钾、钙、镁、磷等)的排泄。这类利尿剂能特异地抑制分布在 Henle 袢升支管腔膜侧的 Na^+-K^+-$2Cl^-$ 同向协同转运体,减少 Na^+、Cl^- 的主动重吸收,使管腔液中 Na^+、Cl^- 浓度升高,而使髓质间液中 Na^+、Cl^- 浓度降低,渗透压梯度差下降,降低肾小管的浓缩功能,导致排出大量的 Na^+、Cl^- 和水。因此,肾远曲小管内 Na^+ 浓度升高,促进了 Na^+ 与 K^+、Na^+ 与 H^+ 的交换,K^+、H^+ 排出增多,而易导致低血钾和管腔膜正电位,减小了 Ca^{2+}、Mg^{2+} 再吸收而增加其排出。长期应用可产生低镁血症,而 Ca^{2+} 由于小管液流经远曲小管时被再吸收,较少发生低血钙。但由于利尿后血容量降低,细胞外液容积减小,导致近曲小管对尿酸再吸收增加,间接抑制了尿酸的排泄,导致血尿酸升高,造成高尿酸血症,甚至可诱发痛风,但很罕见。

2. 噻嗪类利尿剂　是较温和而持久的排钾利尿药物,包括氢氯噻嗪、氯噻嗪、吲达帕胺、氯噻酮、美托拉宗、曲帕胺。噻嗪类利尿药作用主要是通过抑制远曲小管近端 Na^+、Cl^- 的再吸收,使远曲小管内 Na^+ 增多,从而促进了 Na^+-K^+ 的交换,K^+ 排出也增多而致低血钾,同时

因 Na^+ 再吸收减少,细胞内 Na^+ 降低而促进基侧膜 Na^+-Ca^{2+} 的交换,使 Ca^{2+} 再吸收增加,可抑制高尿钙所致的肾结石。噻嗪类利尿剂还通过竞争性抑制尿酸从肾小管分泌,增加近曲小管对尿酸的重吸收,减少尿酸排泄,引起血尿酸升高。

3. 酸性药物阿司匹林　还有些酸性药物或某些药物的酸性代谢产物,也可以通过竞争性抑制尿酸的排泄,引起血尿酸升高,如阿司匹林的代谢产物水杨酸。阿司匹林对尿酸代谢有双重作用:大剂量阿司匹林($>3g/d$)可明显抑制肾小管对尿酸的重吸收作用,使尿酸排泄量增多;中等剂量阿司匹林($1\sim2g/d$)和小剂量阿司匹林($<0.5g/d$)都能抑制肾小管排泄尿酸,可导致高尿酸血症。早在2000年,Caspi等就对有低蛋白血症的老年患者进行了研究,指出这些老年患者服用一周75mg阿司匹林,仍然引起肾功能的显著变化。Louthrenoo等在2002年报道了两种小剂量阿司匹林对健康人尿酸排泄的影响,结果发现,每天给予300mg阿司匹林,两周后受试者尿酸和肌酐的清除都显著降低,而每天给予60mg阿司匹林组这两项指标都没有改变,也不影响肾功能,故建议将60mg阿司匹林作为长期应用的剂量。后来,Segal等又进一步研究了100mg阿司匹林对老年人肾功能的影响,结果发现,即便是短期应用小剂量阿司匹林(100mg两周)也会改变肾小管的肌酐和尿酸的转运,致使肾功能长期甚至永久性的损害。因此,长期服用阿司匹林预防心血管疾病的患者,应定期检测血尿酸水平,若有升高应及时碱化尿液,同时多饮水,以利尿酸排泄,防止尿酸升高导致的高尿酸血症,保证肠溶阿司匹林的长期应用。痛风急性发作时,应避免应用阿司匹林;对于急性冠脉综合征患者,当必须应用抗血小板药物时,可权衡利弊不停用阿司匹林或改用氯吡格雷;老年高尿酸血症患者应用小剂量阿司匹林时,也应注意监测尿酸水平与肾功能。

4. 抗肿瘤药物　可以引起尿酸急剧升高。这主要是在治疗敏感的恶性淋巴瘤或白血病时,抗肿瘤药物引起大量肿瘤细胞在短时间内坏死溶解,细胞核内的核酸被大量释放到体内。这些释放出的大量核酸在体内代谢生成大量尿酸,从而导致高尿酸血症、高黄嘌呤血症、高磷酸血症和高钾血症;同时,细胞破裂引起的尿酸急剧升高,大大超出了机体对尿酸的排泄能力,因此产生的大量尿酸/尿酸盐沉积在肾小管,引起肾内梗阻,并毒性损伤肾小管,诱发急性肾衰竭等一系列代谢紊乱综合征,被统称为肿瘤溶解综合征。另外,磷能形成磷酸钙沉积肾脏,也直接毒性损伤肾小管,导致急性肾衰竭发生。产生的临床表现主要有肾小管功能障碍、肾内梗阻、急性和慢性肾功能衰竭、溶血性尿毒症综合征等。显然,抗肿瘤药物引起的尿酸升高并非药物本身的直接作用,而是药物发挥疗效的结果。所以,化疗时使用减少尿酸生成,可降低肿瘤溶解综合征的发生率,可减轻对肾脏的损害。

另外,有些抗癌药液可以直接引起尿酸升高,如巯嘌呤及硫鸟嘌呤具有肾毒性,个别敏感者出现尿酸血症,尿中出现尿酸结晶。细胞集落刺激因子可引起血清碱性磷酸酶(ALP)、黄体生成素(LH)及血中尿酸升高。

5. 免疫抑制剂　也会引起血尿酸升高,其中最典型的是环孢素。因为环孢素可抑制肾小管分泌尿酸,使肾脏对其清除减少而引起高尿酸血症。Abbott等人针对肾移植病人作过一篇回顾性研究,结果证实环孢素为移植后病人引发痛风的一个独立的危险因素,即使环孢素用量降低,痛风的发病率仍有上升趋势。

6. 抗结核药物　一些抗结核药物也会引起尿酸增高,如吡嗪酰胺。吡嗪酰胺的代谢产物5-羟吡嗪有抑制肾小管的分泌作用,使正常人的尿酸排泄减少。抗结核药中的乙胺丁醇也能降低肾脏对尿酸的清除。

二、促进尿酸生成的药物

尿酸是嘌呤代谢的结果,一些药物影响嘌呤的合成,促进其代谢使尿酸的生成增加。如烟酸一方面降低肾脏对尿酸的清除,另一方面可促进尿酸盐的生物合成,从而升血高尿酸浓度。华法林也是通过上述第二种机制导致患者产生高尿酸血症的。去羟肌苷也能使某些患者发生高尿酸血症并导致痛风。

咪唑立宾为咪唑核苷,属代谢免疫抑制药,其可以抑制嘌呤合成作用,增加尿酸生成,所以容易使尿酸值升高,同时在临床应用中观察到有尿酸升高的现象。程丽静等分析 40 例肾移植患者的不良反应报道中发现有 65% 的患者应用咪唑立宾后出现尿酸升高。明爱民等报道,在应用咪唑立宾后,有 20% 的患者出现一过性尿酸升高,经加用别嘌醇治疗后降至正常。郭宏波则明确报道了 2 例咪唑立宾治疗过程中出现的伴发高尿酸血症的急性移植肾功能衰竭的患者,因此使用此药时应定期进行检查,若有异常情况,及时进行药物治疗。

总结

本章围绕影响血尿酸水平的药物,从升高和降低两个角度分别阐述了对血尿酸水平有影响的临床治疗药物。

升高血尿酸药物的不良反应,不仅会加重痛风的症状,还会诱发其他一系列疾病。临床上在进行相关治疗时应避免上述各种药物升血尿酸的副作用,尤其是长期、过量或多种药物合用时。升高血尿酸水平的药物包括髓袢类利尿剂、噻嗪类利尿剂、酸性药物阿司匹林、抗肿瘤药物、免疫抑制剂和抗结核药。这类药物的作用机制主要是通过抑制尿酸排泄来达到降低血尿酸的目的。也有少数药物是通过促进尿酸的合成而升高血尿酸水平的。无论是通过抑制尿酸排泄还是促进尿酸形成,在临床治疗中运用这类药物时需定期检测血尿酸水平,及时调整用药方案或采取针对性措施,以避免高尿酸血症引发痛风发作给患者带来的医源性痛苦。

降低血尿酸的药物主要用于痛风的治疗。降低血尿酸水平的药物主要有别嘌醇、非布司他、苯溴马隆、丙磺舒、氯沙坦、硝苯地平、阿托伐他汀、非诺贝特、拉布立酶和聚乙二醇尿酸氧化酶。降尿酸药物的作用机制有三种,抑制尿酸生成,促进尿酸排泄和促进尿酸分解。抑制尿酸生成的药物临床应用最多最广时间最长的当属别嘌醇。2009 年以后另一个新的抑制尿酸生成的药物(非布司他)经美国 FDA 批准上市,结束了多年以来只有别嘌醇一个抑制合成药物的局面,给临床多一种选择的机会。

总之,控制尿酸水平是痛风治疗的关键,对预防痛风、痛风反复发作和疾病恶化具有重要意义。虽然降尿酸治疗的时机及应用范围还存在诸多争论,但越来越多证据显示出降尿酸所带来的利益。也因此,抗高尿酸血症药物的地位在不断提升,黄嘌呤氧化酶抑制剂非布司他的上市加速了抗高尿酸血症药物的发展,URAT1 抑制剂的研发为降尿酸未来地发展带来了更大的期待,尤其是具有黄嘌呤氧化酶和 URAT1 双重抑制作用的抗高尿酸血症药物。尿酸氧化酶类似物作为降尿酸的二线辅助药物,对难治性高尿酸血症效果较为突出。随着痛风患病率的不断上升,抗高尿酸血症药物的需求不断增加,未来将会涌现出更多的抗高尿酸血症药物。

（杨莉萍）

参 考 文 献

1. Khanna D, Fitzgerald JD, Khanna PP, et al. American College of Rheumatology guidelines for management of gout. Part 1: systematic nonpharmacologic and pharmacologic therapeutic approaches to hyperuricemia. Arthritis Care Res (Hoboken), 2012, 64(10): 1431-1446.

2. 穆勇昕, 王战建. 痛风降尿酸药物的疗效评价. 药品评价, 2014, 11(1): 24-27.

3. Marangella M. Uric acid elimination in the urine. Pathophysiological implications. Contrib Nephrol, 2005, 147: 132-148.

4. Unger S, Tausche AK, Kopprasch S, et al. Molecular basis of primary renal hyperuricemia: role of the human urate transporter hURAT1. Z Rheumatol, 2007, 66(7): 556, 558-561.

5. Andreasen F, Jakobsen P, Kornerup HJ, et al. Changes in blood chemistry in hypertensive patients during propranolol therapy. Br J Clin Pharmacol, 1984, 17(3): 265-271.

6. 祝晓雨, 赵志刚, 韩容. 治疗痛风药物非布司他的临床应用与进展. 药品评价, 2014, 11(20): 22-28.

7. 郑文洁, 唐福林. 痛风的治疗进展. 中华医学杂志, 2002(10): 716-717.

8. 王圣燕, 赵晶, 车仁宇. 痛风的药物治疗研究进展. 中国医疗前沿, 2009, 4(9): 42-44.

9. 中华医学会内分泌学分会. 高尿酸血症和痛风治疗中国专家共识. 2013.

10. 刘永贵, 赵丽嘉, 崔艳丽, 等. 抗高尿酸血症药物研究进展. 现代药物与临床, 2015, 30(3): 345-350.

11. Hanvivadhanakul P, Akkasilpa S, Deesomchok U. Efficacy of benzbromarone compared to allopurinol in lowering serum uric acid level in hyperuricemic patients. J Med Assoc Thai, 2002, 85 Suppl 1: S40-47.

12. Ogino K, Kato M, Furuse Y, et al. Uric acid-lowering treatment with benzbromarone in patients with heart failure: a double-blind placebo-controlled crossover preliminary study. Circ Heart Fail, 2010, 3(1): 73-81.

13. Uchida S, Shimada K, Misaka S, et al. Benzbromarone pharmacokinetics and pharmacodynamics in different cytochrome P450 2C9 genotypes. Drug Metab Pharmacokinet, 2010, 25(6): 605-610.

14. FierceMarkets. AstraZeneca's, Ph III gout data for lesinurad includes a hit, a strikeout and a missing player. 2014. Accessed 11-16.

15. plc A. AstraZeneca announces top-line results from the Phase III programme of lesinurad in combination with xanthine oxidase inhibitors in gout patients. 2014. Accessed 08-13.

16. Nakashima M, Uematsu T, Kosuge K, et al. Pilot study of the uricosuric effect of DuP-753, a new angiotensin II receptor antagonist, in healthy subjects. Eur J Clin Pharmacol, 1992, 42(3): 333-335.

17. Sweet CS, Bradstreet DC, Berman RS, et al. Pharmacodynamic activity of intravenous E-3174, an angiotensin II antagonist, in patients with essential hypertension. Am J Hypertens, 1994, 7(12): 1035-1040.

18. Edwards RM, Trizna W, Stack EJ, et al. Interaction of nonpeptide angiotensin II receptor antagonists with the urate transporter in rat renal brush-border membranes. J Pharmacol Exp Ther, 1996, 276(1): 125-129.

19. Johnson RJ, Kang DH, Feig D, et al. Is there a pathogenetic role for uric acid in hypertension and cardiovascular and renal disease? Hypertension, 2003, 41(6): 1183-1190.

20. Wurzner G, Gerster JC, Chiolero A, et al. Comparative effects of losartan and irbesartan on serum uric acid in hypertensive patients with hyperuricaemia and gout. J Hypertens, 2001, 19(10): 1855-1860.

21. Roychowdhury D, Padhy AK, Tiwari SC, et al. Effects of acute administration of nifedipine on glomerular filtration rate and urinary excretion of sodium and uric acid in patients with mild-moderate essential hypertension. Indian J Physiol Pharmacol, 1988, 32(4): 278-284.

22. Zawadzki J, Grenda R, Januszewicz P. Effect of nifedipine on tubular handling of uric acid in transplanted kidney on cyclosporine A treatment. Nephron, 1995, 70(1): 77-82.

23. Ruilope LM, Kirwan BA, de Brouwer S, et al. Uric acid and other renal function parameters in patients with sta-

ble angina pectoris participating in the ACTION trial:impact of nifedipine GITS（gastro-intestinal therapeutic system）and relation to outcome. J Hypertens,2007,25(8):1711-1718.

24. Athyros VG,Mikhailidis DP,Papageorgiou AA,et al. The effect of statins versus untreated dyslipidaemia on renal function in patients with coronary heart disease. A subgroup analysis of the Greek atorvastatin and coronary heart disease evaluation（GREACE）study. J Clin Pathol,2004,57(7):728-734.

25. Athyros VG,Elisaf M,Papageorgiou AA,et al. Effect of statins versus untreated dyslipidemia on serum uric acid levels in patients with coronary heart disease:a subgroup analysis of the GREek Atorvastatin and Coronary-heart-disease Evaluation（GREACE）study. Am J Kidney Dis,2004,43(4):589-599.

26. Athyros VG,Mikhailidis DP,Liberopoulos EN,et al. Effect of statin treatment on renal function and serum uric acid levels and their relation to vascular events in patients with coronary heart disease and metabolic syndrome:a subgroup analysis of the GREek Atorvastatin and Coronary heart disease Evaluation（GREACE）Study. Nephrol Dial Transplant,2007,22(1):118-127.

27. Caspi D,Lubart E,Graff E,et al. The effect of mini-dose aspirin on renal function and uric acid handling in elderly patients. Arthritis Rheum,2000,43(1):103-108.

28. Louthrenoo W,Kasitanon N,Wichainun R,et al. Effect of minidose aspirin on renal function and renal uric acid handling in healthy young adults. J Clin Rheumatol,2002,8(6):299-304.

29. Segal R,Lubart E,Leibovitz A,et al. Renal effects of low dose aspirin in elderly patients. Isr Med Assoc J, 2006,8(10):679-682.

30. 程丽静,刘洁,钱叶勇,等.咪唑立宾用于肾移植患者的不良反应观察.药物流行病学杂志,2006,(6):354-355.

31. 明爱民,林民专,赵明,等.咪唑立宾在尸体肾移植术后的应用.临床泌尿外科杂志,2003,18(1):6-7.

32. 郭宏波.咪唑立宾治疗过程中出现的伴发高尿酸血症的急性移植肾功能衰竭2例报告.北京医学, 2010,32(11):945-946.

第四章

高尿酸血症与呼吸系统疾病

尿酸是嘌呤核苷酸代谢的最终产物,当嘌呤物质新陈代谢发生紊乱,如尿酸的合成增加或排出减少时,可引起高尿酸血症。关于慢性心功能不全和发绀性先天性心脏病的研究显示,尿酸升高可见于组织缺氧状态。组织缺氧时导致 ATP 耗竭,并激活嘌呤核苷酸降解旁路,产生过量的尿酸盐,导致血尿酸水平的升高。呼吸系统疾病和尿酸关系的研究最早关注的同样是导致组织缺氧的肺部疾病。随着研究的进展和深入,与高尿酸血症有关的肺部疾病谱扩展至肺动脉高压、睡眠呼吸障碍、慢性阻塞性肺病和肺动脉栓塞等领域,发病机制也从组织缺氧逐步扩展至氧化应激和炎症反应等。但总体而言,呼吸系统疾病和高尿酸血症方面的研究还非常缺乏,现有的临床研究目的多集中于把血尿酸水平作为判断某种疾病严重程度和预后的血清学标志物,机制方面的研究则更少。本章将分三节介绍高尿酸血症在肺动脉高压、睡眠呼吸障碍和其他呼吸系统疾病中的重要研究。

第一节　高尿酸血症与肺动脉高压

在肺动脉高压(pulmonary arterial hypertension,PAH)患者中高尿酸血症常见,而且可以见于各种原因引起的 PAH 患者群中。PAH 患者血尿酸水平升高的机制尚不完全明确,传统的观点认为高尿酸血症是一种继发的现象,主要是局部组织缺血/缺氧和氧化应激的结果,但近期的研究结果显示也可能与其他因素有关,如高尿酸血症可能参与介导局部肺血管的收缩与重构,而成为一个潜在导致 PAH 的介质。

一、肺动脉高压基本概念

肺动脉高压是指在海平面静息状态下平均肺动脉压(mean pressure of pulmonary artery,mPAP)>25mmHg(20～25mmHg 为临界肺动脉高压,1mmHg = 0.133kPa)或运动状态下mPAP>30mmHg。PAH 是一种复杂、涉及多个学科、极度恶性的进展性疾病,它可作为一种疾病独立存在,但更常见的是很多疾病进展到一定阶段的病理生理表现。其病因复杂,共同的表现为肺血管阻力增高,右心负荷增大,最终导致右心衰竭,甚至死亡。PAH 是我国临床常见疾病,致残和致死率很高,是严重影响人民健康的重大卫生保健问题。

目前最新的 PAH 分类为 2013 年临床分类,将 PAH 分为五大类:①动脉性肺动脉高压[特发性肺动脉高压、遗传性肺动脉高压、药物和毒物所致肺动脉高压、疾病相关性肺动脉高压(如结缔组织病、HIV 感染、先天性心脏病等)、新生儿持续性肺动脉高压];②左心疾病所致肺动脉高压;③肺部疾病和(或)缺氧相关肺动脉高压;④慢性血栓栓塞性肺动脉高压;⑤不明机制或多种机制所致肺动脉高压。

二、高尿酸血症与肺动脉高压相关重要的临床研究

(一) 高尿酸血症与特发性肺动脉高压

特发性肺动脉高压(idiopathic pulmonary arterial hypertension,IPAH)是指原因不明的肺血管阻力增加引起持续性肺动脉压力升高,并排除其他引起肺动脉高压的继发性因素。IPAH 是一种少见但潜在致死性疾病,以进行性肺动脉高压为特点,最终导致严重的右心功能不全,伴有低氧血症和显著的心输出量减少。

1. 1999 年日本学者 Nagaya 等人率先研究了 IPAH 与血尿酸水平的关系　当时,已有研究显示血尿酸水平可作为预测慢性心功能不全患者预后的血清标志物,Nagaya 的研究则旨在关注血尿酸水平与 IPAH 的严重程度和预后的关系。作者于 1980—1998 年 20 年间共收集 IPAH 患者 90 例,其中男性 35 例、女性 55 例,一般为 31 ± 16 岁。患者心功能分级(NYHA 分级) Ⅱ级 5 例(6%),Ⅲ级 72 例(80%),Ⅳ级 13 例(14%),所有患者均进行了右心导管检查。为排除混杂因素的影响,排除了肾功能不全患者[血肌酐 $\geqslant 133\mu$mol/L(1.5mg/dl)]。90 例患者中无冠心病者,高血压 2 例,高脂血症 3 例,糖尿病 1 例,46 例患者应用利尿剂。其中 19 例患者接受了不同的降肺动脉压药物治疗,19 例患者在治疗前和治疗期间均行了右心导管检查。

结果显示:较之 30 例年龄匹配的对照组,IPAH 组的血尿酸水平明显升高[(450 ± 150)μmol/L vs(294 ± 72)μmol/L,$P<0.001$];血尿酸升高的程度与 NYHA 分级的严重性呈正相关。作者以 90 例患者中位血尿酸水平[男性:534μmol/L(8.9mg/dl),女性:384μmol/L(6.4mg/dl)]为界将患者分为高尿酸血症组和低尿酸血症组。统计分析显示两组之间在年龄、性别、体表面积、血胆固醇、血甘油三酯、血糖方面没有差异,但高尿酸血症组的血肌酐水平高于低尿酸血症组。高尿酸血症组心率、总肺阻力、平均右房压均明显高于低尿酸血症组;高尿酸血症组心输出量和混合静脉血氧饱和度明显低于低尿酸血症组。高尿酸血症组更多的应用了呋塞米。相关因素分析显示血尿酸水平与 IPAH 患者心输出量呈负相关($r=-0.52$,$P<0.001$),与总肺循环阻力呈正相关($r=0.57$,$P<0.001$),但与心率、平均动脉压和肺毛细血管楔压无关。血尿酸水平与混合静脉氧饱和度呈负相关,与动脉血氧饱和度无关。血尿酸水平与氧输送呈显著负相关($r=-0.54$,$P<0.001$)。多变量分析显示血尿酸水平与心输出量、血肌酐水平和性别相关。19 例应用降肺动脉压药物治疗的患者中,治疗后总肺循环阻力[(22 ± 6)Wood 单位降至(17 ± 7)Wood 单位]和血尿酸水平均明显下降[(426 ± 114)μmol/L 降至(354 ± 96)μmol/L],二者存在明显的相关性。90 例患者中位随诊 31 个月,53 例患者死于心肺相关性疾病。多因素分析显示高尿酸血症是独立的 IPAH 预后不良危险因素。Kaplan-Meier 生存曲线显示,IPAH 患者群中,高尿酸血症患者的死亡率明显高于低尿酸血症者。该研究提示血尿酸水平与 IPAH 的严重程度相关,并且是 IPAH 预后不良的独立危险因素。作者分析在重症 IPAH 患者中,心输出量减少导致的组织低灌注和缺氧导致了尿酸生成的增多和排泄减少,从而导致 IPAH 患者血尿酸水平的上升。

2. 美国卡罗拉多大学肺动脉高压中心 Voelkel 教授回顾分析了 1991—1997 年 191 例行

右心导管检查的肺动脉高压患者的临床资料。191 例患者中 IPAH 99 例,其他原因引起的肺动脉高压(secondary pulmonary hypertension,SPH)92 例,包括结缔组织病 23 例,心脏疾病 17 例,肝脏疾病 14 例,肺栓塞 11 例,其他 26 例。结果显示:191 例患者血尿酸水平的对数与平均肺动脉压($r=0.41$,$P<0.0001$)和右房压($r=0.486$,$P<0.0001$)密切相关。将 IPAH 和 SPH 分组统计,显示两组平均肺动脉压均与血尿酸水平对数均相关,而右房压,IPAH 组与血尿酸水平对数相关($r=0.642$,$P<0.0001$),SPH 组则无关。99 例 IPAH 血尿酸水平的相关性分析显示,尽管统计显示血肌酐水平和血胆红素水平与血尿酸水平均有关,但是血肌酐和血胆红素水平显然都不能解释右房压和血尿酸水平的密切关系。18 例 IPAH 接受了静脉前列环素的治疗,治疗前和治疗中均进行了血尿酸水平的测定。结果显示,药物治疗可以改善患者的生存率。18 例 IPAH 患者中 11 例在前列环素治疗过程中血尿酸水平下降。

作者在文章中指出,IPAH 患者中血尿酸水平升高,在右房压升高的患者中则更为明显。本组资料显示在 IPAH 患者中,血尿酸水平与右房压的关系较 SPH 患者显著,可能由于 SPH 患者疾病进程相对缓慢,右心衰竭情况较 IPAH 少见。92 例 SPH 患者中 24 例右房压>10mmHg,而在 99 例 IPAH 患者中有 42 例患者右房压>10mmHg。血尿酸水平和右房压的密切相关带来的问题就是,如果 IPAH 患者血尿酸的升高是右心衰竭的结果,那么低心输出量、肾脏低灌注和肝脏瘀血是否可以用来解释血尿酸水平的升高。本研究显示 IPAH 患者中血尿酸水平与血肌酐水平中度相关,但与心输出量无关,部分的高尿酸血症的 IPAH 患者并无血肌酐水平的上升,这表明肾小球滤过率的减少不能完全解释血尿酸水平的升高,但并不排除此因素的影响。肝脏瘀血在严重肺动脉高压患者中多见,可表现为血胆红素和转氨酶的升高,但本研究未发现右房压升高的 IPAH 患者存在肝功能异常。以上说明右心功能不全导致的心输出量减低和静脉系统瘀血并不能完全解释 IPAH 患者中的高尿酸血症。作者由此猜测 IPAH 患者尿酸的生成部位为缺血的肺组织或缺血的右心室,或二者兼而有之。

(二) 高尿酸血症与结缔组织病相关肺动脉高压

PAH 是结缔组织病的一种危及生命的并发症,一旦发生 PAH,提示预后不良。研究显示硬皮病所致的 PAH,其预后比 IPAH 更差。结缔组织疾病相关肺动脉高压(connective tissue disease-pulmonary arterial hypertension,CTD-PAH)是临床并不少见的一种病理生理综合征,临床研究发现 PAH 可以继发于任何一种明确诊断的结缔组织病,但是不同的结缔组织病并发 PAH 的风险不同。CTD-PAH 的发病机制尚不明确,可能与 IPAH 等其他类型的 PAH 发病机制有所不同,自身免疫和炎症过程可能参与 CTD-PAH 的发生。

1. 日本学者 Njaman 较早开始关注血尿酸水平与 CTD-PAH 之间的关系　作者收集了 1995—2005 年的 CTD-PAH 患者共 96 例,肺动脉高压依靠超声心动图诊断。所有患者均无左心疾病、栓塞性疾病、慢性阻塞性肺疾病和充血性心功能不全。6 例患者因为肾功能不全或资料缺失被排除。90 例患者以血尿酸水平 $282\mu mol/L$(4.7mg/dl)为界分为两组,其中高尿酸血症组 44 人[$\geq 282\mu mol/L$(4.7mg/dl)],低尿酸血症组 46 人。结果显示:基线水平两组在年龄、性别、是否存在间质性肺疾病、血沉、C 反应蛋白水平和肺动脉收缩压方面没有差异。高尿酸血症组心功能分级(NYHA)高于低尿酸血症组($P=0.01$)。基线结果显示高尿酸血症组血肌酐水平更高,但未见统计学差异($P=0.06$)。在平均 24.2 个月的随诊过程中,共 27 例患者死亡,其中 15 例死于 PAH。总死亡率:低尿酸血症组死亡 7 人(15.2%),高尿酸血症组死亡 20 人(45.4%),二者具有统计学差异($P=0.002$)。PAH 相关死亡率:低尿酸血症组死亡 3 人（6.5%），高尿酸血症组死亡 12 人（27.2%），二者具有统计学差异（$P=0.009$）。Cox 回归统计显示：未校正时全因死亡率和 PAH 相关死亡率均与血尿酸水平升高相关，危险度分别为 1.47（$P=0.002$）和 1.35（$P=0.09$）。经年龄、性别、是否存在间质性肺疾病、血沉、C 反应蛋白水平、肺动脉收缩压、治疗药物等因素校正后，仅全因死亡率与血尿酸水平相关，危险度为 1.88（$P=0.002$），PAH 相关死亡率未显示统计学差异。研究结果显示 CTD-PAH 患者血尿酸水平升高，且与患者预后相关。血尿酸水平可成为预测 CTD-PAH 患者预后的指标。CTD-PAH 患者血尿酸水平升高考虑与低氧和氧化应激有关。本研究的局限性在于它为一项回顾性调查，许多其他相关性指标如 6 分钟步行试验和其他生化标志物等未包括其中；另外以超声心动图来诊断 PAH，可能存在不准确性。

2. 系统性硬化症（systemic sclerosis，SSc）　一种以皮肤和内脏器官胶原纤维增生和硬化为特征的结缔组织疾病，8%～15% 的患者可发生 PAH。希腊学者 Dimitroulas 研究了系统性硬化症所致 PAH 与血尿酸水平的关系。作者共收集 SSc 患者 66 名。为尽可能排除其他混杂因素的影响，设置了较为严格的排除条件，包括：心肌病、左室射血分数<55%、中度以上的心脏瓣膜病、严重的间质性肺疾病（用力肺活量<60% 预计值）、高血压、肾功能不全［血肌酐>72μmol/L（1.2mg/dl）］、吸烟等。所有患者均未应用利尿剂。肺动脉高压依靠超声心动图诊断，肺动脉收缩压≥40mmHg 诊断肺动脉高压。结果显示：66 例 SSc 患者 24 例存在肺动脉高压。合并 PAH 的 SSc 患者血尿酸水平［（306±126）μmol/L］高于无 PAH 患者［（252±54）μmol/L，$P=0.04$］。在合并 PAH 的患者中，血尿酸水平与 6 分钟步行试验距离呈负相关（$r=-0.51$，$P=0.01$），而在无 PAH 的患者中，未发现这种相关性。该研究未发现血尿酸水平与血肌酐和肺脏功能相关。

（三）高尿酸血症与儿童肺动脉高压

荷兰学者 Albada 进行了一项旨在寻找儿童肺动脉高压患者治疗中的血清标志物的研究，用于评估疾病严重程度、预后和治疗反应。共收集 29 例患儿的资料，其中 18 例为 IPAH，11 例为左心疾病引起的 PAH，中位年龄为 7.0 岁（0.1～17.3 岁）。在中位随诊的 30 个月中（4～156 个月），9 例患者死亡。结果显示：血尿酸水平与年龄和性别相关，IPAH 和继发 PAH 之间无差异。16 个患者进行了有创性血流动力学监测，发现血尿酸水平与平均肺动脉压（$r=0.63$，$P=0.01$）和肺血管阻力（$r=0.71$，$P=0.03$）呈正相关，与心排指数（$r=-0.65$，$P=0.007$）呈负相关。用肾小球滤过率校正后，上述相关性基本无差异（$r=0.66$，$P=0.08$；$r=0.69$，$P=0.03$；$r=-0.65$，$P=0.04$）。用利尿剂应用校正后，上述相关性仍存在（$r=0.67$，$P=0.03$；$r=0.71$，$P=0.02$；$r=-0.71$，$P=0.01$）。13 例患儿接受了降肺动脉压药物治疗，患者在治疗前和治疗 3 个月后进行了血清标志物、WHO 分级和 6 分钟步行试验测定，血尿酸水平在治疗前后未见明显下降。9 例死亡患者分析，血尿酸水平升高提示预后不良（Cox 回归分析：$\chi^2=5.93$，$P=0.015$）。本研究结果提示血尿酸水平可反映儿童肺动脉高压的严重程度，高尿酸血症提示预后不良。

（四）高尿酸血症与肺动脉高压患者预后的临床研究

1. 以色列学者 Bendayan 等人研究了血尿酸水平与 PAH 患者预后的关系　作者在 1998—2001 年收集了 29 例 PAH 患者。观察指标包括心功能分级（NYHA）、6 分钟步行试验和血氧饱和度。部分患者进行了右心导管检查，未进行导管检查的患者（9 例）应用超声心动图来进行诊断和随访。所有患者均进行血液检查，包括尿酸、血糖和肾功能。29 例患者均接受了利尿剂和抗凝药的治疗。17 例患者应用前列环素，12 例患者应用钙通道阻滞剂。29 例患者中女性 25 例，男性 4 例，平均年龄 54.9 岁（16～80 岁），随访 3 年，8 例死亡（27.5%）。29 例患者血糖和肾功能均正常，16 例患者存在高尿酸血症。统计结果显示：死亡患者的血尿酸水平明显高于生存组［528μmol/L vs 342μmol/L（8.8mg/dl vs 5.7mg/dl），$P=0.001$］；血尿酸水平与 NYHA 分级呈显著正相关（$r=0.66,P<0.001$），血尿酸水平与 6 分钟步行试验结果呈负相关（$r=-0.35,P=0.03$）。该研究未发现血尿酸水平与平均肺动脉压、心输出量、氧饱和度和年龄存在相关性，同时也未发现血尿酸水平与高血压和肺血管阻力相关。作者在文中分析认为，研究未发现外周血氧饱和度和血尿酸水平相关，可能源于患者缺氧主要存在于组织的水平。研究结论认为血尿酸水平可以作为一个严重 PAH 患者预后的重要参考指标。

2. 2014 年一位英国学者 Neeraj Dhaun 发表了一篇有关肺动脉高压患者应用选择性内皮素 A 拮抗剂西他生坦与血尿酸水平的关系的研究结果，研究数据来源于不同剂量西他生坦治疗肺动脉高压的多中心随机双盲安慰剂对照的药物临床观察试验（STRIDE-2）。试验自 2003—2005 年共入组 245 名肺动脉高压患者，其中特发性肺动脉高压 145 名，结缔组织病相关性肺动脉高压 74 名，先天性心脏病 26 名。为期 18 周的临床试验中让患者随机接受安慰剂、100mg 或 50mg 西他生坦及非盲的波生坦（125mg 每次，每日两次）治疗，结果显示各组血尿酸基线水平无明显差别，而血尿酸水平的升高与一年内死亡率及临床恶化明显相关；与应用安慰剂相比，无论应用 100mg 或 50mg 西他生坦及波生坦均可以降低血尿酸水平（$P<0.05$），降低的血尿酸水平与 6 分钟步行试验距离的增加相关（$P=0.0037$）。研究结论是：内皮素受体拮抗剂可以降低肺动脉高压患者的血尿酸水平，同时改善肺动脉高压患者的生存率和运动耐力。将来还需要更多的临床研究来证实通过降低血尿酸水平来改善肺动脉高压患者预后的机制。

以上研究显示高尿酸血症在 PAH 患者中常见。多个病因导致的 PAH 中均可以观察到血尿酸水平的升高，包括特发性肺动脉高压和各种原因导致的继发性肺动脉高压，如先天性心脏病、结缔组织病、复发性静脉血栓栓塞症、溶血性疾病相关的肺动脉高压如镰刀细胞贫血等。另外研究显示血尿酸水平可以作为一个 PAH 预后的预测因子，合并高尿酸血症的 PAH 患者生存期明显短于不合并高尿酸血症的 PAH 患者。降低血尿酸水平是否可以延长 PAH 的生存期还需进一步研究。

三、尿酸参与肺动脉高压的机制

（一）高尿酸血症在 PAH 中的发病机制

PAH 患者中发生高尿酸血症的机制尚不明确。目前研究最多的是组织缺血/缺氧和氧化应激。需要指出的是 PAH 患者多为继发性，其原发病就可能导致高尿酸血症。如地中海贫血、球形红细胞增多症、阵发性睡眠性血红蛋白尿等溶血性疾病相关 PAH，破裂的红细胞释放腺苷脱氨酶使腺苷向尿酸途径代谢可使尿酸水平增高；与睡眠呼吸障碍相关的 PAH 患者，血尿酸升高可能反映间断反复的低氧血症和交感神经系统的激活；10%～15% PAH 患者合并肾功能不全，肾功能不全患者由于肾脏分泌功能的丧失，常存在高尿酸血症。PAH 患者如果合并其他基础疾病，如肥胖、血脂异常、高血压、冠心病等也可导致高尿酸血症，同时还不能忽视利尿剂等药物对尿酸水平的影响。因此在 PAH 中，众多机制均可导致血尿酸水平的升高。

（二）尿酸：一个可能潜在导致 PAH 的介质

上述研究显示，血尿酸水平可成为 PAH 患者预后的重要预测指标。多种机制可以解释高尿酸血症与 PAH 患者死亡率的相关性，如血尿酸水平能够反映局部或全身低氧的程度、是否存在肾功能不全、是否存在局部氧化应激等。尽管如此，近期的研究显示高尿酸血症很有可能作为一种介质参与 PAH 的形成。

1. **尿酸可引起内皮细胞功能不全**　内皮功能障碍对肺血管系统的调节和结构改变具有重要作用。尿酸是一种特殊的化合物，同时具有氧化和抗氧化作用。作为嘌呤核苷酸代谢产物，尿酸能中和各种氧化剂，如超氧负离子、羟基、过亚硝酸盐等，尿酸也能保护内皮细胞免受外源性氧化剂的损害。但目前研究发现尿酸对自由基的清除能力具有局限性。在一定情况下，它通过多种途径破坏机体氧化-还原平衡系统，导致机体处于氧化应激状态。尿酸生成关键酶黄嘌呤氧化脱氢酶也在此过程中发挥着重要作用。尿酸可能通过导致机体氧化应激作用增强，参与到冠心病、脑卒中、慢性心力衰竭等多种心脑血管疾病的发生和发展中。研究显示在慢性高尿酸血症时，尿酸水平与内皮功能障碍有关，如充血性心力衰竭、糖尿病、吸烟、睡眠呼吸障碍、无症状高尿酸血症等。在这些患者中应用别嘌醇降低血尿酸水平能改善内皮细胞功能。研究者把别嘌醇的益处归因于它能降低黄嘌呤氧化还原酶诱导的氧化反应。但近期的研究显示尿酸本身也可能引起内皮功能不全。

NO 是介导血管舒张效应的重要活性氮基团，它对血管内皮系统起保护作用。NO 信号通路是引起 PAH 的重要途径之一，内皮细胞分泌 NO 对静息状态的肺血管有舒张作用。NO 由内皮细胞通过一氧化氮合成酶由精氨酸产生，通过复杂的途径，包括血管平滑肌细胞产生的环磷酸鸟苷（cGMP）使血管扩张。当把血管内皮细胞与生理浓度的尿酸一起孵育，显示出剂量依赖的 NO 产生减少。Khoslay 研究发现高尿酸血症的小鼠血浆中硝酸盐与亚硝酸盐降低，这与内皮细胞功能不全和 NO 生成减少一致。Zharikov 研究发现尿酸能够刺激肺内皮细胞中的精氨酸酶，该酶能够使局部左旋精氨酸的产生减少，而左旋精氨酸是产生 NO 所必需，因此尿酸会导致内皮细胞产生 NO 水平减低。

2. **尿酸可刺激其他的血管收缩系统**　尿酸能够增加肾脏和血管内皮细胞上环加氧酶-2 的表达，而后者可以导致血栓素的产生。尿酸也能够增加体内肾素的表达，在培养的血管平滑肌细胞中尿酸能刺激血管紧张素 II 的生成和增加血管紧张素转化酶受体 I 的表达。有报告显示尿酸升高能够增加心肌纤维细胞与血管平滑肌细胞内皮素-1 的表达并且能够增加血清醛固酮水平。理论上这些作用能够增强低氧介导的肺动脉血管收缩。

最近一些新的研究显示低氧诱导的 PAH 与血清铁水平有关：输注铁能够钝化急性低氧导致的血管收缩反应，而降低铁的活性会增加血管收缩反应。目前已知尿酸能够与三价铁形成稳定的复合物，尿酸与铁的螯合作用可能是高尿酸血症引起 PAH 另外一个可能的潜在机制。

3. **尿酸介导血管重构**　在高尿酸血症动物模型中，血清尿酸升高与动脉硬化性血管疾病相关，以血管壁中层增厚、血管平滑肌细胞增生、管腔狭窄为特征。应用黄嘌呤氧化还原酶抑制剂降低尿酸水平能够阻止这些血管病变的发展。在对培养的血管平滑肌细胞进行的研究中显示尿酸能通过特殊的通道进入细胞，如尿酸盐转运蛋白（URAT1），然后与有丝分裂原活化蛋白激酶（p38 和 ERK）、核转录（NF-κB 与 AP-1）、血小板衍生生长因子（PDGFA 和

C)、血管收缩物质(COX-2 诱导的血栓素)、氧化剂以及肾素血管紧张素系统中的成分(包括血管紧张素Ⅱ和血管紧张素Ⅱ受体 1)结合。另外研究表明给予大鼠应用尿酸氧化酶抑制剂以快速升高大鼠的尿酸水平也能引起使肺动脉中膜增厚。这些研究提示尿酸可能是 PAH 血管重塑的危险因素。

4. 高尿酸血症的促炎机制　尿酸被发现能够激活固有免疫和获得性免疫系统。尿酸能够刺激血管内皮细胞释放各种促炎分子,包括单核细胞趋化蛋白-1 和 C 反应蛋白。在肺损伤试验中局部产生的尿酸能够通过 IL-1β 活化 NALP3 炎症复合体,进一步调节缺氧诱导因子-1(HIF-1α)介导的活化过程。尿酸诱导产生的促炎症细胞因子在 PAH 的血管重构中可能起到关键的作用。

总之,对于 PAH 患者经常合并高尿酸血症,而血尿酸升高可能单纯的反映了这些患者常常存在的组织缺血和氧化应激,但血尿酸升高在 PAH 的发病机制和进展可能具有次要的作用。上述研究表明尿酸可能具有促炎和收缩血管的作用以及直接引起血管重构。这些研究结果也使我们在治疗计划上有所考虑,如降低血尿酸水平,尤其是应用黄嘌呤氧化还原酶抑制剂,是否会对 PAH 患者获益。

第二节　高尿酸血症与睡眠呼吸障碍

一、睡眠呼吸障碍的基本概念

睡眠呼吸障碍(sleep breathing disorders,SBD)是一种常见病和多发病。一般将其分为三种类型:阻塞性睡眠呼吸暂停低通气综合征(obstructive sleep apnea hypopnea syndrome,OSAHS),既往也被称为阻塞性睡眠呼吸暂停综合征(obstructive sleep apnea syndrome,OSAS),即在睡眠中因上气道阻塞引起呼吸暂停和低通气,是 SBD 最主要、也是最重要的类型;中枢性睡眠呼吸暂停综合征(central sleep apnea syndrome,CSAS),主要由于呼吸中枢功能障碍或支配呼吸肌的神经或呼吸肌病变所致;混合性睡眠呼吸暂停(mixed sleep apnea syndrome,MSAS),即上述两者并存。目前已经公认 SBD 为一种全身性疾病。它不仅产生慢性间歇性低氧、反复微觉醒、睡眠结构异常、自主神经功能紊乱,还会引起或加重多种疾病,如高血压、冠心病、心律失常、心力衰竭、糖尿病及胰岛素抵抗等。SBD 与多种疾病之间的密切联系引起多学科医师的广泛关注,其中研究最多的是 OSAHS 与心血管疾病(cardiovascular disease,CAD)。研究表明 OSAHS 与 CAD 的发病率和死亡率相关,在总体人群中,OSAHS 是 CAD 患病的独立危险因素。同样,在已被证实 CAD 的患者群中,OSAHS 的发病率高于人群平均发病率。

二、高尿酸血症在睡眠呼吸障碍中的发病机制

在 OSAHS 患者中,发现尿酸水平升高。OSAHS 患者中尿酸水平升高的机制尚未完全阐明。尿酸作为组织缺氧和氧化应激的生物标志物,其升高很可能与 OSAHS 导致的组织缺氧/缺血损伤和反复发生的低氧和复氧(hypoxia/reoxygenation injury,H/R)导致的氧化应激反应有关。睡眠呼吸暂停和低通气伴随着复杂的低氧事件,类似于缺氧-再灌注损伤,潮汐一样的 H/R 事件将导致氧化应激反应。一些研究表明在 OSAHS 患者中白细胞中氧自由基

代谢产物增加和血浆脂质过氧化反应增加。腺苷和尿酸水平在 OSAHS 患者中升高提示氧化应激产物增加,也间接证明了这一推断。除此以外,OSAHS 患者睡眠时反复发生呼吸暂停引起的交感神经兴奋性增加;反复低氧刺激使血管活性物质释放增加;低氧诱发炎症反应等因素也可能参与其中。需要指出的是,SBD 患者多患有许多基础疾病,例如冠心病、肥胖、糖尿病、血脂异常、心功能不全、肾功能不全等,这些疾病本身就会引起血尿酸水平升高,也成为研究中较难去除的混杂因素。

三、高尿酸血症与睡眠呼吸障碍相关重要的临床研究

(一) 尿酸与成年人睡眠呼吸障碍

1. 学者 Hasday 等人于 1987 年首先发现了在 OSAHS 患者中,夜尿中尿酸排泄增加,同时指出这可能是组织缺氧的重要标志物。他发现低氧血症的 OSAHS 患者,第二天晨起时其尿液中尿酸/肌酐比值(uric acid/creatinine,UA/Cr)较睡眠前升高,且经过持续正压通气(continuous positive airway pressure,CPAP)治疗后,晨起的比值可以下降至睡眠前水平。此后 McKeon 等人的研究质疑了这一结论,认为这个参数缺乏敏感性也与夜间缺氧的程度不相关。

2. 为了明确 OSAHS 患者中的尿酸排泄情况,Sahebjami 进行了一项针对 OSAHS 患者 CPAP 治疗前后经尿排出尿酸的变化情况的研究。该研究共收集了 30 名男性,其中 20 名存在 OSAHS,10 名正常人作为对照组。所有人员都做了肺脏功能检查和血气分析。结果显示两组基线水平除肺总量存在差异外,年龄、BMI、其他肺功能参数均无差异。多导睡眠监测显示 OSAHS 组呼吸暂停-低通气指数(apnea-hypopnea index,AHI)为 53±6,且与血氧饱和度密切相关,CPAP 治疗后,睡眠参数明显改善至对照组水平。OSAHS 组治疗前平均尿酸排泄为(33±6)μmol/L[(0.55±0.1)mg/dl],治疗后显著下降至(18±0.6)μmol/L[(0.30±0.01)mg/dl],与对照组(19.2±1.8)μmol/L[(0.32±0.03)mg/dl]相似。相关分析显示尿中尿酸排泄与 AHI($r=0.42$,$P<0.0003$)及血氧饱和度<88%($r=0.32$,$P<0.01$)呈正相关。尿尿酸/肌酐在 OSAHS 组治疗前为(50.1±13)%,治疗后显著下降至(26.9±2.2)%,与对照组(27.2±2.8)%相似。相关分析显示尿中尿酸/肌酐与 AHI($r=0.34$,$P<0.003$)及血氧饱和度<88%($r=0.28$,$P<0.02$)呈正相关。作者把这种差异归为治疗后的氧合改善。但作者也同时指出未治疗的 OSAHS 患者存在的夜间激素水平和交感神经系统的改变也参与了对尿酸排泄的影响。

3. 尽管有些学者认为,夜尿 UA/Cr 升高是 OSAHS 组织缺氧的标志,但并未被普遍接受。为了进一步验证其有效性,Saito 等人进行了一项临床试验,目的是在 OSAHS 患者中验证尿中尿酸排泄增多可作为组织缺氧导致 ATP 降解的标记物,同时测量血腺苷的浓度。

该研究共收集成年 OSAHS 相关中重度低氧血症患者 18 例。排除标准为痛风、药物治疗的糖尿病和肾功能不全,8 例患者存在高血压,所有患者均未应用利尿剂、阿司匹林和别嘌醇等可能影响尿酸代谢的药物。所有患者在睡眠监测前一天晚上和第二天分别留取尿液和血液检查。观察指标主要为 ΔUA/Cr,ΔUA/Cr = [(UA/Cr 早)/(UA/Cr 晚)-1]×100%。18 例患者中 12 例接受了经鼻持续正压通气治疗。根据结果分为两组:ΔUA/Cr 升高组和 ΔUA/Cr 正常组。两组在年龄、BMI 和血尿酸水平上无差异。出乎意料的是两组在窒息指数、AHI 和氧饱和度方面也未显示差异,ΔUA/Cr 也未发现与上述因素相关。尽管如此,研究

发现ΔUA/Cr升高组病人睡眠时血浆腺苷水平显著高于正常组。相关因素分析显示在睡眠过程中ΔUA/Cr和血腺苷水平相关($r=0.55, P<0.05$)。12例患者进行了经鼻CPAP治疗，ΔUA/Cr升高组7例，ΔUA/Cr正常组5例。结果显示正压通气治疗可以显著降低ΔUA/Cr升高组病人的ΔUA/Cr和血浆腺苷水平，而在ΔUA/Cr正常组无此发现。本研究发现，ΔUA/Cr不一定与病人动脉血氧饱和度降低和AHI的严重性平行，但与血腺苷水平相关，提示ΔUA/Cr和血腺苷反映了OSAHS患者缺氧导致共同的嘌呤代谢途径。本研究的结果支持ΔUA/Cr和血腺苷水平反映了组织缺氧导致的ATP降解，而这一反映不一定与动脉血氧饱和度平行，因为组织缺氧还与其他因素许多相关。

4. Garcia等人研究了SDB与血尿酸的关系。作者进行了一项有1135例患者参与的回顾性调查，男性885例，女性250例，平均年龄52岁。36%的患者存在高尿酸血症[男性：$>420\mu mol/L(7mg/dl)$，女性：$>360\mu mol/L(6mg/dl)$]。多导睡眠监测显示：AHI<30为787例，AHI≥30为348例。相关分析显示血尿酸水平与呼吸睡眠参数如AHI、血氧饱和度<90%的累计时间等呈正相关，与初始血氧饱和度和日间动脉氧分压呈负相关。但研究同时发现血尿酸水平与血压、BMI、血胆固醇和甘油三酯水平呈正相关，因此结果不能排除混杂因素对结果的影响。

（二）尿酸与儿童睡眠呼吸障碍

1. 比利时Verhulst等人进行了一项前瞻性研究 以超重或肥胖的儿童和青少年作为研究对象，旨在明确血和尿中的尿酸水平是否与SDB的严重程度相关，是否可以作为一个组织缺氧和氧化应激的标志物。该研究从2001—2006年共纳入93名接受多导睡眠描记的超重/肥胖儿童和青少年（肥胖者占73%），年龄为6.3~16.3岁，平均11.1岁，44%为男孩。主要观察指标为血清尿酸水平、24小时尿酸排泄量和尿液中尿酸/肌酐比值。结果显示，消除性别、青春期和腰围等因素的影响，血清尿酸升高与呼吸障碍指数（respiratory disturbance index, RDI）显著相关（$P=0.01$），动脉血氧饱和度（SaO_2）≤89%的总睡眠时间亦与血清尿酸升高显著相关（$P=0.04$）。该研究并未发现SDB参数与尿酸排泄量或尿液中尿酸/肌酐比值相关。这是第一个旨在研究超重/肥胖儿童中，尿酸和SDB关系的临床试验，并证明了尿酸和SDB严重程度的相关性。研究者指出，由于动脉血氧饱和度降低导致组织缺氧，致使产生腺苷三磷酸等降解产物。这些降解产物可释放嘌呤中间体。而嘌呤分解的终产物尿酸是反映组织缺氧的一个很好的指标，但这些发现需要通过进一步的干预试验来证实。本研究未发现在成人中存在的UA/Cr升高，作者考虑可能与尿液收集方法有关。

肥胖儿童发生SDB时往往伴有血氧饱和度下降，而且与肥胖程度相关。这种低氧将可能导致组织缺氧。组织缺氧是指氧输送和氧需求之间的不平衡，组织缺氧可能导致尿酸生成增多。尿酸水平的升高还同时被看做是氧化应激的标志物。本研究的发现也反映了氧化应激反应的存在，已有研究证实在成年人SDB和心血管疾病死亡之间，氧化应激起到了重要的作用；而且高尿酸血症在高危人群中可能成为独立的心血管病危险因素。这一发现也许能解释SBD患者心血管疾病风险增加的原因。

2. Kaditis关注了OSAHS患儿尿酸排泄水平之间的种族差异 作者研究的背景为：氧化应激在成年人OSAHS患者所致心血管并发症的机制中起到重要作用，但对儿童SDB患者的氧化应激研究仍较少，研究较多的血清标志物为C反应蛋白，但在不同种族的研究中结果存在差异。该研究的目的为明确美国和希腊SDS患儿的尿酸排泄是否与上气道阻塞程度相关,这种相关性是否存在种族性差异。共有 249 名存在 SDB 的儿童纳入研究,美国 126 例,希腊 123 例。结果显示两个人群在 BMI 上存在差异,其他如年龄、性别、AHI、最低氧饱和度方面没有差异。43 名美国孩子和 53 名希腊孩子存在中到重度夜间缺氧(最低氧饱和度<90%)。经过年龄和性别的校正,希腊孩子显示尿酸排泄与 AHI 和最低血氧饱和度存在相关性,在美国孩子中未发现这种相关性。作者结论为存在 SDB 的希腊儿童的尿酸排泄高于美国儿童;希腊 SDB 儿童,中重度缺氧较之轻度/无缺氧者,尿酸排泄明显升高。与之相对照的是,这些情况在美国儿童中未发现。这个发现与之前 C 反应蛋白的种族差异相一致。遗传的异质性和环境因素被认为在其中起到作用。

第三节 高尿酸血症与其他呼吸系统疾病

一、高尿酸血症与慢性阻塞性肺疾病相关临床研究

1. 西班牙学者 Garcia-Pachon 等人以稳定期慢性阻塞性肺病(chronic pulmonary obstructive disease,COPD)患者为研究对象,研究了血尿酸水平和血尿酸/血肌酐比值与 COPD 患者临床和肺功能特点之间的关系。为排除混杂因素影响,文章排除了肾功能不全[血肌酐>90μmol/L(1.5mg/dl)]、糖尿病、甲状腺疾病、肝脏疾病、充血性心衰或应用利尿剂、系统应用糖皮质激素和细胞毒性药物的患者。观察指标主要包括:肺功能、BMI、呼吸困难评分、12个月中急性加重次数、应用药物、外周血氧饱和度等。共纳入 59 例患者,55 例男性,4 例女性,平均年龄 67±8 岁。其中 22 例患者血尿酸水平升高[420μmol/L(7mg/dl)],作者以本组中位血尿酸和中位血尿酸/肌酐比值为界,将患者分为不同组别。以中位血尿酸[390μmol/L(6.5mg/dl)]为界分为高血尿酸组和低血尿酸组两组,结果显示,用力肺活量占预计值百分比两组之间存在明显差异[(73±16)% vs(63±17)%,$P=0.04$]。其他因素在两组间无差异,但同时发现两组间的血肌酐水平存在差异。由于尿酸主要通过肾脏排出,为了排除由于肾功能不全引起的血尿酸水平升高的影响,作者又以中位血尿酸/肌酐比值(6.7)为界将患者分为两组,结果显示两组间在肺功能和呼吸困难评分方面存在明显差异,分别为用力肺活量占预计值百分比[(73±15)% vs(63±18)%,$P=0.028$];用力第一秒呼出量占预计值百分比[(55±18)% vs(43±19)%,$P=0.019$];呼吸困难评分[(0.8±1.0)% vs(1.5±1.1)%,$P=0.04$]。血尿酸/肌酐比与患者肺功能和临床特点的相关性分析显示:血尿酸/肌酐比与呼吸困难指数呈正相关($r=0.29$,$P=0.04$),与用力肺活量占预计值百分比($r=-0.27$,$P=0.02$)及第一秒呼出量占预计值百分比($r=0.31$,$P=0.03$)呈负相关。作者在讨论中指出组织是否缺氧是动脉氧输送和组织氧需求之间的平衡,所以文章中未发现氧饱和度和组织缺氧标志物之间存在联系并无意外,氧输送不仅仅取决于氧饱和度,还取决于血红蛋白含量、氧离曲线位置、心输出量、组织血供分布等多个方面。本文结论认为血尿酸/肌酐比值可以作为 COPD 患者预后预测指标的重要补充。

2. 2011 年日本发表的一篇研究,以健康查体人群为研究对象,研究了血清尿酸水平和肺功能参数之间的关系。作者的出发点为吸烟可导致氧化应激和肺部炎症反应,破坏肺组织进而影响肺脏功能,肺功能的下降会导致组织氧摄取能力下降从而导致组织缺氧,而组织缺氧就可能导致血尿酸水平的上升。研究共收集了 40 岁以上健康查体人员 2854 名,其中

男性 1325 人,女性 1529 人。所有入选者均进行肺功能测试、测量血压并留取血样。结果显示血尿酸水平男性明显高于女性。单因素分析显示在女性受试者中,用力肺功能占预计值百分比(percent predicted forced vital capacity,FVC % predicted)($r=-0.10$,$P<0.0001$)和第一秒用力呼出量占预计值百分比(forced expiratory volume in first 1 second,FEV1 % predicted)($r=-0.118$,$P<0.0001$)与血尿酸水平呈负相关,但男性中未见这种相关性。多因素分析显示不论性别,血尿酸水平均与 FVC% 和 FEV1% 相关,而且不受年龄、BMI、吸烟、酒精、血压、血肌酐等因素的影响。FVC%(男性 $r=-0.006$,$P<0.009$;女性 $r=-0.007$,$P<0.0001$),FEV1%(男性 $r=-0.004$,$P=0.03$;女性 $r=-0.007$,$P<0.0001$)。作者同时关注了是否高尿酸血症[$>420\mu mol/L(7mg/dl)$]与肺功能存在相关性,多因素回归显示 FEV1 在不同性别中均与高尿酸血症相关,但 FVC% 与高尿酸血症的相关性仅发生在女性人群中。尿酸水平和肺功能受损程度的分析显示肺功能气流限制的越明显,则血尿酸水平越高。该研究结论为血尿酸水平与肺功能存在联系。作者在讨论中分析血尿酸水平和肺功能之间存在关系的原因可能为肺功能受损引起的组织缺氧导致尿酸生成过多;肺功能受损导致的肺动脉压力升高;氧化应激和炎症反应导致的肺组织损伤致使血尿酸水平上升等,尿酸水平的上升进一步诱导系统炎症反应进一步破坏肺功能。

3. 英国近期一项大规模的队列研究带来一个令人意外的研究结果。这个研究数据取自英国基本健康医疗网,是目前针对血尿酸水平与呼吸系统疾病的关系的最大规模研究,且第一次得到强有力的证据证明了血尿酸水平与吸烟状态的关系。从 2000 年 1 月 1 日至 2012 年 12 月 31 日,经过 1 002 496 人年(person years,PYs)的随诊,中位随访时间为 5 年。新诊断的 COPD 患者 3901 例,去除干扰因素分析后发现,在吸烟患者人群中血尿酸水平与 COPD 的发生呈明显负相关($P<0.001$),而在不吸烟或已经戒烟人群中未发现血尿酸水平与 COPD 患病率具有相关性。这是目前为止第一个证明在吸烟人群中,血尿酸低者发生 COPD 的可能性会更高的临床试验,提示血尿酸这个相对便宜的常规检测项目可能在吸烟人群中具有一定的 COPD 的预警作用。研究同时发现新诊断的肺癌患者 1015 例,去除干扰因素分析后,近期大量吸烟的肺癌患者(每天大于 20 支)中低血尿酸水平者(血尿酸 100 ~ 250μmol/L)中肺癌年发生率为 97/10 000PYs,明显高于高血尿酸水平者(血尿酸 438 ~ 700μmol/L)的年发生率(28/10 000PYs)(95% CI 14 ~41)。鉴于血尿酸是一项便宜且容易操作的检测项目,临床还需要更深入的研究,如能证实其肺癌的预警作用,将意义深远。这项英国的队列研究结果令人重新审视尿酸这一特殊的化合物,汇总既往概念,我们侧重认为尿酸是一个"坏东西",忽略了它的另外一个特性——抗氧化作用,也许是由于这一作用的存在得出上述研究结论。该研究同时提示我们应更为全面和审慎地评价尿酸对人体的作用。

二、高尿酸血症与肺动脉栓塞相关临床研究

肺动脉栓塞(pulmonary thromboembolism,PTE)是内源性或外源性栓子堵塞肺动脉或其分支引起肺循环障碍的临床和病理生理综合征,可导致低氧血症、肺动脉高压和右心功能不全。不同的严重程度会采取不同的治疗措施。准确地识别高危患者具有重要意义。

Shimizu 等人研究了血尿酸水平与肺栓塞严重程度之间的关系。作者回顾性分析了 193 例 PTE 患者的临床资料,其中急性 PTE71 例(男性 42 例,女性 29 例;平均年龄 56±15 岁),慢性 PTE122 例(男性 57 例,女性 65 例;平均年龄 52±14 岁),62 例年龄、性别相匹配的健康

人员作为对照组。30 例急性 PTE 患者和 74 例慢性 PTE 患者进行了右心导管检查。血流动力学参数包括平均肺动脉压、平均右房压、肺毛细血管楔压和平均动脉压。心输出量数值由超声心动图获得。研究结果显示：与对照组相比，急性和慢性 PTE 患者的血尿酸水平均增高；11 例急性 PTE 患者和 18 例慢性 PTE 患者死亡，死亡患者较生存者入院时血尿酸水平显著增高。急性 PTE 组以中位血尿酸水平［男性：378μmol/L（6.3mg/dl），女性：336μmol/L（5.6mg/dl）］为界值，将患者分为高尿酸血症和低尿酸血症组。慢性 PTE 组以中位血尿酸水平［男性：450μmol/L（7.5mg/dl），女性：372（6.2mg/dl）］为界值，将患者分为高尿酸血症和低尿酸血症组。急性或慢性 PTE 患者，高尿酸血症组的患者心输出量和动脉氧分压显著低于低尿酸血症组。血流动力学方面：急性 PTE，血尿酸水平与心输出量呈负相关（男性：$r=-0.60，P<0.01$；女性：$r=-0.72，P<0.05$），与肺动脉平均压无明显相关性。慢性 PTE，血尿酸水平与心输出量呈负相关（男性：$r=-0.58，P<0.001$；女性：$r=-0.42，P<0.01$），且与肺动脉平均压呈正相关。在急性或慢性 PTE 患者中均未发现血尿酸水平与血氧分压、心率、平均动脉压、肺毛细血管楔压存在相关性。多因素回归分析显示在慢性 PTE 患者中血尿酸水平与性别、心输出量和血肌酐水平相关，与利尿剂剂量、平均肺动脉压无关。患者经过治疗（溶栓和栓子切除术），血氧分压和心输出量明显上升，同时血尿酸水平显著下降［（402±120）μmol/L 降至（348±114）μmol/L，$P<0.0001$］。本研究显示 PTE 患者血尿酸水平较正常对照组明显升高；血尿酸水平越高预后越差；血尿酸水平与心输出量呈负相关；治疗后随着心输出量和氧合的改善，血清中的尿酸水平明显下降。作者指出 PTE 患者中血尿酸水平升高的原因并不十分清楚，可能的原因有组织缺氧；右心功能不全致使心输出量减少导致肾脏低灌注，尿酸排泄减少，血尿酸水平上升等。作者得出的结论为尿酸随着 PTE 的严重程度呈比例上升，可以作为一个治疗反应的预测指标。

（李燕明　金金　王辰）

参 考 文 献

1. Noritoshi N, Masaki K, Toru S, et al. Serum uric acid levels correlate with the severity and the mortality of primary pulmonary hypertension. Am J Respir and Crit Care Med, 1999, 160:487-492.

2. Zharikov SI, Swenson ER, Lanaspa M, et al. Could uric acid be a modifiable risk factor in subjects with pulmonary hypertension? Med Hypotheses, 2010, 74(6):1069-1074.

3. Dimitroulas T, Giannakoulas G, Dimitroula H, et al. Significance of serum uric acid in pulmonary hypertension due to systemic sclerosis: a pilot study. Rheumatol Int, 2011, 31(2):263-267.

4. Voelkel MA, Wynne KM, Badesch BD, et al. Hyperuricemia in severe pulmonary hypertension. Chest, 2000, 117(1):19-24.

5. Bendayan D, Shitrit D, Ygla M, et al. Hyperuricemia as a prognostic factor in pulmonary arterial hypertension. Respir Med, 2003, 97(2):130-133.

6. Njaman W, Iesaki T, Iwama Y, et al. Serum uric Acid as a prognostic predictor in pulmonary arterial hypertension with connective tissue disease. Int Heart J, 2007, 48(4):523-532.

7. Kaditis A, Gozal D, Snow AB, et al. Uric acid excretion in North American and Southeast European children with obstructive sleep apnea. Sleep Med, 2010, 11(5):489-493.

8. Verhulst SL, Hoeck KV, Schrauwen N, et al. Sleep-disordered breathing and uric acid in overweight and obese children and adolescents. Chest, 2007, 132(1):76-80.

9. Sahebjani H. Changes in urinary uric acid excretion in obstructive sleep apnea before and after therapy with nasal continuous positive airway pressure. Chest,1998,113(6):1604-1608.

10. Lavie L. bstructive sleep apnoea syndrome—an oxidative stress disorder. Sleep Med Rev,2003,7(1):35-51.

11. Neeraj Dhaun,Jean-Luc Vachiery,Raymond L. Benza,et al. Endothelin antagonism and uric acid levels in pulmonary arterial hypertension:Clinical associations. J Heart Lung Transplant,2014,33(5):521-527.

12. Laura J Horsfall,Irwin Nazareth,Irene Petersen. Serum uric acid and the risk of respiratory disease:a population-based cohort study. Thorax,2014,69:1021-1026.

第五章

高尿酸血症与高血压

高尿酸血症（hyperuricemia, HUA）作为一种代谢疾病，是痛风重要的生化基础。新近的多项研究结果提示，血清尿酸水平升高与冠心病、高血压等心血管病密切相关。近40年来，高尿酸血症的患病率呈增长态势，流行病学调查西方成人高尿酸血症患病率约10%~20%。20世纪80年代调查中国男性高尿酸血症患病率约为1.4%，女性约为1.3%。20世纪90年代中期以后调查增长较快，男性约为8.3%~19.8%，女性约5.1%~7.6%。随着我国社会经济的发展和进步以及人群膳食结构的变化，高尿酸血症在我国的患病率也有逐年增加的趋势。因此，翔实了解高尿酸血症的发生、发展及其与高血压之间的相互关系，对于我国人群慢性疾病的防治意义重大。

第一节　尿酸与原发性高血压的关系

高尿酸血症与高血压的关系早在100多年前就已被关注。在1879年，Frederick A. Mohamed第一次描述了尿酸与高血压的潜在联系，他发现原发性高血压患者多数为来自痛风家系的人群。其后Haig提出设想，将低嘌呤饮食作为预防高血压和血管疾病的一个方法。随后的流行病研究显示高血压患者中高尿酸血症的患病率在20%~40%之间，而痛风患者中高血压的患病率在25%~50%之间。在20世纪早期也陆续报道了尿酸和高血压之间的关系，在60~70年代，美国高尿酸血症患者占人口总数约5%，40%~60%的高血压患者合并尿酸水平升高。同样，在未治疗的高血压患者中约有25%合并高尿酸血症。人群研究也发现无论是黑人还是白人，高血压发病率的增加随着血清尿酸水平的增加而增加。1972年Kahn等第一次提出增高的血清尿酸水平是高血压独立危险因素。一年后他们证实了黑人和白人患者血清尿酸水平和收缩压之间的线性关系。尽管这些研究证实了高血压和尿酸的紧密关系，但是该研究并没有明确两者的因果关系。实际上，当时多数权威学者认为高血压患者伴随高尿酸血症可能基于这样的事实——高血压导致肾血管阻力增加可以促进尿酸重吸收增加。而且高血压与痛风经常有相近的特征，如肥胖、酗酒、利尿剂的应用等。结果，尿酸水平的检测在医疗实践中被忽略，针对尿酸代谢的治疗被排除在日常的治疗计划外，尿酸也没有被美国心脏协会认为是高血压危险因素，无症状的高尿酸血症当时也被认为是良性的而不需治疗。

随后，一个动物实验给了我们一些新的启示。研究者通过药物抑制大鼠体内尿酸氧化酶的活性,导致大鼠形成轻度的高尿酸血症,随后这些大鼠出现了高血压,而对高尿酸血症干预又可防止高血压的形成。随着近年来尿酸与高血压之间生物机制的研究,让人们对尿酸在高血压中的作用有了新的理解和定位。在这一期间,一些人群研究也在陆续进行。通过对弗明汉研究入试者昼夜血压进行长达四年的连续监测发现,血清尿酸水平可以独立预测高血压的发生。来自我国社区人群的前瞻性队列研究中,入选7220人,男性占73.8%,平均年龄37岁,平均随访4年,结果提示血清尿酸水平与高血压的发生是呈正相关的。另一项人群研究发现,血清尿酸水平增高能预测高血压的形成,而且高血压的发生次数随着血清尿酸水平增加而增加。同时,尿酸与新发的原发性高血压具有更强的相关性。近年的一些已经公布的流行病研究发现血清尿酸水平可预测今后高血压的发生,研究还发现调整了年龄及BMI、出生状态、饮酒、吸烟、血脂水平、血糖水平等多项变量后,血清尿酸水平可独立预测高血压的发生。在波士顿进行的队列研究中,成年人高血压的发生风险与其血清尿酸水平呈线性相关。一项前瞻性队列研究中,入选3073名男性,年龄35～57岁之间,基线尿酸水平>420μmol/L(7.0mg/dl),且不伴随糖尿病、糖耐量异常或者代谢综合征,平均随访6年。随访期间高尿酸血症人群较正常尿酸水平人群血压水平渐进增加。研究终止时,生存分析显示:调整血清肌酐、BMI、年龄、血压、吸烟、饮酒、蛋白尿等变量后,与尿酸水平正常的人群比较,没有糖耐量异常和代谢综合征的伴高尿酸血症的血压正常人群,其高血压发病风险增加80%,风险比1.81(95%CI 1.59～2.07);尿酸水平每增加一个单位,其高血压的发生率增加9%,风险比为1.09(95%CI 1.02～1.17)。The Normative Aging研究,随访时间更长平均21.5年,入选2280位男性,经过调整其他变量如代谢综合征、肾脏功能、酗酒等因素后,发现基线尿酸水平是预测高血压形成风险的可靠指标。Grayson等对已发表的18篇前瞻性队列研究(截至2010年4月)进行了meta分析,共入选55 607人,包括青少年和女性,结果显示:高尿酸血症与高血压的发病风险增加相关,调整后的风险比为1.41(95%CI 1.23～1.58);血清尿酸水平每增加60μmol/L(1mg/dl),调整潜在的混杂因素后,其高血压的发生相对风险为1.13(95%CI 1.06～1.20);而且,这些效应对于年轻人和女性来说更加明显。这些结果提示,血清尿酸水平和高血压发生之间可能是线性关系,而不存在一个节点或者阈值。这些结果也为我们提供了一个证据:血清尿酸水平高的个体,尤其是年轻人和女性,其高血压的发生风险是增加的,这一作用独立于其他已知的风险因素。PAMELA研究向我们进一步揭示了高尿酸血症与高血压的因果关系。在对进入研究的2045名受试者平均随访16年后,Bombelli等得出了以下结果:调整其他混杂因素后,血清尿酸水平每增加60μmol/L(1mg/dl),高血压的发病风险增加约30%,心血管疾病发病风险增加22%,全因死亡风险增加12%。由此结果可以明确告诉我们,高尿酸血症虽然与其他心血管危险因素相关,但其更是高血压发病的一个独立危险因素。

可见,高尿酸血症不仅多伴发高血压病,而且可以预测高血压病的发生。

在青少年中,血清尿酸水平增加与原发性高血压形成的关系更加明显。Moscow青少年高血压研究发现,血压正常的青少年中9.5%存在着高尿酸血症[>480μmol/L(8.0mg/dl)],临界高血压青少年49%存在高尿酸血症,中重度高血压青少年73%存在高尿酸血症。Hungarian儿童健康研究入选17 624位青少年,平均随访13年发现高血压形成的显著危险因子包括高尿酸血症。这两个研究结果并没有通过诊断明确区分高血压青少年,因此血清尿酸与高血压之间的关系存在诊断偏倚。在一项小型研究中,比较了青少年(13～18岁)伴原发性高血压和血压正常两组之间血清尿酸水平,结果发现高血压组血清尿酸水平升高且肾素活性增加。参阅高血压评价研究,观察到对照组和白大衣高血压青少年血清尿酸水平是相一致的;而在继发性高血压人群,血清尿酸水平轻度增加;在原发性高血压青少年尿酸水平明显增加。在研究中,血清尿酸水平$>330\mu mol/L$(5.5mg/dl)其出现原发性高血压的可能性为89%,而血清尿酸水平$\leq330\mu mol/L$(5.5mg/dl)其不发生原发性高血压的可能性为96%。在另一项小型前瞻性研究中,患有原发性高血压的青少年应用别嘌醇治疗一个月,其动态血压均有下降,其中80%血压下降到正常水平。停止药物治疗后血压反弹至基线水平。在其他的临床试验中,试验对象包括青少年和成年,结果都显示降低尿酸水平的同时血压下降。更大的随机、双盲、安慰剂对照试验,采用同样的治疗干预得到了相近结果。高尿酸血症患者发展成高血压说明,高尿酸血症不只是高血压的结果。同样在弗明汉研究中,同青少年组相比较,成人血清尿酸与高血压相关性也不强,这些结论提示血尿酸的升高对高血压的形成具有更重要的意义,而不是高血压的维持。而且,尿酸和高血压的相关强度随着患者年龄及患高血压病病程的增加而降低,提示尿酸水平的变化在青年和早期高血压之间的关系具有更重要的意义。

第二节 尿酸导致高血压的可能机制

研究显示,体内尿酸水平的升高通过一种机制导致血压水平的升高,而通过另一种机制维持这种高血压的水平,进而形成高血压。首先,尿酸通过激活肾素血管紧张素系统以及降低一氧化氮(nitric oxide,NO)水平诱导内皮细胞功能紊乱导致肾脏血管收缩,引起血压水平增高。这一期间的高血压类型是盐抵抗而尿酸敏感型。其后,尿酸引起肾脏微血管病变(小动脉硬化),诱导动脉血管平滑肌增殖导致血管腔变窄,阻力增加,导致血压升高。这一期间的高血压是盐敏感,肾脏依赖型,而不受尿酸水平的影响。现将尿酸导致高血压的可能机制分述如下。

一、尿酸抑制 NO 合成

尿酸浓度增高同心血管系统疾病发生率与死亡率密切相关,而血管内皮功能障碍是众多心血管系统疾病发病基础之一。NO 是介导血管舒张效应的重要活性氮基团,它对血管内皮系统起保护作用。之前研究已经发现 NO 和氧气以比超氧化物歧化酶(superoxide dismutase,SOD)清除氧自由基快 3 倍的速率起反应生成自由基,使 NO 浓度下降,进而导致血管内皮功能障碍。通过动物模型和离体实验研究尿酸对 NO 的影响,研究者通过尿酸氧化酶抑制剂诱导高尿酸血症大鼠,结果显示高尿酸血症大鼠血清 NO 浓度较对照组明显下降,而降低尿酸浓度后,血清 NO 浓度可以恢复,接着用含不同浓度尿酸的培养液对牛主动脉内皮细胞进行培养,并测定该组及对照组内皮细胞 NO 浓度和培养液中氧自由基浓度。结果显示尿酸呈剂量依赖性抑制 NO 的基础生成,而与 NO 生成量正相关的硝酸根离子水平较对照组下降,证明高尿酸浓度抑制血管内皮 NO 的合成。利用放射荧光标记尿酸,研究尿酸对 NO 的作用,发现尿酸在血浆及人主动脉内皮细胞内可直接同 NO 反应而将 NO 清除,进一步研究发现即使有自由基存在,尿酸仍然优先与 NO 反应,而血浆中的抗氧化剂谷胱甘肽(glutathione)对此反应具有部分阻断作用,他们的系列实验充分证明尿酸对 NO 具有直接灭活作用。内皮型一氧化氮合酶(nitric-oxide synthase,NOS)是血管 NO 合成的关键酶,我国学者对急性冠脉综合征(acute coronary syndrome,ACS)患者内皮型一氧化氮合酶(eNOS)基因多态性研究发现,汉族人群中 eNOS 基因多态性与 ACS 患者不相关,而与 ACS 组患者血清尿酸水平相关,证明尿酸在 eNOS 基因水平影响 NO 合成。此外,尿酸还可通过氧化还原反应及激活精氨酸酶的活性等作用导致 NO 生物活性的下降。

二、尿酸导致外周血管阻力增加

尿酸可引起血管收缩。尿酸在体内体外抑制 NO 合成酶,改变血管内皮功能,结果阻力血管和肾脏入球小动脉收缩,以非钠离子依赖方式增加系统性血压。起初,这种效应会对血清尿酸水平的降低产生应答,随着持续的血管收缩,血管收缩转变为血管结构改变,导致小动脉管腔宽度下降、血管稀疏,血管阻力增加。其次,尿酸也会在血管平滑肌细胞(vascular smooth muscle cell,VSMC)水平产生不良作用。在这些细胞中,尿酸被转运进入细胞质,活化细胞间信号控制酶,同时合成血小板源生长因子及其受体 A、C 链。促进 VSMC 有丝分裂,导致血管阻力增加。最后,血清尿酸也可抑制内皮细胞增殖诱导内皮细胞功能不良,而且,高尿酸血症与氧化代谢、血小板黏附、血液流变的不良效应相关。

三、高尿酸血症导致动脉弹性下降

一些证据支持血清尿酸或者黄嘌呤氧化酶途径可能在动脉弹性或动脉压力调节中起到重要作用。血管中层增厚与内皮功能不全是动脉弹性下降和动脉血压的主要结构和功能的决定因素。首先,血清尿酸可以通过增加血小板源性生长因子表达刺激血管平滑肌细胞增殖。实际上,已有一些研究报道了血清尿酸水平与血管中层内膜增厚之间的显著联系。其次,在牛的内皮细胞中血清尿酸也可以抑制基底膜和血管内皮生长因子诱导的 NO 的生成。这一机制可以说明为什么血清尿酸与内皮细胞功能不全相关。最后,在一些研究中已经论证了黄嘌呤氧化酶抑制剂别嘌醇能够改善慢性心衰患者、代谢综合征患者、睡眠呼吸暂停综合征患者的内皮功能。在内皮细胞中,尿酸阻止 NO 释放,抑制内皮增殖,刺激 C 反应蛋白生成。一些研究证实尿酸激活平滑肌细胞,通过活化专一 MAP 激酶,核转录因子,刺激 Cox-2 和多种炎症调节因子如组织肾素血管紧张素系统。

四、肾素血管紧张素系统的激活

尿酸培养 VSMC 发现,尿酸可诱导 VSMC 增殖、炎性反应、氧化应激以及血管紧张素和血管紧张素 Ⅱ 表达,兴奋局部肾素血管紧张素系统。

五、尿酸对肾血管平滑肌和内皮细胞具有直接效应

尿酸可以兴奋肾素血管紧张素系统,最终引起肾脏微血管疾病,肾入球小动脉硬化,同时改变尿钠排泄,钠离子负载加重,最后形成钠依赖性高血压。

六、尿酸导致肾脏疾病

尿酸导致肾脏疾病是高血压形成的一个最重要的病理过程。尿酸盐可以形成尿酸结石,引起肾后性梗阻,也可以沉积于肾小管、肾间质直接造成肾小管间质炎症、纤维化的增

加,导致肾脏疾病。尿酸还可诱导内皮功能不良和炎症反应,在培养的血管平滑肌细胞和人基底膜内皮细胞中增加单核细胞趋化蛋白-1(monocyte chemoattractant protein 1,MCP-1)的表达,MCP-1被认为是动脉硬化和慢性肾脏疾病的关键化学增活素;而且高尿酸血症改变肾小球血流动力学,增加入球小动脉和出球小动脉阻力,导致皮质肾血管收缩;肾素表达增加,肾小球血流量下降,滤过系数减小,肾小球压力增加。而且,高尿酸血症时多数伴有明显的炎症应激和胰岛素抵抗,也会直接或间接导致肾脏损伤。除此之外,高尿酸还可以诱导氧化应激、活化RAS、形成肾脏小动脉病变;肾脏间质T细胞和巨噬细胞浸润;肾脏缺血和肾血管收缩。高尿酸血症兔子模型研究显示,尿酸能够引起肾脏入球小动脉和肾小管间质病变,导致高血压形成。

七、尿酸诱导胰岛素抵抗

胰岛素需要NO来激活葡萄糖的吸收,而尿酸可抑制NO的生物利用,使组织对胰岛素反应下降,产生胰岛素抵抗。血清胰岛素水平增加会引起交感神经系统去抑制,增加血浆去甲肾上腺素浓度,升高血压;激活肾素血管紧张素系统,增加肾脏钠离子重吸收,增加肾素活性和血管紧张素Ⅱ水平。

尿酸导致高血压形成同时,诱导肾内缺血,进一步增加交感神经系统兴奋,最终导致乳酸的释放,而由于乳酸可以竞争尿酸肾脏排泄转运体,减少尿酸排泄导致血清尿酸水平进一步升高,使得高尿酸血症的纠正变得困难,形成恶性循环。

第三节 抗高血压药物对血清尿酸的影响

在英国的一项病例对照研究中,收集1 775 505名成人相关数据,评价应用抗高血压药物后痛风的发病风险,结果显示:钙通道阻滞剂相对风险为0.87,95%CI为0.82～0.93;氯沙坦相对风险为0.78,95%CI为0.67～0.92;利尿剂相对风险为2.35,95%CI为2.19～2.53;β受体拮抗剂相对风险为1.49,95%CI为1.40～1.59;ACE抑制剂相对风险为1.25,95%CI为1.17～1.22;非氯沙坦血管紧张素受体拮抗剂相对风险为1.31,95%CI为1.17～1.47。可见,在抗高血压一线药物中,除了氯沙坦及钙通道阻滞剂对血清尿酸水平具有负向调节作用外,其他类药物包括利尿剂、β受体拮抗剂、ACE抑制剂、非氯沙坦血管紧张素受体拮抗剂等对血清尿酸水平都有正向调节作用。

一、利尿剂

通常利尿剂通过以下途径导致血清尿酸水平增加:增加尿酸肾脏近曲小管净重吸收;与尿酸竞争肾小管的分泌位点,减少尿酸排泄率;减少血容量。具有上述作用的利尿剂包括所有的袢利尿剂以及效应位点位于肾脏远曲小管的利尿剂,包括噻嗪类利尿剂、钠通道阻滞剂阿米洛利和氨苯蝶啶、醛固酮受体拮抗剂螺内酯和依普利酮、袢类与噻嗪类药物的复合制剂以及保钾利尿剂。

利尿剂引起的血清尿酸增高一般在开始应用几天后出现,但如果首剂即服用大剂量(如80mg呋塞米),血清尿酸水平可能会在应用后24小时内增加。在长期应用利尿剂治疗期间,对于肾脏功能正常及没有液体潴留的患者来说,血清尿酸对利尿剂的反应会保持稳定,不会受到利钠增加或利尿剂抵抗等因素的影响。即使应用很小剂量的利尿剂也可能引起血清尿酸水平的增加,如应用12.5mg 氢氯噻嗪,12.5mg、25mg、30mg 氯噻酮,1.25mg 苄氟噻嗪和1.25mg 吲达帕胺都出现了血清尿酸水平的增加。已发表的研究显示,上述小剂量利尿剂应用时间多为6~12 周,血清尿酸增加幅度在6%~19%之间。停止利尿剂治疗后血清尿酸水平会下降。利尿剂导致血清尿酸增加的幅度受到利尿剂应用剂量的影响,5 组高血压患者应用安慰剂,和不同剂量的苄氟噻嗪(1.25mg、2.5mg、5mg、10mg)每日一次,应用10 周后,血清尿酸较安慰剂组分别增加6%、9%、19%、21%。而血清尿酸对袢利尿剂的反应也可能存在这种剂量依赖效应,连续应用不同剂量托拉塞米(2.5mg、5mg、10mg)7 天,血清尿酸水平分别增加7%、9%、18%。利尿剂剂量与尿酸水平有关,剂量越大,尿酸水平越高。研究显示并不是所有利尿剂都会增加尿酸水平,噻嗪类利尿剂替尼酸会增加尿酸排泄率,减低血清尿酸水平。

二、β 受体拮抗剂

普萘洛尔、阿替洛尔、美托洛尔、噻吗洛尔、阿普洛尔在降压治疗时可增加血清尿酸水平。虽然β 受体拮抗剂类药物本质上存在不同差异,包括受体选择性、内在拟交感活性和膜稳定性。但是该类药物升高血清尿酸水平的作用似乎与上述内在活性没有关系。临床研究中,高血压患者每日一次应用50~100mg 阿替洛尔,比较苄氟噻嗪2.5~10mg 抗高血压治疗12 周,两组血清尿酸水平分别增加30μmol/L 和40μmol/L,两组患者应用抗高血压药前后血清尿酸变化存在统计学差异。对比利尿剂,β 受体拮抗剂在相同降压效力情况下对尿酸水平的影响小。β 受体拮抗剂升高尿酸的机制仍然不明。健康人群应用噻吗洛尔4mg/d 后增加到20mg/d 连续4 天,评价24 小时尿酸清除分数和血清尿酸水平没有变化。同样,在健康人群应用100mg 阿替洛尔,160mg 普萘洛尔和5mg 非选择性β 受体拮抗剂特他洛尔,其24 小时尿酸清除率、服药后6 小时、24 小时尿酸水平并没有改变。与这些结果不同的是,高血压患者应用普萘洛尔后尿酸的清除率下降。由此可见,β 受体拮抗剂对健康人群及高血压人群的尿酸代谢影响并不相同。因此,在评价β 受体拮抗剂对尿酸的影响时,应该慎重考虑其他因素如饮食、身体状态等。

三、α1 肾上腺素受体阻断药

α1 肾上腺素受体阻断药具有与去甲肾上腺素相反的作用。因此,理论上该类药物具有增加尿酸排泄,减低血清尿酸水平的作用。然而,α1 肾上腺素受体阻断药在正常的使用剂量时并不改变血清尿酸水平。这可能是由于血管紧张素Ⅱ增加阻断了α1 肾上腺素受体阻断药选择性阻断近曲小管α1 受体诱导的增加尿酸肾脏排泄作用。上述解释的例证如下:应用α1 肾上腺素受体阻断药凯坦生(同时通过阻断5-羟色胺的S2 受体,并不增加血管紧张素Ⅱ),增加健康人群尿酸肾脏的排泄分数,降低高血压患者血清尿酸水平。

四、血管紧张素转换酶抑制剂

血管紧张素转换酶(angiotensin-converting enzyme,ACE)抑制剂卡托普利、依那普利、雷米普利通过减少肾脏近曲小管重吸收,能增加肾脏尿酸排泄率,减低血清尿酸水平。这种作用似乎是该类药物的共同性质,但是ACE 抑制剂对下调血清尿酸水平的幅度并不是一致的。例如,单独应用培哚普利 4~16mg,有增加肾脏清除率的作用,24 小时肾脏尿酸排泄分数与应用剂量呈正相关,但是这种变化即使在最高剂量组也没达到统计学意义。低钠饮食可以明显增加 ACE 抑制剂降低血清尿酸的作用。ACE 抑制剂卡托普利、依那普利、雷米普利和赖诺普利在高血压患者研究中对血清尿酸的作用与一般利尿剂相反。ACE 抑制剂和利尿剂这种相反作用并没有相关性。卡托普利 50mg 或者 25mg 联合氢氯噻嗪 25mg,赖诺普利 10mg 或 20mg 联合氢氯噻嗪 12.5mg,依那普利 10mg 联合氢氯噻嗪 25mg 在一些研究中治疗高血压患者同时增加血清尿酸水平。ACE 抑制剂与利尿剂联合增加尿酸水平除了药物剂量的因素外,其他因素如钠盐摄入也应该给予考虑。培哚普利 4mg 联合应用氢氯噻嗪 25mg 抗高血压治疗,不能预防利尿剂引起的血清尿酸水平增加。而且,在随机双盲安慰剂对照试验中,吲达帕胺与培哚普利的复方制剂每天应用一次显著增加血清尿酸水平。

五、血管紧张素受体拮抗剂

研究发现,血管紧张素受体拮抗剂(angiotensin receptor blocker,ARB)对于人尿酸有不同效应,能够逆向激活人 URAT1 对尿酸的摄取,在体外实验中通过 URAT1、OAT1、OAT3 和 MRP4 抑制尿酸的转运。应用坎地沙坦和替米沙坦观察大鼠肾脏对尿酸作用实验发现,无论在体内还是体外,坎地沙坦明显下调肾脏尿酸排泄率,增加血清尿酸水平。替米沙坦对血清尿酸水平没有效应。他们证实:药物对肾脏尿酸代谢的影响是通过大鼠肾脏刷状缘膜转运体和基底膜 OAT1 和 OAT3 实现的。ARB 对尿酸代谢的效应主要取决于药物自身对尿酸重吸收转运体的内在活性及其自身的药理学性质。

由于 ARB 一般不降低血管紧张素Ⅱ水平,缬沙坦、坎地沙坦、替米沙坦、厄贝沙坦不会影响血清尿酸水平。中国医学科学院阜外医院的一项研究提示氯沙坦治疗可降低尿酸水平。氯沙坦减少健康人群、高血压患者及肾脏移植服用环孢素患者肾脏近曲小管对尿酸的重吸收,增加尿酸肾脏排泄,降低血清尿酸水平。在健康人群,高血压合并高尿酸血症和痛风患者中,氯沙坦这种效应独立于钠盐摄入。长期应用,氯沙坦降低血清尿酸的作用减弱,这是尿酸肾脏代谢对前期应用氯沙坦形成的尿酸排泄率进行再调定的结果。不同的试验结果验证了氯沙坦阻断利尿剂减少尿酸肾脏排泄率增加血清尿酸水平的作用。氯沙坦 50mg 联合氢氯噻嗪 12.5mg(A),氯沙坦 50~100mg(B),坎地沙坦 8~16mg(C)三种方案随机应用于高血压患者,结果 A 方案对血清尿酸水平没有影响,B 方案下调血清尿酸水平,C 方案明显增加血清尿酸水平。在其他的研究中,每天应用 2.5mg 吲达帕胺治疗高血压同时出现尿酸肾脏排泄率减少,血清尿酸水平增加。这种作用在每天应用氯沙坦 50mg 后被消除。而且,在高血压患者治疗过程中,联合应用氯沙坦和氢氯噻嗪血清尿酸水平并没有增加。已经发现应用氯沙坦会减少血清尿酸水平,每天 50mg 氯沙坦的降压治疗方案对于治疗高血压合并高尿酸血症或痛风患者效果明显。氯沙坦降低血清尿酸水平的机制不清,但应不是其对血管紧张素Ⅱ的阻断作用,因为其他 ARB 药物如缬沙坦 80mg/d 或坎地沙坦 8~16mg/d 或替米沙坦、厄贝沙坦都没有降低血清尿酸水平。氯沙坦也是该类中唯一一种降低血清尿酸水平的药物,机制可能为氯沙坦降低近端肾小管尿酸净重吸收,增加尿酸排泄。卡托普利和氯沙坦还可以抑制尿酸的促有丝分裂,修复受损的 NO 合成。

六、钙通道阻滞剂

氨氯地平、非洛地平通过增加尿酸排泄显著降低血清尿酸水平,而硝苯地平和维拉帕米对血清尿酸水平没有明显影响。

总之,高尿酸血症的发生可能是多种环境因素与遗传共同作用的结果,高尿酸血症与高血压的发生密切相关,很可能是高血压发病的危险因素。合理饮食是预防高尿酸血症的有效方法。高血压伴高尿酸血症的降压治疗,尽量避免用噻嗪类利尿剂。

（王文　商卓）

参 考 文 献

1. Krishnan E,Kwoh CK,Schumacher HR,et al. Hyperuricemia and incidence of hypertension among men without metabolic syndrome. Hypertension,2007,49(2):298-303.

2. Perlstein TS,Gumieniak O,Williams GH,et al. Uric acid and the development of hypertension:the normative aging study. Hypertension,2006,48(6):1031-1036.

3. Grayson PC,Kim SY,LaValley M,et al. Hyperuricemia and incident hypertension:a systematic review and meta-analysis. Arthritis Care Res (Hoboken),2011,63(1):102-110.

4. Bombelli M,Ronchi I,Volpe M,et al. Prognostic value of serum uric acid:new-onset in and out-of-office hypertension and long-term mortality. J Hypertens,2014,32(6):1237-1244.

5. Rovda IuI,Kazakova LM,Plaksina EA. Parameters of uric acid metabolism in healthy children and in patients with arterial hypertension. Pediatriia,1990(8):19-22.

6. Török E,Gyárfás I,Csukás M. Factors associated with stable high blood pressure in adolescents. J Hypertens Suppl,1985,3(3):S389-390.

7. Gruskin AB. The adolescent with essential hypertension. Am J Kidney Dis,1985,6(2):86-90.

8. Feig DI,Johnson RJ. Hyperuricemia in childhood primary hypertension. Hypertension,2003,42(3):247-252.

9. Johnson RJ,Feig DI,Herrera-Acosta J,et al. Resurrection of UA as acausal risk factor in essential hypertension. Hypertension,2005;45:18-20.

10. Simão AN,Lozovoy MA,Dichi I. The uric acid metabolism pathway as a therapeutic target in hyperuricemia related to metabolic syndrome. Expert Opin Ther Targets,2012. 16(12):1175-1187.

11. Gercsh C,Palii SP,Kim KM,et al. Inactivation of nitric oxide by UA. Nucleosides Nucleotides Nucleic Acids,2008,27:967-978.

12. Viazzi F,Parodi D,Leoncini G,et al. Serum uric acid and target organ damage in primary hypertension. Hypertension,2005,45(5):991-996.

13. Khosla UM,Zharikov S,Finch JL,et al. Hyperuricemia induces endothelial dysfunction. Kidney Int,2005,67(5):1739-1742.

14. Chen X,Li Y,Sheng CS,et al. Association of serum uric acid with aortic stiffness and pressure in a Chinese workplace setting. Am J Hypertens,2010,23(4):387-392.

15. Johnson RJ,Herrera-Acosta J,Screiner GF,et al. Subtle acquired renal injury as a mechanism of salt sensitive hypertension. N Engl J Med,2002,346:913-923.

16. Roneal CA,Mu W,Croker B,et al. Efect of elevated serum uric acid on cisplatin induced acute renal failure. Am J Physiol Renal Physiol,2007,292(1):116-122.

17. Sautin YY,Johnson RJ. Uric acid:the oxidant-antioxidant paradox. Nucleosides Nucleotides Nucleic Acids,2008,27:608-619.

18. Choi HK,Soriano LC,Zhanna Y,et al. Antihypertensive drugs andrisk of incident gout among patients with hypertension:population basedcase-control study. Br Med J,2012,344:d8190.

19. Reyes AJ. Cardiovascular drugs and serum uric acid. Cardiovasc Drugs Ther,2003,17(5-6):397-414.

20. Sica DA, Carter B, Cushman W, et al. Thiazide and loop diuretics. J Clin Hypertens (Greenwich), 2011, 13 (9):639-643.

21. Myers MG, Asmar R, Leenen FHH, et al. Fixed low dose combination therapy in hypertension—A dose respons- estudy of perindopril and indapamide. J Hypertens, 2000, 18:307-315.

22. Li Y, Sato M, Yanagisawa Y, et al. Effects of angiotensin Ⅱ receptor blockers on renal handling of uric acid in rats. Drug Metab Pharmacokinet, 2008, 23(4):263-270.

第六章

高尿酸血症与冠心病

尿酸是嘌呤代谢的产物,嘌呤有一小部分(20%)来源于食物,大部分(80%)由体内组织的核酸分解产生,嘌呤经过水解、脱氧和氧化作用生成尿酸,人类尿酸盐的70%左右排泄主要通过肾脏,另外30%从肠道和胆道排泄。正常情况下,人体每天尿酸的产生和排泄基本上保持动态平衡,影响血尿酸生成和(或)排泄的因素均可以导致血尿酸水平增加,交感神经兴奋、儿茶酚胺类神经递质及肾血流动力学改变等因素也可影响尿酸水平。研究显示青春期后血中尿酸浓度随年龄的增加而增加。女性由于受雌激素的影响,尿酸值升高幅度低于男性,但更年期以后,女性尿酸浓度快速上升与男性尿酸值接近。临床上根据尿酸生成与排泄情况将高尿酸血症分为排泄不良型、生成过多型和混合型三类,90%的高尿酸血症是由于尿酸肾脏排泄不足所致,调节嘌呤核苷酸代谢形成尿酸的各种酶功能异常导致尿酸生成过多占高尿酸血症成因的10%。

随着人们饮食结构的改变,尤其是富含嘌呤及饱和脂肪酸食品的摄入增加了尿酸的生成,过量饮酒减少尿酸排泄,治疗高血压、心脏病的利尿药及阿司匹林等应用都使高尿酸血症的患病率呈逐年增高趋势。欧美高尿酸血症的患病率高达2%~18%,男性多于女性,并有家族遗传倾向。美国的一项横断面调查显示,1990—1999年美国高尿酸血症和痛风的患病率呈上升趋势。与欧美国家相比,亚洲地区20世纪50年代以前高尿酸血症的患病率很低,但近20年来却呈明显上升趋势。1991—2002年日本男性青少年高尿酸血症患病率从3.5%增至4.5%。我国高尿酸血症的患病率也有一些报道,一些区域性的研究提示,男性患病率从20世纪80年代的1.4%增加到90年代中期的8.3%~19.8%,女性则由1.3%增加到5.1%~7.6%,而且高尿酸血症已经不仅局限于老年人,其年轻化趋势日益明显。

高尿酸血症患者常合并或伴发高脂血症、高血压、糖尿病、肥胖及心力衰竭,研究表明,高尿酸血症是高血压、糖尿病、心力衰竭、肾脏疾病的危险因素,高尿酸血症还可致痛风,引起胰岛素抵抗,加速血管病变和糖耐量异常,而这些也是冠心病的危险因素。因此高尿酸血症作为新的冠心病相关危险因素正日益受到医学界的关注。自1951年Gerlter首次将尿酸描述为心血管疾病一个可能的危险因素后,60年过去了,高尿酸血症和心血管疾病之间的关系仍存在争议。一方面尿酸被认为是一种抗氧化剂,另一方面高尿酸血症又与代谢综合征、高血压、冠心病等密切相关。心血管疾病患者血尿酸升高是反映机体对抗氧化应激的一种代偿性机制,还是在心血管疾病发病机制中有直接作用,机制仍不清楚。尽管近年来大量流行病学研究提示高尿酸血症是心血管疾病的危险因素,并与心血管疾病的发生与发展有着密切关系,但高尿酸血症与冠心病的具体关系问题,比如高尿酸血症是不是冠心病的独立危险因素,高尿酸血症是否与冠心病的预后有关,治疗高尿酸血症能否降低心血管事件,目前尚无统一意见。

第一节 高尿酸血症与冠心病相关性的研究

自 Gertlerl 等首次提出尿酸与冠状动脉粥样硬化性疾病相关以来,大量流行病学和临床研究资料对该观点进行了论证(表 6-1 ~ 表 6-3)。Freedman 等研究发现,很多高尿酸血症患者易发生冠心病,并以心肌梗死为主,血尿酸水平每增加 $60\mu mol/L(1mg/dl)$,女性死亡率及缺血性心脏病相对危险增加 1.48 倍。

表 6-1 高尿酸血症与冠心病发病率

名称	发表日期	例数	年龄(岁)	随访时间(年)	冠心病事件例数	主要结果
NHANES Ⅰ (the National Health and Nutrition Examination Survey Ⅰ)	1995	5421	25 ~ 74	13.5	403 男 286 女	女性血尿酸每升高 $60\mu mol/L$ (1mg/dl),冠心病相对风险比 1.48(95% CI 1.3 ~ 1.7)
Honolulu Heart	1995	2710	55 ~ 64	23	352 男	血尿酸水平与动脉粥样硬化事件相关
MONICA(MONItoring trends and determinants in CArdiovascular disease ongoing trial)	1999	960	45 ~ 64	8	55 男	与血尿酸≤319$\mu mol/L$ 组相比,血尿酸水平≥373$\mu mol/L$ 是全因死亡的独立预测因子,心血管疾病死亡的风险比 2.2(95% CI 1.0 ~ 4.8),心肌梗死风险比 1.7(95% CI 0.8 ~ 3.3)
Framingham	1999	6763	47±15	17.4	394 男 223 女	高尿酸血症与女性冠心病相关 ($P=0.002$),但是在进一步调整了冠心病的其他危险因素后,血尿酸水平则与冠心病的发病无关联
ARIC (Atherosclerosis Risk in Communities study)	2000	13 504	45 ~ 64	8	264 男 128 女	女性根据尿酸水平最低至最高四分位数组冠心病的相对风险分别为 1.0,1.39,1.08 和 2.35 ($P=0.009$)
Gubbio Study	2001	2469	35 ~ 74	6	68 男 41 女	血尿酸水平与心血管疾病发病率显著相关,风险比为 1.24 (95% CI 1.05 ~ 1.45)
Chin-Shan study	2005	3602	≥35	8.5	86	排除年龄影响,高尿酸血症患者冠心病风险比在男性为 1.43 (95% CI 1.10 ~ 1.87),女性为 1.22(95% CI 1.03 ~ 1.44)

续表

名称	发表日期	例数	年龄（岁）	随访时间（年）	冠心病事件例数	主要结果
Reykjavik Study	2005	6042	56±9	17.5	2080	在调整了其他危险因素后高尿酸血症组发生冠心病比值比只有1.02(95% CI,0.91~1.14)
Rotterdam Study	2006	4385	≥55	8.4	515	校正了年龄和性别因素后,最高和最低五分位数尿酸水平人群,冠心病的风险比是1.68(95% CI 1.24~2.27),心肌梗死的风险比是1.87(95% CI 1.12~3.13)
MRFIT(Multiple Risk Factor Intervention Trial)	2006	12 866	46±6	6.5	1108男	高尿酸血症是急性心肌梗死的独立危险因素,OR值为1.11(95% CI 1.08~1.15,$P<0.001$)
Atomic bomb Study	2007	2024	62±9.9	8	49	高尿酸血症是冠心病的预测因子,RR 2.30(95% CI 1.08~4.89)
MONICA/KO RA(MONItoring trends and determinants in CArdiovascular disease ongoing trial/Cooperative Health Research in the Region of Augsburg)	2008	3424	45~74	11.7	297	高尿酸血症组心血管死亡的风险比是1.44(95% CI 1.04~2.0),全因死亡风险比是1.40(95% CI 1.13~1.74)

表6-2 高尿酸血症与冠心病死亡率研究

名称	发表日期	人数	年龄	随访时间（年）	冠心病死亡例数	主要结果
CHA(Chicago Heart Association Detection Project)	1979	7804	45~64	5	48男7女	女性的尿酸水平是心血管死亡的独立危险因素
CHA-W(Chicago Heart Association Detection Project-Women)	1989	4825	45~64	11.5	23女	年龄最高(55~64岁)组受试者冠心病死亡与血尿酸水平相关,高尿酸血症者冠心病死亡的相对风险为1.18(95% CI 0.78~1.78)
NHANES I (the National Health and Nutrition Examination Survey I)	2000	5926	25~74	16.4	222男172女	尿酸最高四分位数与最低四分位数组相比,心血管死亡的相对风险分别为1.77(95% CI,1.08~3.98)(男)和3.00(95% CI,1.45~6.28)(女)
Japanese male workers study	2000	49 413	26~60	5.4	85男	尿酸510μmol/L(8.5mg/dl)组与尿酸300~384μmol/L(5.0~6.4mg/dl)相比冠心病死亡的相对风险是1.52

续表

名称	发表日期	人数	年龄	随访时间（年）	冠心病死亡例数	主要结果
Belgian Study	2001	9701	25~74	10	150 男 51 女	高尿酸血症与女性冠心病死亡相关,相对风险为 5.47(95% CI 1.28~23.26)
KMIC(Korea Medical Insurance Corporation)	2004	22 698	30~77	9	99 男	糖尿病患者高尿酸血症与全因死亡相关,RR 1.26(95% CI 1.02~1.55)
Atomic Bomb Study	2005	10 615	49±14.8	24.9	177 男 250 女	在女性人群,调整 BMI、吸烟、饮酒、糖尿病等危险因素,血尿酸水平升高心血管病死亡相关,相对风险 2.28(95% CI 1.47~3.46)
Israeli male Study	2005	9125	49±7	23	830 男	高尿酸组全因死亡和冠心病死亡的危险比分别为 1.22(95% CI 1.09~1.37)和 1.29(95% CI 1.05~1.58)
Greek Study	2005	1198	≥25	14	34 男 33 女	血尿酸水平每增加 60μmol/L(1mg/dl),男性冠心病死亡的相对风险 1.23(95% CI 0.99~1.52),女性为 1.25(95% CI 1.01~1.63)
MRFIT(Multiple Risk Factor Intervention Trial)	2008	9105	41~63	17	833 男	调整传统的冠心病危险因素后,伴痛风与不伴痛风者相比冠心病死亡的相对风险比为 1.35(95% CI 1.06~1.72),急性心肌梗死死亡的相对风险比为 1.21(95% CI 0.99~1.49)
VHMPP-M(Vorarlberg Health Monitoring and Promotion Programme-Man)	2008	83 683	41.6±14	12.4	844 男	在调整危险因素后,尿酸水平与男性冠心病(包括急性、亚急性和慢性)死亡无关($P=0.12$)
VHMPP-W(Vorarlberg Health Monitoring and Promotion Programme-Women)	2008	28 613	62.3±8	21	518 女	在女性血尿酸最高与最低四分位数组相比急性冠心病死亡的相对风险是 1.58(95% CI 1.19~2.10),慢性冠心病死亡的相对风险是 1.25(95% CI 1.01~1.56)
Chinese cohort study	2009	90 393	51.5±15	8.3	286	男性高尿酸血症组冠心病风险比 1.43(95% CI 1.10~1.87),女性为 1.22(95% CI 1.03~1.44)

表6-3　高尿酸血症与高血压关系研究

研究及发表日期	人数	高血压风险比	随访时间 (年)	95% CI
Kaiser Permanente,1990	2062	2.1(最高与最低四分位数组相比)	6	1.20～3.98
University of Utah,1991	1482	1.44(每升高1个SD)	7	1.03～2.01
Olivetti Heart,1994	619 男	1.23[每增加60μmol/L(1mg/dl)]	12	1.07～1.39
CARDIA(Coronary Artery Risk Development in Young Adults),1999	5115 男	1.21(每升高1个SD)	10	1.03～1.41
Osaka Health Survey,2001	6356 男	2.0(最高与最低四分位数组相比)	10	1.56～2.60
Hawii-LosAngeles-Hiroshima,2001	140 男	2.0(最高与最低四分位数组相比)	15	1.02～3.9
Osaka Factory,2003	433 男	升高60μmol/L(1.0mg/dl),收缩压升高27mmHg	5	
Osaka Health Survey,2003	2310 男	1.13	6	1.06～1.21
Okinawa,2004	4489	男1.46[>420μmol/L(7mg/dl)] 女1.94[>360μmol/L(6mg/dl)]	13	1.09～2.03 1.05～3.57
Bogalusa Heart,2005	679 儿童	舒张压升高	11	
Framingham Heart,2005	3329 成人	1.17(每升高1个SD)	4	1.02～1.33
Normative Aging,2006	2062 男	125[尿酸>390μmol/L(6.5mg/dl)]	21	1.08～1.34
ARIC(Atherosclerosis Risk in Communities study),2006	9104	1.1(每升高1个SD)	9	1.02～1.14
Beaver Dam Health Survey,2006	2520	1.16(最高与最低四分位数组相比)	10	1.41～1.93
Health Professionals' Follow-up,2006	750 男	1.02(每升高1个SD)	8	0.92～1.13
MRFIT(Multiple Risk Factor Intervention Trial),2007	3073 男	1.1(每升高1个SD)	6	1.02～1.19

芝加哥心脏研究是探索高尿酸血症与冠心病相关性的一项具有代表性的研究。1979年首先于 *Circulation* 发表了初步结果:研究共入选24 997例受试者,年龄18～64岁。研究分析了尿酸水平和异常心电图的相关性,还对血尿酸水平和5年的全因死亡、心血管死亡和冠心病死亡的关系进行了探讨。结果提示在45～64岁男性白人中,血尿酸水平不是独立的冠心病危险因素,其异常心电图和冠心病的发生与其他因素导致血尿酸升高相关,这些因素包括高血压、使用利尿剂和体重因素等。但是在45～64岁的白人女性,血尿酸水平和异常心电图、全因死亡呈正相关。因而推测尿酸是女性冠心病的独立危险因素。

　　此后于 1989 年发表的芝加哥心脏研究,共纳入年龄 35～64 岁的女性 6797 例,平均随访 11.5 年,探讨血尿酸与全因死亡、心血管死亡和癌症死亡的关系。在调整多种危险因素后,提示基线的尿酸水平与女性的全因死亡发生显著相关,而在男性不明显。根据年龄,受试者分为 35～44 岁、45～54 岁和 55～64 岁三个组,年龄最高组冠心病死亡与血尿酸水平相关,与年轻组相比具有统计学差异,在调整其他危险因素后这种相关依然存在。因此,芝加哥心脏研究提示女性血尿酸水平与全因死亡相关,随着年龄的增加,冠心病死亡率明显增加。

　　美国第一次全国健康和营养调查(national health and nutrition examination survey Ⅰ,NHANES Ⅰ)入选 5421 例受试者,平均随访观察 13.5 年,结果发现在女性人群中,血尿酸水平是全因死亡和缺血性心脏病死亡的独立预测因子,与血压、体重等因素无关。血尿酸水平每升高 60μmol/L(1mg/dl),缺血性心脏病的死亡率会增加 1.48 倍(95% CI 1.3～1.7),而且血尿酸水平≥420μmol/L(7mg/dl)的女性与血尿酸<240μmol/L(4mg/dl)的女性相比,缺血性心脏病的死亡率增加 4.8 倍(95% CI 1.9～12)。但血尿酸水平每升高 60μmol/L(1mg/dl),缺血性心脏病的发病率仅增加 1.14 倍。而在男性受试者则没有发现上述关系。

　　Fang 等人对 NHANES 人群再次进行随访,并于 2000 年在 *The Journal of the American Medical Association*(*JAMA*)上发表了研究结果。该研究随访共入选了 5926 名年龄在 25～74 岁的受试者,将缺血性心脏病死亡、总的心血管疾病死亡和全因死亡作为观察终点,同时将血尿酸水平进行四等分位法分析。结果提示,在平均 16.4 年的随访期内,共有 1593 例受试者死亡,其中心血管疾病死亡 731 例(占 45.9%),不论性别,也不论黑白人种,血尿酸水平升高与心血管病死亡呈正相关,血尿酸水平最高四分位数组(>416μmol/L)与最低四分位数(<321μmol/L)相比,男性缺血性心脏病死亡的风险比是 1.77(95% CI 1.08～3.98),女性是 3.00(95% CI 1.45～6.28)。Cox 回归分析结果显示,在调整了年龄、种族、BMI、吸烟、饮酒、胆固醇水平、高血压和糖尿病病史以及利尿剂使用等因素后,血尿酸水平每增加 60μmol/L(1mg/dl),心血管死亡和缺血性心脏病死亡都会增加,在男性风险比分别为 1.09(95% CI,1.02～1.18)和 1.17(95% CI,1.06～1.28),在女性风险比分别为 1.26(95% CI,1.16～1.36)和 1.30(95% CI,1.17～1.45)。因此该研究得出结论,血尿酸水平升高是心血管疾病死亡显著且独立的危险因素。

　　1999 年发表的 MONICA 奥格斯堡人群研究是一项前瞻性队列研究,主要观察血尿酸水平与全因死亡、心血管死亡和心肌梗死的关系,选取参加 MONICA 研究的男性受试者 1044 例,年龄 45～64 岁(1984—1985 年),至 1992 年结束随访时共有 90 例死亡,其中 44 例死于心血管相关疾病,60 例出现了致命或非致命性心肌梗死。结果发现,在调整了饮酒、总胆固醇/高密度脂蛋白胆固醇比值、高血压、吸烟、BMI、利尿剂等因素后,与血尿酸≤319μmol/L 组相比,血尿酸水平≥373μmol/L 是全因死亡的独立预测因子,风险比为 2.8(95% CI 1.6～5.0),心血管疾病死亡的风险比为 2.2(95% CI 1.0～4.8),心肌梗死风险比为 1.7(95% CI 0.8～3.3)。尽管无法排除其他混杂因素的影响,该研究提示血尿酸水平升高是男性全因死亡的独立危险因素。

　　2008 年发表的 MONICA/KORA 研究是之后的进一步随访,其目的是评价血尿酸水平升高是否与心血管疾病死亡、全因死亡及心肌梗死事件有关。该试验选取参加过 MONICA 队列研究的 3604 例男性受试者,年龄 45～74 岁,经过中位数 11.7 年的随访,终点总计发生 809 例死亡,359 例心血管死亡和 297 例心肌梗死事件,通过回归方程分析,高尿酸血症组心血管死亡的风险比是 1.44(95% CI 1.04～2.0),全因死亡风险比是 1.40(95% CI 1.13～1.74),但是与心肌梗死事件无关。

2001 年发表的 Gubbio 试验研究意大利人群血清尿酸与冠心病发病率之间的关系,该试验共入选 2469 例年龄在 35～74 岁之间的没有主要心血管疾病的受试者,随访 6 年,将致死性和非致死性冠心病与心血管事件作为观察终点,研究发现,在调整年龄因素后,不论男女,血尿酸水平最高的五分位数组与最低的五分位数组相比,心血管事件的发病率达到了统计学差异($t=3.63,P<0.036$),而按照严格标准的冠心病的发病率则没有统计学差异($t=2.23,P<0.11$),再进一步平衡了其他 8 个危险因素后,血尿酸水平与心血管疾病发病率显著相关,RR 值 1.24(95% CI 1.05～1.45),但与严格标准冠心病发病率的未达到显著性相关,RR 1.20(95% CI 0.93～1.55),该研究结论认为,血尿酸水平升高与心血管疾病事件独立且显著相关,但与冠心病发病率的相关性还需更长时间的随访来证实。

Aboa 等于 2001 年发表的比利时研究入选年龄在 25～74 岁的 5225 例男性受试者和 4476 例女性受试者,随访 10 年,观察血尿酸水平与全因死亡和其他各种病因死亡的关系,随访结束时男性全因死亡、心血管死亡和冠心病死亡分别为 648 例、150 例和 96 例,女性分别为 239 例、225 例和 51 例。研究表明,不论男性女性,血尿酸水平与全因死亡和心血管死亡均相关,而只有在女性血尿酸水平才与冠心病死亡相关。

2002 年 Bickel 等报道了 1017 例经冠脉造影证实的冠心病研究,患者平均随访 2.2 年。将血尿酸水平最低四分位<306μmol/L(5.1mg/dl)和最高四分位>426μmol/L(7.1mg/dl)比较,其死亡率增加了 5 倍,从 3.4%增加到 17.1%。经年龄、性别等因素校正后,可见随着尿酸水平的增高,冠心病患者死亡率增加,女性风险比 HR 为 1.30(95% CI 1.14～1.49,$P≤0.001$);男性 HR 为 1.39(95% CI 1.21～1.59,$P≤0.001$)。经多因素回归分析,尿酸水平的升高和冠心病患者总死亡率独立、明显相关。因而研究结果提示尿酸水平是冠心病死亡率的独立预测因子。

Niskanen 等在芬兰进行了一项前瞻性队列研究,入选了 1423 名中年男性受试者,均无心血管疾病、肿瘤及糖尿病病史,主要观察终点是心血管死亡和全因死亡,在平均 11.9 年的随访期内共有 157 例死亡,其中心血管死亡 55 例,在校正年龄因素后,高尿酸组较低尿酸水平组相比心血管死亡增加了 2.5 倍,进一步校正了心血管危险因素后死亡风险增加到 4.7 倍,因而该研究高度肯定了血尿酸水平与心血管疾病之间的关系。

2006 年发表的鹿特丹队列研究入选 4385 名受试者,年龄≥55 岁,无冠心病和脑卒中病史,平均随访 8.4 年,观察高尿酸血症与脑卒中、心肌梗死的关系,2002 年 1 月完成脑卒中和急性心肌梗死的随访,当时研究人群的平均年龄是 69 岁(62.5～76.2 岁),女性占 64.6%。校正了年龄和性别因素后,最高和最低五分位数尿酸水平人群,冠心病的风险比是 1.68(95% CI 1.24～2.27),心肌梗死的风险比是 1.87(95% CI 1.12～3.13),同时血尿酸和各种心血管疾病(冠心病、心肌梗死、缺血性卒中和出血性卒中)的发生未显示性别差异。该研究提示血尿酸水平升高是冠心病和卒中的明显危险因素。

2006 年 Krishnan 等发表了著名的多重危险因素干预研究(multiple risk factor intervention trial，MRFIT)，旨在探讨高尿酸血症和痛风是否是急性心肌梗死的危险因素，并且是否独立于肾功能、利尿剂、代谢综合征和其他已经明确的冠心病危险因素。共有 12 866 例男性受试者参与该研究，随访观察 6.5 年，结果发现痛风组有 118 例急性心肌梗死发生，发病率为10.5%，而非痛风组有 99 例急性心肌梗死发生，发病率为 8.43%，两组比较有显著性差异（$P=0.018$），通过多变量回归模型进行分析，高尿酸血症是急性心肌梗死的独立危险因素，比值比为 1.11(95% CI 1.08～1.15，$P<0.001$)，再将上述危险因素作为协变量的多变量回归分析中，痛风仍为急性心肌梗死的危险因素，比值比为 1.26(95% CI 1.14～1.40，$P<0.001$)。该试验得出结论：高尿酸血症是急性心肌梗死的独立危险因素，而痛风者有更高的急性心肌梗死风险，而且这种关联独立于肾功能、代谢综合征、利尿剂和其他冠心病危险因素。

2008 年发表的 VHMPP 研究观察澳大利亚男性和绝经后女性高尿酸血症与冠心病、慢性心力衰竭和脑卒中死亡之间的关系。男性组共入选 83 683 名受试者，平均年龄 41.6 岁，随访 13.6 年，结果显示高尿酸血症与慢性心力衰竭和脑卒中死亡率相关，而与急性、亚急性和慢性冠心病死亡无关。女性组入选 28 613 名平均年龄 62.3 岁的绝经后妇女，随访 15.2年，结果发现高尿酸血症是各种类型的冠心病、慢性心力衰竭和脑卒中死亡的危险因素。

2009 年发表的 PIUMA 研究历时 12 年，探讨了原发性高血压患者的血尿酸水平和心血管疾病风险的关系。1702 例经筛查无心血管疾病、肾脏疾病及肿瘤等重要疾病且未接受治疗的原发性高血压患者入选本项研究，根据血尿酸水平四分位数分为 4 组，观察终点包括总的心血管事件、致死性心血管事件和全因死亡，平均随访 4 年，结果显示尿酸水平和事件发生率在不同性别均呈 J 型，在校正了年龄、性别、糖尿病、血脂、血肌酐、利尿剂等大量混杂因素后，最高四分位尿酸水平者心血管事件风险的增加和第二四分位者相比，总心血管事件风险比为 1.73(95% CI 1.01～3.00)。该研究结论是在未经治疗的原发性高血压患者中血尿酸水平的增高是心血管疾病和全因死亡的强有力危险因素。

以上研究涉及美国、欧洲的不同地区和人群，均为较大规模、长期的观察。其研究设计和观察的项目不尽相同，总的结果提示高尿酸血症和心血管事件相关，但有些研究提示风险比较弱，有些和性别相关。中国和亚太地区人群冠心病发病率相比欧美地区要低，高尿酸血症与心血管疾病关系的研究也有数项研究。

2000 年发表的日本男性工人研究入选 49 413 例年龄 25～60 岁的受试者，平均随访 5.4年，结果发现血尿酸 510μmol/L(8.5mg/dl)组与血尿酸 300～384μmol/L(5.0～6.4mg/dl)组相比，全因死亡(RR 1.62，$P<0.01$)和冠心病(RR 1.52)风险均增加，在调整了年龄、吸烟、BMI、血压等危险因素后差异仍有统计学意义。2005 年日本学者还发表了一项关于第二次世界大战期间原子弹爆炸后幸存者的研究，目的是探寻血尿酸水平与心血管和全因死亡的关系，共有 10 615 例受试者入选该研究，平均随访 24.9 年，共有 5225 例受试者死亡，其中1984 例死于心血管疾病。在男性人群，调整年龄因素后，血尿酸水平升高与全因死亡和心血管死亡相关，再进一步调整了 BMI、吸烟、饮酒、糖尿病等心血管疾病危险因素后，血尿酸水平升高仍与全因死亡相关，但与心血管疾病死亡无关；但在女性人群，调整上述危险因素，血尿酸水平升高仍与全因死亡和心血管病死亡相关。

Gerber 在以色列男性人群进行了一项研究，入选 9125 例无冠心病的中年男性受试者，按照基线血尿酸水平等分为 4 组,随访 23 年,不同尿酸水平组全因死亡、冠心病死亡和脑卒中死亡的危险比,试验终点时,共出现 2893 例死亡,其中冠心病死亡 830 例,脑卒中死亡 292 例,高尿酸组全因死亡和冠心病死亡的危险比分别为 1.22 和 1.48,但在校正混杂因素后危险比有所降低。

2001 年发表的 Syst-China 研究探讨中国老年单纯收缩期高血压患者(年龄 ≥60 岁,收缩压 ≥160mmHg 且舒张压 <95mmHg)血清肌酐、尿酸与全因死亡和心血管疾病的关系,共有 2394 例患者入选该试验,中位随访期 3 年,在校正了性别、年龄、药物治疗及其他协变量后,血尿酸水平与心血管病死亡和卒中显著且独立相关,血尿酸水平升高 50μmol/L 引起心血管病死亡的相对风险比为 1.14(95% CI 1.02 ~ 1.27,$P = 0.02$),卒中的相对风险比为 1.34(95% CI 1.14 ~ 1.57,$P<0.001$),该试验结论认为血清尿酸水平是中国老年单纯收缩期高血压患者心血管死亡的独立危险因素。

2005 年来自台湾的一项前瞻性研究观察血尿酸水平与冠心病和脑卒中之间的关系,共有 3602 例年龄大于 35 岁的受试者入选该研究,随访观察 11 年,共出现 86 例冠心病事件和 155 例脑卒中,对于冠心病事件,高尿酸血症的风险比是 2.00 ~ 3.96,女性高于男性,在调整了年龄因素后,男性和女性的血尿酸水平都与冠心病风险显著相关,男性风险比 1.43(95% CI 1.10 ~ 1.87),女性风险比 1.22(95% CI 1.03 ~ 1.44),但是在进一步调整了其他动脉粥样硬化的危险因素后,风险比有所下降;在脑卒中人群中,无论调整年龄还是其他危险因素,女性血尿酸水平仍然是脑卒中发生的独立预测因子,风险比为 1.32(95% CI 1.00 ~ 1.73),试验结论是血尿酸水平在相对低冠心病风险和高脑卒中风险的台湾人群中可以预测冠心病事件。

2007 年崔建等对 121 例高血压合并冠心病患者的冠心病危险因素进行分析,结果显示高血压合并冠心病组患者的血尿酸浓度高于单纯高血压组,而且随着血尿酸浓度的增高,冠状动脉病变支数有增加的趋势,因此他们认为高尿酸血症是冠心病的一个危险因素,需对其进行监测和干预。

2009 年发表的中国队列研究选取台湾地区 41 879 例男性和 48 514 例女性受试者,年龄在 35 岁以上,随访 8.2 年,观察尿酸水平与全因死亡、心血管疾病、缺血性卒中、充血性心力衰竭、高血压和冠心病的关系,结果发现在调整年龄、性别、BMI、胆固醇、甘油三酯、糖尿病、高血压、吸烟和酗酒等危险因素后,高尿酸血症组[血尿酸 420μmol/L(7mg/dl)]全因死亡的风险比是 1.16($P<0.001$),心血管疾病的风险比是 1.39($P<0.001$),因此得出了血尿酸每增加 60μmol/L(1mg/dl),全因死亡及心血管事件增加 8% ~ 13% 的结论。亚组分析显示,高血压和糖尿病病人高尿酸血症者心血管疾病的风险比依然很高,分别为 1.44($P<0.001$)和 1.64($P<0.001$)。因此该试验认为无论是普通人群、低危人群或高危人群,高尿酸血症是全因死亡、心血管死亡的独立危险因素。

我们对北京医院临床资料进行了回顾性分析(结果尚未发表):5125 例进行了冠脉造影的患者,明确冠心病者 3473 例,血尿酸水平(348.46±95.10)μmol/L;非冠心病者 1652 例,血尿酸水平(352.82±96.66)μmol/L,两者具有明显统计学差异($P<0.001$);高尿酸血症患者冠脉造影阳性率(71.6%)高于非高尿酸血症患者(66.6%),差异明显($P<0.01$);本研究中冠心病患者高尿酸血症比例(25.3%)高于非冠心病者中高尿酸血症比例(21.1%),$P<$

0.001；经 logistic 回归分析，调整了传统冠心病危险因素后，男性高尿酸血症与冠心病不独立相关（OR=1.030,95% CI 0.838~1.265,P=0.779）；但在女性高尿酸血症与冠心病独立相关（OR=1.344,95% CI 1.030~1.753,P=0.029）。去除血肌酐与血尿酸相互影响因素，老年男性，高尿酸血症与冠心病不相关（OR=1.707,95% CI 0.873~3.339,P=0.118），而老年女性高尿酸血症与冠心病独立相关（OR=2.468,95% CI 1.060~5.749,P=0.036）。本研究结果提示，冠心病患者血尿酸水平高于非冠心病患者；高尿酸血症患者中冠心病的比例高；去除血肌酐与血尿酸相互影响因素，老年女性高尿酸血症与冠心病独立相关，而老年男性此相关性不明显。

但是，并非所有试验结果都支持高尿酸血症是冠心病的独立危险因素，著名的Framingham 研究中也观察血清尿酸与冠心病发病率、死亡率及全因死亡的关系。该研究共入选 6763 例受试者，平均年龄 47 岁，在总计 117 637 人 1 年的随访期内，共出现 617 例冠心病事件，429 例心血管死亡和 1460 例全因死亡，在男性受试者中，调整年龄因素后，血尿酸水平的升高与事件发生无相关；而在女性，尿酸水平升高是冠心病发病（P=0.002）、心血管疾病死亡（P=0.009）和全因死亡（P=0.03）的预测因子。但是在进一步调整了冠心病的其他危险因素后，血尿酸水平则与冠心病的发病、死亡及全因死亡无关联。

1997 年发表的英国心脏研究入选了英格兰、苏格兰和威尔士 24 个城镇 7735 例年龄在40~59 岁的男性，平均随访观察 16.8 年，结果发现血尿酸并不是冠心病的危险因素，它与冠心病的关系取决于既往心肌梗死病史以及冠心病的其他危险因素。

2000 年发表的 ARIC 研究入选了 13 504 例健康中年人，随访观察 8 年，128 例女性受试者和 264 例男性受试者出现了冠心病事件，血尿酸水平与冠心病危险因素正相关，但是在调整这些危险因素后，尿酸并不是冠心病事件的独立危险因素。

Wheeler 等人在冰岛首都雷克雅未克进行了一项病例对照的前瞻性研究，入选了 2456 例冠心病患者，同时选取了性别、年龄匹配的对照组 3962 例受试者，随访 12 年，并对另外 15 项前瞻性的研究进行 meta 分析，结果显示高尿酸血症发生冠心病的比值比是 1.13（95% CI 1.07~1.20），而在调整了其他危险因素后比值比只有 1.02（95% CI 0.91~1.14），结论是血尿酸水平测定对于冠心病的预测并无帮助。

2004 年发表的 KMIC 研究是一项前瞻性队列研究，共入选 22 698 例韩国男性受试者，随访观察 9 年，将血尿酸水平四等分，观察其与癌症死亡、动脉粥样硬化性心血管疾病（atherosclerotic cardiovascular disease, ASVCD）死亡和全因死亡的关系，随访结束时，共出现 387 例癌症死亡，323 例 ASVCD 死亡（缺血性心脏病 99 例，脑卒中 192 例）和 1625 例全因死亡。结果发现，在调整了年龄、吸烟、糖尿病、高血压以及高胆固醇血症等因素后，血尿酸水平与癌症死亡、ASVCD 死亡和全因死亡无关。

Stack 等统计了第三次全国健康与营养研究在 1988—1994 年间入选的 15 773 例 20 岁以上受试者到 2006 年的死亡率，应用 Cox 回归分析的方法统计高尿酸血症与死亡率之间的关系，研究发现血尿酸水平增加 $60\mu mol/L$（1mg/dl），全因死亡和心血管疾病死亡风险增加16%（HR 1.16,95% CI 1.10~1.22），按血尿酸水平四分位数将受试者分为 4 组，在调整了各种危险因素后，与尿酸水平最低组（$<256\mu mol/L$）相比，尿酸水平最高组（$>375\mu mol/L$）心血管疾病死亡的风险增加 50%（HR 1.50,95% CI 1.12~2.02）。故该研究认为高尿酸血症是全因死亡和心血管死亡的独立危险因素。

　　Kim 等在 2010 年发表了一篇 meta 分析,纳入了 2009 年以前所有关于血尿酸水平与冠心病发病率、死亡率之间关系的队列研究,共有 26 项研究符合标准,共计 402 997 例成年受试者。研究发现,在调整过其他危险因素后,高尿酸血症者与血尿酸正常者相比冠心病发病的相对风险为 1.09(95% CI 1.03 ~ 1.16),冠心病死亡的风险比为 1.16(95% CI 1.01 ~ 1.30),血尿酸水平每升高 60μmol/L(1mg/dl),冠心病死亡风险增加 16%(95% CI 1.05 ~ 1.19),但亚组分析显示这种联系仅存在于女性患者,在男性患者的尚未到达统计学差异。因此该研究提示高尿酸血症增加了冠心病事件的风险,而且是独立于其他传统的冠心病危险因素,尤其是对于女性患者。

　　2013 年新发表的一篇 meta 分析,对尿酸水平与冠心病死亡率及全因死亡之间的关系进行了分析,作者检索了 2013 年 4 月以前发表在 PubMed 和 Embase 两个数据库中研究尿酸水平与心血管死亡或全因死亡相关性的前瞻性研究,总共 11 项,共有 172 123 例纳入统计,结果发现血尿酸水平升高增加全因死亡风险(RR 1.24,95% CI 1.09 ~ 1.42)和心血管死亡风险(RR 1.37,95% CI 1.19 ~ 1.57),亚组分析显示男性高尿酸血症显著增加全因死亡(RR 1.23,95% CI 1.08 ~ 1.42),但是在女性未达到统计学差异(RR 1.05,95% CI 0.79 ~ 1.39),而女性高尿酸血症显著增加了冠心病死亡风险(RR 1.35,95% CI 1.06 ~ 1.72)。因此该 meta 分析结论认为,基础血尿酸水平升高是未来冠心病死亡风险升高的独立危险因素,同时是男性全因死亡风险增加的独立危险因素,但在女性人群高尿酸血症能否增加全因死亡风险尚无定论。另外有三项研究提示低尿酸水平与高病死率相关,但由于这三项研究的高度异质性,在统计分析时并没有纳入。

第二节　通过干预高尿酸血症改善心血管疾病预后的研究

　　高尿酸血症与冠心病本身以及高血压、糖尿病、血脂异常等冠心病危险因素有着密切的联系,那么通过干预高尿酸血症能否降低冠心病的发病率和死亡率,能否改善心血管疾病的预后,人们进行了有益探索。但是到目前为止,所进行的临床试验数量比较少,缺乏充分的说服力,需要更多大型多中心的临床试验来进一步验证。

　　氯沙坦干预减少高血压患者终点事件(the losartan intervention for endpoint reductionin hypertension study,LIFE)研究是心血管领域一项重要的临床试验,该研究证明以氯沙坦为基础的治疗较以阿替洛尔为基础的治疗可以降低心血管疾病患病率和死亡率,这种获益可能与氯沙坦的降尿酸作用相关。2004 年 Høieggen 等人分析了降尿酸治疗与心血管死亡、致死或非致死性心肌梗死以及致死或非致死性卒中的关系。结果显示整个人群基线血尿酸水平与心血管事件的增加显著相关,风险比 1.024(95% CI 1.017 ~ 1.032,$P<0.0001$),这种相关在女性尤为明显,风险比 1.025(95% CI 1.013 ~ 1.037,$P<0.0001$),在男性则未达到统计学差异,风险比 1.009(95% CI 0.998 ~ 1.019,$P=0.108$);在校正了 Framingham 危险评分后这种相关性在整个受试人群[风险比 1.006(95% CI 0.998 ~ 1.014,$P=0.122$)]和男性[风险比 1.006(95% CI 0.995 ~ 1.017,$P=0.291$)]都未达到统计学差异,而在女性受试者仍然有统计学差异,风险比 1.013,$P=0.0457$。阿替洛尔组治疗后血尿酸水平升高的数值(44.4±

72.5)μmol/L 明显高于氯沙坦组(17.0±69.8)μmol/L($P<0.0001$),在整个受试人群中血尿酸水平作为随时间变化的协变量与事件明显相关($P<0.0001$),氯沙坦降尿酸治疗对一级复合终点的贡献是 29%(14% ~ 107%,$P=0.004$)。

2007 年发表的 GREACE 研究旨在评价阿托伐他汀对冠心病合并代谢综合征患者估算的肾小球滤过率(eGFR)和血尿酸的作用及其对血管事件的影响,共有 1600 名患者入选该研究,712 名冠心病合并代谢综合征的患者随机分为两组:A 组(365 例)接受生活方式建议、他汀类药物(主要是阿托伐他汀)以及降压、降糖治疗,B 组(347 例)不接受他汀治疗,其他治疗与 A 组相同;888 名不伴有代谢综合征的冠心病患者随机分为 C 组(504 例)和 D 组(384 例),分别接受与 A 组和 B 组相同的治疗,四组患者均随访 3 年。随访终点时,A 组患者血管事件发生率 12.1%,而 B 组为 28%,两组风险比 0.43(95% CI 0.20 ~ 0.64,$P<0.0001$),不伴代谢综合征的 C 组和 D 组相比,发生血管事件的风险比 0.59(95% CI 0.41 ~ 0.79,$P<0.0001$)。A 组患者随访终点时 eGFR 增加 13.7%,血尿酸水平降低 8.9%,而 B 组患者 eGFR 降低 5.8%,血尿酸水平升高 4.3%($P<0.005$),阶梯回归分析显示这种变化与血管事件独立相关,该试验证实冠心病合并代谢综合征患者接受他汀治疗比单纯冠心病患者获益更大,这种获益部分归功于他汀类药物治疗带来的 eGFR 升高和血尿酸水平的降低。

2009 年 Andrew 等人发表了一项关于应用别嘌醇降低尿酸治疗与死亡率的关系的研究,该研究选取 9924 名年龄大于 40 岁且患有高尿酸血症[血清尿酸水平>420μmol/L(7.0mg/dl)]的退伍士兵,其中男性占 98%,将受试者分为别嘌醇治疗组(2483 例)和非治疗组(7441 例),采用 Cox 比例风险模型分析别嘌醇治疗与死亡率之间的关系,两组相比别嘌醇治疗组患者 BMI 更大、合并高血压病、糖尿病和心血管疾病的患者更多,具有更多的预后不良因素,但随访结束时,校正了基线尿酸水平后,别嘌醇治疗组的全因死亡风险却低于非治疗组,风险比 0.78(95% CI 0.67 ~ 0.91),进一步校正了年龄、性别、BMI、心血管和其他治疗以及基线胆固醇水平和肾小球滤过率等因素后,仍得到相同的结论,治疗组全因死亡风险比为 0.77(95% CI 0.65 ~ 0.91),校正了基线尿酸水平后,别嘌醇治疗组在随访终点时血尿酸水平较非治疗组低 27.2μmol/L(0.68mg/dl)。该试验得出结论,别嘌醇治疗高尿酸血症患者可以减少全因死亡,但由于该试验没有统计具体的死亡原因,因而尚不能将该结论推广为别嘌醇降低心血管死亡,还需进一步的研究来证实。

第三节　高尿酸血症致冠心病的可能机制

高尿酸血症导致冠心病的具体机制目前并不十分明确,可能通过损伤内皮细胞、促进血小板聚集和血栓形成、增加氧自由基产生、促进炎症因子释放、促进血管平滑肌细胞增殖、增加低密度脂蛋白胆固醇氧化修饰等途径来促进动脉粥样硬化的形成。具体机制可能是:

一、尿酸是一种水溶性物质,物理溶解度较低,高尿酸血症时尿酸盐结晶在血中容易析出而沉积于动脉管壁,直接损伤血管内膜及内皮功能,抑制 NO 的产生,减弱了乙酰胆碱诱导的血管舒张作用。

二、尿酸通过嘌呤代谢途径激活血小板,促进血小板黏附聚集,促使血小板血栓形成,增加冠脉内血栓的可能。

三、尿酸常被认为是一种抗氧化剂,它可代偿性增高来增强抗氧化能力以清除自由基对心血管系统的损害,但是患者在其他因素的作用下形成粥样斑块时,尿酸的抗氧化能力就会转变成超氧化作用,产生自由基、扩大脂质体和低密度脂蛋白胆固醇的氧化作用,促进低密度脂蛋白的氧化和脂质过氧化,氧化后的低密度脂蛋白胆固醇对内皮细胞有毒性作用,促进血管平滑肌细胞凋亡,进一步造成血管局部炎症反应,参与动脉硬化和血栓形成,从而加速血管损伤,尿酸发挥抗氧化作用还是促氧化作用可能依赖于细胞的环境。

四、尿酸参与炎性反应,而炎性反应在动脉粥样硬化过程中起关键作用。体外实验显示尿酸通过激活促分裂素原活化蛋白激酶(MAPK)信号分子 ERK p44/42 和 p38,核因子 κB(nuclear factor kappa-light-chain-enhancer of activated B cells,NF-κB),增加环加氧酶-1(cyclooxygenase-1,COX-1)的 mRNA 表达来激活血管平滑肌细胞单核细胞趋化蛋白-1(MCP-1)等一系列炎症因子,共同参与血管炎症反应,在动脉粥样硬化发生过程中发挥重要作用,抑制 p38 或 COX-1 等任一个都能显著抑制尿酸诱导的 MCP-1 的产生,抗氧化剂 N-乙酰半胱氨酸也能抑制尿酸诱导的 MCP-1 的产生;另外尿酸可上调培养的人血管细胞(血管平滑肌细胞和内皮细胞)C 反应蛋白(C reactive protein,CRP)的表达,因而尿酸具有促炎症作用和促动脉粥样硬化样作用。

五、高尿酸血症能刺激血管平滑肌细胞增殖,尿酸通过细胞表面有机阴离子通道进入血管平滑肌细胞后,在环加氧酶-2(COX-2)、血管紧张素 Ⅱ、血小板源性生长因子(platelet-derived growth factor,PDGF)以及 PDGF-mRNA 受体表达上调的诱导下激活特殊的有丝分裂原蛋白激酶(ERK1/2),从而刺激血管平滑肌细胞增殖,诱发内皮细胞功能异常而使血循环中的内皮素增高,进一步诱发和加重冠心病的发生。

六、高尿酸血症与胰岛素抵抗并存,导致高血压、高胰岛素血症及脂质代谢紊乱,增加生长激素的作用,促进血管壁细胞增生、心肌肥厚和动脉粥样硬化斑块形成。

综上所述,高尿酸血症不但与高血压、糖尿病、血脂异常等冠心病危险因素密切相关,而且多个大型临床试验也证实高尿酸血症与冠心病发病和死亡密切相关,另外通过干预高尿酸血症可以得到心血管系统的获益,但也有几个著名的临床试验得到了相反的结论。因此,高尿酸血症与冠心病关系密切,但能否作为其发病和预后的独立危险因素尚需要进一步的研究来证实。

(何青　唐国栋)

参 考 文 献

1. Wallace KL,Riedel AA,Joseph-Rjdge N,et al. Increasing Prevalence of gout and hyperuricemia over 10 years among older adults in a managed care population. J Rheurmatol,2004,31(8):1582-1587.

2. Ogura T,Matsuura K,Matsumoto Y,et al. Recent trends of hyperuricemia and obesity in Japanese male adolescents,1991through 2002. Metabolism,2004,53(4):448-453.

3. Gertler MM,Garn SM,Levine SA. Serum uric acid in relation to age and physique in health and in coronary heart disease. Ann Intern Med,1951,34(6):1421-1431.

4. Freedman DS,Williamson DF,Gunter EW,et al. Relation of serum uric acid to mortality and heart disease:The NHANES I epidemiologic follow-up study. Am J Epidemiol,1995,141(7):637-644.

5. Persky VW, Dyer AR, Idris-Soven E, et al. Uric acid: a risk factor for coronary heart disease? Circulation, 1979, 59(5):969-977.

6. Levine W, Dyer AR, Shekelle RB, et al. Serum uric acid and 11.5-year mortality of middle-aged women: findings of the Chicago Heart Association Detection Project in Industry. J Clin Epidemiol, 1989, 42(3):257-267.

7. Fang J, Alderman MH. Serum uric acid and cardiovascular mortality: the NHANES I epidemiologic follow-up study, 1971-1992. National Health and Nutrition Examination Survey. JAMA, 2000, 283(18):2404-2410.

8. Liese AD, Hense HW, Lowel H, et al. Association of serum uric acid with all-cause and cardiovascular disease mortality and incident myocardial infarction in the MONICA Augsburg cohort. World Health Organization Monitoring Trends and Determinants in Cardiovascular Diseases. Epidemiology, 1999, 10(4):391-397.

9. Meisinger C, Koenig W, Baumert J, et al. Uric acid levels are associated with all-cause and cardiovascular disease mortality independent of systemic inflammation in men from the general population: The MONICA/KORA cohort study. Arterioscler Thromb Vasc Biol, 2008, 28(6):1186-1192.

10. Puddu PE, Lanti M, Menotti A, et al. Serum uric acid for short-term prediction of cardiovascular disease incidence in the Gubbio population Study. Acta Cardiol, 2001, 56(4):243-251.

11. Aboa Eboule A, De Smet P, Dramaix M, et al. Relation between uricemia and total, cardiovascular and coronary mortality in both genders of non-selected sample of the Belgium population. Revue Epidemiol Sante Publique, 2001, 49(6):531-539.

12. Bickel C, Rupprecht H, Blankenberg S, et al, Serum Uric Acid as an Independent Predictor of Mortality in Patients With Angiographically Proven Coronary Artery Disease. Am J Cardiol, 2002, 89:12-17.

13. Niskanen LK, Laaksonen DE, Nyyssonen K, et al. Uric acid level as a risk factor for cardiovascular and all-cause mortality in middle-aged men: a prospective cohort study. Arch Intern Med, 2004, 164(14):1546-1551.

14. Bos MJ, Koudstaal PJ, Hofman A, et al. Uric acid is a risk factor for myocardial infarction and stroke: The Rotterdam Study. Stroke, 2006, 37(6):1503-1507.

15. Krishnan E, Baker JF, Furst DE, et al. Gout and the risk of acute myocardial infarction. Arthritis Rheum, 2006, 54(8):2688-2696.

16. Strasak A, Ruttmann E, Brant L, et al. Serum uric acid and risk of cardiovascular mortality: A prospective long-term study of 83,683 Austrian men. Clin Chem, 2008, 54(2):273-284.

17. Strasak AM, Kelleher CC, Brant LJ, et al. Serum uric acid is an independent predictor for all major forms of cardiovascular death in 28,613 elderly women: A prospective 21-year follow-up study. Int J Cardiol, 2008, 125(2):232-239.

18. Verdecchia P, Schillaci G, Reboldi G, et al. Relation between serum uric acid and risk of cardiovascular disease in essential hypertension. The PIUMA study. Hypertension, 2000, 36(6):1072-1078.

19. Tomita M, Mizuno S, Yamanaka H, et al. Does hyperuricemia affect mortality? A prospective cohort study of Japanese male workers. J Epidemiol, 2000, 10(6):403-409.

20. Hakoda M, Masunari N, Yamada M, et al. Serum uric acid concentration as a risk factor for cardiovascular mortality: a longterm cohort study of atomic bomb survivors. J Rheumatol, 2005, 32(5):906-912.

21. Gerber Y, Tanne D, Medalie JH, et al. Serum uric acid and long-term mortality from stroke, coronary heart disease and all causes. Eur J Cardiovasc Prev Rehabil, 2006, 13(2):193-198.

22. Wang JG, Staessen JA, Fagard RH, et al. Prognostic significance of serum creatinine and uric acid in older Chinese patients with isolated systolic hypertension. Hypertension, 2001, 37(4):1069-1074.

23. Chien KL, Hsu HC, Sung FC, et al. Hyperuricemia as a risk factor on cardiovascular events in Taiwan: The

Chin-Shan Community Cardiovascular Cohort Study. Atherosclerosis,2005,183(1):147-155.

24. 崔建.原发性高血压伴高尿酸血症与冠心病的相关性研究.实用临床医学,2007,8(10):28-31.

25. Chen JH,Chuang SY,Chen HJ,et al. Serum uric acid level as an independent risk factor for all-cause,cardio-vascular,and ischemic stroke mortality:A Chinese cohort study. Arthritis Rheum,2009,61(2):225-232.

26. Culleton BF,Larson MG,Kannel WB,et al. Serum uric acid and risk for cardiovascular disease and death:the Framingham Heart Study. Ann Intern Med,1999,131(1):7-13.

27. Wannamethee SG,Shaper AG,Whincup PH. Serum urate and the risk of major coronary heart disease events. Heart,1997,78(2):147-153.

28. Moriarity JT,Folsom AR,Iribarren C,et al. Serum uric acid and risk of coronary heart disease:Atherosclerosis risk in communities (ARIC) study. Ann Epidemiol,2000,10(3):136-143.

29. Wheeler JG,Juzwishin KD,Eiriksdottir G,et al. Serum uric acid and coronary heart disease in 9,458 incident cases and 155,084 controls:prospective study and meta-analysis. PLoS Medicine,2005,2(3):e76.

30. Jee SH,Lee SY,Kim MT. Serum uric acid and risk of death from cancer,cardiovascular disease or all causes in men. Eur J Cardiovasc Prev Rehabil,2004,11(3):185-191.

31. Stack AG,Hanley A,Casserly LF. Independent and conjoint association of gout and hyperuricaemia with total and cardiovascular morality. QJM,2013,106:647-658.

32. Kim SY,Guevara JP,Kim KM,et al. Hyperuricemia and coronary heart disease:a systematic review and meta-analysis. Arthritis Care Res(Hoboken),2010,62(2):170-180.

33. Zhao G,Huang L,Song M,et al. Baseline serum uric acid level as a predictor of cardiovascular disease related mortality and all-cause mortality:a meta-analysis of prospective studies. Atherosclerosis,2013,231(1):61-68.

34. Høieggen A,Alderman MH,Kjeldsen SE,et al. The impact of serum uric acid on cardiovascular outcomes in the LIFE study. Kidney Int,2004,65(3):1041-1049.

35. Athyos VG,Mikhailidis DP,Liberopoulos EN,et al. Effect of statin treatment on renal function and serum uric acid levels and their relation to vascular events in patients with coronary heart disease and metabolic syndrome:a subgroup analysis of the GREek Atorvastatin and Coronary heart disease Evaluation(GREACE) Study. Nephrol Dial Transplant,2007,22(1):118-127.

36. Luk AJ,Levin GP,Moore EE, et al. Allopurinol and mortality in hyperuricemic patients. Rheumatology (Oxford),2009,48(7):804-806.

37. Kanellis J,Watanabe S,Li JH,et al. Uric acid stimulates monocyte chemoattractant protein-1 production in vascular smooth muscle cells via mitogen-activated protein kinase and cyclooxygenase-2. Hypertension,2003,41(6):1287-1293.

38. Conen D,Wietlisbaeh V,Bovet P,et al. Prevalence of hyperuricmia and relation of serum uric acid with cardiovascular risk factors in a developing country. BMC Public Health,2004,4:9.

39. Park YW,Zhu S,Palanippan L,et al. The metabolic syndrome prevalence and associated risk factor finding in the US population from the third National Health and Nutrition Examination Survey:1988-1994. Arch Intem Med,2003,163(4):427-436.

40. Watanabe S,Kang DH,Feng L,et al. Uric acid,hominoid evolution,and the pathogenesis salt-sensitivity. Hypertension,2002,40(3):355-360.

41. Kanellis J,Watanabe S,Li JH,et al. Uric acid stimulates monocyte chemoattractant protein-1(MCP-1) production in vascular smooth muscle cells via mitogen-activated protein kinase(MAPK) and cyclooxygenase-2(COX-2). Hypertension,2003,41(6):1287-1293.

42. Lin KC,Tsao HM,Chen CH,et al. Hypertension was the major risk factor leading to development of cardiovascular diseases among men with hyperuricemia. J Rheumatol,2004,31(6):1152-1158.

43. Costa A,Igualal I,Bedini J,et al. Uric acid concentration in subjects at risk of Type 2 diabetes mellitus:relationship to components of the metabolic syndrome. Metabolism,2002,51(3):372-375.

44. Kim SY,Guevara JP,Kim KM,et al. Hyperuricemia and coronary heart disease:a systematic review and meta-analysis. Arthritis Care Res（Hoboken）,2010,62(2):170-180.

45. FeigDI,KangDH,Johnson RJ. Uric acid and cardiovascular risk. N Engl J Med,2008,359(17):1811-1821.

第七章

高尿酸血症与心衰

慢性心力衰竭(chronic heart failure,CHF)是当今社会致残和致死的重要原因,随年龄增加,心衰的发病率和死亡率明显增长,随之,医疗开支也大大增加。过去 10 到 15 年来,对 CHF 的认识已经从单纯的血流动力学紊乱提高到更复杂的病理生理过程,包括神经内分泌和免疫系统的激活以及氧化应激。在 CHF 的病程中,不仅心血管系统受累,外周组织和器官的改变也与症状和疾病的进展有关。最近发现 CHF 时发生代谢失衡和激素的异常,进而增加了 CHF 病理生理的复杂性。高尿酸血症始终持续存在于 CHF 患者中,而且血尿酸水平的增加和疾病的严重程度相平行,并和一些临床症状有关,例如运动耐力的下降,外周血流和血管阻力的下降,提示在发生 CHF 的病理生理中,黄嘌呤氧化酶代谢通路可能所起的作用以及高尿酸血症影响 CHF 的预后引起了广泛地关注。

第一节　心衰高尿酸血症流行病学及研究

许多研究发现尿酸水平与心血管病之间有很强的相关性,最早观察尿酸和心脏病之间关系的研究之一是 NHANES 研究,20 世纪 70 年代美国第一次国家健康和营养调查,5926 例人群随诊 16.4 年,校正各种危险因素后发现血清尿酸水平与心血管死亡独立相关。PIUMA 研究、LIFE、ELITE II 和许多小规模试验也发现在心血管病人中普遍存在这种关联。其中 PIUMA 研究随诊 1720 例不合并心血管病、肾脏肿瘤或其他疾病的原发性高血压病患者,将血清尿酸水平分为 4 等分,并校正年龄、性别和多种危险因素。平均随诊 4 年,发现血尿酸水平处于最高等分的患者心血管事件(RR 1.73,95% CI 1.01~3.00)、致命心血管事件(RR 1.96,95% CI 1.02~3.79)及全因死亡危险(RR 1.63,95% CI 1.02~2.57)均最高,研究结论:血尿酸升高是高血压患者心血管病和全因死亡的危险标记。

研究显示与正常尿酸人群相比,无明显心血管病的高尿酸血症患者有明显的内皮功能不全。内皮功能及血管扩张受损导致心衰时运动耐力降低和肌肉无力的症状。流行病学研究已经证明尿酸在高血压、心血管疾病、慢性肾脏疾病、卒中和代谢综合征的发生和发展中是独立危险因素,也是心血管死亡的预测指标。高尿酸血症在心力衰竭中同样也是独立危险因素。

血清尿酸水平对于判断心衰患者的预后有重要价值,大量研究表明心衰患者血清尿酸水平升高,且随着心衰病情的进展,高尿酸血症的发生率增加。多项研究显示高尿酸血症是急性慢性心衰死亡的独立预测指标。

　　为调查日常医疗实践中遇到的,未加以选择的心衰患者的高尿酸血症的流行病学以及探讨尿酸是否与心衰患者的长期预后独立有关,日本心力衰竭注册研究(JCARE-CARD)将1869 例住院的心衰患者按血尿酸水平分为 2 组,SUA≥444μmol/L(7.4mg/dl)组(908 例)和SUA<444μmol/L(7.4mg/dl)组(961 例)。出院后随访 2.1 年,结果显示心衰患者伴有高尿酸血症的患病率为 56%,校正多种影响心衰预后的危险因素后,血尿酸升高仍是全因死亡和心源性死亡的独立预测因素,其风险比 HR 分别为 1.413(95% CI 1.094～1.824,$P=0.008$)和 1.399(95% CI 1.020～1.920,$P=0.037$)。无论对重度还是中度心力衰竭,研究均显示血尿酸水平是心衰患者死亡和预后的不良预测因素,并且独立于肾小球滤过率和利尿剂的应用。心肌细胞分泌的尿酸量与心力衰竭的严重程度增加呈正比。心衰患者血尿酸水平升高与衰竭心肌黄嘌呤氧化酶生成增加、尿酸产生增多有关,也与肾脏灌注减少、肾功能损伤尿酸排泄减少有关。

　　血清尿酸水平升高不但与慢性心衰患者的疾病严重程度平行,并与其功能和体能的参数相关,包括最大耗氧量、运动时间和 NYHA 心功能分级。有人报道在高血压伴向心性肥厚的男性患者中,左室几何参数,即左室质量、左室质量指数及室壁厚度与血尿酸水平呈正相关。Pascual-Figal 等对急性心衰,左室收缩功能减低的 212 例住院患者出院后随诊 24 个月,经多种危险因素校正后,发现高尿酸血症仍是长期不良预后的独立危险因素。高尿酸血症患者死亡或心衰再住院的危险比为 1.6(95% CI 1.1～2.6,$P=0.02$)。研究表明,急性心衰患者出院后,高尿酸血症对长期预后有独立预测意义。

　　进一步的动物实验研究支持尿酸引发心血管疾病及其机制。心衰时尿酸升高是黄嘌呤氧化酶(XO)激活的结果。黄嘌呤氧化酶是产生氧自由基的关键酶,XO 损伤血管张力的调节,损伤血管内皮功能和导致运动耐力减低。上调炎性细胞因子以及损伤氧化代谢等也参与了心衰的发病。

　　临床研究方面,Anker 等在一项临床研究中,探讨慢性心衰患者血尿酸水平与死亡的关系。112 例慢性心衰患者入选试验,平均年龄 59±12 岁,运动峰值摄氧量 PVO_2 为(17±7)ml/(kg·min)。结果发现预测 12 个月慢性心衰患者死亡率的尿酸截点为 570μmol/L(9.5mg/dl),独立于年龄、PVO_2、左室射血分数(left ventricular ejection fractions,LVEF)、利尿剂剂量、血肌酐和尿素($P<0.0001$)。SUA≥570μmol/L 预示死亡的危险比 HR 7.14,$P<0.0001$。SUA≥570μmol/L 的 16 例患者具有三项危险因素:SUA≥570μmol/L,LVEF≤25%,以及 PVO2≤14ml/(kg·min),12 个月的存活率最低(31%)。具有 2 个危险因素的患者存活率为 64%,具有 1 个危险因素的存活率为 77%,无危险因素的为 98%($P<0.0001$)。Anker 报告 249 例慢性心衰患者的存活率随 SUA 的升高,呈阶梯式下降:SUA≤400μmol/L,RR 1.00;SUA 401～600μmol/L,RR 1.76($P=0.016$);SUA 601～800μmol/L,RR 6.27($P<0.0001$);SUA>800μmol/L,RR 18.53($P<0.0001$)。有一项研究测量主动脉根部(AO)和冠状窦(CS)的血清尿酸评价尿酸的来源。74 例充血性心衰患者,CS 的尿酸水平显著高于 AO 水平,其差值(CS-AO)随心衰严重程度增加而增加,并与 LVEF 呈负相关,与左室舒张末期容积(left ventricular end-diastolic volume,LVEDV)呈正相关,提示尿酸来自衰竭的心肌。一项前瞻性研究纳入 150 例充血性心衰患者,检测血浆去甲肾上腺素、B 型利钠肽

（B-type natriuretic peptide，BNP）、尿酸和 LVEF。平均随诊 3 年，经多元回归分析，高水平血清尿酸和血浆 BNP 是充血性心衰患者死亡的独立预测因素（P 均<0.001）。2011 年发表了一篇心衰的 meta 分析，Tamariz 等的 meta 分析旨在寻找支持血清尿酸水平作为心衰患者全因死亡危险预测指标的证据，并判断心衰患者死亡危险增加的 SUA 截值。经过 1966—2009 年 3 月的文献检索，搜集心衰人群测定血清尿酸和报告死亡率的文献，从 358 个研究中选出 6 项符合要求的临床研究进行 meta 分析，包括 1456 例心衰患者（急性或慢性心衰），LVEF 中位数为 32%（26% ~ 40%）。结果发现 SUA>300μmol/L（5mg/dl）的心衰患者与 SUA<390μmol/L（6.5mg/dl）的心衰患者相比，前者的全因死亡风险比（RR）为 2.13（95% CI，1.78 ~ 2.55）。即 SUA>390μmol/L（6.5mg/dl）的心衰患者的全因死亡危险比尿酸正常的心衰患者高 2 倍。在 SUA 水平 ≥420μmol/L（7mg/dl）的患者中，SUA 水平和死亡率之间呈线性关系（P<0.01）。因此，血清尿酸水平是心衰患者全因死亡的重要预测指标，SUA>420μmol/L（7mg/dl）的心衰患者有较高的全因死亡危险。

第二节　心衰氧化应激的病理生理

心衰是一种病理生理状态，由于心脏泵血障碍不能满足机体代谢的需要或需增加充盈压才能达到以上要求而发生一系列复杂的神经激素的改变。通常发生两种血流动力学改变为：心输出量（cardiac output，CO）降低和动脉压升高。在急性收缩性心衰早期，肾上腺素能和肾素-血管紧张素-醛固酮系统（renin-angiotensin-aldosterone system，RAAS）激活，加压素和内皮素释放的增加发挥代偿功能，以维持生命器官的灌注，增加动脉血容量。当心衰发展为慢性时，这些代偿机制会导致过度的血管收缩，后负荷增加，水钠潴留，电解质紊乱以及心律失常。

一、氧化应激及活性氧

心衰也是一种慢性氧化机制紊乱的状态。由于氧化应激增加，随之发生亚细胞改变。氧化应激产生过度的活性氧（reactive oxygen species，ROS），包括分子氧及其衍生物［超氧阴离子（O_2^-），羟自由基（OH·）和过氧化氢（H_2O_2）等］。氧化应激发生在需氧细胞，由于氧化应激超越了内生抗氧化的防御机制，因而生物大分子被氧化。ROS 的病理生理作用与其类型、浓度以及生成的部位有关。通常包括三个作用类型：当 ROS 局部水平高时，与许多蛋白、DNA、细胞膜和其他分子起反应，导致细胞受损并产生更多的活性基；在低浓度时，局部 ROS 作为第二信使，通过高度特异性调节细胞内信号分子、酶以及具有氧化还原信号功能的蛋白传导生物信息。第三个 ROS 相关的病理生理机制为超氧阴离子（O_2^-）和信号分子 NO 的作用，使血管内皮的 NO 丢失，此在健康人的血管内环境稳定和心功能调节方面起重要作用。

ROS 主要来源于心血管的一些酶，包括黄嘌呤氧化还原酶（xanthine oxidoreductase，XOR）、还原型烟酰胺腺嘌呤二核苷酸（reduced form of nicotinamide-adenine dinucleotide，NADH）氧化酶、一氧化氮合酶以及线粒体的细胞色素和血红蛋白。黄嘌呤氧化还原酶是含有钼的酶，为 150kD（千道尔顿）的同型二聚体，能产生超氧化物或过氧化氢，XOR 是嘌呤代谢最后一个酶，包含 2 个亚型：黄嘌呤氧化酶（XO）和黄嘌呤脱氢酶（xanthine dehydrogenase，

XDH）。二者不同,黄嘌呤氧化酶来自不可逆的蛋白水解分裂或可逆的黄嘌呤脱氢酶巯基的残基氧化;而黄嘌呤脱氢酶则利用二氢尿嘧啶脱氢酶(dihydropyrimidine dehydrogenase,DPD)作为辅助因子,使其还原为 NADH。XO 利用分子氧,使其还原为 O_2^-/H_2O_2。黄嘌呤氧化酶和黄嘌呤脱氢酶可相互转换。黄嘌呤氧化酶减少氧,而黄嘌呤脱氢酶减少二氢尿嘧啶脱氢酶和氧,并对 NAD 有很大的亲和力。黄嘌呤脱氢酶可被各种酶,如胰蛋白酶、糜蛋白酶、胰酶等转为不可逆的黄嘌呤氧化酶。比起 XO 来,XDH 从每单位氧产生更多的超氧阴离子,当 O_2^- 与来自内皮的内源性 NO 起作用,产生高反应的 $ONOO^-$（过氧亚硝酸阴离子）,进而发生 ROS 的级联反应。因而,黄嘌呤氧化酶产生尿酸的同时又产生 ROS,如超氧化阴离子。对组织和血管产生损害。

二、ROS 在心衰时的发病机制

1. 心肌肥厚　虽然对 ROS 在心衰发病机制中的作用尚不清楚,但 ROS 累及心衰的许多过程明显影响心功能。越来越多的证据显示对神经激素的刺激和慢性压力负荷的反应发生心肌肥厚中有易感的氧化还原通路参与。体外实验见到血管紧张素 II、内皮素-I、去甲肾上腺素、肿瘤坏死因子或搏动的机械牵拉诱导培养的心肌细胞发生肥大,并可见细胞内 ROS 的生成,应用抗氧化剂可抑制 ROS 的产生。其发生机制与 ROS 介导的各种促细胞分裂的蛋白激酶活化和核因子 NF-κB 的激活有关。活体实验显示抗氧化剂可减轻小鼠和猪发生的实验性压力负荷引起的左室肥厚,说明 ROS 参与的作用。

2. 间质纤维化　过度的间质纤维化对于慢性左室肥厚和慢性心衰的发生是非常重要的。已认识到氧化应激使许多器官发生前纤维化,最近的研究提示 NADPH 氧化酶(NOX2)衍生的 ROS 在心肌间质纤维化的发生中起到了重要作用。在缺乏 NOX2 的小鼠静脉输注血管紧张素 II,与野生型小鼠比较,间质纤维化消失了。在 NOX2 敲除的小鼠或 NADPH 氧化酶抑制剂夹竹桃麻素(apocynin)治疗的动物模型静脉输注醛固酮,同样看到间质纤维化被抑制的现象。NOX2 基因敲除的小鼠主动脉结扎后心肌间质纤维化也被抑制。这些动物实验所说明的机制似乎与 NOX2 依赖的前纤维化作用有关,包括前纤维生长因子和基因表达的增加,NF-κB 活性增加,基质金属蛋白酶激活以及炎症细胞浸润。

3. 收缩功能受损及心室重构　收缩功能受损是慢性心衰的主要特征,其发生基于多个因素,包括心肌细胞功能的改变以及心腔结构和特性的改变。体外实验显示 ROS 的增加通过某些机制损害心肌细胞的收缩功能,特别是由黄嘌呤氧化酶产生的活性氧与潜在的病理生理有关,心脏功能和心肌收缩力的减低可能由于氧自由基抑制了心肌的兴奋-收缩偶联机制。Hess 等报告 XO 产生的氧自由基降低了肌浆网 Ca^{2+} 的积聚和 Ca^{2+} ATP 酶,因此使心肌收缩力和松弛率减低。另一个心肌收缩力减低的机制可能是氧自由基对心肌的损害,导致膜磷脂过氧化反应,因而造成膜的液化,膜通透性增加以及失去膜完整性。

充血性心衰时产生氧化剂的酶是上调的,一氧化氮合酶和黄嘌呤氧化酶无论在数量上还是空间定位上都有改变。NO 相对不足可进一步促使氧化酶的活性增加,提示 NO 可能是氧自由基的整体的调节器。在超氧阴离子存在的情况下,NO 起反应产生过氧亚硝酸阴离子($ONOO^-$),主要通过钼催化位点的氧化瓦解抑制 XO 的功能,减低其活性和自由基的产生。如果内皮功能保存以及氧化应激是低的,可期望 NO 活性足以制动 XO 的活性。这种调控机制保持长期有效性,XO 就不能产生过氧化阴离子。低氧情况下,过氧化物的增加可使 NO 失活,提示心衰时血管内皮功能异常的发生机制以及导致全身血管收缩和心脏负荷增加。研究证据提示在心肌梗死后的左室重构中,氧化应激的增加起了重要作用。实验模型研究显示各种抗氧化剂能改善重构的逆转,改善收缩功能,减少左室扩张以及降低死亡率。在这种情况下,ROS 有害作用的因素之一是金属蛋白酶的激活,驱动基质降解促使左室扩张。凋亡激活时氧化应激严重,这对心衰进展,特别是在进展阶段起了重要作用。

第三节　氧化代谢和心衰预后

影响心衰预后的预测因素主要有三个:血流动力学,心脏功能和运动能力以及代谢因素,包括神经内分泌和免疫过程。研究表明代谢因素比起血流动力学和临床特征的常规评价更为重要。

有研究将高尿酸作为代谢的标记(M),峰值 $VO_2 \leqslant 14ml/(kg \cdot min)$ 作为低功能的标记(F),心脏功能低(LVEF≤25%)作为血流动力学的标记(H)。一项研究显示最佳预测 12 个月死亡率的 SUA 截值 570μmol/L(9.50mg/dl),独立于年龄、峰值 VO_2、LVEF、利尿剂剂量、钠、肌酐和尿素($P<0.0001$)。在一项验证研究,SUA≥570μmol/L 可预测死亡率(HR7.14,$P<0.0001$)。以上两个研究中的 16 例 SUA≥570μmol/l,LVEF≤25% 以及峰值 $VO_2 \leqslant 14ml/(kg \cdot min)$ 的患者(MFH 评分 3),12 个月的存活率 31%,具有 2 项指标的为 64%,一项指标的为 77%,不具备 3 项指标的存活率为 98%($P<0.0001$)。另一项研究发现 MFH 评分 2 的患者中有 51%,MFH 评分 3 中有 81% 患者需要做心脏移植。MFH 评分为 0 或 1 的患者 100% 不需要心脏移植。

第四节　心衰时高尿酸血症的机制及临床结局

一、心衰时高尿酸血症的机制

尿酸是嘌呤代谢的最终产物。黄嘌呤氧化酶使次黄嘌呤变成黄嘌呤,黄嘌呤生成尿酸。尿酸主要要通过肾脏排泄。尿酸在肾小球 100% 被过滤,进入近曲肾小管近端 100% 被吸收,然后 50% 的尿酸分泌进入肾小管,40% 被肾小管重吸收,10% 排出体外。

高尿酸血症是一种十分普遍的代谢紊乱,发生率为 2%～18%,随年龄、性别和许多其他因素而不同。尿酸排泄减少可导致高尿酸血症,然而,不少高尿酸血症患者的真正机制还不完全清楚。

1. 尿酸生成增加和(或)排泄减少　心力衰竭时,血尿酸增加可能由于尿酸生成增加和(或)排泄减少。可能的机制包括黄嘌呤氧化酶激活并大幅度增多,同时黄嘌呤脱氢酶转换为黄嘌呤氧化酶增加或 XO 底物增加,导致 ATP 变回到腺苷和次黄嘌呤,使尿酸生成增加;心衰时肾脏灌注减少也是血尿酸水平升高的原因,特别是病情进展的心衰,组织缺血和血乳酸增加,与尿酸发生竞争与有机阴离子交换排出,因而尿酸排出进一步受损。此外,心衰时低盐饮食及利尿剂的应用也增加了近曲肾小管对尿酸重吸收的增加而减少了尿酸的排出。

虽然尿酸主要来源于肝脏,但血管内皮可生成尿酸,XO 位于心脏毛细血管的内皮,在低氧时,尿酸由毛细血管内皮细胞生成。心衰患者与正常对照比较,前者的冠状窦血的尿酸水平升高说明心衰时尿酸来自衰竭的心肌。心衰时高尿酸血症反映了低氧血症对微血管代谢的损害作用。

2. 低氧　在低氧情况,例如 COPD、新生儿低氧血症、发绀性先心病以及急性或慢性心衰等时,由于低氧血症和氧代谢受损可引起血清尿酸水平增高,因为低氧使尿酸前体、次黄嘌呤和黄嘌呤积聚以及黄嘌呤脱氢酶和黄嘌呤氧化酶的激活,于是尿酸生成增多。在组织低氧和缺血/再灌注时尤为重要,表现为在冠状动脉经皮成形术后或 CABG 术中冠状窦尿酸水平也增加。同时在缺血/低氧时黄嘌呤脱氢酶转化为黄嘌呤氧化酶增加,进一步增加氧自由基的产生是心肌受损的关键。

3. 炎症免疫反应　慢性心衰时存在慢性炎症现象,表现为血循环中的细胞因子及其可溶性受体以及黏附分子水平升高,心衰患者血清尿酸与循环中炎性标记物呈强相关。来自黄嘌呤氧化酶的氧自由基使白细胞黏附分子表达增加,白细胞黏附到血管内膜。血尿酸和慢性炎症标记物之间的伴随关系反映了 XO 活性和激活的血管内皮附近的白细胞之间的关系。血清尿酸水平与慢性炎症反应相平行,此现象出现在心衰程度增加的患者。体外实验发现尿酸刺激血管平滑肌细胞增殖,此作用由激活的分裂素蛋白激酶、环氧合酶-2 以及血小板衍生生长因子刺激介导所致。小鼠实验研究发现输注尿酸可引起内毒素刺激肿瘤坏死因子(tumor necrosis factor, TNF)增加,以及发生促炎免疫反应。最近尿酸定为内源性免疫系统激活的危险信号。故高尿酸血症发生免疫介导细胞损伤,增强内毒素刺激 TNF 以及促炎免疫反应。

4. 促进动脉粥样硬化和血栓形成　高尿酸血症可促进低密度脂蛋白胆固醇(low density lipoprotein-cholesterol, LDL-C)的氧合作用,促进脂质过氧化增加氧自由基的生成。所有这些因素都在动脉粥样硬化的发生和发展中起了关键作用。血尿酸可能通过血管平滑肌刺激单核细胞趋化蛋白-1 的生成,作为脂质过氧化的产物,氧化剂能加重局部损伤,扩大梗死面积,中断酶、受体和膜转移机制。最后,高尿酸血症合并血小板黏附的增加,触发和增加血栓形成。

因而心力衰竭患者高尿酸血症是一种氧化代谢受损、胰岛素抵抗、炎症细胞因子激活和血管功能受损的标记。也说明 XO 代谢通路引起的损害。

二、心衰时高尿酸血症的临床结局

血清尿酸水平升高的心衰患者心功能及运动耐力降低,下肢运动后最大血流量减少以及下肢血管阻力增加。下肢运动血流量减少和下肢血管阻力增加是运动耐力减低的原因。一项临床研究发现心衰患者血清尿酸浓度与运动耐力呈负相关。纳入 59 例冠心病或扩张型心肌病慢性心力衰竭患者及 16 例健康者为受试者,观察指标为最大量平板运动试验中的氧摄入量(MVO_2)和每分钟二氧化碳呼出量($VE-VCO_2$);代谢评估指标包括血清尿酸、空腹血脂及胰岛素敏感性。结果与健康对照组比较,CHF 患者的 MVO_2 降低 52% ($P<0.001$);血尿酸浓度升高 56.8% ($P<0.001$);胰岛素敏感性降低 60.5% ($P<0.001$)。多元回归分析血清尿酸浓度能预测 MVO_2 ($r=-0.50, P<0.001$)、运动时间 ($r=-0.53, P<0.001$)、$VE-VCO_2$

（$r=0.45$，$P<0.02$）以及 NYHA 心功能分级（$r=0.36$，$P<0.02$）。血尿酸独立于利尿剂剂量、年龄、BMI、血肌酐、酒精摄入、血浆胰岛素水平以及胰岛素敏感指数。血尿酸与 MVO_2 之间相关性强，心衰患者运动时 MVO_2 下降说明随心输出量减少而体力下降，提示氧代谢受损在心衰病理生理和症状的产生上起了很大作用。血尿酸水平与心衰患者运动耐力之间呈负相关。

Anker 等发现心衰患者血清尿酸水平与小腿最大血流量之间呈负相关。该试验入选 22 例心衰患者，测量运动前静息状态和最大运动后下肢缺血 5 分钟时的最大血流量，并测定血清尿酸。血尿酸最高的患者与血尿酸最低的患者比较，前者下肢最大血流量低于后者［分别为（15.6±2.2）ml/（100ml·min）和（31.0±2.1）ml/（199ml·min），$P=0.003$］。血清尿酸与下肢最大血流量呈负相关（$r=-0.86$，$P<0.001$）。但是和静息状态血流量无相关，经逐步回归分析。血尿酸为唯一的下肢最大血流量的预测指标，而且独立于利尿剂剂量、年龄、BMI、血浆肌酐、空腹和糖耐量试验的血糖和胰岛素值、胰岛素敏感性、饮酒量、平板运动试验时峰值氧摄取以及运动时间。血清尿酸水平与下肢血流呈负相关说明来自 XO 的氧自由基对血管功能的有害作用。氧自由基在心血管疾病血管舒缩功能受损中起了重要作用。高尿酸血症，特别是恶病质患者，由于蛋白分解，肌肉消耗使尿酸产生增加，与缺血后血管阻力增加相关。Doehner 等评价小腿静息时和缺血后血管阻力，受试者为 23 例心衰伴恶病质患者，44 例心衰非恶病质患者，以及 10 例健康对照者。三组患者比较，恶病质患者血尿酸水平最高［健康对照、非恶病质和恶病质分别为（346±21）μmol/L，（459±18）μmol/L 和（612±36）μmol/L，$P<0.0001$］。三组患者比较，恶病质组缺血后小腿血管阻力减少最少［健康对照、非恶病质和恶病质（-90±1）%，（-88±1）% 和（-83±2）%，$P<0.005$］。所有患者缺血后血管阻力显著与血尿酸（$r=0.61$，$P<0.0001$）、肌酐（$r=0.47$，$P<0.0001$）、峰值 VO_2（$r=-0.34$，$P<0.01$）和 NYHA 心功能（$r=0.33$，$P<0.01$）相关，独立于年龄。而在健康对照者没有看到这种相关性（$r=0.04$，$P=0.9$）。经多变量和逐步回归分析，发现血尿酸是很强的血管阻力的预测因子。独立于年龄、峰值 VO_2、肌酐、NYHA 心功能分级以及利尿剂剂量。心衰伴恶病质患者高尿酸血症与缺血后小腿血管阻力之间的相关性说明 XO 代谢通路损害了慢性心衰患者血管扩张能力。

心衰时内皮功能不全以及血管扩张能力下降与临床症状密切相关，表现为运动能力减低和肌肉无力，心衰时骨骼肌灌注减少并非血流动力学异常和低血压所致，而是与内皮功能不全和炎症激活有关。氧化应激增加是血管张力调节受损的重要原因。表现为 NO 的血管活性降低，黄嘌呤氧化酶产生氧自由基与内皮衍生 NO 相互作用，形成具有高度活性氧自由基的过氧化亚硝酸盐，并开始损害氧自由基的串联反应。内皮功能不全与氧自由基增加 NO 的清除有关，并非和 NO 生成不足有关。人类黄嘌呤氧化酶活性最高的组织是毛细血管和小血管内皮，提示黄嘌呤氧化酶（XO）参与了血管功能。

综上所述，关于慢性心衰的认识已从单纯的泵功能紊乱提高到更复杂的病理生理过程，包括激素、免疫和代谢方面及其引起的继发性改变。研究结果所提供的数据提示黄嘌呤氧化酶代谢通路与慢性心衰的病理生理及伴发的症状和预后有关。黄嘌呤氧化酶是人体产生氧自由基的主要来源。在 CHF 时，刺激 XO 激活性的因素，包括胰岛素抵抗、低氧、细胞死亡等以及黄嘌呤氧化酶和黄嘌呤脱氢酶的失衡导致 XO 活性上调，促使黄嘌呤生成尿酸增加，同时 XO 使氧自由基产生增加。超氧化阴离子与内皮衍生 NO 起反应使 NO 生成和清除失衡,NO 清除增多引起 NO 依赖性血管张力调节受损,外周血管阻力增加。高尿酸血症有关的病理生理改变伴多方面受损,包括细胞因子增加、细胞凋亡、内皮功能不全、炎症免疫反应、促进脂质过氧化、加重心肌损伤以及增加血栓形成等均可发生在心衰患者。心衰的一系列前瞻性研究提示高尿酸血症是氧化代谢受损、高胰岛素血症、炎性细胞因子激活以及血管功能受损的标记。

心衰患者存在高尿酸血症,是检测氧化代谢受损的直接指标。血清尿酸水平提示黄嘌呤氧化酶在 CHF 中激活的程度,并且独立于利尿剂作用和肾功能受损。

第五节 心衰高尿酸血症治疗

一、黄嘌呤氧化酶抑制的探讨

Goorge 等在慢性稳定性心衰患者中发现,与安慰剂对照,促进尿酸排泄的药物丙磺舒不能改善内皮功能,提示尿酸本身对内皮功能无影响,既无有利也无有害的作用。又评价了别嘌醇(allopurinol)对氧化应激的作用,别嘌醇降低内源性氧化应激而丙磺舒没有此作用,间接证明别嘌醇改善内皮功能是由于减少氧化应激,而不是尿酸减少的原因。与安慰剂比较,高剂量别嘌醇(600mg)可获得显著的前臂血压下降的改善。黄嘌呤氧化酶水平的下降说明黄嘌呤氧化酶完全被大剂量别嘌醇阻断。由于大剂量别嘌醇对心衰患者的肾功能和胃肠道不良反应的危险性,难以在临床中研究增大剂量是否能产生更多的获益或完全抑制黄嘌呤氧化酶。Mellin 发现别嘌醇能降低 ROS,但是长期应用此作用未得到证实,这是因为 ROS 的产生还有其他途径,例如血管紧张素 II 也可激活氧化酶,因此 ACEI 或 ARB 与别嘌醇合用可协同降低氧化酶系统的激活。

进一步的证据来自机械能量解偶联试验,试验反映了左室做功和心肌能量消耗之间的不平衡现象,当心肌耗氧量减少时 XO 的抑制作用可维持心输出量,在没有增加心肌耗氧的情况下,XO 的抑制作用甚至可能增加心输出量。在试验犬起搏诱导的心衰时,别嘌醇能够改善心肌收缩性和氧利用效率。小样本患者试验冠状动脉内注射别嘌醇使心肌耗氧量显著降低,结果左室压力升高率(dp/dt)未见下降。每搏功(stroke work)或心室负荷未见降低。因此,XO 抑制剂获益是因为改善内皮功能,通过减少内源性氧化应激作用改善机械-能量偶联、左室重构和左室质量,而剂量可能是关键。

黄嘌呤氧化酶抑制剂也用于缺血再灌注损伤研究。但尚需要更多的工作了解 XO 系统对缺血再灌注损伤的病理机制以及 XO 抑制剂在缺血再灌注损伤中的病理生理作用。多中心试验观察维生素 C/E 抗氧化作用都失败,因为其作用太小太晚,抗氧化维生素仅仅抹去已经形成的 ROS,因此,在降低氧化应激方面抗氧化维生素是非特异的,也是无效的。

二、心力衰竭高尿酸血症黄嘌呤氧化酶抑制治疗

所有资料提示黄嘌呤氧化酶(XO)的代谢途径在充血性心力衰竭和其他心血管病的病理生理作用。阻断 XO 产生的氧自由基的积聚是预防氧自由基积聚和其不良作用的新的治

疗理念。日益增多的试验和临床研究开始探讨这样的治疗是否能带来有益的病理生理作用。心衰时如果抑制 XO 活性,可能有助于逆转对 XO 代谢通路慢性上调的不适应性。事实上目前已经见到心力衰竭伴高尿酸血症患者经 XO 抑制剂别嘌醇治疗内皮功能和外周血流改善,氧自由基生成减少,改善左室重构,降低心肌耗氧以及改善心肌收缩功能。

Engberding 研究结扎左前降支冠状动脉造成广泛前壁心肌梗死的小鼠模型,随机分为安慰剂组和 XO 抑制剂别嘌醇组,在急性缺血事件后 1 天开始治疗。两组梗死面积无差别。在梗死远处的心肌黄嘌呤氧化酶表达显著增加;心梗后心肌 ROS 产生增加。但是别嘌醇治疗后 XO 和 ROS 显著降低;超声心动图显示别嘌醇治疗使心梗后左室扩大和功能不全减轻,并显著减轻左室肥厚及基质纤维化,显示了别嘌醇在左室重构和左室功能方面的有益作用,至少部分是由心肌 XO 活性降低和 ROS 产生减少介导的。最近研究在仓鼠扩张型心肌病模型,证明了别嘌醇治疗心衰的有益作用。Mellin 等在冠状动脉结扎的心衰大鼠模型,比较了别嘌醇治疗 5 天和 10 天对血流动力学和左室功能及结构的作用,发现长期别嘌醇治疗可改善左室血流动力学和功能,预防左室重构。急性和慢性别嘌醇治疗抑制了黄嘌呤氧化酶,血清尿酸降低是 XO 抑制的标记。然而,只有在急性用药时降低左室 ROS 的产生。推测别嘌醇的长期作用可能是由于别嘌醇治疗开始的短时间里心肌 ROS 产生减少,尚需临床研究验证。

扩张型心肌病是以左室做功和心肌能量消耗之间失平衡为特征。Cappola 等在 9 例扩张型心肌病患者经冠状动脉内注射别嘌醇,分析 XO 抑制剂对左室功能的作用。测量患者的心肌耗氧量(MVO_2)、左室峰值压力上升速率(LV 的 dp/dt_{max})、每搏功(SW)以及做功效率($dp/dt_{max}/MVO_2$ 和 SW/MVO_2)。在用药前(基线水平)和用药后测定。用药方法:冠状动脉内注射别嘌醇,每分钟分别为 0.5mg、1.0mg 和 1.5mg,每次 15 分钟。结果:别嘌醇显著降低 MVO_2(16±5)%($P<0.01$);dp/dt_{max} 或 SW 未见下降,心室负荷无变化。实际上心肌作工效率改善[峰值效果:$dp/dt_{max}/MVO_2$ 增加(22±9)%;SW/MVO_2 增加(40±17)%,P 均 <0.05]。提示 XO 激活可能使人类心肌病时的能量代谢发生异常。研究结果提示扩张型心肌病治疗策略可能还应包括抑制黄嘌呤氧化酶的药物以逆转衰竭心脏的能量不足。一些心衰的实验研究也证实了别嘌醇降低心肌耗氧,改善心肌收缩功能的作用。虽然机制尚不完全清楚,有研究者认为别嘌醇的特殊作用可能与增加心肌肌丝对钙离子的敏感性有关。在再灌注损伤中,XO 衍生的氧自由基在血流和组织受损中起了重要作用。别嘌醇可对再灌注损伤起到保护作用,临床研究显示冠状动脉旁路移植术(CABG)前给予别嘌醇治疗可改善术后恢复以及降低脂质过氧化作用。

多个研究评价 XO 抑制剂别嘌醇对内皮功能和外周血流的有益作用。研究结果均显示外周血管扩张和血流改善,而且局部和全身血管均受益。Doehner 等评价 10 例血尿酸正常(315±42)μmol/L 的心衰患者和 9 例血尿酸升高(535±54)μmol/L 的心衰患者的桡动脉内皮功能,包括内皮依赖性(输注乙酰胆碱)和非内皮依赖性(输注硝酸甘油)血管扩张功能,同时输注别嘌醇(600μg/min)使血尿酸增高的心衰患者内皮依赖性血管扩张改善,而非内皮依赖性血管扩张无改善($P<0.05$)。在双盲交叉试验中,高尿酸血症[范围:455~743μmol/L;平均:(558±21)μmol/L]的心衰患者随机分为别嘌醇 300mg/d 或安慰剂治疗 1 周,别嘌醇治疗使所有患者的尿酸水平降低>120μmol/L[平均下降(217±15)μmol/L,$P<$

0.0001]。与安慰剂相比,别嘌醇改善手臂的峰值血流24%($P=0.027$)以及腿的血流23%($P=0.029$)。手臂血流依赖性血流改善58%($P=0.011$)。治疗后尿酸水平的改变和血流依赖性血流的改善有直接关系($r=0.63$,$P<0.05$)。近期研究显示别嘌醇对内皮的功能作用为剂量依赖性。别嘌醇600mg/d与300mg/d或安慰剂比较,显著增加前臂血流对乙酰胆碱的反应性[各组前臂血流恢复分别为(240.31 ± 38.19)%,(152.10 ± 18.21)%和(73.96 ± 10.29)%,$P<0.001$]。

心衰伴高尿酸血症的临床研究显示XO抑制剂别嘌醇显著改善心室收缩功能及运动耐力,并降低死亡和心衰再住院的风险。一项随机对照研究共入选80例心衰伴高尿酸血症患者,其中对照组40例,给予标准心衰治疗,另外40例在心衰标准治疗基础上加用别嘌醇300mg/d,结果显示别嘌醇组在NYHA分级、LVEF、左室舒张末期内径(LVEDD)及6分钟步行时间等改善方面均优于对照组,差异有统计学意义。George等回顾分析25 090例心衰患者,观察的主要终点为心衰再住院和全因死亡的联合终点。发现有痛风史或近期痛风发作的心衰患者心衰再住院风险增加63%(RR 1.63,95% CI,1.48~1.80,$P<0.001$);死亡风险增加106%(RR 2.06,95% CI 1.39~3.06)。应用别嘌醇治疗30天以上,只有在心衰伴痛风的患者中,因心衰再住院或死亡的风险降低31%(RR 0.69,95% CI 0.60~0.79.$P<0.001$),全因死亡风险降低26%(RR 0.74,95% CI 0.61~0.90,$P<0.001$)。说明心衰合并痛风是高危人群,别嘌醇可改善这组人群的预后。Farguharson等对伴有高尿酸血症的慢性心衰患者给予别嘌醇治疗,发现别嘌醇可改善患者血管内皮依赖性舒张功能,其机制与别嘌醇减少尿酸生成,抑制氧化应激有关。L. Wei等入选4785例心衰患者长期服用别嘌醇,结果显示与低剂量(300mg/d)相比,高剂量(700mg/d)别嘌醇患者因心衰死亡风险更低。在一项回顾性队列研究中,Struthers等探讨别嘌醇治疗CHF患者是否能降低死亡率和住院率,设定高尿酸水平是死亡率的独立危险因素,死亡率可增加4倍。他们观察到大剂量(>300mg/d)的别嘌醇长期治疗比小剂量长期治疗可获得更好的生存(RR 0.59,95% CI 0.37~0.95)。长期持续高尿酸血症的危险性只有经长期高剂量别嘌醇治疗才能下降。这意味着高剂量别嘌醇可充分抑制XO的激活并改善存活。Struthers等根据英国心衰注册数据系统,回顾性分析别嘌醇治疗的获益,入选1760例心衰患者,发现大剂量(>300mg/d)别嘌醇治疗4年以上可以将高尿酸血症的心衰患者的住院率和病死率降至正常尿酸患者的水平,而且安全性良好。而小剂量(≤300mg/d)别嘌醇使用4年却使死亡风险增加104%。提示长期别嘌醇治疗使心衰患者获益,而且呈剂量依赖性。

两项临床试验EXOTIC-EF和LaPlata研究显示另一个XO抑制剂,别嘌醇的活性代谢产物奥昔嘌醇(Oxypurinol)在心衰急性期应用证明能显著改善左室射血分数。EXOTIC-EF试验是开放,无安慰剂对照的研究,20例充血性心衰患者入选,Oxypurinol 400mg治疗后,左室射血分数增加3.6%($P<0.032$)。LaPlata试验是随机、双盲安慰剂对照的临床研究,60例CHF患者(NYHA Ⅱ-Ⅲ)在心衰标准治疗基础上加用奥昔嘌醇600mg/d或安慰剂治疗28天,评价LVEF、血尿酸水平和6分钟步行试验,结果:治疗组LVEF改善,比安慰剂组增加3.3%($P<0.01$)。但只是在基线时LVEF>40%的患者排除后,LVEF改善才有统计学意义。6分钟步行距离两组均有改善,但无差异。作者认为此结果可能与氧化应激降低有关,特别是 XO 抑制，O_2^- 产生减少，导致更多 NO 可利用以及后负荷降低，肌丝 Ca^{2+} 反应性趋于恢复，从而心肌收缩力改善。最后他们推测当氧化应激减轻后，重构逆转，心脏做功也增加。

接着 OPT-CHF(oxypurinol therapy for chronic heart failure)试验也应用奥昔嘌醇治疗 6 个月，没有显示显著的获益。这是第一个在非选择的中-重度心衰患者中评价临床效果的研究。该项最新的多中心、随机双盲安慰剂对照研究旨在探讨 XO 抑制剂奥昔嘌醇(600mg/d)对接受最佳治疗的收缩性症状性心衰患者($n = 405$)能否临床获益。有效性复合终点：心衰致残率，死亡率和生活质量。结果：患者在临床复合终点方面的改善率、无改变率和恶化率在治疗组和安慰剂组之间无差异。治疗组血清尿酸下降 $120\mu mol/L(2mg/dl)(P < 0.001)$。亚组分析，血尿酸水平 $>570\mu mol/L(9.5mg/dl)(n = 108)$ 的患者对奥昔嘌醇反应良好($P = 0.02$)；而尿酸水平 $<570\mu mol/L(9.5mg/dl)$，接受奥昔嘌醇的患者趋向恶化。此外，奥昔嘌醇使尿酸水平下降与良好的临床反应相关。在奥昔嘌醇组中，临床特征改善或无改变的患者，血清尿酸水平显著显著降低(-138 ± 126) $\mu mol/L$[(-2.3 ± 2.1)mg/dl]；而临床恶化的患者血清尿酸下降(-60 ± 114) $\mu mol/L$[(-1.0 ± 1.9)mg/dl]不如前者($P = 0.0006$)。结果提示奥昔嘌醇与安慰剂比较，并不改善临床预后，但是血尿酸水平升高的心衰患者治疗后获益，而且与血清尿酸水平降低的程度相关。说明奥昔嘌醇仅对高尿酸血症的患者有效。

全球急性冠脉综合征注册研究(the GREek atorvastatin and coronary-heart-disease evaluation, GREACE)和氯沙坦干预减少高血压患者终点事件(the losartan intervention for endpoint reduction in hypertension, LIEF)研究的后期分析发现，血尿酸是心血管病的危险发病因素以及药物治疗可获益。试验结果阐明在冠心病、充血性心力衰竭和扩张型心肌病患者中用别嘌醇降低血尿酸，在心血管并发症方面获益。初步的临床试验结果发现通过 XO 的抑制降低血尿酸可使慢性心衰患者获益。

然而，OPT-CHF 研究显示 OX 抑制剂奥昔嘌醇可降低血清尿酸水平，但是心衰患者的预后并没有从中获益，说明血清尿酸并无心衰致病的作用，血清尿酸水平升高提示存在心肌氧化损害，高尿酸血症只是一种心衰预后不良的生物标记。由于 OPT-CHF 的阴性结果，OX 抑制剂治疗心衰的前景尚不清楚。但是一些小规模的心衰别嘌醇治疗的临床和机制研究，提示其有效性和安全性，因此，以应用 XO 抑制剂抑制氧化应激为目标的心衰治疗策略尚需继续研究，今后可着重在重度心衰伴高尿酸血症的患者中探讨 XO 抑制剂改善心衰预后的作用及机制。XO 抑制剂的疗效呈剂量依赖性，大剂量的效果优于小剂量，也需进一步探讨改善心衰患者预后的合适剂量，寻找更优秀的 XO 抑制剂。

高尿酸血症患者应强调积极治疗基础心血管疾病、高血压、冠心病、糖尿病和肾脏病，改善缺氧和心肌缺血。应加强非药物治疗，控制饮食，避免富含嘌呤的食物，忌酒，增加运动和减重等。

三、黄嘌呤氧化酶抑制剂别嘌醇

别嘌醇(allopurinol)为一个酶解物，又是 XO 的竞争抑制剂，在活性部位的结合是不可逆的(减少钼Ⅵ变为Ⅳ)，然而，它的代谢产物奥昔嘌醇(oxypurinol)在活性部位结合是可逆的。因为氧化钼使Ⅳ自然变成Ⅵ，其酶可恢复性，因此，足够高浓度的药物是必须的。1966 年美国 FDA 批准别嘌醇上市，治疗高尿酸血症，剂量 100～300mg/d，最大剂量在英国允许

900mg/d。别嘌醇主要通过代谢清除,而奥昔嘌醇是肾脏排泄,有较多从肾小管重吸收。

药代动力学研究发现肾脏尿酸排泄不受别嘌醇影响,但肾脏黄嘌呤的清除在服用别嘌醇200mg后增加60%,而老年人黄嘌呤排除减少。不良反应为轻度胃肠道或过敏反应,但少见。别嘌醇重度不良反应易识别,如神经系统,过敏发热皮疹,肾功能受损,甚至可致命。老年人肾功能不全时这种危险明显增加。今后尚需寻找更新更特异的,安全性高的 XO 拮抗剂。

氧化应激给心衰患者带来心功能不全和不良预后。因此,抑制氧化应激可能作为心衰治疗的目标之一。然而,在评价心衰患者氧化应激的程度方面具有挑战性,因为心衰的病理生理过程高度复杂。衰竭心脏及其微血管内皮 XO 活性增加,导致尿酸前体次黄嘌呤和黄嘌呤的积聚及嘌呤最终产物尿酸的增多,此催化反应产生活性氧,导致氧化应激、进行性细胞坏死、组织损伤。在充血性心衰患者高尿酸血症是一种氧化代谢受损、胰岛素抵抗、炎症细胞因子激活和血管功能受损的标记,也是心衰进展和预后的生物标记。

当前 BNP、肌钙蛋白、LVEF、NYHA 心功能及西雅图心衰指数作为心衰患者重要的预后指标,与心衰死亡有很好的相关。然而,在心衰的早期阶段,这些指标识别能力非常有限,而血清尿酸作为心衰全因死亡的预后指标而且独立于影响心衰患者生存的其他因素,具有一定的临床价值。XO 抑制剂在心衰的治疗中地位尚未确立,由于缺乏大规模、多中心、双盲随机对照临床研究的证据,而且已有的临床研究结果的不一致性,国内外心衰治疗指南中均未推荐 XO 抑制剂的心衰治疗策略。心衰合并高尿酸血症的 XO 抑制剂的治疗价值尚有待进一步临床研究探讨。

(朱文玲　程中伟)

参 考 文 献

1. Doehner W,Rauchhaus M,Florea VG,et al. Uric acid in cachectic and non-cachectic CHF patients-relation to leg vascular resistance. Am Heart J,2001,141:792-799.

2. Fang J,Alderman MH. Serum uric acid and cardiovascular mortality the NHANES 1 epidemiologic follow-up study 1971-1992. National Health and Nutrition Examination Survey. JAMA,2000,283(18):240-250.

3. Verdecchia,P,Schillaci G,Roboldi G,et al. Relation between sersum uric acid and risk of cardiovascular disease in essential hypertension The PIUMA Study. Hypertension,2000,36(6):1072-1078.

4. Hoieggen A,Alderman MH,Kjeldsen SE,et al. The impact of serum uric acid on cardiovascular outcomes in the LIFE study. Kidney Int,2004,65:1041-1049.

5. Anker SD,Doehner W,Rauchhaus M,et al. Uric acid and survival in chronic heart failure:validation and application in metabolic,functional,and hemodynamic staging. Circulation,2003,107:1991-1997.

6. Weir CJ,Muir SW,Walters MR,et al. Serum urate as an independent predictor of poor outcome and future vascular events after acute stroke. Stroke,2003,34:1951-1956.

7. Anker SD,Swan JW,volterrani M,et al. The influence of muscle mass,strength,fatiguability and blood flow on exercise capacity in cachectic and non-cachectic patients with chronic heart failure. Eur Heart J,1997,18:259-269.

8. Feig DI,kang DH,Johnson RJ,Uric acid and cardiovascular risk. N Engl J Med,2008,359:1811-1821.

9. Leyva F,Anker SD,Godsland IF,et al. Uric acid in chronic heart failure:a marker of chronic inflammation. Eur

Heart J,1998,19:1814-1822.

10. Leyva F,Anker SD,Swan JW,et al. Serum uric acid as an index of impaired oxidative metabolism in chronic heart failure. Eur Heart J,1997,18:858-865.

11. Hopper MM,Hohlfeld JM,Fabel H. Hyperuricaemia in patients with right or left heart failure. Eur Respirz J,1999,13:682-685.

12. Pascual-Figal DA,Hurtado-Martinez JA,Redondo B,et al. Hyperuricaemia and long-term outcome after hospital discharge in acute heart failure patients. Eur J Heart Fail,2007,9:437-439.

13. Hamaguchi S,Furumoto T,Tsutsui T,et al. Serum level of uric acid,partly secreted from the failing heart,is a prognostic marker in patients with congestive heart failure. Circ J,2006,70:1006-1011.

14. Jankowska EA,Ponibowska B,Majda J,et al. hyperuricaemia predicts poor outcome in patients with mild to moderate chronic heart failure. Ine J cardiol,2007,115:151-155.

15. Hamaguchi S,Furumoto T,Tsuchihashi-Makaya M,et al. Hyperuricemia predicts adverse outcomes in patients with heart failure. Int J Cardiol,2011,151:143-147.

16. Sakai H,Tsutamoto T,Tsutsui T,et al. Serum level of uric acid,partly secreted from the failing heart,is a prognostic marker in patients with congestive heart failure. Circ J,2006,70:1006-1172.

17. Kurata A,Shigematsu Y,Higaki J. Sex-related differences in relations of uric acid to left ventricular hypertrophy and remodeling in Japanese hypertensive patients. Hypertens Res,2005,28:133-139.

18. Pascual-Figal DA,Hurtado-Martinez JA,Redondo B,et al. Hyperuricaemia and long-term outcome after hospital discharge in acute heart failure patients. Eur J Heart Fail,2007,9:518-524.

19. Mazzali M,Hughes J,Kim YG,et al. Elevated uric acid increases blood pressure in the rat by a novel cryatal-independent mechanism. Hypertension,2001,38:1101-1106.

20. Sakai H,Tsutamoto Y,Tsutsui T,et al. Serum level of uric acid,partly secreted from the failing heart,is a prognostic marker in patients with congestive heart failure. Circulation J,2006,70(8):1006-1011.

21. Tamariz L,Arash Harzand BS,Palacio A,et al. Uric Acid as a Predictor of All-Cause Mortality in Heart Failure:A Meta-Analysis. Congest Heart Fail,2011,17:25-30.

22. Seddon M,Looi YH,Shah AM. Oxidative stress and redox signalling in cardiac hypertrophy and heart failure. Heart,2007,93:903-907.

23. Hare JM,Stamler JS. NO/redox disequilibrium in the failing heart and cardiovascular system. J Clin Invest,2005,115:509-517.

24. Byrne JA,Grieve DJ,Bendall JK,et al. Contrasting roles of NADPH oxidase isoforms in pressure-overload versus angiotensin Ⅱ-induced cardiac hypertrophy. Circ Res,2003,93:802-805.

25. Johar S,Cave AC,Narayanapanicker A,et al. Aldosterone mediates angiotensin Ⅱ-induced interstitial cardiac fibrosis via a Nox2-containing NADPH oxidase. FASEB J,2006,20:1546-1548.

26. Grieve DJ,Byrne JA,Siva A,et al. Involvement of the nicotinamide adenosine dinucleotide phosphate oxidase isoform Nox2 in cardiac contractile dysfunction occurring in response to pressure overload. J Am Coll Cardiol,2006,47:817-826.

27. Hess ML,Okabe E,Kontos HA. Proton and free oxygen radical interaction with the calcium transport system of cardiac sarcoplasmatic reticulum. J Mol Cell Cardiol,1981,13:767-772.

28. Sun Y. Oxidative stress and cardiac repair/remodeling following infarction. Am J Med Sci,2007,334:197-205.

29. Zhao L,Roche BM,Wessale JL,et al. Chronic xanthine oxidase inhibition following myocardial infarction in rabbits:effects of early versus delayed treatment. Life Sci,2008,82:495-502.

30. Anker SD, Coats AJ. Metabolic, functional, and haemodynamic staging for CHF? Lancet, 1996, 348: 1530-1531.

31. Saugstad OD. Role of xanthine oxidase and its inhibitor in hypoxia: reoxygenation injury. Pediatrics, 1996, 98: 103-107.

32. Jarasch E, Grund C, Bruder G, et al. Localization of xanthine oxidase in mammary gland epithelium and capillary endothelium. Cell, 1981, 25: 67-82.

33. Hassoun PM, Shedd AL, Lanzillo JJ, et al. Inhibition of pulmonary artery smooth muscle cell growth by hypoxanthine, xanthine and uric acid. Am J Respir Cell Mol Biol, 1992, 6: 617-624.

34. De Jong JW, van der Meer P, Huizer T, et al. Does xanthine oxidase cause damage during myocardial ischemia? Bratisl Lek Listy, 1991, 92: 41-47.

35. Lazzarino G, Raatikainen P, Nuutinen M, et al. Myocardial release of malondialdehyde and purine compounds during coronary bypass surgery. Circulation, 1994, 90: 291-297.

36. Parish RC, Evans JD. Inflammation in chronic heart failure. Ann Pharmacother, 2008, 42: 1002-1016.

37. Leyva F, Anker SD, Godsland IF, et al. Uric acid in chronic heart failure: a marker of chronic inflammation. Eur Heart J, 1998, 19: 1814-1822.

38. Kang D-H, Nakagawa T, Feng L, et al. A role for uric acid in the progression of renal disease. J Am Soc Nephrol, 2002, 13: 2888-2897.

39. Netea MG, Kullberg BJ, Blok WL, et al. The role of hyperuricemia in the increased cytokine production after lipopolysaccharide challenge in neutropenic mice. Blood, 1997, 89: 577-582.

40. DeScheeder IK, van de Kraay AM, Lamers JM, et al. Myocardial malondialdehyde and uric acid release after short-lasting coronary occlusions during angioplasty: potential mechanisms for free radical generation. Am J Cardiol, 1991, 68: 392-395.

41. Ginsberg MH, Kozin F, O'Malley M, et al. Release of platelet constituents by monosodium urate crystals. J Clin Invest, 1977, 60: 999-1007.

42. Leyva F, Anker S, Swan JW, et al. Serum uric acid as an impaired oxidative metabolism in chronic heart failure. Eur Heart J, 1997, 18: 858-865.

43. Anker SD, Leyva F, Poole-Wilson PA, et al. Relation between serum uric acid and lower limb blood flow in patients with chronic heart failure. Heart, 1997, 78: 39-43.

44. George J, Struthers A. High dose allopurinol dramatically improves endothelial function beyond urate lowering and is a powerful antioxidant in chronic heart failure. Eur J Heart Failure, 2006, 5: 92.

45. Mellin V, Isabelle M, Oudot A, et al. Transient reduction in myocardial free oxygen radical levels is involved in the improved cardiac function and structure after long-term allopurinol treatment initiated in established chronic heart failure. Eur Heart J, 2005, 26: 1544-1550.

46. Kittleson MM, Hare JM. Xanthine oxidase inhibitors: an emerging class of drugs for heart failure. Eur Heart J, 2005, 26: 1458-1460.

47. Amado LC, Saliaris AP, Raju SV, et al. Xanthine oxidase inhibition ameliorates cardiovascular dysfunction in dogs with pacing-induced heart failure. J Mol Cell Cardiol, 2005, 39: 531-536.

48. Cappola TP, Kass DA, Nelson GS, et al. Allopurinol improves myocardial efficiency in patients with idiopathic dilated cardiomyopathy. Circulation, 2001, 104: 2407-2411.

49. Doehner W, Schoene N, Rauchhaus M, et al. The effects of xanthine oxidase inhibition with allopurinol on endothelial function and peripheralblood flow in hyperuricemic patients with chronic heart failure-results from two

placebo controlled studies. Circulation,2002,105:2619-2624.

50. Engberding N,Spiekermann S,Schaefer A,et al. Allopurinol attenuates left ventricular remodeling and dysfunction after experimental myocardial infarction. A new action for an old drug? Circulation,2004,110:2175-2179.

51. Hayashi K, Kimata H, Obata K, et al. Xanthine oxidase inhibition improves left ventricular dysfunction in dilated cardiomyopathic hamsters. J Card Fail,2008,14:238-244.

52. Mellin V,Isabelle M,Oudot A,et al. Transient reduction in myocardial free oxygen radical levels is involved in the improved cardiac function and structure after long-term allopurinol treatment initiated in established chronic heart failure. Eur Heart J,2005,26:1544-1550.

53. Cappola TP,Kass DA,Nelson GS,et al. Allopurinol improves myocardial efficiency in patients with idiopathic dilated cardiomyopathy. Circulation,2001,104:2407-2411.

54. Ukai T,Cheng CP,Tachibana H,et al. Allopurinol enhances the contractile response to dobutamine and exercise in dogs with pacing-induced heart failure. Circulation,2001,103:750-755.

55. Perez NG,Gao WD,Marban E. Novel myofilament Ca2_-sensitizing property of xanthine oxidase inhibitors. Circ Res,1998,83:423-430.

56. Coghlan JG, Flitter WD, Clutton SM, et al. Allopurinol pretreatment improves postoperative recovery and reduces lipid peroxidation in patients undergoing coronary artery bypass grafting. J Thorac Cardiovasc Surg, 1994,107:248-256.

57. Doehner W, Schoene N, Rauchhaus M, et al. Effects of xanthine oxidase inhibition with allopurinol on endothelial function and peripheral blood flow in hyperuricemic patients with chronic heart failure:results from 2 placebo controlled studies. Circulation,2002,105:2619-2624.

58. George J,Carr E,Davies J,et al. High-dose allopurinol improves endothelial function by profoundly reducing vascular oxidative stress and not by lowering uric acid. Circulation,2006,114:2508-2516.

59. Chen XX,Ye MF. Effects of allopurinol on cardiac function and exercise capacity in hyperuricemic patients with congestive heart failure. Chin J of Clinical Rational Drug Use,2009,2(16):1-2.

60. George T,James MB. Gout,Allopurinol Use and Heart Failure Outcomes Arch Intern Med,2010,170(15): 1358-1364.

61. Farquharson CA,Butler B,Hill A,et al. Allopurinol improves endothelial dysfunction in chronic heart failure. Circulation,2002,106(2):221-226.

62. Wei L,Fahey T,Struthers AD,et al. Association between allopurinol and mortality in heart failure patients:a long-term follow-up study. Int J Clin Pract,2009,63(9):1327-1333.

63. Struthers AD,Donnan PT,Lindsay P,et al. Effect of allopurinol on mortality and hospitalisations in chronic heart failure:a retrospective cohort study. Heart,2002,87:229-234.

64. Struthers AD,donnan PR,Lindsay P,et al. Effect of allopurinol on mortatality and hospitalizations in chronic heart failure:a retrospective cohort study. Heart,2002,87(3):229-234.

65. Cingolani HE,Plastino JA,Escudero EM,et al. The effect of xanthine oxidase inhibition upon ejection fraction in heart failure patients:La Plata Study. J Card Fail,2006,12:491-498.

66. Hare JM,Mangal B,Brown J,et al. Impact of oxypurinol in patients with symptomatic heart failure. J Am Coll Cardiol,2008,51:2301-2309.

67. Athyros VG,Elisaf M,Papageorgiou AA,et al. Effect of statins versus untreated dyslipidemia on serum uric acid levels in patients with coronary heart disease:a subgroup analysis of the GREek Atorvastatin and Coronary-heart-disease Evaluation(GREACE) Study. Am J Kidney Dis,2004,43(4):589-599.

68. Hoieggen A, Alderman MH, Kjeldsen SE, et al. The impact of serum uric acid on cardiovascular outcomes in the LIFE study. Kidney Int, 2004, 65:1041-1049.

69. Ichimori K, Fukahori M, Nakazawa H, et al. Inhibition of xanthine oxidase and xanthine dehydrogenase by nitric oxide. Nitric oxide converts reduced xanthine-oxidlizing enzymes into the desulfo-type inactive form. J Biol Chem, 1999, 274:7763-7768.

70. Mozaffarian D, Anker SD, Anand I, et al. Prediction of mode of death in heart failure: the Seattle heart failure model. Circulation, 2007, 116:392-398.

第八章

高尿酸血症与心房颤动

第一节　血尿酸水平与心房颤动相关性的流行病学研究

心房颤动(atrial fibrillation,AF)简称房颤,是一种常见的心律失常,是指规则有序的心房电活动丧失,代之以快速无序的颤动波,是严重的心房电活动紊乱。最近,越来越多的研究结果表明血尿酸水平与心房颤动有着密切的关系。

首先在 2011 年,Tamariz L 等人进行了一项以社区为基本的队列研究。研究的目的是评估在社区动脉粥样硬化风险研究中血尿酸是否能作为预测心房颤动的指标。该研究纳入了美国四个社区的总计 15 382 位无心房颤动的受试者。血尿酸通过尿酸氧化酶-过氧化物酶法进行测定。研究将心房颤动的发生,在医院住院期间检测到心房颤动事件、定期心电图检查和(或)随访期间死亡(1985—2004 年)作为观察的终点。总共收集了 1085 例心房颤动事件。Cox 回归分析结果显示,在校正年龄、性别、种族、中心、教育程度、体重指数(body mass index,BMI)、血糖、血压(收缩压以及舒张压)、低密度脂蛋白、饮酒、冠心病、心衰、血肌酐、利尿剂、心电图 P 波持续时间(作为左房大小的测量方法)等因素之后,血尿酸是心房颤动的危险因素,其风险比 HR 为 1.16(95% CI 1.06～1.26,$P<0.001$),不同种族和性别之间具有差异且有统计学意义($P<0.01$)。总的来说,升高的血尿酸是心房颤动的一个高危因素,尤其是在黑人或者女性当中更为明显。

Tekin 等人在 2013 年研究了慢性心衰病人的血尿酸水平与心房颤动之间的联系。共入组了 363 位患有慢性心衰的病人,其中 78 位合并心房颤动,其余 285 位患者为正常窦性节律。研究发现合并心房颤动的患者血尿酸水平高于无心房颤动的患者($P<0.05$)。并且在比较超声心动图参数包括射血分数、左房直径、左室收缩末直径、左室舒张末直径后发现,合并心房颤动的患者比无心房颤动的患者以上参数明显增高。总的来说,合并心房颤动会增高血尿酸水平,并且对于缺血性心衰来说,血尿酸水平与心房颤动独立相关。

其后,在 2013 年,Valbusa 等人研究了血尿酸水平与患有 2 型糖尿病的病人心房颤动之间的联系。随机入选了 400 位 2 型糖尿病门诊患者,入选时均无心房颤动,共随访 10 年。每个病人每年进行一次标准 12 导联心电图,所有心房颤动的诊断均由同一位心内科医师做出。10 年内研究者共收集到 42 例心房颤动事件(累计发生率为 10.5%)。血尿酸水平的升高是心房颤动的危险因素(OR 值为 2.42,95% CI 1.8～3.4,$P<0.0001$)。在校正了年龄、性

别、BMI、高血压、慢性肾脏疾病、心电图指标之后,并未影响之前的结果(校正后 OR 为 2.44,95% CI 1.6 ~ 3.9,P<0.0001)。结果表明,即使校正了多种临床上心房颤动发生的危险因素,血尿酸水平升高依旧与患有 2 型糖尿病的病人心房颤动发生率升高有着密切的关系。

Chao 等人于 2013 年进行了一项研究高尿酸、左房大小以及新发心房颤动之间联系的研究。研究包括两个部分。第一部分主要在一个单中心数据库(n=3043)中研究血尿酸与左房直径的联系。第二部分为在整个台湾地区进行一个纵向队列研究,目的是为在伴或不伴高尿酸血症的患者中比较新发心房颤动的风险。研究发现血尿酸水平的升高可导致系统性炎症的增加以及胰岛素抵抗。左房直径与血尿酸水平明显关联(r=0.341,P<0.001)。在整个台湾地区的队列研究中,共有 2339 例受试者在随访期间(6.3±3.0 年)发生心房颤动。患有高尿酸血症的患者较无高尿酸血症的患者心房颤动的发生率更高(前者为 2.1%,后者为 1.7%;P<0.001)。Cox 回归分析结果显示,高尿酸血症为新发心房颤动的一个显著的危险因素,HR 值为 1.191(95% CI 1.098 ~ 1.292,P<0.001)。该研究认为高尿酸血症可能会是心房颤动发生的一个新的危险因素。

2014 年,Chuang 等观察了台湾血压正常的老年人群高尿酸血症与心房颤动发病率之间的关系。共有 1485 位年龄大于 65 岁的老年受试者入选该研究,随访观察从 1999 年开始,直到 2008 年结束。共收集了 90 例心房颤动事件,其中包括 44 例男性和 46 例女性。高尿酸血症被定义为男性血尿酸水平>420μmol/L(7.0mg/dl),女性>360μmol/L(6.0mg/dl)。在血压正常受试者中,高尿酸血症与心房颤动的发病率呈正相关,年龄校正后的 HR 为 2.65,95% 可信区间为 1.05 ~ 6.69。但是在高血压受试者(收缩压≥130mmHg 或舒张压>85mmHg,使用降血压药物)中,HR 值仅为 1.20,95% 可信区间为 0.74 ~ 1.94。研究得出结论,认为在血压正常的老年人群中,高尿酸血症与心房颤动的发生有着密切的联系。

Nyrnes 等于 2014 年在挪威进行了一项基于大人口样本的前瞻性队列研究,入选了 6308 名受试者,患者平均随访 10.8 年。研究目的主要是为了调查在一个大样本的队列研究中,血尿酸水平与心房颤动之间的联系。研究主要收集了以下的数据:是否合并心绞痛、心肌梗死、糖尿病、降血压治疗、是否吸烟饮酒,测量了身高、体重、血压、血尿酸、总胆固醇以及高密度脂蛋白。观察终点是首次心电图所记录的心房颤动发生,共收集到 572 例心房颤动事件。Cox 回归分析结果显示,在调整了心血管危险因素以及伴随疾病等因素之后,不论性别,血尿酸与心房颤动相关联。结果显示血尿酸每增加 91μmol/L,心房颤动的发生率都会增加,在女性风险比 HR 为 1.40(95% CI,1.14 ~ 1.73);男性 HR 为 1.17(95% CI,1.02 ~ 1.36)。血尿酸水平最高的四分位数组与最低的四分位数组相比,女性发生心房颤动的风险增加了 76%,男性增加了 49%。这项研究结果表明不论性别,血尿酸水平增高与心房颤动发生风险增加有联系。

2014 年,Wan 等人探讨了血尿酸与心房颤动之间的联系以及在阻塞性睡眠呼吸暂停综合征中血尿酸是否为心房颤动发生的一个危险因素。结果与前面研究结果相同,发现在阻塞性睡眠呼吸暂停综合征患者中心房颤动的发生与血尿酸水平联系密切,这个结果可能会对预测阻塞性睡眠呼吸暂停综合征患者的心房颤动发生有一定的作用。

　　不仅国外有血尿酸与心房颤动之间联系的研究,国内也有类似的研究。贾先慧等人为了研究血尿酸水平用于预测心房颤动发生及治疗效果中的作用,对照组随机选取来马鞍山十七冶医院进行体检的健康人 160 例,观察组选择因心房颤动来我院治疗的患者 180 例,其中符合阵发性、持续性、永久性心房颤动三种心房颤动类型的患者各 60 例,两组患者分别检测血糖、血脂、血尿酸、CRP 水平及心脏彩超检查,使用 Logistic 回归分析对心房颤动危险因素进行分析。结果发现观察组血尿酸水平为 (428.13±123.76) μmol/L,明显高于对照组 (307.15±97.64) μmol/L,$P<0.05$,差异具有统计学意义;多因素 Logistic 回归分析显示,尿酸 (OR = 1.371, $P<0.01$) 和 LVEF (OR = 2.414, $P<0.01$) 是心房颤动发生的独立危险因素;经药物及电复律控制后观察组血尿酸水平均明显低于治疗前,差异具有统计学意义 ($P<0.05$)。文章认为血尿酸水平是心房颤动独立危险因素,且与心房颤动预后密切相关。

第二节　血尿酸水平对心房颤动射频消融后复发的影响

　　不仅血尿酸水平与心房颤动的发生有着密切的联系,血尿酸水平还影响着射频消融后心房颤动的复发。

　　2013 年 He 等人在中国进行了一项关于血尿酸水平与射频消融后心房颤动复发之间联系的研究。试验共入组了 330 位已诊断为阵发性心房颤动的患者,将所有患者根据射频消融之前血尿酸水平由低到高分为四组,共随访了 9.341±3.667 个月。结果发现血尿酸水平最低的四分位数组到最高的四分位数组的心房颤动复发率分别为 16%、26.4%、28.3%、29.3% ($P=0.014$)。Cox 回归分析结果显示,在调整了年龄、BMI、高血压、C 反应蛋白水平、血甘油三酯水平、左房直径等因素之后,血尿酸水平最高的四分位数组与最低的四分位数组相比,心房颤动的危险比 HR 为 2.804,95% CI 为 1.466 ~ 5.362,$P=0.002$。根据以上结果,作者得出结论,升高的术前血尿酸水平与增高的心房颤动复发率相关。

　　在之后的一年 Canpolat 等人也进行了类似的试验,探究了血尿酸水平与射频消融后心房颤动复发之间的联系。共收录了 363 位受试者 (53.5±11.2 岁,男性占 52.6%),平均随访了 19.2±6.1 个月,总共收集了 68 位受试者在射频消融后心房颤动复发,占总入组人数的 18.7%。血尿酸水平最低的四分位数组到最高的四分位数组的心房颤动复发率分别为 2.9%、7.4%、11.8%、77.9% ($P<0.001$)。Cox 回归分析结果也与之前一年的研究类似。尽管无法排除其他混杂因素的影响,该研究者仍认为在射频消融之前越高的血尿酸水平与之后越高的心房颤动的复发率相关。

第三节　心房颤动的发病机制

一、心房颤动的机制学说

　　20 世纪 20 年代,研究者就开始对心房颤动发病机制进行研究,但是直到现在心房颤动发生的具体机制尚不明确。研究者主要是围绕着发生心房颤动的基质(substrate)和触发(trigger)这两方面进行研究,并且也提出了多种假说。以下是现在比较主流的假说。

1. 异位局灶自律性增强学说 该假说认为单个或多个异位兴奋灶激动心房从而导致心房颤动。Haissaguerre 等人在 1998 年对阵发性心房颤动的患者的研究支持了这一理论,表明了阵发性心房颤动可通过对肺静脉的异位起搏点射频消融而治愈。这一研究结果,使"异位局灶自律性增强"这一学说广为人知。

2. 多发子波折返学说 1964 年,Moe 等人根据自己之前的研究提出的多发子波折返学说,即由于兴奋在心房内不均匀传导,导致许多折返性冲动,从而最终引起心房颤动。

该假说认为,由于心肌结构与功能受损,心房肌各处兴奋性、不应期和传导速度不同,兴奋波碎裂为许多折返性冲动(称为"小波"),这些小波沿随机组成的径路折返形成房颤。目前多数研究已证实了该假说的存在,且被许多学者所接受。

3. 肺静脉波学说 20 多年前,Haïssaguerre 等人发布了一个跨时代的结果,他阐述了肺静脉与心房颤动发生的因果关系,但是其中的具体机制还不明确。现在有更多证据证明肺静脉自身有一定的自主节律性。有实验发现在老鼠、狗、人的肺静脉中存在一些与起搏有关的特定心脏细胞,例如 purkinje 细胞,这些细胞可能是胚胎发育时的残留。之后的实验发现一个复杂的环状通路,这个通路将窦房结以及房室肌联系在一起,有研究还发现窦房结与房室结之间的神经束还接受来自于肺静脉以及冠状窦的神经束。

Honjo 等人于 2003 年发现兰尼碱(ryanodine),一种肌浆网 Ca^{2+} 释放的抑制剂,可以使心脏起搏点从窦房结改变到靠近肺静脉的另一异位起搏点。Zhou 等人于 2002 的实验表明以上肺静脉这种表现可能在持续性心房颤动中加强。而关于对肺静脉附近的起搏点的射频消融的实验证明可以终止心房颤动。

二、心房颤动的分子生物学机制

1. 电重构 概念首次为 Morillo 以及 Wijffels 等人提出。在动物模型中,心房颤动之所以持续发生原因是心房不应期时间显著的缩短,也是因为不应期的节律异常,这些变化还伴随着细胞内 Ca^{2+} 浓度的改变。每个动作电位,都有 Ca^{2+} 通过 L-Ca^{2+} 通道进入细胞。在高心房率的情况下,Ca^{2+} 负载大幅度的增强。心肌细胞会通过一些调整机制来防止过高的 Ca^{2+} 负载,例如功能性地减少 L 型 Ca^{2+} 离子流(L-type calcium current, ICaL),或者减少编码 L 型 Ca^{2+} 通道的 mRNA 的表达。有研究发现在狗房颤模型中心房细胞 Na^+ 离子流(INa)密度显著降低。ICaL 的减少可导致动作电位持续时间的减少,而 INa 的减少可能降低传导速率,这些改变同时促进了房颤的发生。然而在窦性节律恢复之后,电重构是完全可逆的。

2. 结构重构 第二个或许更为重要的心房重构是结构重构。实验研究表明快速的心房节律使心房肌发生如下改变:细胞大小的增加、糖原在细胞核附近的聚集以及线粒体的形状改变。而在组织水平,结构重构以肌细胞减少为特点,以及细胞外基质的改变,伴随弥漫性的间质纤维化。同样的改变也在心房颤动患者的心房组织中被观察到。结构重构导致心肌组织的非同质性、传导速度降低、电解偶联以及心房颤动的持续。导致心房纤维化的因素有很多,例如肾素-血管紧张素系统、TGF-β1/SMAD pathway、炎症反应以及氧化应激。与电重构相比,结构重构不易逆转并且在恢复窦性心律之后仍长期存在。

从时间上来说,结构重构先于心房颤动,因为它来自于冠心病、心肌梗死、高血压导致的心脏损害。有趣的是,在 Framingham 研究中心房颤动事件与平均动脉血压无联系,而与脉压(pulse pressure)有关,即动脉硬化的程度。这表明高血压病人心房纤维化或许是心血管系统细胞外基质广泛改变的一小部分,而这种广泛改变不仅影响着心脏还影响着大动脉。

3. 离子通道 根据之前的心房颤动发生机制,可知形成动作电位的离子流都可能成为心房颤动的细胞电生理学基础,许多的离子流参与了动作电位的形成,像 Ca^{2+}、IK2Ach 等,心肌细胞内 Ca^{2+} 的平衡取决于细胞膜 L 型钙通道及肌浆网对 Ca^{2+} 的释放和摄取。研究认为,细胞内钙超负荷是心房颤动时心房有效不应期(atrial effective refractory period, AERP)缩短的基本病理生理机制。快速心房率(房室折返性心动过速、房室结折返性心动过速、房性心动过速、房扑)持续一段时间后,电重构可使细胞内 Ca^{2+} 超载,从而 ICaL 通道功能下降,可能由于心房颤动患者 ICaL 通道 A1c、BbPBc 亚单位转录降低所致。ICaL 通道下调在保护心肌细胞免受心房颤动时快速收缩活动所致的致死性钙超载危害的同时会缩短动作电位期间(action potential duration, APD)和有效不应期(effective refractory period, ERP),使心房肌易于接受高频冲动,并促进心房内多源折返的建立,从而有利于诱发持续性心房颤动。

人体心肌细胞中含有丰富的钾离子通道,参与心肌细胞的整个复极过程,参与心肌细胞静息电位的控制、动作电位时限以及细胞的起搏功能,起到非常重要的作用。为了研究 IK2Ach 在心房颤动发生中的作用,Dobrev 等分析了成年野生型和 IK2Ach 通道敲除型小鼠诱发心房颤动的能力,结果显示成年野生型小鼠可被诱发心房颤动,而 IK2Ach 通道敲除型小鼠不能被诱发,有力地证明了 IK2Ach 通道在小鼠心房颤动发生中的关键作用。

最近 Oh S 等学者发现在伴有二尖瓣病变的心房颤动患者 L-Ca^{2+} 通道减少,使 RyR2、SERCA2、Kv1.5、KChIP2 和 HCN2 表达增加,可能通过离子通道表达而引起解剖机制的改变从而参与二尖瓣病变患者发展为心房颤动的机制。

4. 连接蛋白 相邻心肌细胞间的连接结构为缝隙连接,缝隙连接则由连接蛋白构成,连接蛋白为多基因家族,存在种族差异性,可以向细胞间提供电流通路,以保证动作电位扩布的协同性,同时协调心肌机械活动和电生理活动,并控制冲动的传导速度。在哺乳动物心脏,存在多种连接蛋白,例如 Cx37、Cx40、Cx43、Cx45、Cx46 和 Cx50,在不同的心肌组织中分布的连接蛋白种类也存在差异性。Velden 等发现,在慢性心房颤动山羊的心房组织中,Cx40 和 Cx43 蛋白质表达出现减低,而两者 mRNA 表达无改变;犬的心房颤动模型也发现 Cx43 表达增加,而在敲除了 Cx43 的小鼠并不显示任何心房传导异常。另有学者发现,冠状动脉旁路移植术后发生心房颤动的患者心房肌组织内 Cx40 mRNA 和蛋白质表达明显增加,并且分布呈高度异质性。Wirka 等学者发现启动子多态性的转换可能直接影响活体内 Cx40 mRNA 的水平,并与早发孤立性心房颤动有关。连接蛋白异常表达水平的改变、更新、重新分布、密度改变及结构异常,可能引起传导速度的异质性,产生传导减慢和单向传导阻滞,从而诱发折返和心房颤动的发生。

5. 遗传机制 尽管导致心房颤动的确切基因还不明确,但科学家们已通过研究心房颤动患者的基因特点来探索这一问题。在过去的十余年,自从第一个导致心房颤动的突变基因 *KCNQ1* 被发现,总共发现与心房颤动相关的突变基因至少有 25 个,分别为 *KCNQ1*、*SCN5A*、*KCNH2*、*KCNE2*、*KCNE3*、*KCNE5*、*KCNJ2*、*KCNA5*、*ABCC9*、*SCN1B*、*SCN2B*、*SCN3B*、*SCN4B*、*ryanodine receptor 2*(*RYR2*)、*NKX2.5*、*NPPAT-box*、*transcription factor 5*(*TBX5*)、*NUP155*、*GJA1*、*GJA5*、*Junctophilin 2*(*JPH2*)、*PITX2c*、*GATA4*、*GATA5* 以及 *GATA6*。

6. 自主神经系统 在心房颤动的发生中起着一定的作用。某些心房颤动常发生在夜间或餐后,这显然与迷走神经兴奋性的增强有关,提示自主神经系统在心房颤动发生中起到一定作用。又例如刺激迷走神经可以导致有效不应期的缩短、促进心房颤动的发生。患有迷走依赖性心房颤动的病人大多为中年男性,大多不伴有器质性心脏疾病,但是几乎都有异常的副交感节律。另外增加的交感节律可能也促进心房颤动的发生,并且肾上腺素 β 受体拮抗剂可以用在窦性节律恢复后以防止心房颤动的复发。

第四节 高尿酸血症致心房颤动的可能机制

在人类,尿酸是嘌呤代谢的最终产物,先由次黄嘌呤转化为黄嘌呤,之后再由黄嘌呤转化为尿酸,两个反应的催化酶是黄嘌呤氧化还原酶,该酶可被别嘌醇抑制。在大多数物种中,尿酸还可以进一步被尿酸氧化酶代谢为尿囊素。而人类由于基因的缺陷而缺乏尿酸氧化酶,因此,人类的血尿酸水平明显高于其他大多数哺乳动物。大部分尿酸是从尿中排出,整个过程涉及肾小球滤过,肾小管重吸收等过程。

血尿酸与房颤之间的联系可以用氧化应激来解释。在糖尿病和代谢综合征中,尿酸是一个代表氧化应激、炎症和内皮功能障碍的指标。有实验表明在有氧条件下,尿酸能够直接与 NO 结合产生不稳定的过氧化亚硝酸盐,此产物可协同羟自由基对心房肌纤维产生氧化修饰,同时活性氧的增加,使肌细胞中肌酸激酶减少,从而损害心房肌纤维的能量供应,最终导致心房重构以及房颤。但是血尿酸是否经其他途径影响房颤,或是存在某些遗传因素的影响,尚需我们进一步研究验证。

第五节 治疗高尿酸血症的药物对心房颤动的作用

痛风,是单钠尿酸盐沉积于骨关节、肾脏和皮下等部位,引发的急、慢性炎症和组织损伤,与嘌呤代谢紊乱和(或)尿酸排泄减少所致的高尿酸血症直接相关,属于代谢性风湿病范畴。其治疗主要使用秋水仙碱以及黄嘌呤氧化酶(xanthine oxidase,XO)的竞争性抑制剂如别嘌醇。Imazio 等通过一个随机临床试验发现,在心脏手术前给予病人 48～72 小时的秋水仙碱,可以防止心包切开术综合征及术后发生心房颤动。Singhal 等人发现秋水仙素可使衰竭的心脏心房重构逆转以及抑制心房颤动的发生。另一治疗痛风药物别嘌醇被发现可减少心肌梗死的风险,但秋水仙碱未发现有此作用。

虽然越来越多的证据表明嘌呤代谢在心房颤动发生中起着一定的作用,但是具体机制尚未明确。秋水仙素对治疗痛风的作用机制也并未明确。另一方面,高血尿酸反映上调黄嘌呤氧化酶活性,这也导致了活性氧的增加,最终可能会引发心脏组织损伤。众所周知,别嘌醇改善血管内皮功能,降低血压,并对稳定型心绞痛患者有着明显抗脑缺血作用,这些影响可能是由于减少活性氧水平所致。

综上所述,我们可以推测抗痛风药物在一定程度上可以抑制房颤的发生,但是具体的机制以及相关联的临床试验都还需进一步的研究。

（刘瑶　张海澄）

参 考 文 献

1. Tamariz L,Agarwal S,Soliman EZ,et al. Association of Serum Uric Acid With Incident Atrial Fibrillation(from the Atherosclerosis Risk in Communities [ARIC] Study). Am J Cardiol,2011,108(9):1272-1276.

2. Tekin G,Tekin YK,Erbay AR,et al. Serum Uric Acid Levels are Associated With Atrial Fibrillation in Patients With Ischemic Heart Failure. Angiology,2013,64(4):300-303.

3. Valbusa F,Bertolini L,Bonapace S,et al. Relation of Elevated Serum Uric Acid Levels to Incidence of Atrial Fibrillation in Patients With Type 2 Diabetes Mellitus. Am J Cardiol,2013,112(4):499-504.

4. Chao TF,Hung CL,Chen SJ,et al. The association between hyperuricemia,left atrial size and new-onset atrial fibrillation. Int J Cardiol,2013,168(4):4027-4032.

5. Chuang SY,Wu CC,Hsu PF,et al. Hyperuricemia and incident atrial fibrillation in a normotensive elderly population in Taiwan. Nutr Metab Cardiovasc Dis,2014,24(9):1020-1026.

6. Nyrnes A,Toft I,Njølstad I,et al. Uric acid is associated with future atrial fibrillation:an 11-year follow-up of 6308 men and women--the Tromso Study. Europace,2014,16(3):320-326.

7. Wan YF,Zheng YL,Niu HY,et al. Uric Acid Levels in Obstructive Sleep Apnea Patients with Atrial Fibrillation. Arch Med Res,2014,45(2):132-137.

8. 贾先慧,王仲恺,甘国钧. 尿酸对预测心房颤动发病及疗效的评估价值. 中华全科医学,2015,13(4):571-573.

9. He XN,Li SN,Zhan JL,et al. Serum uric acid levels correlate with recurrence of paroxysmal atrial fibrillation after catheter ablation. Chin Med J(Engl),2013,126(5):860-864.

10. Canpolat U,Aytemir K,Yorgun H,et al. Usefulness of serum uric acid level to predict atrial fibrillation recurrence after cryoballoon-based catheter ablation. Europace,2014,16(12):1731-1737.

11. Haïssaguerre M,Jaïs P,Shah DC,et al. Spontaneous initiation of atrial fibrillation by ectopic beats originating in the pulmonary veins. N Engl J Med,1998,339(10):659-666.

12. Moe GK,Rheinboldt WC,Abildskov JA. A computer model of atrial fibrillation. Am Heart J,1964,67:200-220.

13. 张红宇. 太原社区人群血尿酸水平与心房颤动的关系研究,山西医科大学,201:39.

14. Wit AL,Boyden PA. Triggered activity and atrial fibrillation. Heart Rhythm,2007,4(3 Suppl):S17-23.

15. Gittenberger-de Groot AC,Blom NM,Aoyama N,et al. The role of neural crest and epicardium-derived cells in conduction system formation. Novartis Found Symp,2003,250:125-134;discussion 134-141,276-279.

16. Halonen J,Halonen P,Järvinen O,et al. Corticosteroids for the prevention of atrial fibrillation after cardiac surgery:a randomized controlled trial. JAMA,2007,297(14):1562-1567.

17. Zhou S,Chang CM,Wu TJ,et al. Nonreentrant focal activations in pulmonary veins in canine model of sustained

atrial fibrillation. Am J Physiol Heart Circ Physiol,2002,283(3):H1244-1252.

18. Aldhoon B,Melenovský V,Peichl P,et al. New insights into mechanisms of atrial fibrillation. Physiol Res, 2010,59(1):1-12.

19. Morillo CA,Klein GJ,Jones DL,et al. Chronic rapid atrial pacing. Structural, functional, and electrophysiological characteristics of a new model of sustained atrial fibrillation. Circulation,1995,91(5):1588-9155.

20. Wijffels MC,Kirchhof CJ,Dorland R,et al. Atrial fibrillation begets atrial fibrillation. A study in awake chronically instrumented goats. Circulation,1995,92(7):1954-1968.

21. Yue L,Feng J,Gaspo R,et al. Ionic remodeling underlying action potential changes in a canine model of atrial fibrillation. Circ Res,1997,81(4):512-525.

22. Gaspo R,Bosch RF,Bou-Abboud E,et al. Tachycardia-induced changes in Na+ current in a chronic dog model of atrial fibrillation. Circ Res,1997,81(6):1045-1052.

23. Ausma J,Wijffels M,Thoné F,et al. Structural changes of atrial myocardium due to sustained atrial fibrillation in the goat. Circulation,1997,96(9):3157-3163.

24. Frustaci A,Chimenti C,Bellocci F,et al. Histological substrate of atrial biopsies in patients with lone atrial fibrillation. Circulation,1997,96(4):1180-1184.

25. Mitchell GF,Vasan RS,Keyes MJ,et al. Pulse pressure and risk of new-onset atrial fibrillation. JAMA,2007, 297(7):709-715.

26. Nattel S. New ideas about atrial fibrillation 50 years on. Nature,2002,415(6868):219-226.

27. Brundel BJ,Van Gelder IC,Henning RH,et al. Ion channel remodeling is related to intraoperative atrial effective refractory periods in patients with paroxysmal and persistent atrial fibrillation. Circulation,2001,103(5): 684-690.

28. Oh S,Kim KB,Ahn H,et al. Remodeling of ion channel expression in patients with chronic atrial fibrillation and mitral valvular heart disease. Korean J Intern Med,2010,25(4):377-385.

29. van der Velden HM,Ausma J,Rook MB,et al. Gap junctional remodeling in relation to stabilization of atrial fibrillation in the goat. Cardiovasc Res,2000,46(3):476-486.

30. Dupont E,Ko Y,Rothery S,et al. The gap-junctional protein connexin40 is elevated in patients susceptible to postoperative atrial fibrillation. Circulation,2001,103(6):842-849.

31. Morillo CA,Klein GJ,Jones DL,et al. Chronic rapid atrial pacing. Structural, functional, and electrophysiological characteristics of a new model of sustained atrial fibrillation. Circulation,1995,91(5):1588-1595.

32. Chen YH,Xu SJ,Bendahhou S,et al. KCNQ1 gain-of-function mutation in familial atrial fibrillation. Science, 2003,299(5604):251-254.

33. Hong K,Xiong Q. Genetic basis of atrial fibrillation. Curr Opin Cardiol,2014,29(3):220-226.

34. Zipes DP,Mihalick MJ,Robbins GT. Effects of selective vagal and stellate ganglion stimulation of atrial refractoriness. Cardiovasc Res,1974,8(5):647-655.

35. Kühlkamp V,Schirdewan A,Stangl K,et al. Use of metoprolol CR/XL to maintain sinus rhythm after conversion from persistent atrial fibrillation: a randomized, double-blind, placebo-controlled study. J Am Coll Cardiol, 2000,36(1):139-146.

36. Strazzullo P,Puig JG. Uric acid and oxidative stress:Relative impact on cardiovascular risk. Nutr Metab Cardiovasc Dis,2007,17(6):409-414.

37. Sanchis-Gomar F,Perez-Quilis C,Cervellin G,et al. Anti-gout drugs as potential therapy for atrial fibrillation. Int J Cardiol,2014,177(3):1061-1062.

38. Imazio M, Brucato A, Ferrazzi P, et al. Colchicine for prevention of postpericardiotomy syndrome and postoperative atrial fibrillation: the COPPS-2 randomized clinical trial. JAMA, 2014, 312(10): 1016-1023.

39. Singhal R, Chang SL, Chong E, et al. Colchicine suppresses atrial fibrillation in failing heart. Int J Cardiol, 2014, 176(3): 651-660.

40. Grimaldi-Bensouda L, Alpérovitch A, Aubrun E, et al. Impact of allopurinol on risk of myocardial infarction. Ann Rheum Dis, 2015, 74(5): 836-842.

第九章

——高尿酸血症与周围动脉硬化性疾病——

一、周围动脉硬化性疾病的定义

周围动脉硬化性疾病(peripheral arteriosclerotic disease,PAD)是指除心脏动脉以外的其他周围动脉因粥样硬化导致供应脑、腹腔脏器、下肢的动脉血管进行性狭窄甚至发生闭塞,使远端组织出现缺血性改变甚至坏死的疾病。下肢大、中型动脉是 PAD 最常累及的部位,因此狭义的 PAD 指下肢动脉硬化闭塞性疾病(lower extremity atherosclerotic disease,LEAD)。LEAD 经典的症状是间歇性跛行,严重者可以表现为缺血性静息痛或缺血性皮肤肌肉病。除下肢动脉外,广义的 PAD 累及的部位还包括颅外动脉、颅内动脉、主动脉、肾动脉、腹腔干动脉、肠系膜上动脉等。尽管动脉炎、血栓闭塞性脉管炎等疾病也可以导致周围动脉的狭窄和闭塞,但 PAD 专指因动脉粥样硬化硬化性疾病导致的外周动脉病变。

二、周围动脉硬化性疾病的诊断

周围动脉硬化性疾病的诊断需要根据以下两方面:①彩色多普勒超声、CT 动脉造影、磁共振、数字减影血管造影等影像学检查提示存在动脉硬化、狭窄甚至闭塞等改变;②患者有动脉硬化危险因素:如吸烟、高血压、高脂血症、糖尿病等。除此以外,LEAD 诊断还可以依靠在静息状态下应用多普勒血流探测仪检测踝肱指数(ankle-brachial index,ABI),一般以静息 ABI≤0.9 作为 PAD 的诊断标准,其敏感性和特异性均为 95%。ABI 作为一项花费小、简单无创的检查指标,亦可作为早期筛查 PAD 的首选和常规检查手段。

三、周围动脉硬化性疾病的流行病学

流行病学显示,在美国 40 岁及以上人群 PAD 患病率为 4.3%(95% CI 3.1~5.5),70 岁及以上老年人患病率达 14.5%(95% CI 10.8~18.2)。2003 年李小鹰等调查北京万寿路地区老年居民 2124 人,年龄分布 60~95 岁,LEAD 患病率 16.4%。2007 年中国心血管病流行病学多中心合作研究(Multicenter Collaborative Study of Cardiovascular Epidemiology,MUCA)调查 18 140 例年龄 35 岁及以上人群,LEAD 患病率 6.0%。现有研究已显示,PAD 患者发生心血管事件风险明显增加,10 年内的死亡风险为非 PAD 患者的 6 倍。15 年后,间歇性跛行患者的存活率大约为 22%,而非间歇性跛行患者存活率为 78%。随着世界各国老龄化的进程,其患病率总体逐渐上升,而 PAD 作为全身系统性粥样硬化的一个标志,其患者

发生心血管事件的风险与冠心病患者相当,因此明确其相关危险因素,积极防治 PAD,对于降低心血管事件的发生率及心血管死亡事件至关重要。

四、周围动脉硬化性疾病的危险因素

周围动脉硬化性疾病的常见危险因素包括:①种族:美国全国健康和营养调查发现,在美国非西班牙裔黑人 ABI≤0.9 的情况(7.8%)比白人(4.4%)更加普遍;②性别:无论是有症状还是无症状的 PAD,男性发病率明显高于女性,尤其是年轻 PAD 患者;③年龄:年龄每增加 10 岁,发病率增加 1.5%~2.0%;④吸烟:是 PAD 的主要危险因素之一;⑤糖尿病:许多研究已经证明了糖尿病与 PAD 的关系,糖尿病常与动脉硬化合并存在,且能加重动脉硬化的程度并加速其进程,糖尿病患者动脉硬化更为严重,肢体远端血管更易受累;⑥高血压:50%~70% 的下肢动脉硬化闭塞症合并高血压;⑦血脂异常;⑧血浆纤维蛋白原和血液流变学:血浆纤维蛋白原的浓度升高和血液黏稠度升高加重下肢动脉粥样硬化的发生率,也与间歇性跛行的严重程度相关;⑨C 反应蛋白是全身炎症反应的血清标志物,CRP 升高是 PAD 的危险因素之一;⑩高同型半胱氨酸血症是 PAD 的一个重要的独立危险因素;⑪慢性肾功能不全:近些年的研究证据表明慢性肾功能不全与 PAD 存在一定因果联系,在心脏和雌激素/孕激素替代研究(heart and estrogen/progestin replacement study,HERS)研究中,慢性肾功能不全与绝经期妇女未来发生下肢动脉粥样硬化是独立相关的。

五、高尿酸血症与周围动脉硬化性疾病可能相关的病理生理机制

PAD 血管病变的本质是动脉粥样硬化斑块形成,对于动脉粥样硬化的机制曾有多种学说从不同的角度阐释。包括脂质浸润学说、血栓形成学说、平滑肌细胞克隆学说等,近年来多数学者支持"内皮损伤反应学说",认为本病各种主要危险因素最终都导致动脉内膜损伤,而粥样硬化病变的形成是动脉对内膜损伤做出的炎症-纤维增生性反应的结果。动脉内皮损伤涉及氧化应激、炎症反应、平滑肌增殖、血小板激活及血栓形成等多个病理生理过程。越来越多的实验研究证据表明,血尿酸可能通过影响上述多个环节,参与 PAD 发病和进展。

1. 尿酸与氧化应激　研究表明,尿酸对人体有双重作用,一方面它能够清除超氧化物、羟基、单态氧,并且能够整合金属离子从而起到抗氧化作用。另一方面在其他抗氧化剂的水平较低或尿酸水平较高时,尿酸又起到了促进氧化的作用。氧化应激作用在动脉粥样硬化的发生发展中起着重要作用,它是导致血管内皮功能损害的重要因素。血管内皮细胞氧化反应的两个主要途径是黄嘌呤氧化酶途径和还原型烟酰胺腺嘌呤二核苷酸磷酸(nicotinamide adenine dinucleotide phosphate,NADPH)途径。尿酸(uric acid,UA)增加时黄嘌呤氧化酶介导的氧化应激增强。贾少丹等研究表明,UA 水平高于 $380\mu mol/L$ 体内氧化应激显著加强,并参与了血管内皮功能的损害。

UA 介导的氧化应激损害血管内皮的机制包括:①UA 升高时生成过多的氧自由基,这些活性氧(reactive oxygen species,ROS)可活化诱导型一氧化氮合酶产生细胞毒性。②降低一氧化氮(nitric oxide,NO)的血浆浓度和生物利用度。ROS 和 NO 反应生成强氧化剂过氧亚硝酸盐。过多的 ROS 可阻断 NO 信号通路,从而损害血管的舒张反应。③UA 能造成脂质过

氧化,过氧亚硝酸盐也可加重脂膜的氧化。④激活肾素-血管紧张素系统(renin-angiotensin system,RAS)。大量的实验研究表明 UA 可上调血管紧张素Ⅱ(angiotensin Ⅱ,Ang Ⅱ)的表达,Ang Ⅱ是血管 NADPH 氧化酶的强激活剂。另外一些动物试验验证了上述结论并证明 Ang Ⅱ损害离体主动脉的舒张功能是由于降低大鼠体内四氢生物喋呤(tetrahydrobiopterin, BH4)和 GTP 环水解酶Ⅰ的水平。2008 年 Sanchez-Lozada 等用尿酸氧化酶抑制剂制造出大鼠高尿酸血症模型,并研究证实高尿酸血症可导致肾内氧化应激,并能增加 Ang Ⅱ的表达,降低 NO 的生物利用度。

2. 尿酸介导血管炎性反应　　一系列炎性因子和黏附因子的高表达是血管内皮功能受损的标志,尿酸可作为炎性介质激活血管内皮的炎性反应。正常情况下由于内皮细胞的屏障作用,单核细胞不易黏附于管壁,血清尿酸能激活白细胞黏附在内皮细胞上,并且和体内一系列炎症因子水平呈正相关。尿酸还可以通过激活核因子(NF-κB),上调内皮细胞单核细胞趋化蛋白-1(MCP-1)的表达。单核细胞在 MCP-1 的作用下向内皮细胞聚集黏附,并激活内皮细胞,使其功能和结构发生一系列变化,进一步导致其他有害细胞因子如肿瘤坏死因子-α、白细胞介素-6、细胞间黏附分子-1 的生成增加,形成炎症的级联反应,引起损伤血管内皮功能的恶性循环。

3. 尿酸促进血管平滑肌增殖　　尿酸通过尿酸盐阴离子转运蛋白-1（urate anion transporter,URAT-1）进入血管平滑肌细胞内,激活特异性细胞丝裂原活化蛋白激酶,诱导环加氧酶-2,刺激局部血栓素的生成,上调血小板源性生长因子 A 和 C 链以及血小板生长因子 a 受体 mRNA 的表达,从而促进血管平滑肌细胞增殖。

4. 高尿酸血症致下肢动脉粥样硬化的其他可能机制

(1) 直接损伤血管内皮细胞:有试验证实人类动脉硬化斑块中有较高的尿酸,说明尿酸在动脉硬化形成中有直接作用。人体血尿酸水平过高时可形成尿酸盐结晶沉积在组织中,直接损伤血管内皮细胞和血管壁,且析出的尿酸盐结晶可激活 Hageman 因子、5-羟色胺、血管紧张素、缓激肽、花生四烯酸和补体系统,又可趋化白细胞,使之释放白细胞三烯 B4 和糖蛋白趋化因子,单核细胞也可在刺激后释放白介素-1,从而促进动脉粥样硬化的发生发展。

(2) 引起血小板功能失调:最近国内有资料显示,高尿酸血症与血小板功能失调有关,认为高尿酸血症在冠心病血栓性并发症的发生过程起肯定作用。

(3) 引起内皮细胞功能失调:体外实验显示,高尿酸血症可能通过线粒体钠钙交换途径导致钙超负荷而诱导内皮细胞功能失调。

六、高尿酸血症与周围动脉硬化性疾病相关性的流行病学研究进展

如前所述,PAD 的主要危险因素包括年龄、性别、吸烟、糖尿病、高血压、血脂异常、C 反应蛋白、高同型半胱氨酸血症等因素。近年来,已经有多项流行病学研究,在对上述经典的危险因素进行纠正后,发现血尿酸水平与 PAD 独立相关,可能是 PAD 的独立危险因素(表 9-1),这些研究的主要结论如下:①无论在社区人群、高血压人群、2 型糖尿病人群还是冠心病人群中,合并 PAD 的患者血尿酸水平均显著高于不合并 PAD 的患者;②高血尿酸血症的患者,罹患 PAD 的风险显著上升,例如 Tseng 对 508 例 2 型糖尿病患者的研究发现:以血尿

酸水平 264.7μmol/L 为界限,高血尿酸的 2 型糖尿病患者,患 PAD 的风险升高了 2.736 倍 (95% CI 1.239～6.043,$P<0.05$);梁颖慧等同时发现,血尿酸等级水平越高,PAD 患病率越高;③血尿酸水平与 PAD 患者最大跛行距离独立相关;患者踝肱指数与血尿酸水平呈现负相关。需要注意的是,这些研究多为横断面观察性研究,因此,尽管研究提示高尿酸血症与 PAD 独立相关,但尚不能据此确定高尿酸血症与 PAD 的发病之间的因果关系。2013 年一项 meta 研究证实:在 2 型糖尿病人群中,血尿酸水平与糖尿病患者血管并发症独立相关,血尿酸水平每升高 100μmol/L,糖尿病患者罹患血管疾病的可能就增加 28%。

表 9-1　近年来关于血尿酸水平与 PAD 相关性的流行病学研究

文献	研究人群	例数	PAD 的诊断方法	校正的 PAD 危险因素	主要结果
2003 年 Langlois 等	高血压患者	311	ABI<0.9	年龄、性别、BMI、吸烟、糖尿病史、SBP、DBP、TC、TG、C 反应蛋白、肌酐清除率、利尿剂使用情况	高血压合并 PAD 患者血尿酸水平显著升高($P<0.001$),血尿酸水平与 PAD 患者的最大步行距离独立相关($P=0.02$)
2004 年 Tseng 等	2 型糖尿病患者	508	ABI<0.9	年龄、性别、BMI、吸烟、SBP、DBP、TC、TG、C 反应蛋白、利尿剂使用情况	PAD 的患病率随血尿酸水平升高而显著升高,以 264.7μmol/L 作为诊断界值,T2DM 合并高尿酸者患 PAD 的 OR 值为 2.736(95% CI 1.239～6.043,$P<0.05$)
2006 年郑黎强等	冠心病住院患者	3252	ABI<0.9	年龄、性别、糖尿病史、BMI、吸烟、SBP、DBP、TC、TG、C 反应蛋白、利尿剂使用情况	AD 的患病率随血尿酸水平升高而显著升高,以 227.2μmol/L 作为诊断界值,CAD 合并高尿酸者患 PAD 的 OR 值为 1.292(95% CI 1.047～1.596,$P<0.05$)
2008 年 Shankar 等	社区人群	3987	ABI<0.9	年龄、性别、种族、文化程度、吸烟史、SBP、DBP、TC、TG、C 反应蛋白、FPG、肾小球滤过率等	PAD 的患病率随血尿酸水平升高而显著升高,SUA>380.8μmol/L(3/4 位数)者与 SUA<315.6μmol/L 者(中位数)相比患 PAD 的 OR 值为 1.62(95% CI 1.08～2.44,$P<0.015$)
2010 年张磊等	2 型糖尿病住院患者	2174	下肢动脉超声	年龄、糖尿病病史、吸烟史、收缩压、体质指数、总胆固醇、甘油三酯、CRP 等	女性 T2DM 患者 PAD 的患病率随 SUA 水平升高而显著升高,SUA 升高是女性 T2DM 患者发生 PAD 的独立危险因素

续表

文献	研究人群	例数	PAD 的诊断方法	校正的 PAD 危险因素	主要结果
2013 年梁颖慧等	2 型糖尿病患者	338	ABI≤0.90	年龄、性别、BMI、吸烟、SBP、DBP、TC、TG、C-反应蛋白、血肌酐、利尿剂使用情况等	PAD 组的 SUA 水平及 HUA 患病率明显高于非 PAD 组；ABI 值与 SUA 水平负相关；高尿酸血症（HUA）组的 PAD 患病率高于正常尿酸组；PAD 患病率随 SUA 四分位等级递增而增加，依次为 34.9%、35.7%、45.2%、64.5%；多因素 logistic 回归分析调整混杂因素后，SUA 作为连续性自变量时 OR 值为 1.221（95% CI 1.001~1.602）；二分类变量时 HUA 的 OR 值为 4.457（95% CI 2.221~8.942）；与 SUA 第一等级比较，第二、三、四等级的 OR 值分别为 1.246（95% CI 0.603~2.574）、1.391（95% CI 0.678~2.855）、4.203（95% CI 2.019~8.751）。结论：SUA 水平升高与老年 T2DM 患者 PAD 患病密切相关，可能是该人群发生 PAD 的独立危险因素之一

注：ABI,踝肱动脉压比值；SBP,收缩压；DBP,舒张压；TC,总胆固醇；TG,甘油三酯；SUA,血尿酸；T2DM,2 型糖尿病；OR,比值比

血尿酸水平与颈动脉硬化闭塞症也紧密相关。颈动脉硬化闭塞症是另一种常见的周围动脉硬化性疾病，是引起脑卒中的主要原因之一。在缺血性脑卒中患者中，高尿酸血症的患者，颈动脉内膜厚度及颈动脉狭窄的患病率均显著高于尿酸水平正常的患者。在 2 型糖尿病人群中，高尿酸的患者颈动脉斑块患病风险显著高于血尿酸水平正常的患者。尿酸水平越高，颈动脉斑块患病风险越高。对于已经患有颈动脉狭窄的患者，在长期随访中（中位随访期 6.3 年），血尿酸水平每升高 60μmol/L（1mg/dl），该人群全因死亡风险升高 1.12 倍（P<0.001），而心血管事件相关死亡风险升高 1.20 倍（P=0.002）。

七、总结与展望

综上所述，现有的流行病学证据和实验研究结果表明高尿酸血症与 PAD 的发生和发展可能密切相关，但仍需要大量设计严谨的前瞻性研究证实高尿酸血症和 PAD 发生的时间顺序和因果关系。虽然已有研究表明降低血清尿酸可降低不良心血管事件的危险性，但是否能降低 PAD 的发病率和严重程度，是否能改善 PAD 患者的预后，仍需要更大样本、前瞻性的研究加以证实。基础研究方面，应该继续探索血尿酸致动脉粥样硬化和 PAD 的相关分子机

制,为今后针对这一潜在危险因素的防治提供更有力的依据。

（陈跃鑫 王学斌）

参 考 文 献

1. Hirsch AT,Haskal ZJ,Hertzer NR,et al. ACC/AHA 2005 practice guidelines for the management of patients with peripheral arterial disease(lower extremity,renal,mesenteric,and abdominal aortic)-A collaborative report from the American Association for Vascular Surgery/Society for Vascular Surgery,Society for Cardiovascular Angiography and Interventions,Society for Vascular Medicine and Biology,Society of Interventional Radiology,and the ACC/AHA Task Force on Practice Guidelines(Writing Committee to Develop Guidelines for the Management of Patients with Peripheral Arterial Disease). Circulation,2006,113(11):E463-E654.

2. Adam DJ,Bradbury AW. TASC Ⅱ document on the management of peripheral arterial disease. Eur J Vasc Endovasc Surg,2007,33(1):1-2.

3. Hiatt WR. Medical treatment of peripheral arterial disease and claudication. N Engl J Med,2001,344(21):1608-1621.

4. Hooi JD,Kester ADM,Stoffers HEJH,et al. Asymptomatic peripheral arterial occlusive disease predicted cardiovascular morbidity and mortality in a 7-year follow-up study. J Clin Epidemiol,2004,57(3):294-300.

5. Selvin E. Prevalence of and Risk Factors for Peripheral Arterial Disease in the United States:Results From the National Health and Nutrition Examination Survey,1999-2000. Circulation,2004,110(6):738-743.

6. 李小鹰,王洁,何耀,等. 老年周围动脉硬化闭塞病与心血管疾病的关系-北京万寿路地区老年人群横断面调查. 中华医学杂志,2003,83(21):1847-1851.

7. 李贤,武阳丰. 我国中老年人中踝臂指数(ABI)的分布及周围动脉硬化疾病(PAOD)的患病率. 全国老年周围动脉硬化疾病防治专题研讨会论文汇编,2007,99.

8. Victor A,Criqui MH,Pierre A,et al. Measurement and interpretation of the ankle-brachial index:a scientific statement from the American Heart Association. Circulation,2012,126(24):2890-2909.

9. Norgren L,Hiatt WR,Dormandy JA,et al. Inter-society consensus for the management of peripheral arterial disease(TASC Ⅱ). J Vasc Surg,2007,45:S5-S67.

10. 樊晓寒,惠汝太. 高尿酸血症与心血管病. 临床心血管病杂志,2007,23(5):323-327.

11. 葛均波,徐永健. 内科学. 第8版. 北京:人民卫生出版社,2013.

12. Ogino K,Kato M,Furuse Y,et al. Uric acid-lowering treatment with benzbromarone in patients with heart failure:a double-blind placebo-controlled crossover preliminary study. Circ Heart Fail,2010.3(1):73-81.

13. 贾少丹,王颜刚,李慧凤,等. 不同尿酸浓度与氧化应激和内皮损伤指标研究. 中华内科杂志,2008,47(8):638-641.

14. Hare JM,Stamler JS. NO/redox disequilibrium in the failing heart and cardiovascular system. J Clin Invest,2005,115(3):509-517.

15. Patterson RA,Horsley ET. Leake,Prooxidant and antioxidant properties of human serum ultrafiltrates toward LDL:important role of uric acid. J Lipid Res,2003,44(3):512-521.

16. Sachse A,Wolf G. Angiotensin Ⅱ-induced reactive oxygen species and the kidney. J Am Soc Nephrol,2007,18(9):2439-2446.

17. Xu J,Wang SY. Tyrosine nitration of PA700 activates the 26S proteasome to induce endothelial dysfunction in mice with angiotensin Ⅱ-induced hypertension. Hypertension,2009,54(3):625-632.

18. Sánchezlozada LG,Soto V,Tapia E,et al. Role of oxidative stress in the renal abnormalities induced by experimental hyperuricemia. Am J Physiol Renal Physiol,2008,295(4):F1134-1141.

19. Leyva F,Anker SD,Godsland IF,et al. Uric acid in chronic heart failure:a marker of chronic inflammation. Eur Heart J,1998,19(12):1814-1822.

20. Kanellis J,Watanabe SJ,Kang D,et al. Uric acid stimulates monocyte chemoattractant protein-1 production in vascular smooth muscle cells via mitogen-activated protein kinase and cyclooxygenase-2. Hypertension,2003,41(6):1287-1293.

21. Ding DD,Wang W,Cui ZG,et al. Changes of platelet alpha-particle membrane protein,platelet activating factor and platelet parameters in patients with hyperuricemia. Zhongguo Shi Yan Xue Ye Xue Za Zhi,2012,20(2):394-397.

22. Hong Q,Qi K,Feng Z,et al. Hyperuricemia induces endothelial dysfunction via mitochondrial Na+/Ca2+ exchanger-mediated mitochondrial calcium overload. Cell Calcium,2012,51(5):402-410.

23. Shankar A,Klein B,Nieto FJ,et al. Association between serum uric acid level and peripheral arterial disease. Atherosclerosis,2008,196(2):749-755.

24. Michel L,Dirk DB,Daniel D,et al. Serum uric acid in hypertensive patients with and without peripheral arterial disease. Atherosclerosis,2003,168(1):163-168.

25. Tseng CH. Independent association of uric acid levels with peripheral arterial disease in Taiwanese patients with Type 2 diabetes. Diabet Med,2004,21(7):724-729.

26. 张磊,周健,李青,等. 2 型糖尿病患者血尿酸水平与下肢血管病变的相关性. 中华医学杂志,2010,90(10):653-657.

27. 梁颖慧,秦明照,陈一文,等. 老年 2 型糖尿病患者血清尿酸与外周动脉疾病的相关性研究. 中国医刊,2013(10):23-26.

28. 郑黎强,李觉,余金明,等. 冠心病患者尿酸与外周动脉阻塞性疾病的相关性研究. 中华流行病学杂志,2006,27(2):161-164.

29. Y Xu,J Zhu,L Gao,et al. Hyperuricemia as an independent predictor of vascular complications and mortality in type 2 diabetes patients:a meta-analysis. PLoS One,2013,8(10):e78206.

30. Kumral E,Karaman B,Orman M,et al. Association of uric acid and carotid artery disease in patients with ischemic stroke. Acta Neurol Scand,2014,130(1):11-17.

31. Li Q,Yang Z,Lu B,et al. Serum uric acid level and its association with metabolic syndrome and carotid atherosclerosis in patients with type 2 diabetes. Cardiovasc Diabetol,2011,10:72.

32. Neogi T,Ellison RC,Hunt S,et al. Serum uric acid is associated with carotid plaques:the National Heart, Lung,and Blood Institute Family Heart Study. J Rheumatol,2009,36(2):378-384.

33. Mayer FJ,Mannhalter C,Minar E,et al. The impact of uric acid on long-term mortality in patients with asymptomatic carotid atherosclerotic disease. J Stroke Cerebrovasc Dis,2015,24(2):354-361.

第十章

高尿酸血症与肾脏疾病

一、尿酸在肾脏的排泄

（一）概述

尿酸是一种弱的有机酸,分子量168D,PKa 约为5.75。在生理条件 pH 值时,尿酸主要以单价钠盐形式存在的,大多分布在血浆、细胞外液和滑膜液,只有约5%的尿酸与血浆蛋白结合。在人类,尿酸在37℃时血浆中尿酸的饱和浓度是 416.5 μmol/L。健康成人的血尿酸水平高于儿童,与少年儿童的肾小管重吸收尿酸的能力差有关。健康男性血尿酸水平是女性的1.2倍左右。女性在绝经期后血尿酸水平接近男性,与雌激素促进尿酸排泄有关。尿酸在尿中的溶解度要比血中高很多。尿液 pH 值影响尿酸向尿酸盐的转化率,也影响尿酸盐在尿中的溶解度。

人体尿酸主要来源于自身细胞核蛋白分解代谢,外源性摄入的动物性或其他富含嘌呤的食物分解代谢所产生尿酸只占20%。嘌呤合成及降解虽然在各组织中都存在,但尿酸主要产生部位是肝脏和小肠组织。尿酸的形成过程需要一系列的酶的参与。每种酶的异常都会导致尿酸产生的异常。机体尿酸池的总量约为1000mg,每日的更新量为700mg左右。肾脏是排泄尿酸最主要的器官。人体每日产生尿酸的2/3由肾脏排泄,剩余的1/3由小肠排泄。随着肾衰竭的进展,消化道排泄的尿酸大大增加以保持血尿酸水平的正常。另外,通过反馈抑制作用,尿酸的合成量也相应减少。

许多哺乳动物肝脏中含有尿酸氧化酶,可以将尿酸分解为易于溶解的尿囊素,在尿液中的溶解度远高于尿酸,易于从肾脏排出。但是人类和灵长类尿酸氧化酶基因在进化过程中突变,不能合成尿酸氧化酶,尿酸成为人类嘌呤代谢的终产物,体内尿酸的稳态取决于产生和排出过程的平衡。人类每日产生的尿酸30%由肠道排出,肾脏则排出70%,因此肾脏的排泄对血尿酸水平起着至关重要的作用。大多数成年人的无症状性高尿酸血症和痛风患者存在肾脏尿酸排泄的减少,而大多数的遗传性低尿酸血症和尿酸的肾脏排出增加有关。

（二）尿酸在肾脏的排泄特点

尿酸在肾脏的排泄过程十分复杂,至今并未完全清楚。尿酸可以100%经肾小球滤过,随后发生一系列复杂的重吸收及再分泌的过程。肾小管重吸收和在分泌的过程不同的物种发生的部位不同,侧重不同。在人类该过程主要发生在近端肾小管,而鼠类在近端和远曲小管均有发生。人类和鼠类以重吸收为主,猪、兔子、爬行类和鸟类则以分泌为主,因此通过研究肾小管对尿酸的排泄过程,对于了解高尿酸血症的原因有重要的意义。人类尿酸重吸收和再分泌的过程主要分为以下几个阶段:①滤过尿酸的99%～100%经近端肾小管重吸收;②紧接着是近端肾小管对尿酸的分泌过程,这使得近端肾小管的管腔里仍保持滤过量50%的尿酸;③最后一个阶段是分泌后的再吸收,滤过量的10%留在管腔中,最终排出体外。成年人每日尿酸排出的总量约在(620±75)mg。尿酸的清除通常用尿酸排泄分数(fractional excretion of uric acid,FEUA)[Feurate=(尿尿酸/血尿酸)/(尿肌酐/血肌酐)×100%]表示,正常范围大致在(7.25±2.98)%。尿酸的排泄分数和年龄及性别有关,成年男性的Feurate为8%,年轻女性为12%,女性停经后这种差异基本消失。在儿童的两性间是一致的,Feurate为11%～30%。除了性别和年龄,还有一些因素可以影响尿酸的排泄,大致分为外源性因素和内源性因素两大类。外源性因素包括:①饮食嘌呤增加可以使尿酸的排泄增加。正常情况下,尿中尿酸的50%来自饮食的嘌呤分解。高嘌呤饮食4mg/(kg·d)时,由于摄入嘌呤过剩就可以使尿酸排泄增加。肉类、鱼类、动物内脏类属高嘌呤饮食。②药物也可以影响肾脏对尿酸的排泄。大多数利尿酸药物,除了苯溴马隆和磺吡酮外,其他如吡嗪酰胺、丙磺舒、保泰松和水杨酸盐对尿酸排泄的影响具有双重性。这些药物在低剂量时主要是抑制尿酸的分泌从而升高血尿酸水平,而在高剂量时则能抑制尿酸的重吸收,从而增加尿酸的排泄使血尿酸水平下降。长期服用利尿剂的患者容易出现高尿酸血症和痛风,老年女性痛风和高尿酸血症患者使用利尿剂占很大比例。其中一些血管收缩药物如肾上腺素、去甲肾上腺素、环孢素、一些环加氧酶抑制剂以及胰岛素,都可以减少尿酸的排泄。环孢素有很强的抑制尿酸排泄作用,肾脏移植患者中有7%～25%出现痛风,而心脏移植者中更多,并随时间延长而增加。内源性因素主要包括有效细胞外液量(effective extracellular fluid volume,ECF)、尿液流速、尿pH值。尿pH值的变化对尿中尿酸的溶解度有很大影响,从而影响尿中尿酸的排泄量,尿pH值从5到6时尿酸的溶解度可以增加6倍。在各种酸碱平衡紊乱中均报道有血浆尿酸水平和Feurate的变化。在重度呼吸性酸中毒、糖尿病酮症酸中毒(diabetic ketoacidosis,DKA)以及代谢性碱中毒时均有尿酸的排泄下降,部分是由于ECF变化和某些代谢产物对尿酸的重吸收和(或)分泌的影响。例如,乳酸盐和β-羟基丁酸可以竞争性抑制尿酸的分泌从而抑制尿酸的排泄,在DKA或酒精性酮症酸中毒时这些代谢产物就可以升高血浆尿酸水平。

(三) 肾脏的尿酸转运子

近些年来随着分子生物学技术的发展,位于肾小管的尿酸转运子陆续被发现,进一步阐明了尿酸的排泄机制,主要包括3大类。

1. 有机阴离子转运蛋白家族(organic anion transporters,SLC22A)

(1) URAT1(urate/anion exchanger 1):位于近端肾小管上皮细胞的管腔面,是尿酸重吸收的重要转运子,由SLC22A12(URAT1)基因编码,属于有机阴离子转运子家族,细胞内的阴离子如Cl^-、乳酸、烟酸等需要通过URAT1排出细胞外,尿酸则由URAT1由管腔转运到细胞内。氯沙坦和苯溴马隆通过抑制URAT1对尿酸的重吸收促尿酸排泄。而吡嗪酰胺则促进URAT1对尿酸的重吸收。SLC22A12的基因突变,可导致家族性的低尿酸血症,这些患者的血尿酸水平可低至60μmol/L,尿酸排泄分数达到100%,通常没有临床症状,但是容易发生运动相关的急性肾衰竭。也有一些研究发现 SLC22A12 的某些单核苷酸多态性和人群中的高尿酸血症有关研究发现 URAT1 和 Na^+/H^+ 交换调节因子 3（NHE-RF3）有相互作用，提示尿酸的转运和钠的重吸收密切相关。

（2）OAT4（organic anion transporter 4）和 OAT10（organic anion transporter 10）：OAT4 由 SLC22A11 基因编码，位于近端肾小管管腔侧膜，是多种阴离子的转运子，将阴离子转运到肾小管管腔内，尿酸作为交换重吸收入细胞内。肾小管上皮细胞内的二甲酸亚己基酯可促进尿酸重吸收，噻嗪类利尿剂对该转运子也有促进作用。OAT10 由 SLC22A13 基因编码，位于近端肾小管管腔侧膜刷状缘，同样是将阴离子转运到肾小管管腔内，尿酸作为交换重吸收入细胞内，但是 OAT10 和烟酸的亲和力较高。

（3）OAT1（organic anion transporter 1）和 OAT3（organic anion transporter 3）：OAT1 由 SLC22A6 基因编码；OAT3 由 SLC22A8 基因编码，位于近端肾小管基底侧膜，和 OAT4 表达在同一个细胞，是二甲酸亚己基酯和尿酸的转运子，将尿酸转运到肾小管细胞内，二甲酸亚己基酯分泌到肾间质内。基因敲除小鼠的研究提示 OAT1 和 OAT3 和尿酸的分泌有关。

2. 葡萄糖转运子 SLC2A9（glucose transporter family member SLC2A9）　是另一个和尿酸转运有关的蛋白，也被称为 GLUT9。和果糖和葡萄糖重吸收有关的蛋白家族的成员。GLUT9 有 2 类异构体，GLUT9a 和 GLUT9b。人类 GLUT9 表达于近端肾小管上皮细胞，GLUT9a 位于近端肾小管上皮细胞的基底侧，GLUT9b 特异的表达于管腔侧。尽管属于葡萄糖转运家族，大量的研究显示，GLUT9 对糖的转运作用并不明显，却与尿酸的转运关系密切。SLC2A9 和尿酸的重吸收有关，研究显示 SLC2A9 基因影响人群的血尿酸水平，氯沙坦和苯溴马隆可抑制 SLC2A9 重吸收尿酸的作用。

3. 多重药物抵抗蛋白（multidrug resistance proteins）

（1）MRP4（multidrug resistance protein 4）：位于近端肾小管上皮细胞管腔侧，负责尿酸从细胞向管腔内分泌。

（2）ABCG2：表达于近端肾小管上皮细胞管腔侧，同样负责尿酸从细胞向管腔内分泌。

4. 其他相关的转运子　经过基因组学的研究，位于近端肾小管细胞的钠/磷共转运子（sodium/phosphate cotransporter 4，NPT4）和近端肾小管对尿酸的排泄有关。

总之，近年来随着人群基因组学研究的进展，越来越多的转运子或调节尿酸转运子功能的蛋白被逐渐发现，表明尿酸在人类近端肾小管的转运十分复杂，和很多的离子转运相关联，特别是钠的转运，提示肾小管对尿酸的调节很可能和许多离子的重吸收过程相关。肾脏受损时，即使不影响肾小球滤过功能，肾小管间质的损伤也可导致尿酸排泄分数的改变，最终影响血尿酸的水平。

二、高尿酸血症相关肾脏病及治疗

（一）高尿酸血症的常见原因

由于体内尿酸的稳态取决于产生和排出过程的平衡。而人类尿酸 70% 主要由肾脏则排出，因此肾脏的排泄对血尿酸水平起着至关重要的作用。成年人的高尿酸血症超过 90% 都是肾脏排出减少或者合并了肾脏排出减少的因素。高尿酸血症发生痛风的患者中，其尿酸盐清除与肾小球滤过率的比值要低于正常人群。在肾功能不全或衰竭时，肾小球滤过率降低是高尿酸血症原因之一。肾小管重吸收增多和肾小管分泌尿酸减少与血尿酸升高也有重要的关系。另一个重要原因是尿酸的产生增加。由于血清尿酸含量与食物内嘌呤含量呈正比。因此,高嘌呤食物对体内尿酸浓度有显著的影响。严格的无嘌呤饮食可以减少15% ~ 20% 血尿酸水平,但内源性的嘌呤仍然是体内尿酸的主要来源,如慢性溶血性贫血、横纹肌溶解、红细胞增多症、骨髓增生性疾病及化疗或放疗时。过度运动、癫痫状态、糖原贮积症的Ⅲ、Ⅴ、Ⅶ型,都可加速肌肉 ATP 的降解,出现高尿酸血症。一些与内源性嘌呤代谢有关的酶的活性改变,如 PRPP 合成酶活性增加,HGPRT 缺乏,均可出现尿酸的合成增加,导致高尿酸血症。

(二) 高尿酸血症的临床表现

高尿酸血症一般没有特异性的临床表现,除非患者出现痛风、肾结石、尿酸性肾病等。临床上高尿酸血症患者往往合并肥胖、高血压、高脂血症、糖尿病、动脉硬化、冠心病、脑血管疾病、肾结石和尿路感染等多种疾病。这些合并的疾病或并发症会加重肾脏损害,使病情复杂化。而出现肾结石和尿酸性肾病时,存在痛风的临床表现有助于病因的诊断和鉴别。

急性痛风性关节炎是痛风常见的临床表现,轻度外伤、暴食高嘌呤食物或过度饮酒、疲劳、感染、血管阻塞均可诱发痛风急性发作。典型症状是夜间发作的急性单关节或多关节疼痛,疼痛剧烈,进行性加重,局部有红肿胀、发热、触痛明显,第一跖趾关节受累最常见,足弓、踝、膝、腕和肘关节等也是常见发病部位。可有全身表现,包括发热、心悸、寒战、全身不适等,查血常规可有白细胞增多,疾病初始阶段局部症状和体征消退,关节功能恢复。随着病情的进展,如果不进行预防,将出现慢性关节症状,并发生永久性破坏性关节畸形。

(三) 高尿酸血症相关肾病

高尿酸血症相关肾病在临床上分为急性和慢性高尿酸性肾病及尿酸性肾结石。急性尿酸性肾病一般都有明确的诱因,可表现为少尿性肾功能衰竭,比较容易判断。慢性高尿酸肾病比较隐匿,并且目前对于该诊断标准仍有争议。高尿酸血症相关肾病主要表现为间质性肾损害,几乎均有肾小管浓缩功能下降,肾小管浓缩功能受损早于肾小球功能受损。可有夜尿增多、多尿、尿比重降低、等张尿等表现,也可间歇出现少量蛋白尿和镜下血尿。部分患者可出现高血压、水肿、轻度单侧或双侧腰痛。

1. 急性高尿酸血症肾病(acute uric acid nephropathy) 由于肾小管内大量的尿酸盐和尿酸的结晶沉积导致的急性少尿型肾功能衰竭。

(1) 发病机制:高浓度的尿酸经肾小球滤过,超过了近端肾小管的重吸收能力,留存在肾小管腔内,随着尿液的进一步浓缩,尿液 pH 的降低,大量的尿酸盐从尿液中析出,形成结晶,梗阻在肾小管内,特别是集合管,严重时可累及肾盂和输尿管。沉积在肾小管内的晶体使肾小管内压力增高,使得肾内血管阻力增加,肾血流量下降,最终导致肾小球滤过率下降,出现急性肾衰竭。

(2) 临床表现:急性高尿酸血症性肾病几乎全部见于恶性肿瘤患者。大多数急性高尿酸血症肾病发生在急性白血病或淋巴瘤,也有发生在乳腺癌、支气管癌的报道,肾移植使用环孢素的患者有时也可见到该病。细胞增殖旺盛或者接受放化疗后细胞大量坏死时,会有大量的尿酸进入血液,发生严重的高尿酸血症,是溶瘤综合征的重要组成部分。

急性高尿酸血症肾病通常发生在化疗的 1~2 天之内,常伴低血钙症。最常见的临床症状为恶心呕吐、昏睡、甚至惊厥。有时由于输尿管内形成大量的尿酸盐结晶导致梗阻,会引起严重的腰痛、腹痛、少尿甚至无尿。随着少尿时间的延长,出现水肿和心衰。同时伴有溶瘤综合征的特点,如同时出现高尿酸血症、氮质血症、高钾血症、高磷血症、乳酸酸中毒等。

(3)诊断和鉴别诊断:典型患者在白血病或淋巴瘤等疾病开始放疗或化疗后,出现急性少尿型肾衰竭,同时有严重的高尿酸血症,肿瘤破坏导致的高尿酸血症血尿酸水平通常会高于 893μmol/L,而其他急性肾衰一般不高于 714μmol/L。尿液呈明显的酸性,尿中没有有形成分,尿蛋白通常阴性。通常不需要肾穿刺活检,但是当无法和药物引起的急性间质肾炎区别时,可考虑肾活检。光镜下可见管腔内尿酸结晶的沉积,形成晶体或呈雪泥样沉积物,可阻塞肾小管,导致近端肾小管扩张,而肾小球结构正常。

(4)防治:急性高尿酸血症肾病以预防为主,发生急性高尿酸血症肾病后及时治疗,预后较好。治疗的目的是降低血尿酸水平和肾小管内尿酸的浓度。

为了预防急性高尿酸血症肾病,别嘌醇至少应该在肿瘤放化疗之前 48~72 小时服用,最好提前 5 天服用。患者如果肾功能正常,别嘌醇的初始剂量可至 300~600mg,肾功能不正常时,需要按照肾小球滤过率减量,如果肌酐清除率在 50~90ml/min,剂量 200mg/d,肌酐清除率 10~50ml/min,剂量是 100mg/2d。肌酐清除率小于 10ml/min,剂量是 100mg/3d。

发生高尿酸血症时,降低血尿酸的方法为药物和血液透析。首选的降尿酸药物仍然是别嘌醇。拉布立酶(rasburicase,Elitek)是一种新型的降尿酸药物,可以将尿酸分解为尿囊素。但是该药物比较昂贵,没有很多的证据显示它的作用优于传统的别嘌醇和碳酸氢钠的治疗。目前在欧洲使用较广,但是在美国仅用于治疗儿童的溶瘤综合征。

除了降低血尿酸和尿尿酸水平外,需要通过水化来增加尿量和尿流率,减少尿酸的沉积。通常水化的剂量是 4~5L 生理盐水/24 小时。水化时要注意尿量,如果尿量没有明显增加,需要使用利尿剂,如果利尿作用不明显,应减少水化剂量。碱化尿液理论上可以提高尿酸的溶解度,但是碳酸氢钠可以引起碱中毒、低血钙和磷酸钙的沉积,因此高尿酸血症时,可使用碳酸氢钠使尿液 pH 值控制在 7.0 左右,血尿酸正常后应停止使用。

药物使用效果不佳或无效时,可考虑透析治疗。透析是清除血尿酸的有效方法。血液透析对尿酸的清除效率远高于腹膜透析(血液透析尿酸的清除效率约 90~150ml/min,腹膜透析的清除效率约 10~20ml/min)。每透析 4~6 小时,血尿酸降低 50%,通常在 1~4 次透析后,血尿酸可降至正常,逐渐出现多尿,肾功能开始恢复。

2. 慢性高尿酸血症肾病 尽管急性高尿酸血症肾病十分确定,但是慢性高尿酸血症是否会导致肾间质纤维化和进展性的慢性肾脏病仍然有争议。早期的研究在慢性高尿酸血症和痛风患者肾间质内发现尿酸钠结晶沉积,结晶周围还包绕巨噬细胞。当时的理论认为尿酸盐作为外来异物,沉积于肾间质,导致了炎症反应和纤维化。因此长期的痛风患者,出现慢性肾功能不全,除外其他原因应考虑慢性高尿酸血症肾病。但是在瑞士的一项 11 408 例尸检报告中,只有 37 例肾内有尿酸盐的沉积,而其中仅 3 例除外了其他原因的肾衰竭。研究者同时发现,没有痛风的人肾内也可见到尿酸结晶。另一项 524 例痛风患者的长期追踪研究也发现,这些人的肾功能逐渐下降,通常有其他的原因,如其他肾病,高血压或者肾结石等。随着研究进展,既往被认为是慢性高尿酸血症的肾病的病例逐渐发现真正的致病机制。如家族性青少年型高尿酸血症肾病(familial juvenile hyperuricemia nephropathy,FJHN)临床表现为家族性高尿酸血症、高血压和进展性的肾衰竭,肾脏病理表现为慢性肾小管间质肾病和肾髓质部位的小囊肿。最新的研究发现该类疾病尿酸从肾脏地排出明显减少,由于编码 TammHorsfall 蛋白的基因突变导致慢性肾间质小管病,同时尿酸地排出明显减少,而并不是以往认为的高尿酸血症引起尿酸排出增多,尿酸进入肾间质引起的尿酸肾病。另外铅中毒的肾脏表现为高尿酸血症,高血压和慢性肾脏病,目前认为是铅中毒导致慢性肾损伤,肾脏尿酸排泄减少导致高尿酸血症。

在少数患者,长期高尿酸血症,尿酸排出增多,的确可以发生慢性高尿酸血症肾病。如一种罕见的遗传性疾病,次黄嘌呤-鸟嘌呤磷酸核糖转移酶(hypoxanthine guanine phosphori-bosyltransferase,HGPRT)缺乏症,或者称为 Lesch-Nyhan 综合征,是 X-连锁的遗传性疾病,表现为神经发育迟缓、不自主运动、痛风和慢性肾衰竭。这些患者尿酸产生增加,血尿酸升高,尿酸排出增多,通常合并痛风,慢性肾脏病的发生率在这些患者明显增加,而且肾病患者肾小管和肾间质有尿酸结晶的沉积。

(1) 发病机制:急性高尿酸血症导致的损伤主要是急性高尿酸后尿酸在肾脏结晶引起的梗阻性损伤。慢性高尿酸血症引起肾损伤的机制,除了尿酸排泄增加引起肾小管间质损伤,或形成肾结石,更主要的可能是尿酸结晶引起了一系列炎症反应,导致肾小球前动脉病变、肾脏炎症以及使肾素-血管紧张素系统和环加氧酶-2 活化等。

(2) 临床表现:患者通常存在长期的高尿酸血症,常合并痛风的反复发作,有的患者合并肾结石。肾脏早期表现隐匿,多为尿浓缩功能下降,尿常规检查通常无明显的有形成分,尿蛋白阴性或微量,患者逐渐出现肾功能衰竭。早期肾小球滤过功能正常时,尿酸的排泄分数明显增加,与其他原因引起肾脏病继发高尿酸血症不同。

(3) 诊断和鉴别诊断:具有结合典型的痛风病史以后逐渐发生肾功能损害、尿常规变化不明显者,可诊断慢性高尿酸血症肾病。但是对于大多数高尿酸血症合并慢性肾功能不全的患者,诊断时要仔细分析,排除慢性肾功能损伤时继发的高尿酸血征。

首先要分析是否有其他原因,特别是铅中毒。其次要分析是否肾脏病在先,仔细询问病史的及既往的体检情况将有所帮助,病史不详的,可根据尿酸的排泄分数进行判断,肾脏病引起血尿酸升高的,通常尿酸排泄分数下降。当血肌酐上升到一定水平,尿酸排泄分数逐渐下降,可依据血肌酐和血尿酸的相对水平进行判断。对于肾功能已经有减退的患者,如果血尿酸水平超过一定程度,说明高尿酸血症不仅仅由肾功能减退引起,例如当血肌酐$\leqslant 132 \mu mol/L$, 血尿酸 $>536 \mu mol/L$;血肌酐 $132 \sim 176 \mu mol/L$,血尿酸$>595 \mu mol/L$;晚期肾衰,血尿酸$>714 \mu mol/L$ 均提示尿酸的升高不仅仅是肾小球排出减少引起的。

该病的肾脏典型病理表现是在光镜下见到尿酸和单钠尿酸盐在肾实质内沉积。间质尿酸结晶来源于集合管。这些结晶体形成核心,周围有白细胞、巨噬细胞浸润及纤维物质包裹。经典的痛风性肾病,痛风石在皮髓交界处及髓质深部沉积,肾穿不易见到。因此该病通常临床诊断和其他慢性肾脏病鉴别不清的时候,可肾穿刺活检来除外其他原因的肾脏疾病。

(4) 防治

1) 首先应控制饮食嘌呤的摄入:一般认为动物内脏、肉汤、啤酒等嘌呤含量最高,其次包括大部分鱼类、贝类、肉食及禽类。蔬菜中以芦笋、菜花、四季豆、菜豆、菠菜、蘑菇、花生等含量较多。而奶、蛋、米及面制品和其他大部分蔬菜嘌呤含量较低。

2）使用降低血尿酸的药物：明确的慢性高尿酸血症肾病需要使用药物降尿酸治疗，减少尿酸肾脏的排出，防止尿酸结晶在肾脏沉积。对于慢性肾脏病合并高尿酸血症时，如果同时有痛风发生，则按照痛风的治疗原则进行治疗，如果属于无症状高尿酸血症，是否需要降尿酸治疗目前仍有争议。

①抑制尿酸生成的药物：黄嘌呤氧化酶抑制剂，别嘌醇和非布索坦。别嘌醇代谢产物羟基嘌呤醇有生物活性，干扰嘧啶代谢。半衰期为 15 ~ 24 小时，主要由肾脏排出体外，常用剂量 300mg/d，肾功能下降时参照 GFR 减量。副作用多，重症药疹是别嘌醇最严重不良反应，死亡率 20% ~ 25%，HLA-B * 5801 是引起过敏反应的高风险基因，汉族人携带该基因型频率高。非布索坦通过肝脏代谢为非活性物质，49% 通过肾脏排泄、45% 经过粪便排泄，常用剂量 40 ~ 80mg/d，最常见不良反应为腹泻、恶心、皮疹及肝功能异常，偶见房室传导阻滞和房颤。

②促尿酸排泄药物：该类药物通过促进尿酸的排出，降低血尿酸水平，在使用过程中一定要保持足够的尿量和尿液碱化，防止尿酸结晶和结石形成。真正的高尿酸血症肾病，早期尿酸排泄分数是增加的，促尿酸排泄的药物不宜使用。尿酸排泄分数明显下降的患者可考虑使用。苯溴马隆是其中的代表，其代谢产物 6-羟基苯溴马隆有生物活性，半衰期为 30 小时，主要由肾脏排出体外。

③促进尿酸分解的药物：尿酸氧化酶。可催化尿酸氧化为更易溶解的尿囊素，降低血尿酸水平。

3）慢性肾脏病的一体化治疗：包括纠正高血压，治疗肾性贫血，纠正电解质代谢紊乱等一般治疗。

3. 肾结石

（1）发病机制：肾脏尿酸结石大约占所有肾结石的 5% ~ 10%，高尿酸血症是尿酸结石的主要病因，钙性结石病人中约 15% 是由单纯高尿酸血症引起的，另外有 12% 是由高尿酸血症合并其他因素共同作用的结果。由于尿酸在尿中溶解度不够，尿酸在集合管析出，形成结石。高尿酸血症的人容易发生尿酸肾结石。尿酸肾结石的形成和尿液的 pH 值密切相关，在酸性尿的情况下，尿酸容易析出，沉积。

尿酸结石表面光滑或粗糙，呈黄色或红棕色。在 X 线片上的致密度低，吸收 X 线的程度近似于软组织，在 X 线片上不显影，称阴性结石；尿酸结石在酸性尿中形成，无感染时，最常见的是草酸盐结石，其次是尿酸盐结石，感染时所形成的结石多为磷酸盐结石。

（2）临床表现：泌尿系统结石的临床表现个体差异很大，症状是由结石本身所产生的局部刺激、梗阻、继发感染和肾功能障碍所引起，症状的严重程度与结石的部位、数目、大小、活动情况、有无并发症及其程度有关，最常见的症状是疼痛和血尿，也有些患者可能没有症状，仅在体检时发现结石。

肾绞痛是上尿路结石最常见的表现，肾绞痛见于约 40% 的肾结石病人以及 60% 左右的输尿管结石病人，常为痉挛样疼痛，剧烈难忍，呈阵发性。疼痛的位置多位于脊肋角、腰部和腹部。发作时病人辗转不安、面色苍白、全身冷汗，常伴有恶心呕吐和腹胀。肾或输尿管上段结石,疼痛位于腰或上腹部,并沿输尿管走行方向,放射至同侧睾丸或阴唇和大腿内侧;输尿管中段结石,疼痛放射至中下腹;输尿管末端结石,常伴有膀胱刺激症状。严重疼痛时可伴随血压下降、脉搏细数、腹肌紧张,结石部位有深压痛。疼痛经对症治疗可以缓解或自行停止,腰部隐痛可以持续数天。有些病人仅表现为肾区或上腹部钝痛,这些病人的结石一般比较固定,移动不大,体力活动可使疼痛加重。

血尿是另一个常见症状,约80%的上尿路结石病人有血尿,其中2/3是镜下血尿,1/3是肉眼血尿,肾绞痛伴血尿是上尿路结石的典型表现。

另外肾结石患者还可能合并泌尿系感染,常有腰痛、发热、寒战和脓尿,尿常规检查尿中白细胞增多。患者出现下列情况时可有无尿:双侧上尿路完全梗阻、孤立肾上尿路完全梗阻、一侧肾无功能并且另一侧上尿路完全梗阻、一侧上尿路完全梗阻并且另一侧正常肾反射性尿闭等。感染和梗阻均可导致肾功能不全,需要及时治疗。有患者可自行排出砂石,排出结石时,患者有排出异物感或刺痛感,排出的结石要注意收集,进行结石分析。

尿酸肾结石的患者,可能有痛风或高尿酸血症的病史,尿酸结石的患者容易合并血尿,尿酸肾结石的发作有时早于痛风性关节炎。体格检查可以发现皮下痛风石或典型的痛风关节炎。

(3) 诊断和鉴别诊断:诊断分2个层次,第一个层次:诊断肾结石及肾结石的并发症。第二个层次:结石产生的原因,是否为尿酸肾结石。

关于是否存在肾结石的诊断,应综合临床症状体征和实验室检查确定。如存在肾绞痛,血尿或与活动有关的血尿和腰痛,应该考虑为上尿路结石。病史中注意与结石有关的手术史、有无长期卧床病史、职业、饮食习惯和有无大量应用某种药物等,有些结石有家族性或遗传性,因此要了解家族中有无结石病人。无肾绞痛发作时,局部常无特殊体征,部分患者可以有患侧脊肋角的叩击痛。肾绞痛发作时患侧有叩压痛,有肾积水时,肾区可以触及积水的肾脏,当合并感染时,压痛叩击痛更明显。输尿管下段结石,有时男性可以经直肠指诊、已婚女性可以经阴道指检触及。有肾功能不全的病人,常有贫血、水肿、血压增高及代谢性酸中毒的表现。

影像学检查是确定有无结石的重要辅助检查。95%的结石能够在腹部普通X线片检查中发现,但是单纯尿酸结石能透光,因此腹部X线检查不能除外尿酸结石。X线上结石要与肾内钙化、肋软骨钙化、骨岛、腹腔淋巴结钙化、盆腔静脉石和髂血管钙化相鉴别。静脉尿路造影能够显示肾结构和功能的改变以及有无引起结石的泌尿系统的形态异常。尿酸结石在造影片上表现为充盈缺损,要注意与泌尿系统肿瘤引起的充盈缺损相鉴别。对于X线不能显示的小结石和阴性结石可以采用CT检查,同时能够发现肾脏实质的病变。超声能够发现X线不能显示的小结石和阴性结石,结石的超声图像为强回声伴声影,可以作为普查手段,或用于不适宜作静脉尿路造影的病人,手术中残留结石的定位也可以采用超声检查。上述几种检查为常规的肾结石的检查方法,可根据不同情况结合使用。其他几种检查如逆行尿路造影、肾穿刺尿路造影、输尿管肾镜检查等适用于上述检查不适用、检查效果不好、有输尿管梗阻以及需要对症治疗的患者。

肾结石的诊断确定后,还要寻找结石产生的原因,是否为尿酸肾结石,有助于治疗和预防结石的再发。尿常规检查除了发现镜下血尿外,如果尿中白细胞增多,提示合并泌尿系感染。尿沉渣检查有时可以发现草酸钙、磷酸钙、尿酸或胱氨酸结晶,可提示结石成分。尿 pH 与结石的成分有关。24 小时尿液检查测定尿钙、尿磷、尿酸、尿草酸、尿胱氨酸、尿镁和尿枸橼酸能够发现病人有无代谢异常。尿细菌培养及药敏实验对结石成分的判断有帮助,并且对治疗有指导意义。

（4）防治:尿酸肾结石的治疗目的是减小已形成结石的体积,防止新的结石形成。因此治疗的方向是降低血尿酸水平和提高尿酸在尿中的溶解度。

1）低嘌呤饮食:主要减少动物性蛋白的摄入量,每日不超过 100g 鱼和肉,尤其忌食动物内脏及沙丁鱼等。

2）增加液体摄入:多饮自来水、泉水或矿物水、水果、草本饮料和果汁,尽可能避免咖啡、茶和酒精饮料,每日尿量要求达到 2~3L。

3）碱化尿液:是预防和治疗尿酸结石的关键,尿液的 pH 值决定尿酸在尿液中的溶解度,尿液碱化时,不易溶解的尿酸,可转变为易溶解的尿酸阴离子,当尿 pH 为 6.5~7 时,不仅能够预防结石的复发,还可以溶解尿酸结石。碱化尿液理想的尿 pH 值应该保持在 6.5~7,不可过度碱化,否则可能在尿酸结石表面形成磷酸盐外壳,阻止其进一步溶解。临床上常用的碱化尿液药物为碳酸氢钠,每次 2g,每日四次,枸橼酸钾也是临床常用的碱化尿液药物,同时枸橼酸钾还是尿液中结石形成的抑制物,一般剂量每日 2g,每日三次。

4）降低血尿酸水平:尿酸肾结石合并痛风,或尿尿酸的排泄大于 1000mg/d,或尿酸结石体积过大不能排出时,考虑应减小结石体积,都应该使用别嘌醇,剂量为每次 100mg,每日三次（该药应注意小剂量起始）。该类患者不宜使用促尿酸排泄药物。

5）体外超声碎石:对单纯尿酸结石效果不佳,如果考虑为含钙的混合结石,可试用体外碎石。

三、高尿酸血症在慢性肾脏病发生发展中的作用

随着生活方式的变化,高血压、糖尿病、代谢综合征的发生率增加,高尿酸血症的发生率也逐渐增加,尤其是慢性肾脏病中合并无症状高尿酸血症的发生率更高。越来越多的研究开始关注高尿酸血症是否引起和导致慢性肾脏病进展的高危因素。高尿酸血症和高血压、慢性肾脏病密切相关,它们之间的真正关系也引起大家的争论。高尿酸血症可直接引起肾损伤的研究大多数来自于动物实验研究发现,高尿酸血症的大鼠动物模型中,显著升高的血尿酸可引起新发的肾脏病,也可以加速已有的肾脏病的进展,这些大鼠的肾脏表现为肾小球硬化,间质纤维化和动脉病变,与人类的"痛风性肾病"有些类似,但是没有尿酸结晶的沉积。球周血管病变导致肾小球的调节能力下降,形成球内高压可能是其肾损伤的机制。尿酸可导致肾小球前动脉病变、肾脏炎症以及使肾素-血管紧张素系统（RAS）和环加氧酶-2（COX-2）活化而产生高血压,可以直接刺激血管平滑肌细胞增殖。另外 RAS 阻断剂可以预防尿酸氧化酶抑制剂诱导的高尿酸大鼠的肾小球前血管病变,血管紧张素 II 受体阻断剂可以部分抑制尿酸介导的血管平滑肌细胞增殖。也有理论认为临床上尿酸或尿酸盐导致的肾脏损伤,更主要的是由于尿酸结晶可以启动炎症反应。细胞吞噬尿酸晶体可以激活补体系统和炎性细胞,并伴有细胞因子和其他介质如肿瘤坏死因子（TNF）和白介素-8（IL-8）等的释放。受影响的组织的实质细胞如滑膜细胞和肾脏的肾小管细胞,也能内吞尿酸晶体,也能够释放

细胞因子,使局部炎症反应放大。可溶性的尿酸盐对于肾脏和血管细胞也有损伤作用。尿酸也可以促进单核细胞趋化蛋白-1 在血管平滑肌细胞的表达,这一作用可能是尿酸直接进入血管平滑肌细胞后使促丝裂原活化蛋白激酶和核转录因子活化实现的。

一些前瞻性的队列研究发现,在基线肾功能正常的情况下,经过随访,基线时的高尿酸血症是新发慢性肾脏病的高危因素,也是慢性肾脏病进展的高危因素。尽管大量的非随机研究提示血尿酸水平和慢性肾脏病及终末期肾病相关。降尿酸治疗是否能改善肾脏病的预后仍缺乏证据,和安慰剂组相比,别嘌醇对延缓 eGFR 效果微弱,对减少蛋白尿和控制血压无效,但是目前现有的临床对照研究样本量较小,且多为单中心研究,因此到目前为止,是否需要在慢性肾脏病患者使用常规的降尿酸治疗,仍无定论。

总之尿酸和慢性肾脏病之间的关系仍然有很大的争论,需要更多的临床和实验研究的证据。

四、低尿酸血症相关肾损害

血清尿酸低于 $120\mu mol/L(2.0mg/dl)$ 可诊断低尿酸血症。有报道显示普通人群低尿酸血症的患病率 0.2%,住院人群为 0.8%。住院患者的低尿酸血症较少引起临床关注,通常作为其他疾病的并发症诊断,如 Fanconi 综合征或肝豆状核变性。

低尿酸血症仅是一个临床诊断,进一步的病因诊断可结合尿酸排泄分数(FEUA)。低尿酸血症合并 FEUA 下降,多见于尿酸的合成受抑制,如遗传性黄嘌呤尿症,肝功能异常,使用黄嘌呤氧化酶抑制剂或重组尿酸氧化酶治疗高尿酸血症时。遗传性黄嘌呤尿症,是常染色体隐性遗传的黄嘌呤氧化酶功能下降,患者尿酸的合成受阻,血尿酸明显下降,尿尿酸排泄分数下降,同时尿中黄嘌呤明显增加,明确诊断需检测黄嘌呤氧化酶活性,可通过肝穿刺或小肠活检获得组织进行黄嘌呤氧化酶活性的检测。

低尿酸血症合并 FEUA 升高时,提示血尿酸的下降是肾脏丢失引起的,常见于肾小管,特别是近端肾小管损伤,如各种原因引起的 Fanconi 综合征;或者尿酸转运子出现基因突变,尿酸的重吸收减少,如遗传性的肾性低尿酸血症(familial renal hypouricemia)。遗传性的肾性低尿酸血症,是指和肾小管尿酸转运相关的转运子发生突变,功能丧失或下降,导致肾脏尿酸排出明显增加。目前报道最多的是 URAT1,突变之后使得近端肾小管对尿酸的重吸收明显下降。大部分患者没有临床症状,但是有报道认为和运动导致的急性肾衰竭有关。

(陈育青)

参 考 文 献

1. Kaneko K,Taniguchi N,Tanabe Y,et al. Oxidative imbalance in idiopathic renal hypouricemia. Pediatr Nephrol, 2009,24(4):869-871.

2. Ekaratanawong S,Anzai N,Jutabha P,et al. Human organic anion transporter 4 is a renal apial organic anion/dicarboxylate exchanger in the proximal tubules. J Pharmacol Sci,2009,94(3):297-304.

3. Hagos Y,Stein D,Ugele B,et al. A human renal organic anion transporter 4. operates as an asymmetric urate transporter. J Am Soc Nephrol,2007,18(2):430-439.

4. Augustin R,Carayannopoulos MO,Dowd LO,et al. Identification and characterization of human glucose transport-

er-like protein-9(GLUT9):alternative aplicing alters trafficking. J Biol Chem,2004,279(16):16229-16236.

5. Mene P,Punzo G. Uric acid:bystander or culprit in hypertension and progressive renal disease? J Hypertens, 2008,26(11):2085-2092.

6. Kanellis J,Watanabe S,Li JH,et al. Uric acid stimulates monocyte chemoattractant protein-1 production in vascular smooth muscle cells via mitogen-activated protein kinase and cyclooxygenase-2. Hypertension,2003,41: 1287-1293.

7. Takahashi T,Tsuchida S,Oyamada T,et al. Recurrent URAT1 gene mutations and prevalence of renal hypouricemia in Japanese. Pediatr Nephrol,2005,20:576-578.

第十一章

——高尿酸血症与 2 型糖尿病——

糖尿病是最主要的慢性非传染性疾病之一,是一个多因素造成的代谢异常状态,其特征为由于碳水化合物、脂肪及蛋白代谢紊乱所致的慢性高血糖,原因是胰岛素分泌失调及胰岛素抵抗。2 型糖尿病的特征为胰岛素抵抗及相对的胰岛素分泌缺乏,易感因素包括年老、不健康饮食、超重及肥胖、久坐不动的生活状态。

2010 年,国际糖尿病联盟(international diabetes federation,IDF)成员国统计数字显示,6.4% 的成人为糖尿病患者,即 2.85 亿人,预计这一数字在 2030 年将达到超过 4 亿 4 千万(IDF2010),其中约 85% ~95% 的患者为 2 型糖尿病患者。在中国,根据 2009 年的最新流行病学统计数据,中国成年人 2 型糖尿病的患病率为 9.7%,糖尿病前期的患病率为 15.5%。

近年来,全球高尿酸血症的患病率正逐年上升。在美国,1988—1994 年间高尿酸血症的患病率为 18.2%;到 2007—2008 年间已经增长到 21.4%。在我国,高尿酸血症的患病率差异很大,1995—1996 年在山东女性人群中报道为 0.05%,2006 年在北京人群中的报道为 13.8%,2005 年在台湾男性人群中的报道为 46%,1993—1996 年在台湾男性高山族人群中的报道为 82%。尽管目前缺乏大规模流行病学调查数据,但 2011 年的 meta 分析结果显示我国高尿酸血症的患病率为:男性 21.6%,女性 8.6%,此患病率与西方国家相当。

我们将在下文系统回顾并讨论高尿酸血症与 2 型糖尿病的关系,并要用充分的循证医学证据链条加以有科学依据的论证。流行病学的主要任务之一就是研究暴露因素与临床结果之间的关系,而在明确两者之间的因果关系的研究中,循证医学之父 Austin Bradford Hill 于 1965 年提出了如何明确危险因素与疾病因果关系的循证医学证据链条。在这篇发表于 50 年前的文献中,Hill 将生物医学引入流行病学研究,而他所提出的理论也迅速成为流行病学领域的重要基础理论。在危险因素与疾病因果关系的论证中,需按照以下顺序进行详述:①危险因素与疾病是否显著相关:通过横断面调查或观察性研究,分析得出危险因素与疾病相关;②危险因素与疾病是否存在量效关系:通过流行病学研究比较不同水平的危险因素在疾病发生风险上是否存在几率变化;③危险因素与疾病是否存在相关的一致性:在不同人群、不同种族的研究中,验证危险因素与疾病均存在上述的相关性及量效关系;④危险因素与疾病的相关是否存在时效关系:通过前瞻性观察性研究,明确危险因素在前,疾病发生在后的相关性;⑤危险因素与疾病的关系在生物学上的合理性:从分子生物学、免疫学、病理病生理学等科学实验中证明上述相关性存在生物学上的合理性;⑥危险因素与疾病的相关是否特异:通过随机、对照、干预性研究,验证上述猜想,从而论证危险因素与疾病的相关性、量效关系及时效关系是特异的。通过对危险因素与疾病的相关性、一致性、特异性、短期影响、生物学理论、连贯性、有效性及拓展性的研究,可以较为全面及客观地阐述两者之间的关系,是目前我们评估疾病与疾病治疗的循证医学证据时为大家广泛接受的标准。下面,我们就从这几个方面系统回顾一下目前针对高尿酸血症与 2 型糖尿病的循证医学证据。

一、高尿酸血症与 2 型糖尿病之间的相关性

1. 尿酸水平升高与糖尿病发生风险增加的相关性　有一些研究针对血尿酸水平与 2 型糖尿病发生的相关性进行了研究。早期的研究如在对以色列男性进行了 5 年随访研究后发现,血尿酸水平较基线值每升高 60μmol/L(1mg/dl)时,发生糖尿病的风险就会增加 1.14倍。在对瑞典男性进行的为期 13.5 年的研究中发现,血尿酸水平最高组的人群比最低组的人群发生糖尿病的几率增加了 5.8 倍。在英国地区心脏病研究(BPHPS)中发现,在 12.8 年的随访后,2 型糖尿病的发病率在尿酸最高组比最低组风险增加了 1.5 倍。另一项在日本人的研究中也得出了类似的结论,该为期 6 年的随访研究发现,基线尿酸水平高的男性患者 6年后发生糖尿病的风险显著增加 1.78 倍。基于 Framingham 心脏前瞻性研究的人群数据进行的统计,Vidula Bhole 等人发现高尿酸水平与发展为 2 型糖尿病的风险增加相关。且血尿酸水平每升高 60μmol/L(1mg/dl),发生 2 型糖尿病的风险就增加 20%,子代发生 2 型糖尿病的风险增加 15%。高尿酸水平与 2 型糖尿病的相关性在男性和女性中都存在,且独立于已知的 2 型糖尿病相关危险因素,如年龄、BMI、饮酒、吸烟、体力活动度、高血压、血糖水平、胆固醇水平、肌酐水平和甘油三酯水平等。

同样的支持高尿酸血症与 2 型糖尿病发病相关的数据还体现在几个针对糖耐量异常患者进行的前瞻性干预研究中。芬兰糖尿病预防研究(the finnish diabetes prevention study)基于 475 例超重或肥胖的糖耐量异常的患者进行的研究结果显示,与血尿酸水平<312μmol/L(5.2mg/dl)的糖耐量异常患者相比,当血尿酸水平≥384μmol/L(6.4mg/dl)时,患者发生 2型糖尿病的风险高出一倍,该研究总结说,在中年的高危 IGT 人群中,基线尿酸水平高和其变化幅度大的患者发生 2 型糖尿病具有双倍的风险。兰乔伯纳多研究(the rancho bernardo study),入选了 566 名受试者,平均年龄 68 岁,该研究发现,血尿酸水平每升高 60μmol/L(1mg/dl),发生 2 型糖尿病的风险就增加 65%。前瞻性研究鹿特丹研究(the rotterdam study),入选的是 55 岁以上的受试者,该研究显示,与血尿酸水平在下四分位[≤270μmol/L(4.5mg/dL)]的患者相比,与血尿酸水平在上四分位[>372μmol/L(6.2mg/dL)]的患者发生 2 型糖尿病的风险增加 1.68 倍。

另外一些在女性人群中进行的研究显示,在尿酸和糖尿病的发生之间也存在相关性。Monica augsburg 的群体研究是第一个前瞻性研究,该研究结果揭示了在女性患者中,基线尿酸水平是一个独立的强预测因子来预示女性患者糖尿病的发生,经多因素调整后的 HR 值为 2.1(95% CI 1.5~2.8)。2004 年,Lin 等人在中国台湾人群中进行的

研究显示,在女性人群中,基线时的高尿酸血症是糖尿病发生的独立预测因子,其 OR 值为 1.44(95% CI 1.13~2.25)。另一个在 2690 名中国台湾人中进行的前瞻性研究中,Chien 等人发现,基线高尿酸血症是 2 型糖尿病发生的独立预测因子,其 OR 值为 1.40(95% CI 1.02~1.92)。

2. 高尿酸血症与糖尿病患者肾脏病变发生风险增高的相关性 近年来,在血清尿酸的认识领域还出现了和糖尿病肾病相关性的研究。在社区普查人群中,血清尿酸被认为与糖尿病患者的肾脏功能受损相关,且是预测肾功能不全的危险因素。这些研究观察的主要终点是尿白蛋白或肾脏功能不全[例如估算的肾小球滤过率(eGFR)<60ml/min],且血清尿酸水平处于高尿酸血症状态。在关于早期糖尿病肾病的研究中,对中国 2108 名 2 型糖尿病患者进行横断面调查,其中存在异常白蛋白/肌酐(>30.0mg/g)的患者为 28.18%,eGFR(MDRD)(<90ml/min)的患者为 75.14%。以白蛋白/肌酐或 eGFR(MDRD)(肾小球滤过率简易 MDRD 公式)是否异常将患者分为两组,分别比较其血清尿酸值为(318.89±107.52)μmol/L vs(283.44±88.64)μmol/L 和(301.90±96.46)μmol/L vs(264.07±84.74)μmol/L。由此可见,肾功能异常患者的血清尿酸值偏高。而另一项关于 2 型糖尿病患者肾功能的横断面研究显示,高尿酸血症组患者的肾小球滤过率较正常尿酸组明显下降($P<0.01$),并在纠正了性别、饮酒史、用药史、BMI、高血压、利尿剂、血脂等因素后,高尿酸血症仍是糖尿病患者出现肾功能损伤的独立危险因素[OR = 3.75(95% CI,2.80~5.04),$P<0.01$]。

在 2 期 Joslin 肾脏研究中,其入选的是 1 型糖尿病患者,研究发现这些 1 型糖尿病患者的肾功能正常或轻度受损,但他们的 GFR 下降和血尿酸水平的升高呈现独立相关性,而且,这些患者的血尿酸水平并不是在高出正常的水平,而是在正常水平之内或正常水平高限上。同时,研究还发现在血尿酸水平和尿白蛋白排泄率之间也存在相关性,即 GFR 下降的患者表现出血尿酸水平升高并同时表现出尿白蛋白排泄率增加。

3. 高尿酸血症和 2 型糖尿病大血管并发症的相关性 2 型糖尿病患者是发生动脉粥样硬化所致的大血管病变的高危人群,这些大血管病变包括冠心病、脑卒中和周围动脉粥样硬化症。CASTEL 研究发现,在老年 2 型糖尿病患者中,血清尿酸水平的增长与冠脉事件死亡率程相关性(J-型曲线)。同样的,Ioachimescu AG 等、Zoppini 等的研究亦支持血清尿酸水平升高可以预测 T2DM 患者死亡率增长。然而文章也同时提到,关于二者之间的关系具有争议,目前缺乏大规模心血管事件的临床试验来说明降低血清尿酸水平有助于减少心血管事件死亡的发生。H. Ito 等提出血清尿酸水平的升高对心血管事件的影响有限,Tseng 等在台湾人群中得出的结论是血清高尿酸与 2 型糖尿病患者的周围血管病变相关。而 G. ong 等的研究则认为血清尿酸水平与心血管事件并无相关性。可见尿酸水平与心血管事件之间的关系还是有很多需要推敲的东西,尚不能下定论。

4. 高尿酸血症和 2 型糖尿病患者高血压的相关性 血清尿酸水平与高血压之间的相关性是独立于肥胖、肾功能、降压药物的使用(尤其是利尿剂的应用)的。这一相关性在众多的临床试验及流行病学研究中得以证实,例如 1997 年 Li 等人的研究,2000 年 Fang 等人的研究,2004 年 Conen 等人的研究,均得出了类似的结论。在原发性高血压患者中,高尿酸血症很常见,比例大约为 25%。近年来,众多的研究证实高尿酸血症是导致高血压发生的独立危险因素,无论是在亚洲人群中(2004 年日本 Nagahama 等人的研究,2005 年韩国 Yoo 等人的研究)还是在欧美人群中(1994 年意大利 Jossa 等人的研究,2005 年美国 Dyer 等人的研究,2006 年美国 Mellen 等人的研究,2007 年加拿大 Forman 等人的研究)均得到了相似的结论。高尿酸血症和高血压之间关系尚不清楚。有人认为是胰岛素抵抗改变了肾小管对钠的重吸收和对尿酸的排泄。急性的高胰岛素血症不会影响血尿酸浓度,但是会减少肾小管对尿酸的排泄,同时影响对钠和钾的排泄。高尿酸血症与肾小管对钠的重吸收增加之间独立相关。

5. 高尿酸血症和 2 型糖尿病其他代谢异常的相关性　在过去的十年中,肥胖是全球性流行的疾病,是 2 型糖尿病的主要危险因素之一。针对高尿酸血症和肥胖之间的关系在数十年前就有研究。1966 年,O'Brien 等人在对北美印第安人进行的研究发现,血尿酸水平与体重和体表面积高度相关。同年,Burch 对 Marian 群岛人群以及 Krizek 等人对欧洲人群进行的研究也得出了类似的结论。中心性肥胖会导致尿酸的过度合成,但并不影响其排出。近年的随访研究进一步证实尿酸与肥胖之间关系紧密。CARDIA(青年成人中的冠心病危险性发展研究)显示,BMI 是与血尿酸相关性最强的正向因素。在日本完成的为期 12 年的前瞻性随访研究结果显示,高尿酸血症的发生与 BMI 的增加是平行的。

肥胖影响尿酸代谢主要有两个方面,即增加尿酸合成和降低肾脏对尿酸的清除功能。而导致这一现象的产生主要源于胰岛素抵抗引起的高胰岛素血症。另外,新近的研究显示瘦素可能在高尿酸血症、肥胖和胰岛素抵抗之间起作用。在正常男性中和中度肥胖的女性中,血尿酸水平与血清瘦素水平呈相关性。Matsubara 等人发现在日本女性人群中,经过 BMI、体脂分布等因素调整后,血清瘦素与尿酸水平独立相关。Bedir 等人总结说,瘦素的作用可能作为一个调节尿酸浓度的因子,并假设瘦素是肥胖与高尿酸血症之间丧失的一个链接。

血脂异常是代谢综合征常见的表现之一。Barlow 等人在 1968 年就发现在高甘油三酯血症和高尿酸血症之间存在密切相关性。超过 80% 的高甘油三酯血症的患者有高尿酸血症,反之,大约 50% ~ 75% 的高尿酸血症的患者有高甘油三酯血症。Matsubara 等人在流行病学研究中发现,与血清尿酸水平低的人群相比,血清尿酸水平高的人群中,总胆固醇和甘油三酯水平升高,而高密度脂蛋白-胆固醇(high density lipoprotein-cholesterol,HDL-C)水平则与尿酸水平呈负相关。近期还有研究发现游离脂肪酸和高尿酸血症相关,独立于高甘油三酯血症、肥胖和中心性脂肪分布等因素。高甘油三酯血症和高尿酸血症之间相关的机制目前还不是很清楚。有人假设是由于在游离脂肪酸合成过程中对 NADPH 需求的增加,导致尿酸合成也被增强所致。

在之前的叙述中,我们已经引述了很多不同人群中高尿酸血症与 2 型糖尿病及糖尿病肾损害之间的相关性分析,但这些研究不全是前瞻性研究,无法很好地说明高尿酸血症与疾病之间的时效关系。我们将通过一些前瞻性研究来说明这一点。

二、尿酸水平与 2 型糖尿病之间的时效性

在欧美人群中关于高尿酸血症与 2 型糖尿病的前瞻性研究显示,随尿酸水平的升高(血尿酸<300μmol/L,300 ~ 354μmol/L,360 ~ 414μmol/L,420 ~ 474μmol/L 和 ≥480μmol/L),2

型糖尿病的发病率显著升高[第一代 3.3‰,6.1‰,8.7‰,11.5‰及 15.9‰(OR=1.20,95% CI 1.11~1.28,P<0.001);第二代 2.9‰,5.0‰,6.6‰,8.7‰及 10.9‰(OR=1.15 95% CI 1.06~1.23,P<0.001)]。而在亚洲人群关于高尿酸血症与代谢综合征的前瞻性研究中发现,糖尿病的发病率随尿酸水平的升高而升高[RR=1.11,1.29,1.40 和 1.63(95% CI 1.20~2.23)];P<0.001]。由此可见,高尿酸血症是 2 型糖尿病的独立危险因素,且尿酸水平与该疾病存在时效关系。

三、尿酸水平与 2 型糖尿病在生物学上的合理性

1. **遗传学背景**　尿酸是嘌呤代谢的终产物,血清尿酸水平是嘌呤代谢中产生的尿酸与肾脏代谢的尿酸之间平衡的复杂表型。血清尿酸水平在人体表现的特征会有饮食因素、肾脏功能、BMI 大、高血压、高胰岛素血症以及其他代谢综合征的表现。因此,与血清尿酸相关的基因也源于嘌呤代谢,肾脏功能或其他代谢综合征密切相关的基因。全基因组扫描相关性研究(GWAS)已经将与尿酸相关的基因定位在一些特定的基因区域,如 *PDZK1*、*GCKR*、*SLC16A9*、*SLC22A11*、*SLC22A12*、*LRRC16A*、*WDR1*、*RAF1P1*、*ZNF5188* 以及 *ABCG2*。基因位点详见表 11-1。

表 11-1　与血尿酸浓度相关的遗传位点

基因	SNP	有效等位基因	频率	染色体位置	位置(碱基)
PDZK1	rs12129861	A(G)	46.40%	1	144437046
GCKR	rs780094	T(C)	41.70%	2	27594741
SLC2A9	rs734553	T(G)	76.81%	4	9532102
ABCG2	rs2231142	T(G)	10.77%	4	89271347
LRRC16A	rs742132	A(G)	69.57%	6	25715550
SLC17A1	rs1183201	A(T)	48.24%	6	25931423
SLC16A9	rs12356193	A(G)	82.68%	10	61083359
SLC22A11	rs17300741	A(G)	51.06%	11	64088038
SLC22A12	rs505802	T(C)	69.83%	11	64113648

经过性别、年龄的调整,有一项 meta 分析显示与血尿酸密切相关的基因有 *PDZK1*(rs12129861)、*GCKR*(rs780094)、*SLC16A9*(rs742132)以及 *SLC22A11*、(rs17300741)。这项 meta 分析还关注了与血尿酸水平相关的基因型的临床表现和生物学表现特征,该 meta 分析显示与血尿酸水平相关性最强的是性别($R^2=0.27$)、尿 UA 排泄片段($R^2=0.26$)、估算的肾小球滤过率($R^2=0.27$)、腰围($R^2=0.27$)。

与血尿酸相关的遗传位点还和临床上的哪些调整因素有关呢? 该 meta 研究也进行了分析,*PDZK1* 与收缩压相关,*GCKR* 与胆固醇、甘油三酯、肾功能参数显著相关,且与 C 反应蛋白相关。*SLC22A11* 与腰围相关。

SLC16A9 基因,是编码单羧酸转运子(monocarboxylic acid transporter 9,MCT9)的。此基

因是单羧酸共同转运子家族的成员之一,被证实参与跨细胞膜的单羧酸转运过程的催化作用。MCT9 在多种组织中表达,包括肾脏。MCT9 可能是在肾脏表达的一个钠离子依赖的转运体,因为其被剔除的模型显示其他钠离子依赖的单羧酸转运体会影响尿酸的排泄。葡萄糖激酶调节蛋白(glucokinase regulatory protein,GCKR),是一个葡萄糖激酶调节子,是糖酵解酶过程中的一个对葡萄糖感应的感应子,负责肝脏的葡萄糖磷酸化过程。到目前为止,GCKR 多态性与代谢综合征如空腹血糖和 2 型糖尿病相关。*LRRC16A* 基因是编码 CARMIL 的,这个大分子蛋白大部分储存于肾脏和上皮组织,作为二聚体肌动蛋白的蛋白质封顶(capping protein,CP)抑制子,是微丝骨架与微丝末端相连的一个重要的组成成分,并调节其聚合。CARMIL 蛋白具有多种生物学功能,但是其与尿酸水平的关系却还不是很清楚。*SCGN* 基因编码的分泌素(secretagogin),是一种钙结合蛋白,选择性表达在神经内分泌组织以及胰岛 B 细胞上。分泌素的功能尚不清楚,但被认为是和钙内流和胰岛素分泌有关。*SLC22A11* 和 *SLC22A12* 也与血清 UA 浓度相关。*SLC22A12* 编码 URAT1,有机阴离子转运子(organic anion transporter,OAT)家族成员之一。URAT1,是尿酸聚集或转运的代表基因,在一些组织的阴离子间隙介导着非电压依赖的尿酸转运。*SLC22A11* 编码有机阴离子转运子 4(OAT4),一个 OAT 异构体,像 URAT1 一样,定位于近端肾小管顶膜。OAT4 作为一个有机羧酸阴离子交换器,调节肾脏顶膜的尿酸转运。*PDZK1*,编码 PDZ 区域内包含子 1(PDZ domain containing 1),一个与 OAT4 相互作用的蛋白,URAT1 和 NTP1(SLC17A1)通过其 C-末端与 PDZ 蛋白作用。推断的机制是 PDZ 双重偶联于 URAT1(负责重吸收)和 NPT1(负责分泌),使其参与近端肾小管顶膜的尿酸转运平衡功能。

结合近期的全基因组关联研究,与血尿酸水平相关性最强的基因是 *SLC2A9*,编码 GLUT9,而 GLUT9 已经被证实和高尿酸血症和通风有显著相关性,是人体一个高能量的尿酸转运子。还被证实的基因有 *ABCG2* 和 *SLC17A1*。ABCG2 ATP-结合卡带(ATP-binding cassette,ABC)超级家族的一员,而 *SLC17A1* 基因,位于最近被发现的 *SLC17A3* 基因位点(NPT4)的下游,编码肾脏钠磷酸盐转运蛋白 1(renal sodium phosphate transport protein 1,NPT1)。人类 NPT1 位于肾脏近端肾小管顶膜,作为电压依赖的尿酸转运子。总之,关于与尿酸水平相关的遗传学研究还在进行中,更明确的与人类血尿酸水平相关的遗传学突变会被发掘出来。

2. 生理学机制　高尿酸血症与糖耐量受损的关系可能有多种机制,但是,最重要的机制是胰岛素抵抗和肾脏的胰岛素抵抗机制导致尿酸的重吸收增加。

在高尿酸血症患者中,大约 62.8% 存在胰岛素抵抗。高尿酸血症与胰岛素抵抗之间的机制也存在假说。尿酸在代谢综合征的发病机制中起重要作用,人们因此推理高尿酸水平通过抑制 NO 的生物活性抑制了内膜功能。由于胰岛素需要 NO 来激活葡萄糖的摄取,因此,研究者认为高尿酸血症可能是胰岛素抵抗的发病机制之一。另外,一些可以改善胰岛素抵抗的药物如二甲双胍、曲格列酮、西布曲明等也可以降低血尿酸水平。

高尿酸血症与胰岛素抵抗相关,有些研究专门针对高尿酸及胰岛素抵抗与 B 细胞功能的相关性进行了评估。在一个中国台湾人群中进行的研究结果显示,尿酸水平与 2 型糖尿病的发生相关。近期还有另两个研究显示尿酸水平是 2 型糖尿病发生的危险因素,无论是在社区人群还是在糖耐量异常的人群中的研究均得到上述结论。Kodama 等人进行了 meta

分析显示,经过各种混淆因素的调整,从不同研究中得到的不同结果最终解释了尿酸是2型糖尿病的危险因素。在一个研究中,对高尿酸血症的患者进行B细胞功能的评估,使用的是HOMA(homeostasis model assessment)指数,即胰岛素B细胞功能模型评估指数,显示这些患者的B细胞功能受损,且不能弥补胰岛素抵抗带来的影响。

该研究是评估在没有高尿酸血症的2型糖尿病患者中,其胰岛功能是否与尿酸水平相关,从而来解释尿酸这个因素是否是一个能持续影响胰岛素分泌的因素。该研究采用高血糖-高胰岛素钳夹模型来评估血尿酸水平与不同状态下的胰岛素分泌是否存在相关性。血尿酸水平与胰岛素的全程分泌均呈正向相关性,甚至在出现高尿酸血症之前,尿酸水平对2型糖尿病患者的胰岛B细胞功能有很重要的影响。

近期研究显示,在前脂肪细胞分化为脂肪细胞时,尿酸的前氧化能力起到作用,通过NADPH氧化酶激活,活性氧代谢产物增加,持续性炎症反应,从而加重胰岛素抵抗和胰岛素分泌受损。另外一个研究也揭示了胰岛B细胞功能和尿酸的相关性。通过L-精氨酸刺激的胰岛素分泌,在高尿酸血症的患者中也被发现有类似的分泌,且胰岛素抵抗作为一种补偿加重了胰岛B细胞功能的分泌。

在一项由四个研究组组成的研究中(分别为正常对照人群、2型糖尿病人群、肥胖的或非肥胖的人群以及1型糖尿病患者)发现,在2型糖尿病患者和肥胖患者中测定的C反应蛋白水平增加。而研究发现血尿酸水平与胰岛B细胞功能密切相关。在大鼠中进行的实验显示,当血糖浓度在5.5mmol/L(100mg/dl)时,血清尿酸水平对胰岛素分泌没有影响。但是,当血糖浓度在16.6mmol/L(300mg/dl)时,胰岛素分泌增加,而额外的血清尿酸水平也增加了>100%。

而对于血尿酸诱发早期肾脏损伤的机制尚不明确,可能的假设有:①内皮NO产生受到抑制以及对内皮血管的直接损害;②亲氧化剂的产生;③肾素-血管紧张素-醛固酮系统活性上调;④血尿酸激活补体系统,诱导宿主炎性反应从而破坏了肾脏小血管和组织。

四、高尿酸血症与2型糖尿病二者相关是否特异

为了进一步证明高尿酸血症和2型糖尿病相关到底是否特异,我们还需要前瞻性、随机分组、临床对照试验来说明通过降低血清尿酸水平,2型糖尿病的发生率降低或临床结局得到改善。遗憾的是,我们没有找到在高尿酸患者中进行的关于2型糖尿病发生发展的研究。尿酸到底是不是高血糖的标志之一或者是其他代谢异常的标志仍然是一个需要我们回答的问题。

总之,时至今日,高尿酸血症和2型糖尿病无论在发达国家还是在发展中国家的患病率都呈显著上升趋势,也有很多对两者之间相关性的研究和发病机制的研究正在进行中,尿酸到底是不是高血糖的标志之一或者控制血尿酸水平能否改善2型糖尿病的发病率或并发症的发病率,仍需更多更新研究的结论来进一步明确阐述。

(蔡晓凌　纪立农)

参 考 文 献

1. International Diabetes Federation(IDF)2010;Diabetes Prevalence. Retrieved August 12,2010.

2. Wenying Yang,Juming Lu,Jianping Weng,et al. For the China National Diabetes and Metabolic Disorders Study Group. Prevalence of Diabetes among Men and Women in China. N Engl J Med,2010,362:1090-1101.

3. Zhu Y,Pandya BJ,Choi HK,et al. Prevalence of gout and hyperuricemia in the US general population:the National Health and Nutrition Examination Survey 2007-2008. Arthritis Rheum,2011,63(10):3136-3141.

4. Jiang FB,Zhang YS,Xu XF,et al. Epidemiological survey of gout and hyperuricemia in littoral of shandong province. Zhong Guo Gong Gong Wei Sheng,1999,15:205-206.

5. Fang WG,Zeng XJ,Li MT,et al. Decision-making about gout by physicians of China and influencing factors thereof. Zhonghua Yi Xue Za Zhi,2006,86:1901-1905.

6. Lee MS,Lin SC,Chang HY,et al. High prevalence of hyperuricemia in elderly Taiwanese. Asia Pac J Clin Nutr, 2005,14:285-292.

7. Chang SJ,Ko YC,Wang TN,et al. High prevalence of gout and related risk factors in Taiwan's Aborigines. J Rheumatol,1997,24:1364-1369.

8. B L,T W,Hn Z,et al. The prevalence of hyperuricemia in China:a meta-analysis. BMC Public Health,2011, 11:832.

9. Austin Bradford Hill. The Environment and Disease:Association or Causation? Proc R Soc Med,1965,58(5): 295-300.

10. Medalie JH,Papier CM,Goldbourt U,et al. Major factors in the development of diabetes mellitus in 10000 men. Arch Intern Med,1975,135:811-817.

11. Ohlson LO,Larsson B,Bjorntorp P,et al. Risk factors for type 2 (non-insulin-dependent) diabetes mellitus. Thirteen and one-half years of follow-up of the participants in a study of Swedish men born in 1913. Diabetologia,1988,31:798-805.

12. Perry IJ,Wannamethee SG,Walker MK,et al. Prospective study of risk factors for development of non-insulin-dependent diabetes in middle aged British men. BMJ,1995,310:560-564.

13. Nakanishi N,Okamoto M,Yoshida H,et al. Serum uric acid and risk for development of hypertension and impaired fasting glucose or type 2 diabetes in Japanese male office workers. Eur J Epidemiol,2003,18:523-530.

14. Vidula Bhole,Jee Woong J Choi,Sung Woo Kim,et al. Serum Uric Acid Levels and the Risk of Type 2 Diabetes:A Prospective Study. Am J Med,2010,123(10):957-961.

15. Niskanen L,Laaksonen DE,Lindstrom J,et al. Serum uric acid as a harbinger of metabolic outcome in subjects with impaired glucose tolerance:the Finnish Diabetes Prevention Study. Diabetes Care,2006,29:709-711.

16. Kramer CK,von Muhlen D,Jassal SK,et al. Serum uric acid levels improve prediction of incident type 2 diabetes in individuals with impaired fasting glucose:the Rancho Bernardo Study. Diabetes Care,2009,32(7): 1272-1273.

17. Dehghan A,van Hoek M,Sijbrands EJ,et al. High serum uric acid as a novel risk factor for type 2 diabetes. Diabetes Care,2008,31(2):361-362.

18. Meisinger C,Thorand B,Schneider A,et al. Sex differences in risk factors for incident type 2 diabetes mellitus: the MONICA Augsburg cohort study. Arch Intern Med,2002,162:82-89.

19. Lin KC,Tsai ST,Lin HY,et al. Different progressions of hyperglycemia and diabetes among hyperuricemic men and women in the kinmen study. J Rheumatol,2004,31:1159-1165.

20. Chien KL,Chen MF,Hsu HC,et al. Plasma uric acid and the risk of type 2 diabetes in a Chinese community. Clin Chem,2008,54:310-316.

21. MacIsaac R,Tsalamandris C,Thomas M,et al. Estimating glomerular filtration rate in diabetes:a comparison of

cystatin C and creatinine-based methods. Diabetologia,2006,49:1686-1689.

22. Tseng CH. Correlation of uric acid and urinary albumin excretion rate in patients with type 2 diabetes mellitus in Taiwan. Kidney Int,2005,68:796-801.

23. Bo S,Cavallo-Perin P,Gentile L,et al. Hypouricemia and hyperuricemia in type 2 diabetes:two different phenotypes. Eur J Clin,Invest. 2001,31:318-321.

24. Iseki K,Oshiro S,Tozawa M,et al. Significance of hyperuricemia on the early detection of renal failure in a cohort of screened subjects. Hypertens Res,2001,24:691-697.

25. Johnson RJ, Kang DH, Feig D, et al. Is there a pathogenetic role for uric acid in hypertension and cardiovascular and renal disease? Hypertension,2003,41:1183-1190.

26. Cai XL,Han XY,Ji LN. High-normal serum uric acid is associated with albuminuria and impaired glomerular filtration rate in Chinese type 2 diabetic patients. Chin Med J (Engl),2011,124(22):3629-3634.

27. Ito H,Abe M,Mifune M,et al. Hyperuricemia is independently associated with coronary heart disease and renal dysfunction in patients with type 2 diabetes mellitus. PLoS One,2011,6(11):e27817.

28. Mazza A,Zamboni S,Rizzato E,et al. Serum uric acid shows a J-shaped trend with coronary mortality in non-insulindependent diabetic elderly people. The CArdiovascular STudy in the Elderly (CASTEL). Acta Diabetol, 2007,44:99-105.

29. Ioachimescu AG,Brennan DM,Hoar BM,et al. Serum uric acid,mortality and glucose control in patients with Type 2 diabetes mellitus:a PreCIS database study. Diabet,2007,24:1369-1374.

30. Zoppini G,Targher G,Negri C,et al. Elevated serum uric acid concentrations independently predict cardiovascular mortality in type 2 diabetic patients. Diabetes Care,2009,32:1716-1720.

31. Ito H, Abe M,Mifune M,et al. Hyperuricemia Is Independently Associated with Coronary Heart Disease and Renal Dysfunction in Patients with Type 2 Diabetes Mellitus. PLoS One,2011,6(11):e27817.

32. Tseng CH. Independent association of uric acid levels with peripheral arterial disease in Taiwanese patients with Type 2 diabetes. Diabet,2004,21:724-749.

33. Ong G,Davis WA,Davis TM,et al. Serum uric acid does not predict cardiovascular or all-cause mortality in type 2 diabetes:the Fremantle Diabetes Study. Diabetologia,2010,53:1288-1294.

34. Rathmann W,Hauner H,Dannehl K,et al. Association of elevated serum uric acid with coronary heart disease in diabetes mellitus. Diabete,1993,19:159-166.

35. Lehto S,Niskanen L,Rönnemaa T,et al. Serum uric acid is a strong predictor of stroke in patients with non-insulin-dependent diabetes mellitus. Stroke,1998,29:635-639.

36. Li Y,Stamler J,Xiao Z,et al. Serum uric acid and its correlate in Chinese adult population,urban and rural,of Beijing. The PRC-USA Collaborative Study in Cardiovascular and Cardiopulmonary Epidemiology. Int J Epidemiol,1997,26:288-296.

37. Fang J,Alderman MH. Serum uric acid and cardiovascular mortality the NHANES Iepidermiologic follow-up study,1971-1992. National Health and Nutrition Examination Survey. JAMA,2000,283:2404-2410.

38. Conen D,Wietlisbach V,Bovet P,et al. Prevalence of hyperuricemia and relation of serum uric acid with cardiovascular risk factors in a developing country. BMC Public Health,2004,4:9.

39. Nagahama K,Inoue T,Iseki K,et al. Hyperuricemia as a predictor of hypertension in a screened cohort in Okinawa,Japan. Hypertens Res,2004,27:835-841.

40. Yoo TW,Sung KC,Shin HS,et al. Relationship between serum uric acid concentration and insulin resistance and metabolic syndrome. Circ J,2005,69:928-933.

41. Jossa F, Farinaro E, Panico S, et al. Serum uric acid and hypertension: the Olivetti heart study. J Hum Hypertens, 1994, 8: 677-681.

42. Dyer AR, Liu K, Walsh M, et al. Ten-year incidence of elevated blood pressure and its predictors: the CARDIA study. Coronary Artery Risk Development in (Young) Adults. J Hum Hypertens, 1999, 13: 13-21.

43. Mellen PB, Bleyer AJ, Erlinger TP, et al. Serum uric acid predicts incident hypertension in a biethnic cohort: the atherosclerosis risk in communities study. Hypertension, 2006, 48: 1037-1042.

44. Forman JP, Choi H, Curhan GC, et al. Plasma uric acid level and risk for incident hypertension among men. J Am Soc Nephrol, 2007, 18: 287-292.

45. Muscelli E, Natali A, Bianchi S, et al. Effect of insulin on renal sodium and uric acid handling in essential hypertension. Am J Hypertens, 1996, 9: 746-752.

46. Cappuccio FP, Strazzullo P, Farinaro E, et al. Uric acid metabolism and tubular sodium handling. Results from a population-based study. JAMA, 1993, 270: 354-359.

47. O'Brien WM, Burch TA, Bunim JJ, et al. Genetics of hyperuricaemia in Blackfeet and Pima Indians. Ann Rheum Dis, 1966, 25: 117-119.

48. Burch TA, O'Brien WM, Need R, et al. Hyperuricemia and gout in the Mariana Islands. Ann Rheum Dis, 1966, 25: 114-116.

49. Krizek V. Serum uric acid in relation to body weight. Ann Rheum Dis, 1966, 25: 456-458.

50. Rathmann W, Funkhouser E, Dyer AR, et al. Relations of hyperuricemia with the various components of the insulin resistance syndrome in young black and white adults: the CARDIA study. Coronary Artery Risk Development in Young Adults. Ann Epidemiol, 1998, 8: 250-261.

51. Ogura T, Matsuura K, Matsumoto Y, et al. Recent trends of hyperuricemia and obesity in Japanese male adolescents, 1991 through 2002. Metabolism, 2004, 53: 448-453.

52. Ogura T, Matsuura K, Otsuka F, et al. I Serum leptin correlates with serum uric acid but not serum testosterone in non-obeses male adolescents. Res Commun Mot Pathol Pharmacol, 2000, 107: 55-64.

53. Garcia-Lorda P, Bullo M, Vila R, et al. Leptin concentrations do not correlate with fat mass nir with metabolic risk factors in morbidly obese females. Diabetes Nutr Metab, 2001, 14: 329-336.

54. Matsubara M, Chiba H, Maruoka S, et al. Elevated serum leptin concentrations in women with hyperuricemia. J Atheroscler Thromb, 2002, 9: 28-34.

55. Bedir A, Topbas M, Tanyeri F, et al. Leptin might be a regulator of serum uric acid concentrations in humans. Jpn Heart J, 2003, 44: 527-536.

56. Barlow KA. Hyperlipidemia in primary gout. Metabolism, 1968, 17: 289-299.

57. Vuorinen-Markkola H, Yki-Jarvinen H. Hyperuricemia and insulin resistance. J Clin Endocrinol Metab, 1994, 78: 25-29.

58. Bhole V, Choi JW, Kim SW, et al. Serum uric acid levels and the risk of type 2 diabetes: a prospective study. Am J Med, 2010, 123 (10): 957-961.

59. Chien KL, Chen MF, Hsu HC, et al. Plasma uric acid and the risk of type 2 diabetes in a Chinese community. Clin Chem, 2008, 54 (2): 310-316.

60. Bashira A Charles, Daniel Shriner, Ayo Doumatey, et al. A genome-wide association study of serum uric acid in African Americans. BMC Medical Genomics, 2011, 4: 17.

61. van der Harst P, Bakker SJL, de Boer R, et al. Replication of the five novel loci for uric acid concentrates and potential mediating mechanisms. Human Molecular Genetics, 2010, 19 (2): 387-395.

62. Kolz M, Johnson T, Sanna S, et al. Meta-Analysis of 28,141 Individuals Identifies Common Variants within Five New Loci That Influence Uric Acid Concentrations. PLoS Genet, 2009, 5(6):e1000504.

63. Wallace C, Newhouse SJ, Braund P, et al. Genome-wide association study identifies genes for biomarkers of cardiovascular disease: Serum urate and dyslipidemia. The American Journal of Human genetics, 2008, 82: 139-149.

64. Caulfield MJ, Munroe PB, O'Neill D, et al. SLC2A9 Is a High-Capacity Urate Transporter in Humans. PLoS Med, 2008, 5(10):e197.

65. Kamatani Y, Matsuda K, Okada Y, et al. Genome-wide association study of hematological and biochemical traits in a Japanese population. Nat Genet, 42(3):210-215.

66. Dessein PH, Shipton EA, Stanwix AE, et al. Beneficial effects of weight loss associated with moderate calorie/carbohydrate restriction, and increased proportional intake of protein and unsaturated fat on serum urate and lipoprotein levels in gout: a pilot study. Annals of the Rheumatic Diseases, 2000, 59(7):539-543, 2000.

67. Bonora E, Kiechl S, Willeit J, et al. Prevalence of insulin resistance in metabolic disorders: the Bruneck Study. Diabetes, 1998, 47:1643-1649.

68. Baldus S, Koster R, Chumley P, et al. Oxypurinol improves coronary and periperal endothelial function in patients with coronary artery disease. Free Radic Biol Med, 2005, 39:1184-1190.

69. Nakagawa T, Hu H, Zharikov S, et al. A causal role for uric acid in fructose-induced metabolic syndrome. Am J Physiol Renal Physiol, 2006, 290:625-631.

70. Gokcel A, Gumurdulu Y, Karakose H, et al. Evaluation of the safety and efficacy of sibutramine, orlistat and metformin in the treatment of obesity. Diabetes Obes Metab, 2002, 4:49-55.

71. Tsunoda S, Kamide K, Minami J, et al. Decreases in serum uric acid by amelioration of insulin resistance in overweight hypertensive patients: effect of a low-energy diet and an insulin-sensitizing agent. Am J Hypertens, 2002, 15:697-701.

72. Filippatos TD, Kiortsis DN, Liberopoulos EN, et al. A review of the metabolic effects of sibutramine. Curr Med Res Opin, 2005, 21:457-468.

73. Chien KL, Chen MF, Hsu HC, et al. Plasma uric acid and the risk of type 2 diabetes in a Chinese community. Clinical Chemistry, 2008, 54(2):310-316.

74. Dehghan A, VanHoek M, Sijbrands EJG, et al. High serumuric acid as a novel risk factor for type 2 diabetes. Diabetes Care, 2008, 31(2):361-362.

75. Kramer CK, von Mühlen D, Jassal SK, et al. Serum uric acid levels improve prediction of incident type 2 diabetes in individuals with impaired fasting glucose: the Rancho Bernardo Study. Diabetes Care, 2009, 32(7): 1272-1273.

76. Simental-Mendía LE, Rodríguez-Morán M, Guerrero-Romero F. Failure of beta-cell function to compensate lack of insulin action in hyperuricemic subjects. Diabetes Metab Res Rev, 2009, 25(6):535-541.

77. So A, Thorens B. Uric acid transport and disease. Journal of Clinical Investigation, 2011, 120(6):1791-1799.

78. Jia SD, Wang YG, Li J, et al. An analysis of islet beta-cell function in hyperuricemia. Zhonghua Nei Ke Za Zhi, 2006, 45(6):456-458.

79. Sinagra D, Scarpitta AM, Bonaventura V, et al. Serum uric acid and insulin secretion in diabetes mellitus. European Review for Medical and Pharmacological Sciences, 1996, 18(4):173-177.

80. Worlicek H, Grabner W, Riemann JF. Effects of uric acid on the B cell in the isolated perfused rat pancreas. Research in Experimental Medicine, 1981, 178(2):165-175.

81. Kang DH, Nakagawa T, Feng L, et al. A role for uric acid in the progression of renal disease. J Am Soc Nephrol, 2002, 13: 2888-2897.

82. K Duk-Hee, P Sung-Kwang, L In-Kyu, et al. Uric acid-induced Creactive protein expression: implication on ce proliferation and nitric oxide production of human vascular cells. J Am Soc Nephrol, 2005, 16: 3553-3562.

83. Perlstein TS, Gumieniak O, Hopkins PN, et al. Uric acid and the state of the intrarenal renin-angiotensin system in humans. Kidney Int, 2004, 66: 1465-1470.

84. Pillinger MH, Rosenthal P, Abeles AM, et al. Hyperuricemia and gout: new insights into pathogenesis and treatment. Bull NYU Hosp Jt Dis, 2007, 65: 215-221.

第十二章

高尿酸血症与肥胖

肥胖症是一组常见的、古老的代谢性疾病。当人体进食热量多于消耗热量时,多余热量以脂肪形式存储于体内,其量超过正常生理需要量,且达一定值时遂演变为肥胖症。肥胖症的实质是体内脂肪绝对量的增加。

尿酸(uric acid,UA)是嘌呤化合物的终末代谢产物,人类因缺乏尿素酶,尿酸水平比较高,这被认为是生物进化的结果。如果嘌呤代谢紊乱则会导致高尿酸血症(hyperuricemia,HUA)。痛风为嘌呤代谢紊乱和(或)尿酸排泄障碍所致血尿酸增高的一组异质性疾病。其临床特点是 HUA、痛风性急性关节炎反复发作、痛风石沉积、特征性慢性关节炎和关节畸形,常累及肾脏引起间质性肾炎和肾尿酸结石形成。

近年很多研究表明,HUA 不仅导致痛风,还与代谢综合征各组分关系密切,甚至可归为代谢综合征组分之一,是很多与生活方式相关慢性病(如高血压、2 型糖尿病、肥胖等)的重要危险因素。反之,这些代谢性疾病通过影响尿酸的代谢,导致 HUA 的发生。肥胖尤其是腹型肥胖与 HUA 关系密切。HUA 被认为是肥胖和高胰岛素血症的独立预测因子,而肥胖时脂肪细胞中的氧化应激与慢性炎症引起的脂肪因子和炎性因子不平衡则是肥胖相关胰岛素抵抗和心血管疾病发展的主要机制。本章节就 HUA 与肥胖的相关性以及其与肥胖时体内代谢间的相互影响进行阐述。

第一节　高尿酸血症与肥胖的流行病学特征

近年来,随着经济的快速发展,人们的生活条件和膳食结构发生了重大改变,摄入动物蛋白、脂肪明显增加,同时生活方式的改变和体力活动的减少等,使痛风和肥胖的发病率明显增加,且有年轻化的趋势,痛风、HUA 及肥胖已成为常见病。发达国家中痛风性关节炎在老年男性人群中非常常见。Trifiro 等在意大利开展的一项全国性的人口调查中发现,痛风的患病率从 2005 年的 0.7% 同比增长到 2009 年的 0.9%,男性患病率更高,是女性的 4 倍。与此同时,HUA 的患病率也在逐年增加(由 2005 年的 8.5% 增加到 2009 年的 11.9%)。在中国痛风的患病率 2008 年也达到了 1.14%。流行病学资料显示,美国普通人群中 HUA 的患病率估计为 21%,中国人口调查报告中 HUA 的患病率 13% ~25%。

超重和肥胖的过度流行,以及对富含嘌呤的食物,酒精和富含果糖的软饮料的消费量增加是使得全球性 HUA 和痛风的患病率上升的重要原因。据估计,在西方国家成年人中,约有半数人超重和肥胖。以果糖摄入为主的饮食结构越来越被证实与肥胖的流行密切相关。近 30 多年,高果糖玉米糖浆摄入远远高于其他食物,在西方国家肥胖的发生起着重要的作用。我国肥胖症患病率也迅速上升,据《中国居民营养与慢性病状况报告(2015 年)》中报道,全国 18 岁及以上成人超重率为 30.1%,肥胖率为 11.9%,估计患病人数分别为 2.0 亿和 6000 多万。肥胖症作为代谢综合征的主要组分之一,与多种疾病如 2 型糖尿病、血脂异常、高血压、冠心病等密切相关。痛风、HUA、肥胖及其相关疾病可损害身心健康,使生活质量下降,预期寿命缩短,已成为重要的世界性健康问题之一。

第二节　高尿酸血症与肥胖的关系

HUA 与肥胖密切相关,肥胖是 HUA 的重要危险因素,肥胖人群中 HUA 的发病率更高。早在古代,人们就已经认识到肥胖的人易发生痛风,并且体重与痛风明显相关。现代医学大量研究进一步证明肥胖相关的一些因素对痛风、HUA 的发生发展起着一定的作用。

1951 年 Gertler 等人对肥胖和 HUA 的相关性进行了研究,发现血清尿酸升高与体重及身高/体重具有非常明确的相关关系。Framingham 研究显示男性体重增加 30%,血清尿酸含量则增加 $60\mu mol/L$($1.0mg/dl$),女性体重增加 50%,血清尿酸含量增加 $48\mu mol/L$($0.8mg/dl$)。在 $BMI<25.0kg/m^2$ 的人群中 HUA 的患病率为 17.8%,而 $BMI\geq25.0kg/m^2$ 的人群为 37.1%,后者为前者的 2 倍以上。1995 年在日本男性健康体检中 HUA 患者中肥胖的发生率较高,尿酸正常的人群中超重者占 20.8%,肥胖者占 15.2%,而 HUA 人群则分别为 40.1% 和 31.3%。健康体检人群中无论男性还是女性 HUA 人群的肥胖发生率均较正常尿酸人群要高,同时尿酸和肥胖之间呈显著正相关关系。

肥胖中的腹型肥胖与尿酸的关系更为密切。在对 699 例糖尿病患者腹部脂肪与尿酸水平关系的研究中显示,腹部脂肪面积与尿酸水平呈正相关,而皮下脂肪面积则与糖尿病患者尿酸无相关性。Matsuura 等报道腹型肥胖患者的尿酸排泄较皮下脂肪肥胖者要高,因此认为腹部脂肪蓄积与尿酸升高有关。陈涛等对中国 9 省市 15 076 名城乡居民的调查数据分析显示按照血清尿酸四分位,腹型肥胖的发生率分别为 19.92%、23.53%、27.99%、39.89%,HUA 患者发生腹型肥胖的风险是尿酸正常者的 2.09 倍(95% CI 1.89～2.33)。这些都说明,无论从 HUA 角度还是从肥胖角度,两者之间关系密切。

目前国内外较多以 BMI 作为肥胖指标来探索其与 HUA 的关系。张长青等对 960 例无心血管病症状的普通社区人群按照 BMI 的四分位数分成 4 组,测量各组血清尿酸水平。男性中随着 BMI 的升高,血清尿酸的水平呈线性增高,女性中 BMI 最高的第 4 组血清尿酸水平显著高于其他 3 组。随 BMI 分组的提高,HUA 的发生率也逐步提高。同时在校正了年龄、性别、吸烟状况、饮酒状况、血压、血脂、血糖等混杂因素后,BMI 高的人群发生 HUA 的危险是 BMI 低的人群的 5.38 倍($P=0.001$),更加说明血清尿酸水平与肥胖显著相关。

内脏脂肪型肥胖逐渐受到关注。许多文献显示,血清尿酸含量与内脏脂肪面积及皮下脂肪面积呈正相关,且内脏性肥胖使尿酸增加的程度比皮下性肥胖更大,这就提示内脏性肥胖和皮下性肥胖使尿酸增加的机制可能有所不相同。腹型肥胖者尿酸升高可能与生成增加和排泄减少有关,而皮下肥胖者可能更多与尿酸排泄减少相关。

肥胖的判断在不同人种之间存在着较大的差异,不同研究也采用了不同的肥胖诊断指标和标准。BMI是常用的一项简易肥胖指标,虽然BMI可以反映人体的总体脂肪比例,却不能很好反映体内脂肪分布。体内脂肪分布尤其是腹部脂肪蓄积过多的腹型肥胖/中心性肥胖,是影响心血管疾病及胰岛素抵抗(insulin resistance,IR)发生的更重要的指标,血尿酸水平可能与腰围有更好的相关性。中心性肥胖与周围性肥胖主要区分指标是腰围或腰臀比(waist-to-hip ratio,WHR),高者多为向心性脂肪分布,低者多为全身性脂肪分布。腰围和WHR是通过测量人体腹部和腰部的外径来预测腹部脂肪蓄积的指标,评估方法方便、可靠,是临床比较常用的指标。亚洲人男性腰围>90cm或WHR>0.9,女性腰围>85cm或WHR>0.85诊断为腹型肥胖。欧美国家成人中心性肥胖率呈现显著增加的趋势,其增速超过了以BMI作为诊断指标的肥胖率,此外在BMI正常的人群中同样可以有中心性肥胖。Onat等认为腹型肥胖是决定尿酸变化的最重要因素之一,腹型肥胖作为IR的标志,是血清尿酸水平最主要的决定因素。一项对486名体检者的研究显示,HUA组的WHR比正常组显著增加,且男性WHR为HUA的独立影响因素。而正常体重者随着WHR的增加,尿酸水平也随之升高。无症状HUA只有10%~20%发生痛风。腰围则是HUA发生痛风的危险因素,随着腰围的增加HUA发展为痛风的危险性增加9%。腰围与血尿酸的关系与年龄无关,腰围越大血尿酸水平越高。同时腰围与性别关系密切,男性腰围与尿酸的关系更加密切,甚至可能成为预测尿酸的指标。对3153名日本成人健康体检并追踪两年发现,绝经后女性和男性BMI与血尿酸水平呈正相关关系,男性腰围是预测未来尿酸水平的最佳指标。通过手术、药物或生活方式的干预使腰围变小后,血尿酸水平也随之下降。但也有不同观点,如有研究认为血尿酸水平与女性腰围关系更加密切。甚至提出不是腰围预测尿酸水平,而是尿酸水平预测未来的腹型肥胖。还有学者认为腰围和WHR不能准确反映腹部脂肪的分布及对HUA的影响,甚至提出将腰围/身高比(waist to weight ratio,WHTR)作为新的指标。苗蕾等发现体重、腰围、臀围、WHTR、BMI与血尿酸呈正相关;而WHR与血尿酸无相关性;>30岁男性体脂肪含量(body fat,BF%)高尿酸组高于正常组;>30岁男性和女性的血尿酸与体脂百分含量呈正相关;由WHR判定肥胖组与非肥胖组,两者之间血清尿酸无差异;而由WHTR、BMI、BF%将研究对象分组,肥胖组与非肥胖组间血清尿酸则有差异。

HUA可能是代谢综合征、肥胖、2型糖尿病、肾脏疾病、心血管疾病的预测因素。说明血清尿酸水平升高不仅是这些代谢性疾病的继发性结果,同时它可能在这些代谢性疾病的发生和发展中起着致病作用。Chen等观察到HUA患者发生代谢综合征的可能是不伴HUA的1.6倍。Sui等发现HUA是无代谢综合征者发展为代谢性综合征的预测因素。血清尿酸水平与肥胖度呈显著正相关,甚至在青春期早期可以作为肥胖相关性指标之一。

IR与代谢综合征、肥胖、HUA等有密切的关系。伴有高尿酸者即使其血糖及糖耐量都正常,也容易发生胰岛素抵抗。Vuorinen-Markkola和Yki-Jarvinen研究表明血清尿酸水平与胰岛素敏感性呈负相关,即使未达到HUA的诊断标准,糖尿病患者中尿酸对胰岛B细胞的功能也有重要的影响作用。一项对非糖尿病人群随访11年的研究,发现HUA是胰岛素抵抗发生发展过程中的独立危险因素。流行病学研究也发现血清尿酸升高与血清快速胰岛素水平呈正相关。Carnethon等随访非糖尿病患者,基础尿酸水平高者,其发生高胰岛素血症的可能性大。Krishna 等经过 15 年的随访发现伴有 HUA 者发生高胰岛素血症的风险是不伴 HUA 者的 1.36 倍。Baldwin 等动物试验表明，降低肥胖小鼠的尿酸水平可以改善其胰岛素抵抗。HUA 往往可能发生于高胰岛素血症发生之前，胰岛素抵抗可能是 HUA 与代谢综合征各组分之间相互作用的中间环节。

第三节 肥胖与高尿酸血症相互作用的可能机制

一、细胞及分子生物学机制

1. 尿酸的代谢和生理功能　尿酸的合成及代谢是一个复杂的过程，需要多种因子参与调节肝脏对尿酸的合成和肾脏及肠道对尿酸的排泄。作为嘌呤代谢的终产物，尿酸主要由细胞代谢分解的核酸和其他嘌呤类化合物以及食物中的嘌呤经酶的作用分解而来。人体中尿酸 80% 来源于内源性嘌呤代谢，而来源于富含嘌呤或核酸蛋白食物仅占 20%。大部分尿酸经肾脏随尿液排出体外，少部分通过粪便和汗液排出，维持一个动态平衡。血尿酸的含量除直接受肝脏合成作用和肾脏排泄作用的影响外，还受内分泌和遗传作用的影响。以往认为尿酸在人体内没有任何的生理功能，但近年研究表明尿酸并不是一种没有功能的代谢产物，而是人体抗氧化体系的主要组成部分。尿酸是很强的抗氧化剂，可与超氧阴离子、过氧化氢、羟基离子反应，特别是过氧亚硝酸盐阴离子结合，清除细胞内的自由基，从而减轻细胞氧化应激损伤。

2. 尿酸对脂肪细胞的作用　许多学者认为 HUA 是继发于肥胖和高胰岛素血症的现象，这是因为 IR、肥胖时的代谢改变影响了尿酸的正常代谢。但是事实上有的时候在高胰岛素血症之前就存在 HUA 多年，这就很难把尿酸升高归结于胰岛素的作用。果糖可以诱导大鼠尿酸水平升高，说明尿酸可能不仅仅是肥胖等慢性病的继发结果。已有研究认为尿酸可独立于肥胖和高胰岛素血症来预测代谢综合征，这促使我们重新思考尿酸的作用。2005 年就有体外实验表明尿酸可以直接导致血管平滑肌增殖，并通过血管内皮细胞上的尿酸盐阴离子转运体 1（urate anion transporter1，URAT1）进入细胞，NF-κB 炎症信号途径，刺激炎性相关因子［环加氧酶-2（cyclooxygenase-2，COX-2）、单核细胞趋化蛋白-1（monocyte chemotactic protein-1，MCP-1）］释放从而促进内皮细胞炎症反应，并促进内皮细胞中细胞间黏附分子-1（intercellular adhension molecule-1，ICAM-1）表达增加，该研究显示了尿酸对血管内皮细胞损伤的新机制。尿酸还可以直接作用于脂肪细胞引起脂肪细胞的炎症反应。将尿酸与 3T3L-1 前脂肪细胞培养后，尿酸可增加脂肪组织中 MCP-1 表达，同时脂联素产生则明显减少。HUA 的代谢综合征小鼠的体内实验也可观察到脂肪组织中 MCP-1 表达增加和脂联素减少，给予别嘌醇降低小鼠尿酸水平可减轻脂肪组织中 MCP-1 表达，并减轻尿酸引起的脂肪细胞中巨噬细胞浸润和肿瘤坏死因子-α（tumor necrosis factor-α，TNF-α）升高。URAT1 是尿酸进入细胞的转运体，其不仅在肾小管和血管内皮细胞中表达，在脂肪细胞中也有表达。可能因为脂肪细胞中表达 URAT1，尿酸能进入脂肪细胞内，导致脂肪细胞功能障碍，促使脂肪组织脂解作用增强，细胞因子分泌增多，如 TNF-α，白介素-6（interleukin-6，IL-6）、抵抗素，而脂联素分泌减少，导致胰岛素敏感性下降。同时使 MCP-1 表达增加，巨噬细胞浸润，促进炎症反应发生。另外给予过氧化物酶体增殖物激活受体-γ(peroxisome proliferator activated receptor-γ,PPAR-γ)激动剂罗格列酮则可减轻尿酸所致脂肪细胞的炎症反应,提示尿酸在脂肪细胞中的促炎症反应还涉及 PPAR-γ 信号途径。

虽然尿酸为抗氧化剂,但在肥胖状态下,尿酸则可以转变为促氧化剂,并直接参与了脂肪细胞的增殖和氧化应激(reactive oxygen species,ROS)反应。Sautin 等发现小鼠脂肪细胞的分化与 ROS 产生及尿酸摄取有关,溶解的尿酸刺激成熟脂肪细胞中烟酰胺腺嘌呤二核苷酸(nicotinamide adenine dinucleotide phosphate,NADPH)氧化酶活性增加及 ROS 产生。由尿酸刺激脂肪细胞中 NADPH 氧化酶依赖的 ROS 产生可导致有丝分裂原活化蛋白激酶 p38 和细胞外调节蛋白激酶(extracellular-signal regulated kinase,ERK1/2)的磷酸化,NO 生物活性下降,蛋白亚硝基化和脂肪氧化,过氧化物清除剂和 NADPH 氧化酶抑制剂可部分阻止这一反应。前述的尿酸刺激脂肪细胞中 MCP-1 的反应也是通过该途径。脂肪细胞中的氧化应激反应是肥胖和胰岛素抵抗的主要原因,并且参与了心血管疾病的发生,因此脂肪细胞中 HUA 诱导的氧化应激反应在肥胖发生发展中可能有着一定的作用。

脂代谢紊乱与尿酸代谢两者可能存在相互影响的机制,体内尿酸水平的升高可导致脂蛋白酶活性下降,影响脂质的代谢,进而调节脂肪合成的脂肪细胞因子也发生了改变,影响脂肪细胞分布,使得体型及体重发生改变,向肥胖趋势发展,同时也出现高脂血症。

3. 脂肪细胞对尿酸的作用　脂肪细胞不仅可以储存能量,而且是人体最大的内分泌器官。脂肪细胞分泌的脂肪因子在能量代谢、肥胖发生中有着重要的作用。内脏脂肪素(visfatin)、瘦素(leptin)、抵抗素(resistin)、脂联素(adiponection)以及代谢性疾病相关的脂肪内分泌激素均影响尿酸的代谢。在肥胖患者中,除脂联素水平下降外,其他脂肪因子的水平均较正常人升高。因此最新的专家共识提出腹型肥胖是 HUA 的独立危险因素,脂肪因子在其中起了重要作用。

二、病理与生理机制

1. HUA、肥胖与 IR 之间的关系

(1) 代谢综合征与 IR:目前代谢综合征的病因尚无一确切的机制来解释。然而,IR 是代谢综合征各组分中共同的特征。IR 与代谢综合征其他的危险因素如脂代谢异常、高血压有着密切的联系。在高血压患者中,发现往往与 IR 有关,而且血压升高即使未达到高血压水平与 IR 亦相关。Ferrannini 等发现胰岛素具有直接的扩张外周血管的作用,大约 15% ~ 30% 伴有高胰岛素水平者会出现血管扩张的现象。当发生 IR 时尤其是合并 2 型糖尿病时,扩张血管的作用被抑制。此外,Hayden 和 Tyagi 还发现高胰岛素血症可以通过激活肾素-血管紧张素系统,导致高血压,进而使肾血流减少,促使肾小管对尿酸的重吸收增加和黄嘌呤氧化酶合成增加,导致 HUA。

(2) 肥胖与 IR:肥胖和 2 型糖尿病往往伴发 IR,在肥胖者中白色脂肪组织引起的免疫炎症反应在脂肪组织及全身性 IR 中发挥重要的作用。脂肪蓄积对胰岛素的功能有独立的影响作用,尤其是腹型肥胖与 IR 密切相关,且独立于总脂肪含量。尽管肥胖相关的 IR 病因是多因素的,但脂肪组织中巨噬细胞浸润引起的慢性、低度炎症反应占主导地位。脂肪细胞肥大及数量增多,导致其分泌的激素的表达增强或减弱,从不同层次影响胰岛素的效应,从而导致 IR。其发生机制可能与脂肪细胞来源的激素/细胞因子,如游离脂肪酸(free fatty acid,FFA)、TNF-α、瘦素、抵抗素、纤溶酶原激活物抑制因子 1(plasminogen activator inhibitor-1,PAI-1)等增多以及脂联素不足有关,这些脂肪细胞因子的分泌变化不但影响以脂肪形式进行的能量贮存及释放,同时还涉及组织对胰岛素的敏感性、低度炎症反应及血液凝溶异常。中心性肥胖更倾向于导致 IR,是因为内脏脂肪代谢活跃、转换率高,内脏脂肪对胰岛素抑制脂肪分解的作用相对抵抗,而其 β3-肾上腺素能受体与儿茶酚胺的亲和力高、对脂解作用敏感,因而内脏脂肪在基础状态和肾上腺素能激发后有更高的脂肪分解率,所释放的 FFA 大量直接进入门静脉循环,到达肝脏和其他外周组织(如骨骼肌),使这些非脂肪组织出现甘油三酯沉积、代谢变化及胰岛素敏感性降低。再者,许多细胞因子如趋化因子 CCR5、磷脂酰肌醇 3-激酶(phosphoinositide 3-Kinases,PI3K)等以及树突状细胞通过调节巨噬细胞的浸润参与肥胖相关的 IR 的发生。肥胖脂肪组织炎症与 IR 的关系密切,此外脂肪组织中的炎症介质可以导致脂肪细胞的 IR。例如,接受 TNF-α 处理的脂肪细胞表现为胰岛素信号通路受阻最终导致葡萄糖摄取减少。另外伴有高 IR 的患者中经过 12 周抗 TNF 的治疗后,胰岛素抵抗模型指数(homeostasis model assessment of insulin resistance,HOMA-IR)降低。在 TNF-α 受体敲除的小鼠中,高脂饮食介导的肥胖及 IR 通过增加大便中胆汁酸的排泄从而得到改善。

(3) HUA 与 IR:尽管目前有很多研究探讨 HUA 与 IR 的关系,但二者之间确切的病因机制尚不清楚。Nakagawa 等发现尿酸导致内皮功能障碍,阻断乙酰胆碱介导的血管扩张。动物实验中,血管内皮细胞 NO 合成酶缺乏可导致 IR 和代谢综合征。尿酸通过降低血管内 NO 的生物利用度和减少 NO 的生成,导致 IR,因此,HUA 可能在 IR 的病理生理机制中起着重要的作用。反之,IR 通过影响肾脏对尿酸的排泄而导致 HUA。肾脏对尿酸的清除率与 IR 的程度密切相关。目前认为是胰岛素通过影响肾的近曲小管对尿酸的转运,从而影响尿酸的代谢。此外,通过药物增加胰岛素的敏感性可以降低尿酸的水平。胰岛素通过影响肾脏对尿酸的排泄而导致 HUA,反过来,尿酸通过影响血管内皮 NO 的生成导致 IR。因此,HUA 与 IR 两者之间相互作用,互为因果。同样,肥胖与 HUA 可能均与 IR 相关,IR 可能在两者之间的相互作用起着纽带的作用。

2. 肥胖引起血尿酸增加的机制

(1) 肝脏合成增加的机制:首先肥胖患者饮食增加,消耗减少,造成过多的脂肪在皮下、腹部或内脏器官蓄积,可以增加新陈代谢中核酸总量,通过嘌呤的代谢,从而导致尿酸合成增加。再者内脏脂肪的蓄积作用参与了尿酸水平的增加,其机制可能是内脏脂肪具有较强的脂肪生成与脂解作用,内脏脂肪过多的积累,产生大量的 FFA,通过门静脉被肝脏摄取。在肝脏的酰基辅酶 A(acyl-CoA)合成酶的作用下,合成过多的中性脂肪;而过多的 FFA 将加重肝脏的 IR。这些原因均导致甘油醛-3-磷酸脱氢酶(G-3-PDH)活性降低和 3-磷酸甘油醛代谢延迟,使辅酶Ⅱ介导的由 5-磷酸核糖向磷酸核糖焦磷酸(phosphoribosyl pyrophosphate,PRPP)进行的从头合成系统亢进,导致三酰甘油的合成及尿酸产生亢进。

(2) 肾脏排泄减少的机制:研究表明肥胖对肾脏的功能,有不同程度的影响,具体机制还不是很清楚,可能有以下几个原因。

1) IR 是使肾脏尿酸排泄减少的主要原因:之前提到,肥胖可以导致 IR,IR 直接作用于肾的近曲小管细胞,使其表面的泵的活性亢进,促进肾小管 Na^+-H^+ 交换增加,从而使尿液中 Na^+ 的重吸收和 H^+ 的排泄增强,导致水钠潴留和尿液酸化。尿液的 H^+ 通过阴离子交换系统来吸收有机酸等阴离子,后者再通过 URAT1 来吸收尿酸,使尿酸重吸收增加,排泄减少。

2）肥胖患者有明显的交感神经系统和肾素—血管紧张素系统的激活:这可能与脂肪的内分泌功能和压力感受器的损害等有关。它们分泌的许多相关的血管活性因子,使肾的血流量下降,导致肾缺血缺氧,乳酸产生增加。乳酸又可以竞争性的减少尿酸的分泌,使血尿酸增加。

3）部分肥胖患者会出现肥胖相关性肾病:可能与内脏性肥胖的直接压迫作用、血流动力学改变和高脂血症等有一定关系,长期作用会促进肾小球的损害,甚至肾小球动脉硬化,使肾血流量减少,而尿酸的排泄与肾血流呈正比,尿酸排泄障碍,同时肾小管排泌尿酸减少而使血尿酸升高。

4）当劳累、饥饿时,肥胖患者动用存积的脂肪来产生热量供机体活动的需要,此时脂肪分解产生的酮体阻碍了血尿酸的排泄,间接地使血尿酸水平增高;同时游离的脂肪酸代谢诱导代谢综合征转变为副产物,降低了尿酸的排泄,也使血尿酸增高。

（3）脂肪因子的内分泌作用

1）内脂素:内脂素主要来源于内脏脂肪,与皮下脂肪关系不大。内脂素与体重、腰围、臀围、BMI、WHR、空腹血糖呈正相关。内脏脂肪素的主要生物学功能是模拟胰岛素的作用,调节脂代谢和分泌作用。内脏脂肪素对尿酸代谢的影响可能通过以下两条途径实现:①模拟胰岛素的内分泌功能调节外周组织的胰岛素敏感性,加速葡萄糖合成三酰甘油;②内脏脂肪素旁分泌和自分泌功能可以促进内脏脂肪的堆积。故它可以降低血糖的同时加重肥胖。所以内脏脂肪素可能是从胰岛素和内脏脂肪的堆积两方面来增加血尿酸水平。

2）瘦素:瘦素是由肥胖基因编码,由脂肪细胞分泌的一种多肽激素。资料显示人血清瘦素与血清尿酸水平呈正相关性,提示瘦素可能参与了尿素的代谢。推测瘦素导致高尿酸的可能机制为:①影响肾脏对尿酸的清除,而尿酸反过来也会影响肾脏对瘦素的清除并增加瘦素基因的表达;②高瘦素血症促使高胰岛素血症和 IR 的发生,而 IR 可导致肝脏脂肪酸合成增加,嘌呤代谢增加,尿酸的生成增加;③高胰岛素血症促使肾小管对钠和尿酸的重吸收,导致 HUA。

3）抵抗素:抵抗素是一种肽类激素,在腹部脂肪中高表达,其通过加重组织胰岛素抵抗引起血尿酸水平升高。但是另有研究发现正常体重患者的抵抗素与血尿酸相关,但与超重和肥胖患者无关。而在对心肌梗死患者的小样本研究中认为抵抗素与尿酸无关。与内脂素一样,目前还没有足够证据表明抵抗素参与了高尿酸血症的形成。

4）脂联素:脂联素被认为是细胞胰岛素的增敏剂,肥胖患者存在 IR 且其脂联素水平较正常者低。尿酸与脂联素关系比较明确,在校正年龄、吸烟、饮酒、BMI、血压、HOMA-IR、血脂后,脂联素水平与血尿酸呈负相关。另外当脂联素分泌受到抑制后,血管内皮细胞 NO 生成减少,导致内皮功能障碍,加重 IR,进一步引起尿酸水平升高。

5）其他脂肪因子:增大的脂肪细胞还可以分泌多种脂肪细胞因子,包括 IL-6、TNF-α、CRP、血清淀粉样蛋白 A 等。在肥胖以及 IR 的人体内,循环的脂肪细胞因子水平升高;与其他脂肪库相比,腹内的脂肪库产生的脂肪细胞因子数量更大。脂肪因子通过加速炎性细胞和血管细胞凋亡和坏死,促使合成尿酸所需的原料增加,从而导致尿酸水平升高。脂肪因子还可激活氧化应激反应,导致黄嘌呤氧化酶生成增加,引起血尿酸水平升高。另外这些脂肪因子通过影响胰岛素对葡萄糖以及脂肪的代谢作用引起 IR,最终导致尿酸的生成和肾小管对尿酸的重吸收增加。流行病学也证实,伴有高水平 CRP 的儿童更易发生 HUA,血尿酸水平随着 CRP 水平增加而升高。而在糖尿病患者中,尿酸水平与 CRP 呈负相关。

（4）其他:HUA 还与许多因素有关。肥胖和饮酒可以通过相互作用,使血尿酸明显增加,但具体机制不详。此外肥胖引起 HUA 可能还有遗传因素参与。

3. 果糖代谢在肥胖、HUA 中的作用　需要特别指出的是,富含果糖胶的食物或饮料摄入过多,导致机体代谢紊乱,增加肥胖和代谢综合征的发病率。果糖介导的尿酸的代谢可能在肥胖和代谢综合征的发病过程中有着重要的作用。

果糖可能通过影响摄食中枢降低饱食感从而使摄入量增加,因不能刺激胰岛素和瘦素分泌,不能激活饱食反射,最终增加肥胖的发生率。此外还可能存在其他的机制,比如,果糖的高摄入诱导瘦素抵抗;果糖作用于中脑边缘和下丘脑,刺激多巴胺分泌增多;果糖还可以影响代谢率。以果糖为主要食物的超重和肥胖者较以葡萄糖为食者,静息状态下消耗的能量较少。果糖介导的代谢综合征并非建立在能量摄入增多的基础上,这就说明果糖的代谢不同于其他碳水化合物。

在肝脏,果糖经果糖激酶分解为 1-磷酸果糖,这一过程反应快速且不需要任何负反馈调节,细胞内磷酸和 ATP 因消耗而减少,AMP 生成增多。细胞内磷酸减少激活腺苷酸脱氨酶（adenosine monophosphate dehydrogenase,AMPD）,使 AMP 降解为次黄嘌呤核苷酸,最终导致尿酸生成增多。肝细胞内尿酸生成增多释放到循环中引起 HUA。果糖还通过诱导果糖激酶生成,产生前反馈,在保证摄入高果糖情况下,尿酸生成不断增加。此外,果糖也通过氨基酸前体物如甘氨酸途径使尿酸合成增加。因此,摄入的果糖是通过增加核苷酸的生成及转化从而增加细胞内及循环中尿酸的水平。事实上,血清尿酸浓度升高最明显发生在果糖摄入后 30~60 分钟,但 24 小时血清尿酸水平都是升高的。

AMPD 会拮抗 AMP 活化的蛋白激酶 K（AMP activated protein kinase,AMPK）,后者介导肝细胞内脂肪酸的氧化和 ATP 的生成。而 AMPD 作用则相反,在 HepG2 细胞中阻止脂肪酸的氧化,导致脂肪的蓄积。尿酸在果糖介导的脂肪蓄积中起着重要的作用,首先尿酸会抑制 AMPK 的生成。在还原性辅酶Ⅱ（nicotinamide adenine dinucleotide phosphate,NADPH）的作用下,尿酸在细胞内和线粒体内独立的氧化应激作用介导肝细胞脂肪生成增加。在线粒体内,氧化应激抑制三羧酸循环中顺乌头酸酶的活化,使柠檬酸蓄积,后转运到细胞质,从而激活 ATP 依赖的柠檬酸裂解酶、乙酰辅酶 A 羧化酶及脂肪合成酶,使肝细胞内脂肪合成增加。而在细胞外环境,尿酸则具有抗氧化应激的作用。尿酸通过细胞膜表面的有机阴离子转运体进入细胞内促使氧化应激过度激活,目前已在血管平滑肌细胞、内皮细胞、脂肪细胞、胰岛细胞、肾小管上皮细胞及肝细胞得到证实。因此,摄入果糖后,可能在尿酸的介导下引起脂肪蓄积,导致腹型肥胖的发生。

从 20 世纪 50 年代起,大量动物实验研究表明,果糖可以诱导 IR。动物实验鼠中,摄入果糖可引起代谢综合征并导致氧化应激激活,内皮功能障碍,脂肪肝,尿微量白蛋白及肾脏病等。以蔗糖或具有高含量果糖的玉米糖浆（两者均含有果糖成分）喂养的动物实验中也可得到同样的结论。相反,摄入同等量的葡萄糖及淀粉类化合物不会引起 IR 的表现。果糖诱导的 HUA 导致了果糖诱导的 IR。脂肪细胞功能障碍导致脂肪组织脂解,使细胞因子分泌增多,而脂联素分泌减少。尿酸介导单核细胞趋化蛋白表达增加,导致脂肪组织中巨噬细胞浸润、促进炎症反应。

第四节　高尿酸血症和肥胖的防治

虽然目前 HUA 与肥胖相互作用的具体机制未明确,但痛风、HUA 与肥胖、代谢综合征的关系密切是临床所明确的。痛风和肥胖都常伴有不良的生活饮食习惯,它们的发病率也都呈逐年上升的趋势,二者共同存在时会加重疾病的进展。肥胖的痛风病患者在降低体重后,能够缓解痛风的临床症状,不仅血尿酸水平下降,尿酸清除率及尿酸盐转换率升高,而且尿酸池亦缩小。肥胖合并 HUA 人群中,减重是降低尿酸水平的一种有效的非药物治疗方法。男性体重减少 4.5kg 或更多,发生痛风的风险降低 39%。在中国人群中的研究表明个体的最大体重值是血尿酸水平升高的预测因素。通过从最大体重减重,血尿酸水平升高的风险明显降低。肥胖者服用西布曲明一年后血尿酸水平随着体重的降低而降低。肥胖者经历 Roux-en-Y 胃吻合手术后,随着体重下降,尿酸水平及 HUA 的发病率均有所下降。肥胖合并 HUA 者,通过控制饮食或药物减少体重可以使血尿酸水平降低。由于痛风目前尚无根治方法,从血尿酸增高至痛风症状出现可长达数年甚至数十年,因此,早预防、早治疗是治疗痛风的关键。关注血尿酸水平的同时也需要重视脂质代谢紊乱的防治,对痛风患者在用药同时进行合理饮食结构、适量的运动、控制体重特别是关注臀围、腹围增长变化等健康干预,或许可以在一定程度上降低高尿酸血症的发生,减少高尿酸血症人群发生痛风的危险,甚至其他心脑血管和代谢性疾病的发生率。

反过来,降低血尿酸水平是否可以降低肥胖及代谢综合征的发病率仍存在较多争议。血尿酸水平降低可以改善肥胖、心血管疾病、代谢综合征等的临床结局,但缺乏强有力的临床数据来支持。因此,干预 HUA 是否有益于延缓肥胖相关并发症的发生,是否可减少肥胖等心血管高危人群的终点事件,目前尚缺乏前瞻性、大规模的研究,还有待进一步大规模的临床随机对照实验来证实。

越来越多的研究表明,尿酸不仅是作为嘌呤代谢产物,在某种程度上其有类似细胞因子的促进炎症反应和氧化应激的作用,因而也可能作为肥胖等慢性病的始动因子之一。随着肥胖和 HUA 发生率的提高,肥胖合并 HUA 的人群也在不断增加,这给慢性疾病防治带来了新的挑战。今后可以针对尿酸与肥胖之间的关系做深入研究,为防治这类疾病提供新途径。

（刘英　曾勇）

参 考 文 献

1. Johnson RJ, Rideout BA. Uric acid and diet—insights into the epidemic of cardiovascular disease. N Engl J Med,2004,350(11):1071-1073.

2. Feig DI,Kang DH,Johnson RJ. Uric Acid and Cardiovascular Risk. N Engl J Med,2008,359(17):1811-1821.

3. Hikita M,Ohno I,Mori Y,et al. Relationship between Hyperuricemia and Body Fat Distribution. Intern Med,

2007,46(17):1353-1358.

4. Masuo K,Kawaguchi HH,Ogihara T,et al. Serum Uric Acid and Plasma Norepinephrine Concentrations Predict Subsequent Weight Gain and Blood Pressure Elevation. Hypertension,2003,42(4):474-480.

5. Yoo TW,Sung KC,Shin HS,et al. Relationship Between Serum Uric Acid Concentration and Insulin Resistance and Metabolic Syndrome. Circ J,2005,69(8):928-933.

6. 刘淑芳,朱桂芳,台芳玲. 痛风的危险因素与健康教育. 现代医药卫生,2005,21(9):1069-1070.

7. Gianluca T,Paolo M,Lorenzo C,et al. Epidemiology of gout and hyperuricaemia in Italy during the years 2005-2009:a nationwide population-based study. Ann Rheum Dis,2013,72(5):694-700.

8. Zhu Y,Pandya BJ,Choi HK. Prevalence of gout and hyperuricemia in the US general population:the National Health and Nutrition Examination Survey 2007-2008. Arthritis Rheum,2011,63(10):3136-3141.

9. Roddy E,Doherty M. Epidemiology of gout. Arthritis Res Ther,2010,12(6):223.

10. Choi HK,Karen A,Karlson EW,et al. Obesity,weight change,hypertension,diuretic use,and risk of gout in men:the health professionals follow-up study. Arch Intern Med,2005,165(7):742-748.

11. Choi HK,Karen A,Karlson EW,et al. Purine-rich foods,dairy and protein intake,and the risk of gout in men. N Engl J Med,2004,350(11):1093-1103.

12. Choi HK,Karen A,Karlson EW,et al. Alcohol intake and risk of incident gout in men:a prospective study. Lancet,2004,363(9417):1277-1281.

13. Choi HK,Curhan G. Soft drinks,fructose consumption,and the risk of gout in men:prospective cohort study. BMJ,2008,336(7639):309-312.

14. Choi JWJ,Ford ES,Gao X,et al. Sugar-sweetened soft drinks,diet soft drinks,and serum uric acid level:the Third National Health and Nutrition Examination Survey. Arthritis Rheum,2008,59(1):109-116.

15. Sowers JR,Whaley-Connell A,Hayden MR. The Role of Overweight and Obesity in the Cardiorenal Syndrome. Cardiorenal Med,2011,1(1):5-12.

16. Khitan Z,Kim DH. Fructose:a key factor in the development of metabolic syndrome and hypertension. J Nutr Metab,2013,2013:682-673.

17. Johnson RJ,Segal MS,Sautin Y,et al. Potential role of sugar (fructose) in the epidemic of hypertension, obesity and the metabolic syndrome,diabetes,kidney disease,and cardiovascular disease. Am J Clin Nutr, 2007,86(4):899-906.

18. Nakamura T. Historical review of gout and hyperuricemia investigations. Nihon Rinsho,2008,66(4):624-635.

19. Indraratna PL,Williams KM,Graham GG,et al. Hyperuricemia,cardiovascular disease,and the metabolic syndrome. J Rheumatol,2009,36(12):2842-2843;author reply 2844.

20. Abdulkerim B,Murat T,Fulya T,et al. Leptin might be a regulator of serum uric acid concentrations in humans. Jpn Heart J,2003,44(4):527-536.

21. 疋田美穗,王静舒. 肥胖与高尿酸血症. 日本医学介绍,2004,25(03):126-128.

22. 谢华,陈艳秋,孙建琴,等. 健康体检人群高尿酸血症和代谢综合征的相关性研究. 医学临床研究,2009, 26(10):1854-1856.

23. TH Kim,SS Lee,HY Ji,et al. The relationship between the regional abdominal adipose tissue distribution and the serum uric acid levels in people with type 2 diabetes mellitus. Diabetol Metab Syndr,2012,4(1):3.

24. Matsuura F,Yamashita S,Nakamura T,et al. Effect of visceral fat accumulation on uric acid metabolism in male obese subjects:visceral fat obesity is linked more closely to overproduction of uric acid than subcutaneous fat obesity. Metabolism,1998,47(8):929-933.

25. 张长青,叶巍,邢晓博,等.肥胖与高尿酸血症的关系.中国分子心脏病学杂志,2012,12(5):260-263.

26. Matsuura F,Yamashita S,Nakamura T,et al. Effect of visceral fat accumulation on uric acid metabolism in male obese subjects:Visceral fat obesity is linked more closely to overproduction of uric acid than subcutaneous fat obesity. Metabolism,1998,47(8):929-933.

27. 李剑,卢艳慧,邵迎红,等.老年人群血尿酸水平与代谢综合征各组分的研究.中华老年心脑血管病杂志,2008,6:425-427.

28. 姚静,席佳楠,闫雅凤.老年男性高尿酸血症患者心血管危险因素分析.护理学报,2009,5:33-35.

29. 李晓玲,朱旅云,胡丽叶,等.肥胖人群体脂含量、分布与代谢综合征组分关系的7年随访研究.实用医学杂志,2009,1:93-95.

30. Li C,Ford ES,McGuire LC,et al. Increasing trends in waist circumference and abdominal obesity among US adults. Obesity (Silver Spring),2007,15(1):216-224.

31. Onat A,Uyarel H,Hergenc G,et al. Serum uric acid is a determinant of metabolic syndrome in a population-based study. Am J Hypertens,2006,19(10):1055-1062.

32. 张琳,闫雅更,董凤丽,等.饮食饮酒及肥胖对无症状高尿酸血症发生痛风的影响.军医进修学院学报,2012(02):135-136,147.

33. Chang CH,Chen YM,Chuang YW,et al. Relationship between hyperuricemia (HUC) and metabolic syndrome (MS) in institutionalized elderly men. Arch Gerontol Geriatr,2009,49 Suppl 2:S46-49.

34. Lin KP. The relationship between serum uric acid concentration and metabolic syndrome in university freshmen. J Nurs Res,2009,17(4):286-292.

35. Naohito K,Tadao T,Kazunori S,et al. Survey of relationship between measurement of abdominal circumference and metabolic syndrome on new health check in university. Yakugaku Zasshi,2009,129(8):965-974.

36. Samara A,Herbeth B,Aubert R,et al. Sex-dependent associations of leptin with metabolic syndrome-related variables:the Stanislas study. Obesity (Silver Spring),2010,18(1):196-201.

37. de Luis DA,Pacheco D,Izaola O,et al. Clinical results and nutritional consequences of biliopancreatic diversion:three years of follow-up. Ann Nutr Metab,2008,53(3-4):234-239.

38. Uberto P,Diego V,Valentina V,et al. Pharmacological therapy of obesity. G Ital Cardiol (Rome),2008,9(4 Suppl 1):83S-93S.

39. Rho YH,Woo JH,Choi SJ,et al. Association between serum uric acid and the Adult Treatment Panel Ⅲ-defined metabolic syndrome:results from a single hospital database. Metabolism,2008,57(1):71-76.

40. Abdullah AR,Hasan HA,Raigangar VL. Analysis of the relationship of leptin,high-sensitivity C-reactive protein,adiponectin,insulin,and uric acid to metabolic syndrome in lean,overweight,and obese young females. Metab Syndr Relat Disord,2009,7(1):17-22.

41. 苗蕾,姚华,徐菲莉,等.脂代谢相关指标和肥胖与血尿酸关系.中国公共卫生,2008(05):589-591.

42. Masuo K,Kawaguchi HH,Ogihara T,et al. Serum uric acid and plasma norepinephrine concentrations predict subsequent weight gain and blood pressure elevation. Hypertension,2003,42(4):474-480.

43. Zohreh S,Kashaf R,Kapusta DR,et al. Potential role of uric acid in metabolic syndrome,hypertension,kidney injury,and cardiovascular diseases:is it time for reappraisal? Curr Hypertens Rep,2013,15(3):175-181.

44. Nakanishi N,Okamoto M,Yoshida H,et al. Serum uric acid and risk for development of hypertension and impaired fasting glucose or Type Ⅱ diabetes in Japanese male office workers. Eur J Epidemiol,2003,18(6):523-530.

45. Leeuw PWD,Lutgarde T,Birkenh WH,et al. Prognostic significance of renal function in elderly patients with

isolated systolic hypertension:results from the Syst-Eur trial. J Am Soc Nephrol,2002,13(9):2213-2222.

46. Bickel C,upprecht HJ,ankenberg S,et al. Serum uric acid as an independent predictor of mortality in patients with angiographically proven coronary artery disease. Am J Cardiol,2002.89(1):12-17.

47. Chen LY,Zhu WH,Chen ZW,et al. Relationship between hyperuricemia and metabolic syndrome. J Zhejiang Univ Sci B,2007,8(8):593-598.

48. Xuemei S,Church TS,Meriwether RA,et al. Uric acid and the development of metabolic syndrome in women and men. Metabolism,2008,57(6):845-852.

49. 邢小燕,李光伟,姚崇华,等. 单一高血压和代谢综合征是否具有相同的致中国成人脑卒中的风险. 中华医学杂志,2008,88(38):2679-2682.

50. Meshkani R,Zargari M,Larijani B. The relationship between uric acid and metabolic syndrome in normal glucose tolerance and normal fasting glucose subjects. Acta Diabetol,2011,48(1):79-88.

51. Robles-Cervantes JA,Ramos-Zavala MG,González-Ortiz M,et al. Relationship between Serum Concentration of Uric Acid and Insulin Secretion among Adults with Type 2 Diabetes Mellitus. Int J Endocrinol, 2011, 2011:107904.

52. Carnethon MR,Fortmann SP,Latha P,et al. Risk factors for progression to incident hyperinsulinemia:the Atherosclerosis Risk in Communities Study,1987-1998. Am J Epidemiol,2003,158(11):1058-1067.

53. Yoo TW,Sung KCShin HS,Kim BJ,et al. Relationship between serum uric acid concentration and insulin resistance and metabolic syndrome. Circ J,2005,69(8):928-933.

54. Tsouli SG,Liberopoulos EN,Mikhailidis DP,et al. Elevated serum uric acid levels in metabolic syndrome:an active component or an innocent bystander? Metabolism,2006,55(10):1293-1301.

55. Carnethon MR,Fortmann SP,Latha P,et al. Risk factors for progression to incident hyperinsulinemia:the Atherosclerosis Risk in Communities Study,1987-1998. Am J Epidemiol,2003,158(11):1058-1067.

56. Krishnan E,Pandya BJ,Chung L,et al. Hyperuricemia in young adults and risk of insulin resistance,prediabetes,and diabetes:a 15-year follow-up study. Am J Epidemiol,2012,176(2):108-116.

57. William B,Steven MR,George M,et al. Hyperuricemia as a mediator of the proinflammatory endocrine imbalance in the adipose tissue in a murine model of the metabolic syndrome. Diabetes,2011,60(4):1258-1269.

58. Kand'ár R,Záková P,Muzáková V. Monitoring of antioxidant properties of uric acid in humans for a consideration measuring of levels of allantoin in plasma by liquid chromatography. Clinica Chimica Acta,2006,365(1-2):249-256.

59. Johnson RJ,Perez-Pozo SE,Sautin YY,et al. Hypothesis:could excessive fructose intake and uric acid cause type 2 diabetes? Endocr Rev,2009,30(1):96-116.

60. Kanellis J,Watanabe SJ,Kang D,et al. Uric acid stimulates monocyte chemoattractant protein-1 production in vascular smooth muscle cells via mitogen-activated protein kinase and cyclooxygenase-2. Hypertension,2003,41(6):1287-1293.

61. Pietro C,Waichi S,Sirirat R,et al. Uric acid,the metabolic syndrome,and renal disease. J Am Soc Nephrol, 2006,17(12 Suppl 3):S165-168.

62. Edwards NL. The role of hyperuricemia in vascular disorders. Curr Opin Rheumatol,2009,21(2):132-137.

63. William B,Steven MR,George M,et al. Hyperuricemia as a mediator of the proinflammatory endocrine imbalance in the adipose tissue in a murine model of the metabolic syndrome. Diabetes,2011,60(4):1258-1269.

64. Sautin YY,Nakagawa T,Zharikov S,et al. Adverse effects of the classic antioxidant uric acid in adipocytes: NADPH oxidase-mediated oxidative/nitrosative stress. Am J Physiol Cell Physiol,2007,293(2):C584-596.

65. 罗浩,张瑞林. 肥胖与高尿酸血症的关系. 检验医学与临床,2010,7(5):459-461.

66. Ferrannini E,Natali A,Capaldo B,et al. Insulin resistance,hyperinsulinemia,and blood pressure:role of age and obesity. European Group for the Study of Insulin Resistance (EGIR). Hypertension, 1997, 30 (5): 1144-1149.

67. Ferrannini E. Is insulin resistance the cause of the metabolic syndrome? Ann Med,2006,38(1):42-51.

68. Hayden MR,Tyagi SC. Uric acid:A new look at an old risk marker for cardiovascular disease,metabolic syndrome,and type 2 diabetes mellitus:The urate redox shuttle. Nutr Metab (Lond),2004,1(1):10.

69. Romeo GR,Lee J,Shoelson SE. Metabolic syndrome,insulin resistance,and roles of inflammation—mechanisms and therapeutic targets. Arterioscler Thromb Vasc Biol,2012,32(8):1771-1776.

70. Gastaldelli A,Sironi AM,Ciociaro D,et al. Visceral fat and beta cell function in non-diabetic humans. Diabetologia,2005,48(10):2090-2096.

71. Olefsky JM, Glass CK. Macrophages, inflammation, and insulin resistance. Annu Rev Physiol, 2010, 72: 219-246.

72. Mccurdy CE,Simon S,Holliday MJ,et al. Attenuated Pik3r1 expression prevents insulin resistance and adipose tissue macrophage accumulation in diet-induced obese mice. Diabetes,2012,61(10):2495-2505.

73. Maja SR,Xiao Y,Turner MS,et al. Dendritic cells promote macrophage infiltration and comprise a substantial proportion of obesity-associated increases in CD11c+ cells in adipose tissue and liver. Diabetes,2012,61(9): 2330-2339.

74. Gregor MF,Hotamisligil GS. Inflammatory mechanisms in obesity. Annu Rev Immunol,2011,29:415-445.

75. Engelman JA,Berg AH,Lewis RY,et al. Tumor necrosis factor alpha-mediated insulin resistance,but not dedifferentiation, is abrogated by MEK1/2 inhibitors in 3T3-L1 adipocytes. Mol Endocrinol, 2000, 14 (10): 1557-1569.

76. Stephens JM,Lee J,Pilch PF. Tumor necrosis factor-alpha-induced insulin resistance in 3T3-L1 adipocytes is accompanied by a loss of insulin receptor substrate-1 and GLUT4 expression without a loss of insulin receptor-mediated signal transduction. J Biol Chem,1997,272(2):971-976.

77. Yamato M,Shiba T,Ide T,et al. High-fat diet-induced obesity and insulin resistance were ameliorated via enhanced fecal bile acid excretion in tumor necrosis factor-alpha receptor knockout mice. Mol Cell Biochem, 2012,359(1-2):161-167.

78. Nakagawa T,Hu H,Zharikov S,et al. A causal role for uric acid in fructose-induced metabolic syndrome. Am J Physiol Renal Physiol,2006,290(3):F625-631.

79. Cook S,Hugli O,Egli M,et al. Clustering of cardiovascular risk factors mimicking the human metabolic syndrome X in eNOS null mice. Swiss Med Wkly,2003,133(25-26):360-363.

80. Baldus S,Köster R,Chumley P,et al. Oxypurinol improves coronary and peripheral endothelial function in patients with coronary artery disease. Free Radic Biol Med,2005,39(9):1184-1190.

81. Khosla UM,Sergey Z,Finch JL,et al. Hyperuricemia induces endothelial dysfunction. Kidney Int,2005,67 (5):1739-1742.

82. Roy D,Perreault M,Marette A. Insulin stimulation of glucose uptake in skeletal muscles and adipose tissues in vivo is NO dependent. Am J Physiol,1998,274(4 Pt 1):E692-699.

83. Galvan AQ,Natali A,Baldi S,et al. Effect of insulin on uric acid excretion in humans. Am J Physiol,1995,268 (1 Pt 1):E1-5.

84. Muscelli E,Natali A,Bianchi S,et al. Effect of insulin on renal sodium and uric acid handling in essential hy-

pertension. Am J Hypertens,1996,9(8):746-752.

85. Facchini F,Chen YD,Hollenbeck CB,et al. Relationship between resistance to insulin-mediated glucose uptake,urinary uric acid clearance,and plasma uric acid concentration. JAMA,1991,266(21):3008-3011.

86. Sei T,Kei K,Junichi M,et al. Decreases in serum uric acid by amelioration of insulin resistance in overweight hypertensive patients:effect of a low-energy diet and an insulin-sensitizing agent. Am J Hypertens,2002,15 (8):697-701.

87. Filippatos TD,Kiortsis DN,Liberopoulos EN,et al. A review of the metabolic effects of sibutramine. Curr Med Res Opin,2005,21(3):457-468.

88. Hui LI,Liu XQ,Zhang B,et al. Effects of active component in Cichorii on lipid metabolism of rat with hyper-triglyceridemia complicated by hyperuricemia and hyperglycemia. Zhong Xi Yi Jie He Xue Bao,2008,6(2): 157-162.

89. Wang M,Zhao D,Li GW,et al. Correlation between serum uric acid and insulin resistance. Zhonghua Yi Xue Za Zhi,2007,87(46):3260-3263.

90. 马文军,许燕君,郭汝宁. 超重肥胖流行病学研究进展. 中国社会医学杂志,2002(03):127-131.

91. 范歆,肖常青. 瘦素与相关疾病. 医学综述,2007(09):127-131.

92. Nakata M,Okada T,Ozawa K,et al. Resistin induces insulin resistance in pancreatic islets to impair glucose-induced insulin release. Biochem Biophys Res Commun,2007,353(4):1046-1051.

93. Bo S,Gambino RA,Guidi S,et al. Relationships between human serum resistin,inflammatory markers and insulin resistance. Int J Obes (Lond),2005,29(11):1315-1320.

94. Piestrzeniewicz K,tuczak K,Komorowski J,et al. Resistin increases with obesity and atherosclerotic risk factors in patients with myocardial infarction. Metabolism,2008,57(4):488-493.

95. Bo S,Gambino R,Durazzo M,et al. Associations between serum uric acid and adipokines,markers of inflammation,and endothelial dysfunction. J Endocrinol Invest,2008,31(6):499-504.

96. Ohta T,Yoshida T,Shimabukuro T,et al. Serum C-reactive protein and its relation to cardiovascular risk factors and adipocytokines in Japanese children. J Clin Endocrinol Metab,2006,91(6):2133-2137.

97. Li Q,Yang Z,Lu B,et al. Serum uric acid level and its association with metabolic syndrome and carotid athero-sclerosis in patients with type 2 diabetes. Cardiovasc Diabetol,2011,10:72.

98. Shiraishi H,Une H. The effect of the interaction between obesity and drinking on hyperuricemia in Japanese male office workers. J Epidemiol,2009,19(1):12-16.

99. Lai LH,Chou SY,Wu FY,et al. Renal dysfunction and hyperuricemia with low blood lead levels and ethnicity in community-based study. Sci Total Environ,2008,401(1-3):39-43.

100. Teff KL,Elliott SS,Matthias T,et al. Dietary fructose reduces circulating insulin and leptin,attenuates post-prandial suppression of ghrelin,and increases triglycerides in women. J Clin Endocrinol Metab,2004,89(6): 2963-2972.

101. Shapiro A,Mu WC. uctose-induced leptin resistance exacerbates weight gain in response to subsequent high-fat feeding. Am J Physiol Regul Integr Comp Physiol,2008,295(5):R1370-1375.

102. Bernal SY,Dostova I,Kest A,et al. Role of dopamine D1 and D2 receptors in the nucleus accumbens shell on the acquisition and expression of fructose-conditioned flavor-flavor preferences in rats. Behav Brain Res,2008, 190(1):59-66.

103. Lane MD,Cha SH. Effect of glucose and fructose on food intake via malonyl-CoA signaling in the brain. Biochem Biophys Res Commun,2009,382(1):1-5.

104. Cox CL, Stanhope KL, Schwarz JM, et al. Consumption of fructose-sweetened beverages for 10 weeks reduces net fat oxidation and energy expenditure in overweight/obese men and women. Eur J Clin Nutr, 2012, 66(2): 201-208.

105. Sanjay B, Paula Y, Nancy H, et al. The relationship of sugar to population-level diabetes prevalence: an econometric analysis of repeated cross-sectional data. PLoS One, 2013, 8(2): e57873.

106. Mäenpää PH, Raivio KO, Kekomäki MP. Liver adenine nucleotides: fructose-induced depletion and its effect on protein synthesis. Science, 1968, 161(3847): 1253-1254.

107. Berghe GVD, Bronfman M, Vanneste R, et al. The mechanism of adenosine triphosphate depletion in the liver after a load of fructose. A kinetic study of liver adenylate deaminase. Biochem J, 1977, 162(3): 601-609.

108. Bode JC, Zelder O, Rumpelt HJ, et al. Depletion of liver adenosine phosphates and metabolic effects of intravenous infusion of fructose or sorbitol in man and in the rat. Eur J Clin Invest, 1973, 3(5): 436-441.

109. Emmerson BT. Effect of oral fructose on urate production. Ann Rheum Dis, 1974, 33(3): 276-280.

110. Johnson RJ, Takahiko N, Gabriela SL, et al. Sugar, uric acid, and the etiology of diabetes and obesity. Diabetes, 2013, 62(10): 3307-3315.

111. Lanaspa MA, Christina C, Gabriela G, et al. Counteracting roles of AMP deaminase and AMP kinase in the development of fatty liver. PLoS One, 2012, 7(11): e48801.

112. Lanaspa MA, Sanchez-Lozada LG, Choi YJ, et al. Uric acid induced hepatic steatosis by generation of mitochondrial oxidative stress: potential role in fructose-dependent and-independent fatty liver. J Biol Chem, 2012, 287(48): 40732-40744.

113. Sautin YY, Nakagawa T, Zharikov S, et al. Adverse effects of the classic antioxidant uric acid in adipocytes: NADPH oxidase-mediated oxidative/nitrosative stress. Am J Physiol Cell Physiol, 2007, 293(2): C584-596.

114. Min-A Y, Sánchez-Lozada LG, Johnson RJ, et al. Oxidative stress with an activation of the renin-angiotensin system in human vascular endothelial cells as a novel mechanism of uric acid-induced endothelial dysfunction. J Hypertens, 2010, 28(6): 1234-1242.

115. Corry DB, Pirooz E, Kei Y, et al. Uric acid stimulates vascular smooth muscle cell proliferation and oxidative stress via the vascular renin-angiotensin system. J Hypertens, 2008, 26(2): 269-275.

116. Johnson RJ, Perez-Pozo SE, Sautin YY, et al. Hypothesis: could excessive fructose intake and uric acid cause type 2 diabetes? Endocr Rev, 2009, 30(1): 96-116.

117. Sánchez-Lozada LG, Wei M, Carlos R, et al. Comparison of free fructose and glucose to sucrose in the ability to cause fatty liver. Eur J Nutr, 2010, 49(1): 1-9.

118. Bocarsly ME, Powell ES, Avena NM, et al. igh-fructose corn syrup causes characteristics of obesity in rats: increased body weight, body fat and triglyceride levels. Pharmacol Biochem Behav, 2010, 97(1): 101-106.

119. Roncal-Jimenez CA, Lanaspa MA, Rivard CJ, et al. Sucrose induces fatty liver and pancreatic inflammation in male breeder rats independent of excess energy intake. Metabolism, 2011, 60(9): 1259-1270.

120. Nakagawa T, Hu H, Zharikov S, et al. A causal role for uric acid in fructose-induced metabolic syndrome. Am J Physiol Renal Physiol, 2006, 290(3): F625-631.

121. Sanchez-Lozada LG, Bautista-Garcia TP, Soto V, et al. Effects of febuxostat on metabolic and renal alterations in rats with fructose-induced metabolic syndrome. Am J Physiol Renal Physiol, 2008, 294(4): F710-718.

122. Sowers JR, Whaley-Connell A, Hayden MR. The Role of Overweight and Obesity in the Cardiorenal Syndrome. Cardiorenal Med, 2011, 1(1): 5-12.

123. Heyden S. The workinghman's diet. II. Effect of weight reduction in obese patients with hypertension, diabe-

tes, hyperuricemia and hyperlipidemia. Nutr Metab, 1978, 22(3):141-159.

124. Nobukazu I, Yuko I, Akiko T, et al. Changes in waist circumference and body mass index in relation to changes in serum uric acid in Japanese individuals. J Rheumatol, 2010, 37(2):410-416.

125. Choi HK, Atkinson K, Karlson EW, et al. Obesity, weight change, hypertension, diuretic use, and risk of gout in men: the health professionals follow-up study. Arch Intern Med, 2005, 165(7):742-748.

126. Gao B, Zhou J, Ge J, et al. Association of maximum weight with hyperuricemia risk: a retrospective study of 21,414 Chinese people. PLoS One, 2012, 7(11):e51186.

127. Apfelbaum M, Vague P, Ziegler O, et al. Long-term maintenance of weight loss after a very-low-calorie diet: a randomized blinded trial of the efficacy and tolerability of sibutramine. Am J Med, 1999, 106(2):179-184.

128. Serpa Neto A, Rossi FM, Valle LG, et al. Relation of uric acid with components of metabolic syndrome before and after Roux-en-Y gastric bypass in morbidly obese subjects. Arq Bras Endocrinol Metabol, 2011, 55(1): 38-45.

129. Goicoechea M, Garcia de Vinuesa S, Verdalles U, et al. Allopurinol and progression of CKD and cardiovascular events: long-term follow-up of a randomized clinical trial. Am J Kidney Dis, 2015, 65(4):543-549.

第十三章

高尿酸血症与痛风的发病机制和临床表现

痛风是一组异质性疾病,包括以下特征:血清尿酸升高;反复发作急性关节炎,关节滑液的白细胞内可检测出尿酸盐晶体;尿酸盐晶体形成痛风石,聚集在关节内及关节周围,可导致关节畸形;累及肾小球、肾小管、肾间质病变;形成尿酸性肾结石。这些表现可以以各种组合形式存在。若血尿酸盐浓度超过 420μmol/L(7mg/dl),发生痛风性关节炎的风险开始增加。

一、流行病学

不同人群痛风患病率存在差异,美国报道 2007—2008 年人群患病率为 3.9%,60 岁以上人群患病率为 9.3%。痛风发病率随血清尿酸浓度升高而增加。尿酸浓度低于 420μmol/L(7mg/dl),年发病率为 0.1%;尿酸浓度为 420 ~ 534μmol/L(7 ~ 8.9mg/dl),年发病率为 0.5%;血清尿酸浓度高于 420μmol/L(9mg/dl)时,痛风的年发病率为 4.9%,5 年累积发病率达 22%。

男性比女性更易出现高尿酸血症和痛风。高尿酸血症和痛风发病率随着年龄增长而升高。

二、病因

痛风的发作是环境因素和遗传因素共同作用的结果,往往出现在有遗传易感的人群暴露在特殊环境下。环境因素和遗传因素都非常重要,例如托克劳群岛居民移民到新西兰,随着生活习惯的改变,痛风发病率增加 9 倍;而有些患者尿酸水平不是很高,却频繁发作痛风性关节炎。

1. 环境因素 痛风与酒精摄入相关。发生痛风的风险度根据酒的种类不同而有所不同,啤酒含有丰富的嘌呤,风险最高,适度的葡萄酒不会增加痛风发生的风险。酒精的摄入量与痛风发生有很强的相关性,与不喝酒者相比,每天摄入 10.0 ~ 14.9g 酒精的男性,痛风发生的相对危险度为 1.32;每天摄入 15.0 ~ 29.9g,相对危险度为 1.49;每天摄入 30.0 ~ 49.9g,相对危险度为 1.96;每天摄入 50g 以上,相对危险度为 2.53。在易感人群中,酒精摄入可诱发急性痛风性关节炎。沙特阿拉伯是一个酒精摄入量极少的国家,在那里的一项流行病学研究显示高尿酸血症的患病率为 8.42%,但无一例发展为痛风。

痛风还与饮食相关。血清尿酸水平随肉类和海鲜的摄入增多而升高,随奶类的摄入增加而降低,进食燕麦及富含嘌呤的蔬菜(如豌豆、蘑菇、扁豆、菠菜)不会增加痛风发生的风险。已知肥胖及饮食过量与痛风有关。据报道,75%～80%的痛风患者合并高甘油三酯血症。7%～74%的痛风患者合并糖耐量异常。25%～50%的典型痛风患者合并高血压。痛风患者发生心肌梗死的风险增加。

痛风性关节炎患者无论男女甲状腺功能减退症的患病率都明显升高。有研究表明重症监护室中的急性疾病患者血清尿酸浓度显著升高,接近 $1200\mu mol/L(20mg/dl)$,与低血压事件和不良预后有关。

正常妊娠情况下母体孕 24 周前血清尿酸浓度降低,之后升高直至产后 12 周。孕妇先兆子痫和妊娠期毒血症时,因肾尿酸清除率降低而使血清尿酸水平升高。当血尿酸水平升高,孕妇的围产期死亡率也显著升高,尤其超过 $360\mu mol/L(6mg/dl)$ 时。分娩本身可引起血清尿酸水平升高,且可持续至产后 1～2 天。

痛风极少见于类风湿关节炎、系统性红斑狼疮或强直性脊柱炎患者,原因不明。

2. **遗传因素** 基因可在多个方面影响高尿酸血症和痛风。例如,影响嘌呤代谢的酶的基因缺陷会导致尿酸过度产生,影响肾脏排泄的基因会导致尿酸排泄减少。*SLC2A9* 是编码葡萄糖转运蛋白的基因,它编码的蛋白也影响肾脏远端小管上皮转运尿酸,*SLC2A9* 的突变会导致高尿酸血症和痛风的发病率增加。

三、发病机制

痛风分为原发性和继发性。

大部分原发性痛风患者的高尿酸血症是由肾脏因素引起,遗传因素导致肾尿酸滤过减少、重吸收增加或分泌减少。尿酸生成过多的患者不到痛风患者的 10%。

继发性痛风的很多原因是由于肾排泄尿酸减少。肾小球滤过率下降引起尿酸滤过量减少,从而导致高尿酸血症。这是肾病患者尿酸升高的基础。尿酸分泌减少,是某些类型肾病患者(如多囊肾、铅中毒性肾病)发生高尿酸血症的原因。肾功能不全继发高尿酸血症一般不引起痛风发作。该类患者若出现痛风发作,很可能有阳性家族史。

利尿治疗是继发性痛风最重要的原因之一。利尿引起容量不足,导致尿酸滤过减少及肾小管重吸收增多。许多其他药物也可通过肾机制导致高尿酸血症,包括小剂量阿司匹林、吡嗪酰胺、烟酸、乙胺丁醇、乙醇和环孢素。

血容量不足也是继发高尿酸血症的一个重要因素。饥饿、酒精性酮症、糖尿病酮症酸中毒及任何原因引起的乳酸酸中毒(如低氧血症、呼吸衰竭、急性酒精中毒)可引起有机酸累积从而导致高尿酸血症。

继发于慢性铅中毒、甲状旁腺功能减退症、甲状腺功能减退症的高尿酸血症的病因仍不清楚。

尿酸生成过多也可引起继发性痛风。四种特异性酶缺陷使嘌呤从头合成加速,从而导致尿酸生成过多,包括次黄嘌呤磷酸核糖转移酶缺乏、磷酸核糖焦磷酸合成酶过度活化、葡萄糖-6-磷酸酶缺乏和果糖-1-磷酸醛缩酶缺乏。

1. **急性痛风发作** 急性痛风发作早期,多核白细胞进入滑液。炎性细胞因子刺激滑膜内层增生及中性粒细胞、单核-巨噬细胞、淋巴细胞浸润。由从头合成或预先沉积在关节内或关节周围的尿酸盐晶体促发这些炎症反应。滑膜腔内的碎片或其他物质可做为早期晶体形成提供初始晶核。肥大细胞可能在疾病早期发挥关键作用。它含有包括组胺、细胞因子和酶在内的促炎症物质,促进下游炎症级联反应。

在急性痛风早期炎症反应中天然免疫起关键作用。尿酸盐晶体同时激活补体的经典途径和替代途径,生成具有趋化白细胞能力的 C5a,以及膜攻击复合物 C5b-C9。此外,裸露的尿酸盐晶体可通过 Toll 样受体 2 和 Toll 样受体 4 信号传导激活巨噬细胞、滑膜内层细胞和中性粒细胞。Toll 样受体位于细胞膜上,监察细胞外环境中的病原体。激活的 Toll 样受体 2 和 4 不仅诱导晶体吞噬反应,而且在包括 NF-κB 在内的促炎症细胞因子的表达上起关键作用。一种细胞内衔接蛋白髓系分化因子 88 和另一种模式识别蛋白 CD14 与 Toll 样受体 2 和 4 相互作用,介导上述炎症反应。因此,正如病原体相关分子模式激活天然免疫反应一样,尿酸盐晶体作为一个"警告信号"发挥作用。

血管扩张是早期炎症反应的一个重要组成环节,可引起血流量增多、血浆蛋白的通透性增加以及白细胞在组织聚集。肥大细胞释放的因子如 IL-1、肿瘤坏死因子-α 引起早期内皮细胞活化,表达内皮细胞选择素、细胞间黏附因子和血管细胞黏附因子等黏附因子。白细胞进入组织并接触到晶体后释放某些物质放大内皮细胞的活化反应。局部生成的趋化因子和细胞因子也可促使白细胞募集。

裸露的晶体可激活中性粒细胞,也可引起细胞膜破裂。许多间质液蛋白如免疫球蛋白、黏附蛋白和补体成分可与尿酸盐晶体结合。晶体的包被可避免细胞溶解,但却能激活炎症级联反应,如激活补体和激肽原,并促进特定细胞表面受体如白细胞整合素 CD11b/CD18 和 FC 受体 CD16 的直接相互作用,继而导致可溶性细胞产物释放,进一步放大炎症反应,引起局部关节炎和全身急性期反应。

中性粒细胞与尿酸盐晶体相互作用,导致大量介质合成释放,如超氧化物、NO、白三烯 β4 等,引发急性痛风发作相关的血管舒张、红肿和疼痛。单核细胞也可放大急性痛风的炎症反应。暴露于尿酸盐晶体后,单核细胞活化并产生很多促炎物质,包括 IL-1、TNF-α、IL-6、IL-8。

急性痛风发作通常具有自限性,即使不进行抗炎治疗也会在 7～10 天内缓解。这个现象有多种原因解释。有蛋白包被的尿酸盐晶体能显著减轻炎症反应过程中白细胞反应。由载脂蛋白-B100 或载脂蛋白-E 包被可降低中性粒细胞对尿酸盐晶体的反应性。从痛风患者身上获取的尿酸盐晶体的表面可检测到载脂蛋白-E,这种蛋白可能在滑膜局部合成。黑皮质素如促肾上腺皮质激素和促黑素细胞激素,可能对缓解急性发作起作用。进一步,急性发作的自发缓解可能与转录因子过氧化物酶体增殖物激活受体-γ 的诱导有关,它在炎症反应中发挥重要的负调节作用,可出现在暴露于尿酸盐晶体后的单核细胞上,能够抑制 IL-1β、TNF-α 的产生及细胞浸润。

已分化的巨噬细胞对缓解急性痛风发作起重要作用。痛风间歇期无症状患者的关节内可发现尿酸盐晶体,这些晶体一般存在于巨噬细胞内,中性粒细胞内基本不存在。因此,巨噬细胞与尿酸盐晶体的相互作用可不触发炎症反应,提示单核细胞、巨噬细胞对晶体有的反应不同。

暴露于尿酸盐晶体后,未分化的外周血单核细胞分泌促炎症细胞因子,诱导内皮细胞活化、促使中性粒细胞黏附于内皮细胞。然而,当单核细胞分化为成熟的巨噬细胞后,便丧失了释放激活内皮细胞黏附因子表达的促炎症细胞的能力。这种释放促炎症细胞因子(如

TNF-α）能力的丧失伴随着释放转化生长因子-β1能力的增强。急性痛风患者的滑液中存在高水平的转化生长因子-β1,它是已分化巨噬细胞抑制尿酸盐晶体诱导炎症反应的过程中一种关键的可溶性因子。

2. 痛风石性痛风 痛风石的病理是肉芽肿。这种肉芽肿由中层的单核和多核巨噬细胞包围含有碎屑和尿酸盐晶体的核心及外层的致密结缔组织构成。在痛风石内,巨噬细胞表达晚期或成熟分化的标志物,并大量凋亡。然而,在血管周围,大多数单核-巨噬细胞表达近期迁移的表面标志物。因此,痛风石的形成是一个动态过程,包括持续的低水平细胞聚集、促炎症活化、成熟以及单核-巨噬细胞的转换。

痛风石常与软骨、骨侵蚀有关。痛风石内的单核-巨噬细胞产生基质金属蛋白酶-2和基质金属蛋白酶-9,均能够降解Ⅳ型和Ⅴ型胶原蛋白、弹力蛋白和胶质。

四、临床特征

痛风的自然病程可分为4个阶段:①无症状性高尿酸血症;②急性痛风性关节炎反复发作;③间歇期;④慢性痛风性关节炎,通常此阶段有明显的痛风石。

临床上痛风最基本的模式是以急性发作的剧痛性关节炎起病。首次发作通常累及单关节,全身症状轻微。随后,发作可累及多个关节,并伴发热。发作持续时间不同,均为自限性。随时间推移,无症状间歇期缩短,发作持续时间延长,最终无法完全缓解,导致慢性关节炎,并逐渐致残,在此基础上,时有急性加重。

1. 无症状性高尿酸血症 指血清尿酸水平升高,但未发生痛风(表现为关节炎或尿酸性肾结石)。大多数高尿酸血症患者可终生无症状,但向急性痛风转变的趋势随血尿酸浓度升高而增加。尿酸性肾结石发生的风险也随血尿酸浓度的增加而增加。大多数情况下,这发生在高尿酸血症持续至少20年后。10%～40%痛风患者在首次关节炎发作前有过一次或多次肾绞痛发作。

2. 急性痛风性关节炎 男性患者首次发作急性痛风性关节炎通常在40～60岁,女性在60岁以后。25岁以前发生急性痛风性关节炎须注意某些特殊类型的痛风,如某种特异性酶的缺乏导致嘌呤产生显著增多、遗传性肾疾病或使用药物。

85%～90%的首次发作累及单关节,最常见的受累部位是第一跖趾关节。首次发作即累及多关节者为3%～14%。急性痛风主要累及下肢,但最终可累及四肢任何关节。90%的患者在病程中某一时间会经历第一跖趾关节的急性发作。其余常见受累的关节依次为足背、踝关节、足跟、膝关节、腕关节、手指和肘关节。痛风急性发作很少累及肩关节、髋关节、脊柱、骶髂关节、胸锁关节、肩锁关节或颞颌关节。可出现急性痛风性滑囊炎、腱鞘炎或肌腱炎。

多数患者首次发作在夜间熟睡后骤然发生。发作数小时内,受累关节即出现红、肿、热及明显的压痛。全身炎症表现包括白细胞增多、发热及红细胞沉降率增快。早期发作时X线通常仅显示软组织肿胀。

未经治疗的急性痛风病程差异很大。轻度发作可在数小时内缓解或仅持续1～2天,重者可持续数天或数周。缓解后患者症状消失,进入痛风间歇期。

药物可通过快速降低或升高血清尿酸水平而诱发急性痛风。降尿酸治疗可诱发痛风发作,降尿酸作用越强,诱发痛风急性发作的可能性越大。利尿治疗、静脉肝素和环孢素可导致血清尿酸水平升高而诱发痛风发作。利尿治疗是老年人痛风性关节炎的一个重要诱因。其他促发因素还包括创伤、饮酒、手术、饮食过量、出血、异体蛋白治疗、感染和使用放射造影剂。痛风患者在住院期间发生痛风发作的风险为 20%。

确诊痛风最好的方法是抽取关节液,在偏振光显微镜下找到负性双折光晶体。临床诊断包括三联征(急性单关节炎、高尿酸血症、秋水仙碱治疗有效)和美国风湿病学会(ACR)推荐的分类标准(表 13-1)。

表 13-1　急性痛风性关节炎的分类标准

偏振光显微镜证实关节液或痛风石存在或符合下列 12 条临床表现、实验室检查及 X 线表现中的 6 条:
急性关节炎发作不止一次
炎症在一天内达高峰
单关节炎发作
可观察到关节变红
第 1 趾跖关节疼痛或肿胀
单侧发作累及第 1 跖趾关节
单侧发作累及跗骨关节
可疑的痛风石
高尿酸血症
单关节非对称性肿胀(放射学)
骨皮质下囊肿不伴骨侵蚀(放射学)
关节炎发作期间的关节液微生物培养阴性

3. 间歇期痛风　发作间期或间歇期是指两次痛风发作之间的时期。大多数患者在 6 个月到 2 年内出现第 2 次发作。在 Gutman 的病例分析中,1 年内出现第 2 次痛风发作者占 62%,1～2 年间占 11%,5～10 年间占 4%,10 年以上无第 2 次痛风发作者占 7%。未经治疗的患者痛风发作频率通常随时间推移而增加。以后的发作很少骤然发生,累及多关节,严重程度更高,持续时间更长,缓解更缓慢,但仍可完全缓解。发作间期尽管体格检查未发现痛风石,但 X 线仍可出现改变,这些改变更易见于严重高尿酸血症和急性发作频繁的患者。

有急性单关节炎发作史但处于间歇期的高尿酸血症患者诊断痛风可能困难,但若对无症状患者的关节液检查发现尿酸盐结晶则有助于痛风的诊断。12.5%～90% 的痛风间歇期患者关节液中可检测出尿酸盐结晶。这些无症状患者关节液中的晶体常伴滑液白细胞轻度增多,提示即使间歇期关节内晶体也可能对关节造成损害。

4. 慢性痛风性关节炎　患者最终进入慢性多关节性痛风期而无间歇期。此阶段痛风易与其他类型关节炎混淆。对未经治疗的患者进行研究发现,从首次痛风发作到出现慢性症状或可见的痛风石的时间间隔差异很大。Hensch 报道从首次发作到进展为慢性关节炎的间隔为 3～42 年,平均 11.6 年。首次发作 10 年后,约半数患者仍未出现明显的痛风石,其余大部分患者仅有少量晶体沉积。此后,无痛风石的患者比例逐渐下降,20 年后只占 28%。2% 的患者在首次发作 20 年后出现严重的残疾。

痛风石沉积的速度和高尿酸血症的程度及持续时间有关,其中血清尿酸水平是主要的决定因素。Gutman 发现 722 例无痛风石的患者平均血清尿酸浓度为 546μmol/L(9.1mg/dl),456 例有少至中量痛风石的患者为 600～720μmol/L(10～12mg/dl),11 例有广泛痛风石的患者超过 660μmol/L（11mg/dl）。痛风石形成的速度随肾疾病的严重程度及利尿剂使用增加而升高。

痛风石的产生是由于尿酸的清除速度慢于产生速度的结果。尿酸结晶可沉积在软骨、滑膜、肌腱、软组织及其他任何地方。痛风石沉积可引起手指（图 13-1，见书末彩插）、膝、足（图 13-2，见书末彩插）的不规则、非对称行、孤立的肿大；也可沿前臂的尺侧沉积，形成鹰嘴滑囊的囊性膨胀；沉积在耳廓（图 13-3，见书末彩插）或跟腱形成梭形肿胀。痛风石沉积的过程十分隐匿。痛风石周围可发生急性炎症，最终关节广泛破坏。痛风石表现的皮肤张力大、透明，可发生破溃并排出白色糊状尿酸结晶，痛风石继发感染少见。

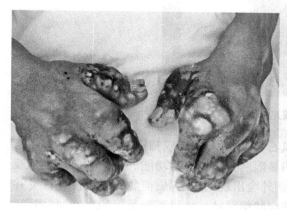

图 13-1 双手痛风结节

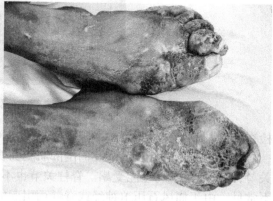

图 13-2 双足痛风结节

随着痛风石的形成，可出现典型放射学改变，尤其是伴硬化和突出边缘的骨质侵蚀（图 13-4、图 13-5）。这些表现与其他原因造成的骨质侵蚀较难鉴别，但若出现薄的、突出的、伴钙化的边缘则是痛风的有力证据。有些痛风石可出现钙化，但骨性强直比较罕见。超声波

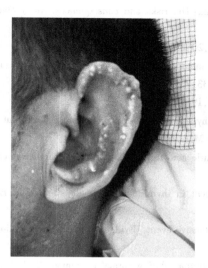

图 13-3 耳廓痛风石

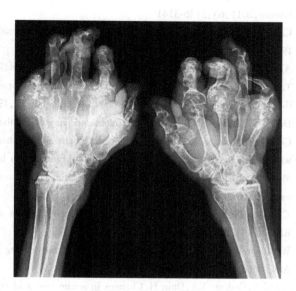

图 13-4 双手 X 线片

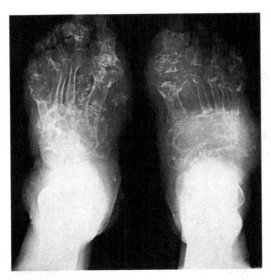

图 13-5　双足 X 线片

检查、磁共振、计算机断层扫描技术可显示痛风石,其中计算机断层扫描特异性最高。

痛风石可直接累及关节及周围的肌腱而明显限制关节的运动功能。虽然主要侵犯下肢关节,但任何关节均可能受累。脊柱关节也不例外会出现尿酸结晶,但急性痛风性脊柱炎并不常见。由于痛风石压迫神经或脊髓而引起的症状很罕见。痛风石罕见沉积在心肌、瓣膜、心脏传导系统、眼的各个部分及喉部。

(苏金梅　曾小峰)

参 考 文 献

1. Zhu Y,Pandya BJ,Choi HK. Prevalence of gout and hyperuricemia in the US general population. Arthritis Rheum,2011,63:3136-3141.

2. Campion EW,Glynn RJ,deLabry LO. Asymptomatic hyperuricemia:The risks and consequences. Am J Med, 1987,82:421-426.

3. Al-Arfaj AS. Hyperuricemia in Saudi Arabia. Rheumatol Int,2001,20:61-64.

4. Takahashi S,Yamamoto T,Moriwaki Y,et al. Impaired lipoprotein metabolism in patients with primary gout:influence of alcohol intake and body weight. Br J Rheumatol,1994,33:731-734.

5. Denis G,Launay MP. Carbohydrate intolerance in gout. Mtabolism,1969,18:770-775.

6. Choi HK,Atkinson K,Karlson EW,et al. Obesity weight change,hypertension,diuretic use,and risk of gout in white men:The Health Professionals Follow-up Study. Arch Intern Med,2005,165:742-748.

7. Myers A,Epstein FH,dodge HJ,et al. The relationship of serum uric acid to risk factors in coronary heart disease. Am J Med,1968,45:520-528.

8. Giordano N,Santacrocc C,Mattii G,et al. Hyperuricemia and gout in thyroid endocrine disorders. Clin Exp Rheumatol,2001,19:661-665.

9. Woolliscroft JO,Fox IH. Increased body fluid purines during hypotensive events:Evidence for ATP degradation. Am J Med,1986,81:472.

10. Lind T,Godfrey KA,Otun H. Changes in serum uric acid concentrations during normal pregnancy. Br J Obstet Gynaecol,1984,91:128-132.

11. Liedholm H,Montan S,Aberg A,Risk grouping of 113 patients with hypertensive disorders during pregnancy, with respect to serum urate,proteinuria and time of onset of hypertension. Acta Obstet Gynecol scand,1984, 118(Suppl):43-48.

12. Musgrave DS,Ziran BH. Monoarticular acromioclavicular joint gout. Am J orhtop,2000,29:544-547.

13. Hunter DJ,York M,Chaisson CE,et al. Recent diuretic use and the risk of recurrent gout attacks:The online case-crossover gout study. J Rheumatol,2006,33:1341-1345.

14. Pascual E,Battle-Gualda E,Martinez A,et al. synovial fluid analysis for diagnosis of intercritical gout,Ann Intern Med,1999,131:756-759.

15. Hensch PS. The diagnosis of gout and gouty arthritis. J Lab Clin Med,1936,220:48-55.

16. Gutman AB. The past four decades of progress in the knowledge of gout,with an assessment of the present status. Arthritis Rheum,1973,16:431-445.

第十四章

高尿酸血症与痛风的治疗

高尿酸血症及痛风的治疗方法是综合性的,包括一般治疗(如生活方式的调理、饮食控制)、关节炎急性发作期的治疗、间歇期的治疗、慢性关节炎期的治疗以及痛风并发症的治疗等。另外,在临床上存在大量无症状高尿酸血症患者,是否应治疗不伴痛风关节炎、尿路结石或肾病的高尿酸血症目前尚缺乏统一观点。

一、概述

痛风治疗的目的是:①迅速有效地缓解和消除急性发作症状;②预防急性关节炎复发;③纠正高尿酸血症,促使组织中沉积的尿酸盐晶体溶解,并防止新的晶体形成,从而逆转和治愈痛风;④治疗其他伴发疾病,如肥胖、高甘油三酯血症和高血压等。痛风最佳治疗方案应包括非药物治疗和药物治疗两大方面。必要时可选择剔除痛风石、对残毁关节进行矫形等手术治疗。

在痛风的治疗中,要注意下面三个方面的问题:

1. 纠正不良饮食结构及生活方式 减肥及控制高嘌呤食物的摄入是必要的,对于痛风发作及有尿酸结石的患者应鼓励多饮水,建议每天 2L 以上。应用枸橼酸钾碱化尿液可以有效控制尿酸结石的生成。应严格限制酒精摄入,尤其应避免啤酒摄入。另外,在自我防护方面,冷敷是有效的控制急性症状的辅助方法,还应避免关节创伤及剧烈运动。

2. 严格把握降尿酸药物的应用时机 对于存在痛风石的患者、合并肾功能不全的患者、存在尿酸结石的患者、痛风反复发作的患者应该给予降尿酸药物治疗。而对于无并发症的患者,若在 1 年内关节炎再次发作,也应给予降尿酸药物治疗。降尿酸药物一般在急性炎症控制 1~2 周后开始应用,但在充分抗炎基础上可以在痛风急性发作时启动降尿酸治疗,血尿酸目标值应维持在 ≤360μmol/L,对于已有痛风石的痛风患者,应将血尿酸水平降至 300μmol/L(5mg/dl)以下。

3. 注意降尿酸药物的使用原则 关于降尿酸药物的选择,较多国外指南建议首选黄嘌呤氧化酶抑制剂如别嘌醇或非布司他治疗,不能耐受黄嘌呤氧化酶抑制剂或疗效不佳者可给予苯溴马隆治疗。苯溴马隆亦可用于有轻到中度肾功能不全的痛风患者。对于高血压和高脂血症患者来说,应分别考虑应用氯沙坦和非诺贝特,上述药物同时有降低血尿酸的作用。

二、痛风关节炎的非药物治疗

1. 患者教育 患者的教育、适当调整生活方式和饮食习惯是痛风长期治疗的基础。尽管该病容易确诊,一经诊断治疗效果良好,然而许多患者(包括诊断正确者)痛风控制不佳,且难治性痛风不断增多,被誉为"最难治的可治愈性关节疾病"。用药不当及患者依从性差已被明确指出是降尿酸治疗失败的两大重要原因。除了各级医师的培训和教育,患者在治疗间歇期的依从性亦是一严重问题,多由于复杂的服药要求(需在不同时期服用不同种类药物)有关,酗酒也是影响因素。普遍认为,提高患者对痛风的认知以及医疗保障可改善其依从性。一个形象的比喻可以更好地向痛风患者解释不同阶段药物的不同作用。尿酸盐结晶就像火柴,当火柴点燃时便引起痛风发作。非甾体抗炎药(NSAIDs)或秋水仙碱可以用于灭火,但火柴仍在,为避免再次点燃,预防性秋水仙碱的使用可弄湿火柴使其难以再燃,而别嘌醇等降尿酸治疗最终真正地把火柴从体内移走。

2. 生活方式的改变 体重过重、精神紧张及过度运动等均是高尿酸血症和急性痛风关节炎发作的危险因素。急性发作期应卧床休息,抬高患肢,疼痛缓解后方可恢复活动,冷敷是有效的控制急性症状的辅助方法。一般来说,在间歇期可多活动和适当锻炼,这样有利于减轻体重。在生活中应尽量避免急性痛风关节炎发作的因素,如避免过度劳累、紧张、湿冷、鞋号不合适、走路过多及关节损伤等。同时,应该积极治疗其他相关疾病,如高脂血症、高血压病、冠心病及糖尿病,防止肥胖。目前我国绝大多数的高尿酸血症及痛风患者未得到规范治疗,这与患者的就诊意识差,以及医生本身对该病了解不足有关。应该建立包括患者、医师和护士在内的高尿酸血症防控和随诊体系,加强患者的健康教育,加强有针对性的个体化治疗,加强护士对患者的管理。

3. 饮食控制 控制饮食是高尿酸血症及痛风防治的重要环节。减肥及控制高嘌呤食物的摄入是必要的,有研究显示,严格限制含高嘌呤食物的摄取可以使血尿酸水平下降10%~15%,并有效控制痛风的发作。高尿酸血症或痛风患者常常伴有代谢综合征,强调患者在必要时遵从心脏健康和控制肥胖、代谢综合征、糖尿病、高脂血症和高血压等并发症所需的膳食建议。对于痛风发作及有尿酸结石的患者应鼓励多饮水,建议每天2L以上。应用枸橼酸钾碱化尿液可以有效控制尿酸结石的生成。在饮食方面,患者应该遵循以下原则:①避免高嘌呤饮食,蔬菜水果等属于碱性食物,应多进食;②对于肥胖者,建议采用低热量膳食减肥,以保证理想体重;③严格戒饮酒类,尤其是啤酒;④每日饮水应在2000ml以上,以保持尿量。

近年来,就食物与血尿酸的相关性研究较多,现简要介绍如下:

1. 众所周知,酒精与血尿酸有密切关系。酒精可以促进尿酸生成及抑制肾脏尿酸排泄,从而使血尿酸升高。Choi HK 等 2004 年发表在 *Lancet* 上的一项为期 12 年的研究成果显示,对 5 万名健康男性追踪观察 12 年,每日摄入酒精 10.0~14.9g 的人群发生痛风的相对危险性是禁酒人群相对危险性的 1.32 倍,而每日摄入酒精 50g 的人群则增至 2.53 倍。因此,高尿酸血症及痛风患者应严格限制酒精摄入,尤其应避免啤酒摄入。

Choi HK 等学者同时比较了啤酒、白酒和红酒等不同酒类对血尿酸水平的影响。结果显示啤酒可使血尿酸水平明显增高 27.6μmol/L(0.46mg/dl);白酒也使血尿酸增高 17.4μmol/L(0.29mg/dl);而红酒则使血尿酸水平轻度降低,为 2.4μmol/L(0.04mg/dl)。酒精的摄入总量与血尿酸水平呈正相关,可使血尿酸水平增高 16.2μmol/L(0.27mg/dl)。为什么不同的含酒精的饮料会对血尿酸水平产生不同的影响呢? 对于红酒可轻度降低血尿酸水平,有研究显示,红酒中富含抗氧化剂、血管扩张剂及抗凝刺激物等,可减轻酒精对血尿酸的影响。

2. 咖啡、茶、含果糖饮料是人们生活中的重要饮料。Choi HK 等学者的调查结果显示,每天饮 4~5 杯咖啡,血尿酸降低 15.6μmol/L(0.26mg/dl);每天饮 6 杯以上咖啡,血尿酸降低 25.8μmol/L(0.43mg/dl);与普通咖啡相比,去除咖啡因的咖啡亦可降低血尿酸水平。而咖啡因和茶对血尿酸无影响。分析咖啡降低血尿酸水平的原因,可能与咖啡可减轻胰岛素抵抗、降低胰岛素水平有关。胰岛素抵抗与高尿酸血症相关,同时胰岛素可减少肾脏对尿酸的排泄,因此饮用咖啡可适当降低血尿酸水平。含果糖饮料是大众喜爱的饮料之一,果糖是唯一使血尿酸增高的碳水化合物,其通过加速降解嘌呤核苷酸并增加嘌呤合成,从而增加血尿酸。

3. 海鲜、肉类及奶制品是人们生活中的重要食品,上述食品对血尿酸的影响有多大是人们非常关心的问题。发表在 *The New England Journal of Medicine*(*NEJM*)上的一项重要实验对富含嘌呤的食物、蛋白和奶制品对血尿酸水平的影响进行了研究。研究者对进食某种食物最多者与最少者血尿酸水平进行比较,结果显示进食肉食最多组较最少组血尿酸水平高 28.8μmol/L(0.48mg/dl)。进食海产品最多组较最少组升高 9.6μmol/L(0.16mg/dl)。而食用奶制品最多组较最少组血尿酸水平低 12.6μmol/L(0.21mg/dl);同时每天饮鲜奶 1 杯以上组与不饮奶组比较,血尿酸降低 15μmol/L(0.25mg/dl);每天至少饮用 1 杯酸奶组与不饮奶组比较,血尿酸降低 15.6μmol/L(0.26mg/dl)。另外,总蛋白质摄入量的多少对血尿酸无影响。值得注意的是,豆类和香菇是嘌呤含量较高的蔬菜,但是,国外研究显示,进食上述蔬菜并未使血尿酸明显升高,这一点与进食海鲜和肉类不同。造成上述结果的原因可能是由于不同食物所含嘌呤种类不同,并且不同嘌呤的生物利用度不同。如 RNA 的生物利用度大于 DNA,腺嘌呤生物利用度大于鸟嘌呤。

总之,饮食与血尿酸水平密切相关。在酒类方面,啤酒、白酒可使血尿酸明显升高,而适当引用红酒可轻微降低血尿酸水平。对于饮料方面,含果糖饮料使血尿酸升高,无糖饮料不影响血尿酸;咖啡可降尿酸,茶对血尿酸无影响。在食物方面,肉类及海鲜可使血尿酸升高,水果、蔬菜等对血尿酸无升高作用,动植物蛋白对血尿酸影响不大。上述饮食研究结果对痛风患者有着重要的指导意义,但我们的饮食结构越来越复杂,因此如何更合理的搭配饮食还需要进一步的研究。

结合目前的循证医学证据,2012 年美国风湿病学学会在其发布的痛风管理指南中提出了对痛风患者的饮食推荐(表 14-1)。

表 14-1　痛风患者的膳食建议

避　免	限　制	鼓　励
• 嘌呤含量高的动物内脏和肉类（如胰脏、胸腺、肝脏和肾脏等）	• 牛肉、羊肉、猪肉等 • 嘌呤含量高的海产品（如沙丁鱼、贝类）	• 低脂肪或全脱脂牛奶制品 • 蔬菜
• 高果糖的玉米糖浆，甜化的苏打水，其他饮料或食物	• 天然甜果汁 • 食糖、甜饮料和甜品 • 食盐、果酱和肉	
• 饮酒过度（男性每天超过 2 杯，女性每天超过 1 杯） • 在痛风频繁发作期或晚期痛风控制不良下饮酒	• 酒精（尤其是啤酒，但也包括红酒和白酒）	

三、痛风关节炎的药物治疗

1. 急性痛风关节炎的药物治疗　关节炎急性发作期的治疗原则是尽早用药，缓解症状。急性发作期一般不开始进行降尿酸治疗，已服用降尿酸药物者出现急性发作时不需停用，以免引起血尿酸波动、延长发作时间或引起再次发作。何时给予降尿酸药物治疗目前尚存在争议，2012 年美国 ACR 指南提出若患者急性期已经给予充分抗痛风关节炎治疗，则可以在痛风急性发作期，患者关节肿痛未完全缓解时启动降尿酸治疗。另外，妥善处理诱发因素如急性感染、外科手术、精神过度紧张等亦非常重要。

非甾体抗炎药、秋水仙碱和类固醇激素均可及早用于急性发作期的治疗，见效后应逐渐减停。若初始单药无效（即治疗 24 小时内疼痛改善<20% ，或者治疗 24 小时后疼痛改善<50% ）可换用另外一种药物或采取联合治疗，仍无效者可考虑二线用药如 IL-1 拮抗剂。若患者不能口服药物或患活动性消化性溃疡病，关节腔内注射糖皮质激素或胃肠外应用糖皮质激素可供选择，静脉用秋水仙碱因副作用大而不再建议使用。局部应用冰袋可能有助于控制急性发作时疼痛。在某些病例中，也可加用镇痛药，包括麻醉药。

（1）非甾体抗炎药（NSAIDs）：各种 NSAIDs 均可有效缓解急性痛风关节炎症状，现已成为一线用药。NSAIDs 药物的作用机制是抑制炎症反应中的环氧酶，当环氧酶被抑制时，能阻断花生四烯酸合成前列腺素，使前列腺素类代谢产物明显减少，从而减轻局部炎症反应及组织充血肿胀，产生抗炎镇痛作用。传统 NSAIDs，如吲哚美辛等副作用较大，常见的不良反应包括胃肠道症状、加重肾功能不全或影响血小板功能等，必要时应加用胃保护剂，活动性消化性溃疡患者禁用，伴肾功能不全者慎用。临床试验表明口服萘普生（naproxen）、非诺洛芬（fenoprofen）、布洛芬（ibuprofen）、舒林酸（sulindac）、吡罗昔康（piroxicam）和酮洛芬（keto-profen）以及肌肉注射酮咯酸（ketorolac）等都有效。COX-2 特异性抑制剂（塞来昔布和依托考昔）已广泛用于急性痛风性关节炎的治疗，该类药物特异性抑制 COX-2，从而阻止炎性前列腺素的产生，达到消炎镇痛的作用。由于治疗剂量不影响由 COX-1 激活的前列腺素类物质的合成，因此不干扰组织中与 COX-1 相关的正常生理过程，尤其在胃、肠、血小板和肾等组织中。因此胃肠道反应少见，但应注意其心血管系统的毒性反应。

（2）秋水仙碱（colchicine）：是一种有效治疗急性痛风关节炎发作的传统药物。秋水仙碱可以有效控制关节局部的肿痛，其作用机制为：和中性粒细胞微管蛋白的亚单位结合而改变细胞膜的功能，包括抑制中性粒细胞趋化、黏附和吞噬作用。秋水仙碱可阻断 IL-1β 的加工及抑制 E-选择素介导的对中性粒细胞的黏附。秋水仙碱可抑制磷脂酶 A2 活化，减少单核细胞和中性粒细胞释放前列腺素和白三烯，抑制局部细胞产生 IL-6 等。秋水仙碱还可抑制内皮细胞 ICAM-1 表达及肥大细胞组胺释放，并下调巨噬细胞和内皮细胞上的 TNF-α 受体。

传统的口服方案为每小时服药 0.5mg 或 0.6mg，直到出现以下三种情况之一：①关节症状减轻；②出现恶心、呕吐或腹泻；③患者已服药 10 次达最大量。临床实践中很多临床医生推荐每 2~6 小时服药 0.5mg 或 0.6mg 以减轻副作用。若服药 10 次仍无缓解，应质疑诊断的正确性。该药物不良反应较多，主要包括胃肠道反应，如恶心、呕吐、腹泻、腹痛等；也可引起骨髓抑制、肝细胞损害、过敏、神经毒性等严重不良反应，其毒性与剂量相关。近几年推荐方法改为初始一次剂量 1.2mg（国内 1.0mg），1 小时后单次附加 0.6mg（0.5mg），12 小时后继续使用（0.5mg，每日 1~2 次），疗程共 7~10 天。

秋水仙碱血浆峰浓度出现在口服 2 小时内。虽然其血浆半衰期为 4 小时，但药物浓度在服药 10 天后仍可在中性粒细胞中检测到。秋水仙碱的治疗指数低，急性治疗后稳态血浆浓度范围为 0.5~3.0ng/ml，而毒性作用发生于 3.0ng/ml 左右。因此，对于大多数患者，副作用出现在关节症状改善之前或同时出现。这些副作用见于 50%~80% 的患者，包括肠蠕动增加、腹部绞痛、腹泻、恶心和呕吐。一旦出现胃肠道副作用，必须立即停用该药。

（3）类固醇激素：糖皮质激素具有在短时间内快速消炎止痛的作用，治疗急性痛风关节炎有明显的疗效，通常用于不能耐受 NSAIDs 或秋水仙碱或肾功能不全者。单关节或少关节的急性发作，可行关节腔抽液和注射长效类固醇激素，以减少激素的全身反应，但应除外合并感染。对于多关节或严重的急性发作可口服、肌注、静脉使用糖皮质激素，使用剂量一般给与泼尼松 20~60mg/d，剂量过低可能无效，例如服用维持量泼尼松 7.5~15mg/d 的器官移植患者也会出现痛风发作。为避免停用糖皮质激素后症状出现反复，停药时可加用小剂量秋水仙碱或 NSAIDs。

（4）促肾上腺皮质激素（adrenocorticotropic hormone，corticotropin，ACTH）：单次肌注 25~80IU 可终止一次痛风急性发作，后常需每 24~72 小时重复注射。该治疗方法对于术后患者尤为有效。鉴于其不仅通过刺激肾上腺皮质分泌糖皮质激素，而且作用于黑皮质素受体 3（melanocortin-3 receptor，MC3R）干扰急性炎性反应。ACTH 效果可能优于糖皮质激素。然而其价格异常昂贵，可能限制其在该病中的应用。

2. 急性痛风关节炎的预防　合理使用降尿酸药物使患者血尿酸保持在理想水平是预防痛风关节炎再发作的关键。某些患者常常在开始服用降尿酸药物后出现急性痛风关节炎发作，多家指南建议同时每天服用小剂量秋水仙碱用于预防急性发作，有效率高达 85%。秋水仙碱 0.6mg，每天服用 1~2 次，通常耐受性好，同时合并使用他汀类药物（HMG-CoA 还原酶抑制剂）或环孢素的患者，应警惕横纹肌溶解的发生。对于每天 1 片秋水仙碱不能耐受的患者，可以使用小剂量 NSAIDs 预防急性关节炎发作。一般不用糖皮质激素预防复发治疗，但对秋水仙碱和 NSAIDs 都不耐受或有禁忌或无效者，可考虑低剂量泼尼松（不超过

10mg/d)。

　　预防措施通常应持续至血尿酸保持在正常范围内,3～6个月无急性发作,一般疗程半年至1年。应该指出,除非医生同时使用降尿酸药物,否则不推荐单独应用秋水仙碱或某种NSAIDs预防性治疗。预防性使用秋水仙碱或某种NSAIDs可以阻断急性炎症反应,但不改变晶体在组织中的沉积,不能减少痛风石形成,不能抑制软骨和骨破坏进展。

　　3. 间歇期和慢性期的降尿酸治疗　痛风患者在间歇期和慢性期应强调坚持降尿酸药物治疗,使用降尿酸药物治疗高尿酸血症可有效清除机体内尿酸结晶,预防及逆转尿酸盐沉积。应该在痛风病程中哪个时段开始降尿酸治疗目前存在一定分歧。有些临床医生认为首次痛风发作是尿酸盐结晶数年来隐匿沉积在软骨及其他结缔组织的结果。另一部分学者则认为由于痛风石和症状性慢性痛风性关节炎发生在多年反复急性发作后,通常进展十分缓慢,因此若无明显症状,则应避免不必要或过早药物治疗。事实上,不经历第二次发作的患者极少,该情况仅见于血尿酸浓度升高程度很少且24小时尿尿酸正常的患者。大多数专家认为,患者应在第二次痛风关节炎发作后开始降尿酸治疗。

　　降尿酸药物为控制高尿酸血症提供了可靠的方法。尽管使用抗炎药治疗和预防痛风性关节炎急性发作很重要,但长期控制高尿酸血症才能最终改变痛风本身的临床表现。一旦开始,降尿酸药物治疗应长期维持,理想目标是使血尿酸水平维持在300～360μmol/L以下。总的来说,在降尿酸治疗中血尿酸水平越低,痛风石沉积减少越快。

　　降尿酸药物包括抑制尿酸生成的药物(黄嘌呤氧化酶抑制剂)、促进尿酸排泄的药物和促进尿酸分解的药物。黄嘌呤氧化酶是一种催化次黄嘌呤氧化成黄嘌呤以及黄嘌呤氧化成尿酸的酶,可被别嘌醇(allopurinol)、羟嘌呤醇(oxypurinol)及非布司他(febuxostat)所抑制。丙磺舒(probenecid)、磺吡酮(sulfinpyrazone)和苯溴马隆(benzbromarone)是促尿酸排泄药,通过增强肾脏对尿酸的排泄而降低血尿酸浓度。拉布立酶(rasburicase)和培戈洛酶(pegloticase)是促进尿酸分解药,其可通过将尿酸降解为可溶性尿囊素,使其易于排泄,进而降低尿酸水平。这些降尿酸药物均不具有抗炎特性。

　　对于每天尿酸排泄小于800mg且肾功能正常的痛风患者,黄嘌呤氧化酶抑制剂或促尿酸排泄药降低血尿酸浓度的作用相等。这两类药在预防原发性痛风患者肾功能恶化方面同样有效。一般而言,促尿酸排泄药的理想适用人群是年龄小于60岁、肾功能正常(肌酐清除率大于80ml/min)、普通饮食下24小时尿酸排泄小于800mg、无肾结石史的痛风患者。尿尿酸排泄量较大或有任何类型肾结石史的痛风患者应使用黄嘌呤氧化酶抑制剂如别嘌醇或非布司他治疗(表14-2)。对于尿酸排泄量超过700mg/d的原发性痛风患者,肾结石发生率约35%。使用促尿酸排泄药物治疗是发生尿酸性结石的一个较大危险因素。因此,有尿酸性肾结石的患者通常应使用别嘌醇或非布司他,以降低需由肾脏处理的尿酸盐负荷。对于轻度肾功能不全的痛风患者,两类药均可使用,但当肾小球滤过率低于50ml/min时丙磺舒和磺吡酮将不会起作用。别嘌醇在肾功能不全时有效,但需要减量。非布司他由于其可以通过肾脏和消化道双通道排泄,因此在轻中度肾功能不全时无需减量。黄嘌呤氧化酶抑制剂最后一个适应证是促尿酸排泄药不能使血清尿酸盐浓度降至360μmol/L(6mg/dl)以下或患者不耐受促尿酸排泄药。对于有痛风石的痛风患者,单用一类药不能把血清尿酸盐降至360μmol/L(6mg/dL)以下,黄嘌呤氧化酶抑制剂和促尿酸排泄药可联用。在大多数情况下,如果黄嘌呤氧化酶抑制剂剂量不能使血清尿酸盐降至360μmol/L(6mg/dl)以下,多由于剂量不够或患者依从性差。培戈洛酶仅适用于痛风负荷严重和上述疗法难以治愈或不耐受的情况。任何情况下,均不建议以培戈洛酶作为一线降尿酸药物。

表 14-2　黄嘌呤氧化酶抑制剂的适应证

与尿酸产生增多有关的高尿酸血症	肾结石
24h 尿尿酸排泄量≥1000mg	细胞溶解治疗前预防
与HRPT 缺乏或 PRPP 合成酶活性过强所致高尿	不耐受或促尿酸排泄药疗效下降
酸血症	痛风伴肾功能不全(GFR<60ml/min)
尿酸性肾病	对促尿酸排泄药过敏

(1) 黄嘌呤氧化酶抑制剂:别嘌醇和非布司他是目前批准使用的黄嘌呤氧化酶抑制剂,而其他药物正处于开发中。

1) 别嘌醇:是黄嘌呤氧化酶的一种底物,在酶的作用下转化为羟嘌呤醇。羟嘌呤醇也是一种黄嘌呤氧化酶抑制剂。别嘌醇在肝脏代谢,半衰期为 1~3 小时,而羟嘌呤醇通过尿液排泄,半衰期为 12~17 小时。由于这些药代动力学特性,别嘌醇为每天给药,且在肾小球滤过率下降的患者中降低血清尿酸盐水平所需剂量较低。别嘌醇及其代谢产物通过抑制黄嘌呤氧化酶的活性使尿酸生成减少,血及尿中尿酸含量降低至溶解度以下,从而防止尿酸形成结晶沉积在关节及其他组织内,有助于痛风结节及尿酸结晶的重新溶解。

别嘌醇的使用剂量应是能把血清尿酸盐水平降至 300~360μmol/L 的最低剂量。关于别嘌醇的使用剂量国内外有差别,国内一般推荐初次剂量为 50mg,每日 1~2 次,每周可递增 50~100mg,至每日 200~300mg,分 2~3 次口服。国内每日最大剂量不宜超过 300mg。在国外别嘌醇最常用的处方剂量为 200~300mg/d,但此剂量在 21%~55% 的患者中不足以把血尿酸降到目标水平,因此需要更高剂量,最大量为 800mg/d。只要具备适当的患者教育和定期监测药物超敏反应和其他不良事件,即使在肾功能障碍患者中别嘌醇的维持剂量可以提升至每天 300mg 以上。值得注意的是开始别嘌醇治疗时,可因血尿酸浓度突然降低而诱发急性痛风关节炎发作。此风险可通过预防性使用秋水仙碱或 NSAIDs 而减至最低。

约 20% 使用别嘌醇的患者出现副作用,5% 停药。常见的副作用包括胃肠道反应和皮疹。常见皮疹包括荨麻疹、丘疹、红斑样皮疹及瘙痒等,停药后很快消失,剥脱性皮炎罕见。如果皮疹不严重,待皮疹消退后可再重新使用。胃肠道反应包括腹泻、恶心、呕吐及腹痛等,多为一过性,停药后消失。其他不良反应包括发热、中毒性表皮坏死松解、脱发、骨髓抑制伴白细胞减少或血小板减少、粒细胞缺乏症、再生障碍性贫血、肝损害、黄疸、结节病样反应和脉管炎等。最严重的反应是别嘌醇超敏反应综合征(allopurinol hypersensitivity syndrome, AHS),其疾病谱不仅包括 Stevens-Johnson 综合征和中毒性表皮坏死松解症,而且包括伴有各种临床特征的全身性疾病,如嗜酸性粒细胞增多症、脉管炎、红疹和终末器官疾病。该情况最常见于肾功能不全及服用噻嗪类利尿剂的患者。严重 AHS 的最高风险见于治疗的前几个月,因此强调别嘌醇的起始剂量不应超过 100mg/d,在慢性肾病(chronic kidney disease, CKD)4 期或更严重情况下,起始剂量甚至更低(50mg/d)。

对于 AHS 高风险人群使用别嘌醇应考虑事先检测 *HLA-B* * *5801*,包括患有 CKD 3 期或者更严重的朝鲜族(*HLA-B* * *5801* 等位基因频率为 12% 左右)或者不考虑肾功能的中国汉族人和泰国人(*HLA-B* * *5801* 等位基因频率为 6%~8%)。采用快速且应用广泛的 PCR 法筛选,该方法仅约10%结果不明确,需要进行更为烦琐的 *HLA-B * 5801* 追踪测序。对于阳性者,建议对此高风险个体使用其他降尿酸药物替代别嘌醇。

在药物相互作用方面,别嘌醇与促进尿酸排泄药物合用可加强疗效。另外,别嘌醇的使用可加强其他被黄嘌呤氧化酶灭活的药物的作用,其中最重要的是硫唑嘌呤和6-巯基嘌呤。别嘌醇还可降低肝脏微粒体药物代谢酶的活性,延长华法林和茶碱的半衰期。别嘌醇和氨苄西林合用增加患者皮疹的发生率,而骨髓抑制的发生率可能在同时服用环磷酰胺的患者中增加。

2)非布司他(febuxostat):是一种不同于别嘌醇的有效的黄嘌呤氧化酶抑制剂,作用强于别嘌醇,主要通过肝脏代谢,可通过肾脏和消化道排出,对轻中度肾功能不全者安全有效。研究表明,非布司他具有较好的降尿酸疗效,且明显优于别嘌醇,而副作用轻微。与别嘌醇相比,非布司他是一种选择性抑制酶活性的抑制剂,不影响体内嘌呤和嘧啶代谢的酶活性,这些特性提示该药将成为对别嘌醇不耐受或过敏患者的最佳选择。对于轻到中度肾功能不全的患者,非布司他的剂量亦无需调整。此外尚可用于其他降尿酸治疗效果不佳或存在禁忌时的替代或联合用药,但非布司他与别嘌醇两类作用机制类似的药物不建议联合应用。非布司他常见的副作用包括恶心、关节痛、皮疹和肝损害等。目前美国 FDA 批准的剂量为 $40 \sim 80mg/d$,欧洲推荐 $80 \sim 120mg/d$,考虑到种族等差异,我国的相关临床资料尚在收集中,临床常用剂量为 $40 \sim 80mg/d$。

(2)促尿酸排泄药:使用促尿酸排泄药可增加肾脏尿酸排泄率。在肾脏,分泌和重吸收包括尿酸在内的有机离子有各自独立的转运系统。由于尿酸盐经由肾小管刷状缘阴离子转运体重吸收,因此当促尿酸排泄药处于管腔内并与尿酸盐竞争转运体时,尿酸盐重吸收可被抑制。这种对阴离子重吸收转运体的抑制作用需要高剂量的促尿酸排泄药。由于分泌转运系统在数量上远少于重吸收转运系统,并且位于肾小管的基底外侧膜,因此当服用非常低剂量的促尿酸排泄药时,它们实际上通过抑制分泌转运系统而降低肾脏对尿酸的排泄作用、升高血清尿酸盐水平。

在美国,丙磺舒和磺吡酮是使用最广泛的促尿酸排泄药;而在我国和其他国家多使用苯溴马隆。

苯溴马隆是最常用的促进尿酸排泄的药物,有很强的降尿酸作用,不仅能缓解疼痛,减轻红肿,而且能使痛风结节消散。其作用机制即抑制肾小管对尿酸的重吸收而降低血中尿酸盐的浓度和组织中尿酸结晶的沉积,亦可促进尿酸结晶的重新溶解。苯溴马隆比丙磺舒和磺吡酮更有效。其耐受性好,对于接受环孢素治疗的肾移植患者有效,可用于中度肾功能不全的患者(肌酐清除率约 25ml/min)。苯溴马隆为口服给药,开始每次 25mg,每日 1 次,以后逐渐增加至每次 $50 \sim 100mg$,每日 1 次。苯溴马隆副作用轻微,可出现轻度胃肠道不适,粒细胞减少等,该药禁用于严重肾功能不全或多发肾结石患者。苯溴马隆与别嘌醇联用在促进肾脏尿酸排泄方面有协同效应。但是,与华法林合用,可竞争抑制华法林的代谢,增加出血风险。

丙磺舒的作用机制基本同苯溴马隆,适用于频繁发作的痛风关节炎伴高尿酸血症患者,但必须满足肾小球滤过率大于 $50 \sim 60ml/min$ 且无肾结石病史。丙磺舒经胃肠道迅速吸收,口服给药,开始每次 0.25g,每日 2 次,1 周后可加到每次 0.5g,每日 2 次,最大剂量为每日 2g。开始使用此药可能诱发急性痛风发作,并且与其他促尿酸排泄药一样,患者使用丙磺舒将增加肾结石的发生风险。长期使用该药,18%的患者出现胃肠道不适,5%出现过敏和皮疹。尽管严重毒性反应罕见,但约 1/3 的患者最终出现对丙磺舒不耐受而停药。丙磺舒通过数种机制改变其他一些药物的代谢,合用时丙磺舒可通过降低某些药物的肾脏排泄、延缓其代谢或减少肝脏对其摄取而增加这些药物的疗效(如氨苄西林、肝素及利福平等)。也可能通过减少容积分布而降低另一些药物的疗效。

磺吡酮完全从胃肠道吸收,半衰期为 1~3 小时。大多数药物以对羟基代谢物(同样具有促尿酸排泄作用)形式从尿中排泄。磺吡酮通常给药剂量为 300~400mg/d,分 3~4 次服用,耐受率和不良反应类型与丙磺舒相似。

(3)尿酸氧化酶(uricase):在哺乳类动物(人类和高级灵长类动物除外,该酶因突变丧失活性)中,尿酸氧化酶可以将尿酸降解为可溶性尿囊素(allantoin),易于排泄。在人类,应用尿酸氧化酶可以有效预防和治疗肿瘤溶解综合征。在欧美国家已有将一种生物合成的重组 A 黄曲霉菌尿酸氧化酶拉布立酶(rasburicase)成功用于治疗重症痛风患者的报道。

由于生物合成的重组黄曲霉菌尿酸氧化酶半衰期较短,且有潜在的免疫原性,可能限制其在临床广泛用于痛风治疗。聚乙二醇吸附蛋白可以延长其循环寿命并降低其免疫识别。聚乙二醇尿酸氧化酶培戈洛酶(pegloticase)的既往临床研究表明,其静脉使用较皮下注射具有更好的生物利用度、生物有效性和耐受性,该治疗可能有效减少慢性或痛风石痛风患者的组织中尿酸盐的沉积。

四、各国治疗指南中关注的几个治疗问题

近 10 余年来,高尿酸血症及痛风的诊治越来越受到人们的重视,各国相继出台了有针对性的治疗指南。2002—2008 年荷兰全科医师学会、欧洲风湿病学会、英国风湿病学会及日本痛风和核酸代谢学会均陆续颁布了痛风治疗指南,我国在 2009 年也推出了治疗指南。2012 年美国风湿病学会在循证医学证据基础上,结合专家根据患者具体临床情况给出的意见,针对痛风治疗提出了新的指南,包括非药物性干预和药物治疗。2013 年多个国家又联合提出了痛风诊断和治疗推荐。目前在以下几个重要方面已初步达成共识:

1. 降尿酸治疗指征　任何明确诊断为痛风性关节炎同时具有以下临床情况的患者均需给予降尿酸治疗:①临床或影像学检查发现有痛风石;②急性痛风关节炎频繁发作(每年至少发作 2 次);③合并慢性肾脏病 2 期及其以上;④既往有尿路结石。

2. 治疗目标　痛风的治疗目标已经非常明确,最近的几项推荐或指南一致强调血尿酸水平降至 360μmol/L(6mg/dl)以下是治疗的最低目标,对于已有痛风石的痛风患者,为了更好地长期改善患者的临床症状和体征,应将血尿酸水平降至 300μmol/L(5mg/dl)以下。因此在治疗过程中需要严密监测患者血尿酸水平,另外也需要关注关节炎发作的频率和痛风石的大小。对于痛风患者,关节炎不再发作、痛风石逐渐被吸收也是治疗的重要目标。

3. 降尿酸药物的选择　黄嘌呤氧化酶抑制剂(XOI)别嘌醇和非布司他被推荐为一线用药,但对于 CKD4 期及以上的患者,目前非布司他缺乏安全性数据。指南建议为了减少开始降尿酸治疗后痛风复发,以及减少别嘌醇严重超敏反应综合征(allopurinol hypersensitivity syndrome,AHS)的发生,初始剂量必须不超过 100mg/d,如果有中度至重度 CKD,初始剂量应小于 50mg/d,然后逐渐增加剂量,2~5 周达到合适的治疗量,每个患者的剂量根据个体原则确定。目前认为别嘌醇单药治疗,如果剂量不高于 300mg/d,有一半以上患者降尿酸治疗难

以达标,因此其维持剂量可以超过300mg/d,即使CKD患者亦如此,当然要对患者进行充分的教育及各种不良反应的密切监测。同时使用噻嗪类利尿剂和肾脏受累是AHS发生的危险因素,且常发生于治疗的前几个月,小剂量开始可减少其发生。建议在高危人群(汉人、泰国人及CKD3期以上的韩国人)中进行快速PCR筛查*HLA-B * 5801*基因。

如果患者对黄嘌呤氧化酶抑制剂有禁忌或不耐受,丙磺舒作为促尿酸排泄的一线药物用于降尿酸治疗,应同时增加液体摄入及碱化尿液。但如果患者肌酐清除率<50ml/min,丙磺舒被认为无效。目前我国常用促尿酸排泄药物为苯溴马隆。有尿路结石史禁用一线促尿酸排泄药物,在治疗前监测尿尿酸的量,若升高提示尿酸生成增多,慎用促尿酸排泄药物。

2012年美国指南建议急性痛风发作期,在有效的抗炎治疗开始后就可以降尿酸治疗,这有别于以前的指南建议的急性关节炎症状缓解2周后开始降尿酸治疗。对于治疗后尿酸不达标者建议增加黄嘌呤氧化酶抑制剂的剂量,达到患者能耐受的最大剂量。若仍无效或不能耐受,可换为另一种黄嘌呤氧化酶抑制剂,或者联合促尿酸排泄药物。非诺贝特、氯沙坦作为促尿酸排泄作用的药物用于难治性痛风或相关并发症的治疗。严重痛风患者,口服降尿酸药物无反应或不能耐受,可使用聚乙二醇化重组尿酸氧化酶(培戈洛酶)。

4. 急性痛风性关节炎的治疗　　最好在起病24小时内,越早效果越好,主要包括NSAIDs、秋水仙碱和激素等。针对这3类药物,指南无优先推荐,建议医师根据患者的偏好、既往治疗反应、并发症等综合考虑药物的选择。

NSAIDs治疗强调足量、足疗程(直到急性痛风性关节炎完全缓解),伴有肝肾功能损害的患者适当减量。如果患者在痛风发作时没有使用秋水仙碱预防性治疗,或虽然使用秋水仙碱预防性治疗,但14天内没有使用负荷量,可选秋水仙碱治疗。负荷量为1.2mg或1.0mg,1小时后0.6mg或0.5mg,12小时后0.6mg或0.5mg,每天1~2次服用,直至痛风完全缓解。如果患者使用秋水仙碱预防性治疗,且14天内使用过负荷量,本次发作不再选用秋水仙碱,而选择NSAIDs或糖皮质激素。关于全身和局部使用糖皮质激素,指南建议首先评估受累关节数量,口服强的松0.5mg/(kg·d),疗程为5~10天,直接停药;或0.5mg/(kg·d)使用2~5天,后逐渐减量,7~10天停药;也可以选择甲泼尼龙。如果是1~2个大关节受累,可以选择糖皮质激素关节腔内注射,同时联合口服糖皮质激素或NSAIDs或秋水仙碱。口服激素治疗前可曲安奈德60mg单次肌肉注射。

严重的急性痛风发作者推荐联合用药,常用方案包括NSAIDs+秋水仙碱、口服糖皮质激素+秋水仙碱、关节腔内糖皮质激素+秋水仙碱/NSAIDs/口服糖皮质激素。对初始治疗无充分应答者(定义为药物治疗24小时内VAS评分改善<20%,或者治疗≥24h时VAS评分改善<50%),需要重新考虑痛风诊断的正确性,治疗上考虑转换另一种药物治疗,或者用IL-1抑制剂(anakinra 100mg皮下注射,每天1次连用3天;或canakinumab 150mg皮下注射)。需注意的是这2种生物制剂尚无痛风适应证。

5. 预防复发　　开始降尿酸治疗后急性痛风发作频率增高,首选的预防复发药物是秋水仙碱,剂量为每次0.6mg或0.5mg,每天1次。如有中重度肾功能损害或药物相互作用,剂量进一步降低。小剂量NSAIDs联合质子泵抑制剂或其他消化性溃疡抑制药也可作为一线选择。对秋水仙碱和NSAIDs不能耐受、无效或禁忌时,可用小剂量泼尼松/泼尼松龙(10mg/d)预防复发。指南建议使用上述药物预防复发疗程至少6个月,对于体检没有痛风石的患者,在降尿酸达标后维持3个月;以前有痛风石的患者,药物至少用至痛风石消失后尿酸达标 6 个月。

五、几种特殊情况的处理

1. 高尿酸血症合并高血压的处理　目前高尿酸血症的发生率持续升高,而血尿酸水平升高与高血压密切相关。因此,合理应用抗高血压药物对合并高尿酸血症的高血压患者十分必要。噻嗪类利尿剂可引起血尿酸增加,即使小剂量也可通过近端肾小管增加尿酸吸收,导致血尿酸水平升高。此外,别嘌醇与噻嗪类利尿剂合用会增加 AHS 发生风险。但对于许多高血压病患者,噻嗪类利尿剂控制血压疗效有特别获益。因此,目前认为若使用利尿剂十分必要,可配合调整降尿酸方案,强化降尿酸治疗,进而保障尿酸达标,而非停用利尿剂。血管紧张素受体拮抗剂(ARB)如替米沙坦及厄贝沙坦等不会影响血尿酸水平,氯沙坦可以减低血尿酸水平,机制可能是其降低了近端肾小管重吸收,增加尿酸排泄。其他常用的降压药如钙通道阻滞剂和 β 受体拮抗剂对血尿酸影响不大。

2. 高尿酸血症合并心血管病的处理　高尿酸血症与心血管危险因素和心血管疾病关系密切,代谢综合征患者中 70% 合并高尿酸血症。血尿酸与动脉粥样硬化关系的研究证实,尿酸水平与颈动脉粥样斑块形成呈独立正相关。目前高尿酸血症合并心血管危险因素和心血管疾病时是否应给与降尿酸治疗尚无一致意见,大量流行病学研究显示,早期降尿酸治疗有望成为降低心血管事件和心血管死亡的有效措施。研究发现,阿托伐他汀及非诺贝特有较好的降低血尿酸作用,因此,对于合并高脂血症的高尿酸血症患者给与上述药物治疗是理想选择。阿司匹林是心血管疾病患者的常用药,尽管低剂量阿司匹林也可以升高血清尿酸盐,但目前普遍不建议中断此种模式在痛风患者心血管病预防中的应用。

3. 老年高尿酸血症及痛风的治疗　老年人常有高血压和不同程度肾功能不全,应考虑痛风和这些伴发病治疗上的矛盾及药物的相互作用。由于老年人机体功能衰退和存在其他疾病,对药物的代谢能力下降,更易发生药物相关不良反应。因此非药物治疗应成为老年高尿酸血症患者的基本治疗措施。限制高嘌呤饮食、戒酒、运动及减体重等均有助于降低血尿酸水平。针对老年无症状高尿酸血症患者,应积极寻找血尿酸升高的原因,避免使用影响尿酸排泄的药物,积极治疗影响血尿酸代谢的疾病。NSAIDs 对控制老年急性痛风关节炎发作效果良好,对无肾功能不全和消化道出血危险的患者可给予 NSAIDs 治疗,但应警惕消化不良、高血钾及氮质血症等不良反应。选择性 COX-2 抑制剂胃肠道不良反应比其他 NSAIDs 少,但易出现心脏不良反应,老年人应慎用。糖皮质激素对急性痛风关节炎合并肾功能损害的患者有较好疗效,老年患者在使用时应先排除感染,并注意监测血糖、血压、电解质和神经精神症状。秋水仙碱毒副作用较大,在老年人应慎用。

4. 高尿酸血症合并肾脏病变

(1) 慢性尿酸性肾病:20% 的高尿酸血症患者临床出现肾脏病变,可表现为肾小管和肾小球受损,少数患者发展为尿毒症。慢性高尿酸性肾病的治疗目的是设法降低血尿酸水平,使其维持在 300μmol/L(5.0mg/dl) 以下。对于轻或中度肾功能不全患者可选用促进尿酸排泄的药物;而对于中度以上肾功能不全患者,用促进尿酸排泄的药物可增加尿酸盐从肾脏排出,加重肾损害,故不宜使用,而别嘌醇或非布司他可使用。慢性高尿酸性肾病患者常合并高血压,高血压本身可加重对肾脏的损害,因此,对于这些患者,ACEI 类药物有助于增加肾脏血流量,既可降低血压,又可以促进肾小管排尿酸。

（2）急性高尿酸性肾病：在短时间内血尿酸急剧升高而造成大量尿酸结晶沉积在集合管、肾盂或输尿管，引起尿道阻塞，最终造成肾功能不全，出现少尿、无尿和急性肾功能不全等一系列表现，称为急性高尿酸性肾病。处理原则包括大剂量使用别嘌醇或非布司他，从而在短时间内降低血尿酸水平。给予低嘌呤饮食，大量饮水并碱化尿液，尽可能将尿 pH 维持在 6.5～6.8 之间。必要时可行透析疗法。作为一种应急措施，脱水剂和利尿剂可以尽早使用，目的在于尽快将尿路中的尿酸清除体外，但病情缓解后应立刻停用，避免加重肾损害。

（3）尿酸结石：由于血尿酸的排泄主要经过肾脏，所以痛风患者易发生肾结石。尿酸结石的发生率与血尿酸水平和持续时间呈正相关。为防止结石形成，碱化尿液十分必要，同时患者每日尿量应维持在 2000ml 以上。对于多发或体积较大的结石，为避免加重肾功能恶化，必要时可行外科手术治疗。

（4）肾功能不全：所有 NSAIDs 均加重肾功能不全，在合并肾功能不全的急性痛风发作患者应尽量避免使用。秋水仙碱由于其潜在的肾毒性，宜慎重应用，必要时应减量，同时应注意秋水仙碱造成的腹泻，可导致液体丢失加重肾功能不全。对于合并肾功能不全的高尿酸血症患者，应该首选别嘌醇或非布司他等黄嘌呤氧化酶抑制剂治疗，但需根据肌酐清除率调整药物用量，同时也应密切监测嘌呤醇及其代谢产物羟基嘌呤的肾毒性。

5. 器官移植后痛风的处理　接受器官移植的患者发生痛风的比例明显增高，这可能与患者需长期服用免疫抑制剂及利尿剂密切相关。研究显示，服用环孢素的心脏移植患者 75%～80% 存在高尿酸血症，在肾及肝移植患者中也有 50% 的患者血尿酸升高。另外，环孢素诱发的无症状高尿酸血症患者出现急性痛风发作的时间明显缩短，且短时间内即出现痛风石。值得注意的是器官移植合并的痛风往往症状不典型，且常常出现多关节炎、累及上肢大关节甚至手近端指间关节。对于需要长期维持免疫抑制剂治疗的移植患者，若有可能，应减少环孢素的用量及停用利尿药。肾功能正常的患者可用促尿酸排泄药；别嘌醇可用于肾功能异常的患者，但剂量可能需要减少，在治疗中应该密切监测别嘌醇及其代谢产物羟基嘌呤的肾毒性。同时，由于别嘌醇加重硫唑嘌呤对骨髓的抑制作用，不建议上述两种药物合用。非布司他具有较好的安全性，在轻度肾功能不全患者无需调整剂量。有研究显示，霉酚酸酯联合别嘌醇治疗器官移植患者合并的高尿酸血症有效，且未增加肾毒性。尿酸盐氧化酶已用于一小部分心脏移植后的痛风患者，以降低血尿酸水平及缩小痛风石，但这种治疗可出现过敏反应，包括过敏症、支气管痉挛和溶血性贫血。而更新的使用聚乙二醇配方制成的尿酸氧化酶制剂（培戈洛酶）可能避免上述并发症，且更有效。

6. 女性痛风　女性痛风患者仅占痛风患者总数的 5% 左右，且 90% 以上的女性痛风患者为绝经期以后发病，症状与一般痛风症状类似。但调查结果显示女性痛风患者更易出现在应用利尿剂、合并高血压、合并肾功能不全以及存在骨关节炎的患者中。育龄期发病的女性多存在明显家族遗传倾向，或继发于高血压及肾功能不全。女性痛风患者的治疗遵循一般原则。

7. 血尿酸正常的痛风　对于血尿酸正常的患者首先应证实诊断是否正确，同时应注意慢性高尿酸血症患者在急性发作期血尿酸正常的情况。对于血尿酸正常的单关节炎或少关节炎患者应考虑有无假性痛风、磷灰石沉积、局部感染、创伤及骨肉瘤等。当排除了上述情况，临床怀疑痛风关节炎时应进行关节液检查。临床研究显示，约 1/3 的急性痛风关节炎患者血尿酸水平低于 420μmol/L，这种现象可能与患者因疼痛引起 ACTH 释放有关。另外，急性期血尿酸正常在酗酒患者较非饮酒患者更常见。值得注意的是除别嘌醇、非布司他及苯溴马隆外，大剂量水杨酸、血管紧张素Ⅱ受体拮抗剂、糖皮质激素、华法林等具有一定降低血尿酸作用。少数患者在停用别嘌醇、非布司他及苯溴马隆等降尿酸药物后可在数月内维持血尿酸在正常范围。对于这类患者，在关节炎急性发作时仍应按急性痛风关节炎的治疗原则给予常规消炎止痛等治疗，待症状缓解后复查血尿酸。

8. 青年发病的痛风　痛风患者中3%～6%发病年龄低于25岁，又称为早发痛风，这组人群多具有明显遗传倾向或合并存在骨髓增殖性疾病。本组患者临床症状进展快，需给予积极药物干预。流行病学研究显示，80%早发痛风患者有家族遗传史，较一般痛风患者明显增高（20%～30%）。与遗传相关的疾病包括性连锁完全性HPRT缺乏症（Lesch-Nyhan综合征）、部分HPRT缺乏症（Kelley-Seegmiller综合征）、HRPP酶活性增高（多见于男性，常伴有耳聋），上述疾病均导致嘌呤代谢障碍，使嘌呤产生明显增加。其他引起嘌呤代谢紊乱的罕见遗传疾病包括Ⅰ型糖原贮积病及先天性氯化物性腹泻等。家族性幼年高尿酸血症肾病（与基因突变有关，男女发病率相似，表现为因尿酸排泄障碍导致的持续高尿酸血症及肾功能不全）。上述疾病导致的高尿酸血症可给予别嘌醇或非布司他治疗以预防急性痛风关节炎发作，但需密切注意药物毒性及加重肾功能不全。

9. 妊娠合并痛风　痛风很少出现在育龄期女性。妊娠期妇女常因血容量增加导致血尿酸下降。别嘌醇及苯溴马隆应尽量避免在妊娠期使用。丙磺舒未发现对胎儿有任何不良影响。对妊娠期秋水仙碱的使用意见并不一致，有报道该药物可引起染色体损伤。

六、无症状高尿酸血症的处理

最近几项研究报道在长期无症状高尿酸血症患者的关节和肌腱中，超声检查可在30%～50%的患者中发现尿酸盐沉积。有趣的是，超声发现早期临床痛风患者（1次或2次痛风发作）尿酸沉积的比例与那些无症状高尿酸血症患者相似，表明该测定方法对小的尿酸沉积敏感性低，而对慢性痛风大的尿酸沉积敏感性高。因此推测85%～90%无症状高尿酸血症患者可能已经有尿酸晶体沉积。同样，关节镜检查在一些没有痛风病史患者的软骨表面观察到大量尿酸晶体。另外一项双能CT研究发现79/80的痛风发作期患者和19/22无症状高尿酸血症患者有尿酸盐沉积。

鉴于上述事实，有人建议将痛风分为4期，即高尿酸血症无尿酸盐晶体沉积期、有尿酸盐晶体沉积但无痛风临床症状期、间歇性痛风期及慢性痛风期。目前多个证据表明尿酸晶体沉积出现在痛风发作之前，痛风石动员先前沉积的晶体而触发的，这与过去认为的尿酸晶体是在关节中急性形成的经典理论完全相反。此外，高尿酸血症与高血压、心血管疾病、糖尿病和代谢综合征不无关系。近年来，针对无症状高尿酸血症与临床预后的相关性进行了多项大规模研究，血尿酸与心血管死亡、全因死亡、高血压、肾功能不全、脑卒中及代谢综合征的相关性已基本明确，即无症状高尿酸血症是上述疾病的独立危险因素。然而，目前对于无症状高尿酸血症的治疗尚无共识。一般情况下不需干预，但应积极寻找潜在病因及相关并发症。

2013年由中华医学会内分泌学分会牵头、国内著名的内分泌专家组成的小组提出了关于高尿酸血症和痛风治疗的中国专家共识。其中指出对于高尿酸血症起始药物干预的界点是血尿酸水平>420μmol/L（男性）以及>360μmol/L（女性），建议高尿酸血症合并心血管危险因素和心血管疾病的患者,应同时给予生活指导及降尿酸治疗,使血尿酸水平长期控制在360μmol/L 以下,对于痛风关节炎的患者建议控制在 300μmol/L 以下。当然各国及各学科在该领域的指南意见尚未统一,单纯高尿酸血症患者最佳干预治疗的时机和程度还需要更多循证医学证据的支持。

七、总结:应该重视痛风的规范化治疗

高尿酸血症及痛风何时给与治疗干预、应如何治疗越来越受到人们的关注。治疗分为生活方式的改变、饮食控制、急性痛风关节炎的治疗、严格把握降尿酸药物的应用时机及并发症的处理等。在急性痛风关节炎的诊治方面,首先应排除感染性关节炎,同时及时评价是否存在高血压、糖尿病、高脂血症及心血管疾病等其他相关疾病。急性痛风关节炎确诊后应立即给予消炎止痛治疗,药物包括非甾体抗炎药(NSAIDs)、秋水仙碱或糖皮质激素,见效后逐渐减停。若初始单药无效(即治疗 24 小时内疼痛改善<20%,或者治疗 24 小时后疼痛改善<50%)可换用另外一种药物或采取联合治疗,仍无效者可考虑二线用药 IL-1 拮抗剂。对于频发患者或病情严重者,症状缓解后应用秋水仙碱或小剂量 NSAIDs 预防复发,存在禁忌者可予以低剂量糖皮质激素(泼尼松≤10mg/d)。预防复发疗程至少半年,但并不能改变晶体在组织中的沉积,痛风石及软骨、骨破坏还将进展。

降尿酸药物可逆转疾病进程,饮食和生活方式的改变是高尿酸血症及痛风防治的重要环节。减肥及控制高嘌呤食物的摄入是必要的。严格把握降尿酸药物的应用时机十分重要,目前大量研究认为对于存在痛风石的患者、合并肾功能不全的患者、存在尿酸结石的患者、痛风反复发作的患者应该给予降尿酸药物治疗。而对于无并发症的患者,若在 1 年内关节炎再次发作,可给予降尿酸药物治疗。降尿酸药物一般在急性炎症控制 1～2 周后开始应用,目前认为在充分抗炎基础上即可启动降尿酸治疗。血尿酸应维持在≤360μmol/L,严重者或合并痛风石时应≤300μmol/L。关于降尿酸药物的选择,黄嘌呤氧化酶抑制剂(别嘌醇或非布司他)作为痛风降尿酸治疗的一线用药。别嘌醇起始剂量宜较低(如 50～100mg/d),可每 2～4 周增加 50～100mg,直至血尿酸降至理想水平。维持剂量可超过 300mg/d,即使在CKD 患者中亦可超过此剂量。非布司他的起始剂量建议为 40mg/d。对于 AHS 高危人群(中国汉族人、泰国人及 CKD3 期以上的朝鲜人)在启用别嘌醇前应考虑快速 PCR 筛查 HLA-B * 5801 基因。但单一黄嘌呤氧化酶抑制剂增加到适当剂量仍未使尿酸达标,可换用另一种或联合促进尿酸排泄药物。苯溴马隆可用于有轻到中度肾功能不全的痛风患者、尿酸排泄障碍患者、不能耐受别嘌醇或别嘌醇疗效不佳患者。对于高血压和高脂血症患者来说,应分别考虑应用氯沙坦和非诺贝特,上述药物同时有降低血尿酸的作用。对于上述治疗反应不佳或难以耐受、存在禁忌者,可选用培戈洛酶降尿酸治疗。

八、展望

尽管在痛风治疗上有了一些进展,但目前仍缺乏随机临床试验的有力证据。痛风治疗的最终目的是减少急性发作,并通过降低血尿酸水平减少晶体在组织的沉积。目前国际上已就降尿酸治疗和预防性治疗达成相对共识。但有些患者临床缺乏急性关节炎发作的过程,其临床表现主要为痛风石形成或肾结石。如何早期发现这类患者;其治疗的评价指标如何;如何界定痛风石的缩小;如果痛风患者在早期通过改变生活方式和降尿酸治疗后血尿酸

水平恢复正常、且停药后能够积极监测以维持在目标水平以下,是否仍有必要终生用药;这些问题值得进一步探讨。

(张学武　高辉)

参 考 文 献

1. Khanna D, Fitzgerald JD, Khanna PP, et al. 2012 American College of Rheumatology guidelines for management of gout. Part 2: therapy and antiinflammatory prophylaxis of acute gouty arthritis. Arthritis Care Res (Hoboken), 2012, 64: 1447-1461.

2. Khanna D, Fitzgerald JD, Khanna PP, et al. 2012 American College of Rheumatology guidelines for management of gout. Part 1: systematic nonpharmacologic and pharmacologic therapeutic approaches to hyperuricemia. Arthritis Care Res (Hoboken), 2012, 64: 1431-1446.

3. Singh JA, Reddy SG, Kundukulam J. Risk factors for gout and prevention: a systematic review of the literature. Curr Opin Rheumatol, 2011, 23: 192-202.

4. 高辉, 陈丽君, 许荐军, 等. 痛风间歇期患者诊治依从性及其相关影响因素研究. 中华医学杂志, 2015, 95 (27): 2186-2189.

5. Gary S. Firestein, Iain B. McInnes, James R. O'Dell, et al. Kelley's Textbook of Rheumatology. 9th ed. Amsterdam: Elsevier, 2012: 1533-1575.

6. Neogi T. Clinical practice. Gout. N Engl J Med, 2011, 364: 443-452.

7. Choi HK, Curhan G. Beer, Liquor, and Wine Consumption and Serum Uric Acid Level: The Third National Health and Nutrition Examination Survey. Arthritis Rheum, 2004, 51(6): 1023-1029.

8. Choi HK, Gary Curhan. Coffee, Tea, and Caffeine Consumption and Serum Uric Acid Level: The Third National Health and Nutrition Examination Survey. Arthritis Rheum, 2007, 57(5): 816-821.

9. Choi HK, Simin Liu, Gary Curhan. Intake of Purine-Rich Foods, Protein, and Dairy Products and Relationship to Serum Levels of Uric Acid. Arthritis Rheum, 2005, 52(1): 283-289.

10. Choi HK, Karen Atkinson, Elizabeth W, et al. Purine-Rich Foods, Dairy and Protein Intake, and the Risk of Gout in Men. N Engl J Med, 2004, 350(11): 1093-1103.

11. Choi JW, Ford ES, Gao X, et al. Sugar-Sweetened Soft Drinks, Diet Soft Drinks, and Serum Uric Acid Level: The Third National Health and Nutrition Examination Survey. Arthritis Rheum, 2008, 59(1): 109-116.

12. Sundy JS, Baraf HSB, Yood RA, et al. Efficacy and tolerability of pegloticase for the treatment of chronic gout in patients refractory to conventional treatment: two randomized controlled trials. JAMA, 2011, 306: 711-720.

13. Terkeltaub R. Update on gout: new therapeutic strategies and options. Nat Rev Rheumatol, 2010, 6: 30-38.

14. Jordan KM, Cameron JS, Snaith M, et al. British Society for Rheumatology and British Health Professionals in Rheumatology guideline for the management of gout. Rheumatology (Oxford), 2007, 46: 1372-1374.

15. Zhang W, Doherty M, Arden N, et al. EULAR evidence based recommendations for gout. Part I: Diagnosis. Report of a task force of the Standing Committee for International Clinical Studies Including Therapeutics (ESCISIT). Ann Rheum Dis, 2006, 65: 1301-1311.

16. Zhang W, Doherty M, Arden N, et al. EULAR evidence based recommendations for gout. Part II: Management. Report of a task force of the EULAR Standing Committee for International Clinical Studies Including Therapeutics (ESCISIT). Ann Rheum Dis, 2006, 65: 1312-1324.

17. Yamanaka H, Metabolism TG. Essence of the revised guideline for the management of hyperuricemia and gout. Japan Med Assoc J, 2012, 55(4): 324-329.

18. 张学武. 高尿酸血症与痛风. 中国心血管杂志, 2010, 15(6): 429-431.

19. 中华医学会风湿学分会. 原发性痛风诊断和治疗指南. 中华风湿病学杂志,2011,15(6):410-413.

20. 中华医学会内分泌学分会. 高尿酸血症和痛风治疗的中国专家共识. 中华内分泌代谢杂志,2013,29(11):913-920.

21. 郑莉,张学武. 2012 年 ACR 痛风治疗指南解读. 浙江医学,2013,35(4):247-248.

22. 吴华香. 美国风湿病学会痛风治疗指南解读. 浙江医学,2014,36(2):92-93.

23. 张卓莉. 痛风最新诊治指南解析. 中国医学前沿杂志(电子版),2014,6(10):1-3.

24. 吴东海. 关于痛风和高尿酸血症的新思维. 中华风湿病学杂志,2015,19(1):1-3.

25. Bhole V, de Vera M, Rahman MM, et al. Epidemiology of gout in women:Fifty-two-year followup of a prospective cohort. Arthritis Rheum,2010,62:1069-1076.

26. Nicola D,Cameron S,Patricia M,et al. Methods of tophus assessment in clinical trials of chronic gout:a systematic literature review and pictorial reference guide. Ann Rheum Dis,2011,70:597-604.

27. 张学武. 痛风的规范化诊治迫在眉睫. 北京大学学报(医学版),2012,44(2):165-167.

第十五章

━━━━ 高尿酸血症与神经系统疾病 ━━━━

尿酸广泛存在于细胞内液和体液中。在大多数哺乳类动物，尿酸在肝脏尿酸氧化酶的作用下，被迅速氧化成尿囊素，因而尿酸在血中含量很低。但在人类和其他高级灵长类动物，由于基因突变，尿酸氧化酶的功能丧失，尿酸成为嘌呤代谢的终产物，血中尿酸保持高浓度。尿酸以可溶性的尿酸盐形式，以接近饱和的状态，存在于血浆中。血清中尿酸正常浓度范围为 $216 \sim 360\mu mol/L$（$3.6 \sim 6.0mg/dl$），男性高于女性，当血尿酸水平超过 $408\mu mol/L$（$6.8mg/dl$）时，血尿酸盐处于超饱和状态，称为高尿酸血症。人类血液中尿酸盐的含量取决于饮食中嘌呤的摄入，尿酸盐的合成和尿酸盐的排泄。有些药物，如噻嗪类利尿剂和小剂量阿司匹林会影响尿酸代谢，升高血尿酸水平。

尿酸是天然的抗氧化剂，是人类体液中最主要的抗氧化剂，血浆大约50%的抗氧化能力来自尿酸。尿酸通过清除活性氧、活性氮和羟自由基、螯合金属铁、抑制过氧化物歧化酶的降解等机制，发挥着抗氧化作用。人类寿命较其他哺乳类动物显著延长，可能部分得益于尿酸氧化酶基因的突变和尿酸水平的升高。从进化的角度看，尿酸升高的利大于弊。

已有的研究发现很多疾病与尿酸升高或降低有关。尿酸升高，尿酸盐结晶沉积在骨关节和肾脏，引发痛风性骨关节炎和肾脏结石。高尿酸血症是高代谢综合征的表现之一，往往与高血压、高血脂、糖尿病和肥胖并存，是高血压、心肌梗死、充血性心力衰竭、脑卒中的危险因素之一。但是，最近大量的研究发现，尿酸作为人体内天然的、强大的抗氧化剂，有效的自由基清除剂，其降低可能促进了多发性硬化、帕金森病、阿尔茨海默病、多系统萎缩、肌萎缩侧索硬化和中枢神经系统感染的发生和发展。迄今为止，尿酸在多发性硬化中的作用是研究最多的，其中绝大多数研究结果显示血清尿酸水平的降低与多发性硬化的发生和发展有关，并由此引发了一系列的升高尿酸治疗多发性硬化的临床试验研究，结果令人鼓舞，但由于单项研究纳入的患者少，研究结果有一定的局限性。尿酸与帕金森病的关系也是研究比较多的，比较一致的结果是帕金森病患者血尿酸水平降低。有关尿酸与帕金森病病情进展的关系报道还比较少，尚存争议。两项大规模的临床研究认为尿酸水平的降低加快了帕金森病的进展。尿酸与脑卒中的关系较为复杂，动物研究和临床研究，临床研究的结果之间都存在矛盾。总之，尿酸与神经系统各种疾病的关系还不明确，尚需进一步研究。

第一节　高尿酸血症与脑卒中

尿酸与脑卒中的关系一直存在争议。动物研究发现尿酸能够减少缺血性卒中的梗死体积,改善预后,然而尿酸与急性脑卒中的临床研究之间的结果并不一致,几项大规模的流行病学研究甚至得出了与之相反的结果:高尿酸血症明显增加脑卒中,特别是缺血性脑卒中的风险,影响急性脑卒中的预后,增加复发率。

一、尿酸与脑卒中关系的动物研究

早期的动物实验研究发现:尿酸能够减少急性缺血性脑卒中的氧化损伤与再灌注损伤,具有神经保护作用。Uemura 等观察了大鼠一侧大脑中动脉闭塞后不同时间点,大脑皮层的尿酸、其他抗氧化剂和氧自由基的变化。他们发现尿酸在缺血后 8 小时开始升高,24 小时达高峰,持续至第 21 天;缺血后 8 小时至第 7 天,其他抗氧化剂(谷胱甘肽,半胱氨酸和抗坏血酸)明显降低,而这段时间自由基产生增加。大脑中动脉闭塞前 24 小时腹腔内注射尿酸(62.5mg/kg)或再灌注后 1 小时静脉注入尿酸(16mg/kg),都可以明显减轻皮层和纹状体的缺血性损害,改善功能预后。尿酸升高的时间与脑缺血或再灌注造成的脑组织氧化损伤的时间是一致的,尿酸是这期间最主要的抗氧化剂,并且升高尿酸治疗有效。另一项一侧大脑中动脉急性栓塞的动物实验同样观察到了尿酸对神经元的保护作用。脑缺血后 20 分钟静脉注入尿酸(16mg/kg)明显减少梗死体积,减轻炎症反应,改善神经功能;尿酸与重组组织型纤溶酶原激活剂(recombinant tissue plasminogen activator,rt-PA)联合应用可以增加 rt-PA治疗的获益。体外模拟缺血性脑神经元损害,研究尿酸的作用机制发现:尿酸能够有效抑制谷氨酸和氰化物诱导的过氧化氢和过氧化亚硝酸盐的聚集和脂质过氧化,保护线粒体,减轻迟发的细胞内钙超载。以上动物实验研究的结果提示尿酸具有极强的抗氧化作用,可以降低缺血造成的神经损伤,对缺血性卒中有潜在的治疗作用。这曾经给临床应用尿酸改善脑卒中的预后带来很大希望。然而,尿酸与缺血性卒中关系的临床研究却未得到一致的结果。

二、尿酸与脑卒中的临床和流行病学研究

部分临床研究报道脑卒中急性期血清尿酸水平降低,其下降幅度与脑卒中的进展和预后差有关,补充尿酸可以改善预后;另一部分研究发现高尿酸血症增加了脑卒中的致残率和复发率。

在一项 881 例急性缺血性卒中患者参加的研究中,Chamorro 等回顾性分析了血尿酸水平与脑卒中的关系,结果发现:虽然血尿酸症水平与高血压、饮酒、冠心病、肺和肾脏疾病的发生率和持续时间具有相关性,但是发病 2 天内的血尿酸水平与患者就诊时的神经功能缺损及最后的脑梗死体积呈负相关关系,血尿酸每升高 60μmol/L(1mg/dl),出院时恢复好的几率提高 12%。我国的一项 435 例年轻脑梗死患者参加的研究显示:入院时病情严重者的血清尿酸水平位于低五分位数。多因素回归分析发现血清尿酸水平升高是年轻脑梗死患者预后好的独立预测因子。一项 1352 例急性缺血性脑卒中患者参加的研究显示:尿酸水平低是 1 年后预后差的独立危险因素,并且与发病 1 年内血管事件的发生有密切关系。在一

项 22 例急性缺血性脑卒中的小规模临床研究中,作者测定了血和脑脊液中尿酸、维生素 E、抗坏血酸和谷胱甘肽的浓度,并依据四者的浓度,计算出总的抗氧化能力,结果发现:抗坏血酸和尿酸分别是脑脊液和血浆中主要抗氧化物;血浆的抗氧化能力与脑梗死的体积和神经损害的严重性呈负相关,支持血尿酸升高对缺血后脑组织具有保护作用。Logallo 等测定了 1136 例缺血性脑卒中患者就诊时的血清尿酸,按就诊时间和是否采取 rt-PA 溶栓治疗,将病人分为 3 组:发病≤3 小时就诊行 rt-PA 治疗组,发病 3 小时内就诊未行 rt-PA 治疗组以及发病≥3 小时未行 rt-PA 治疗组;评估血清尿酸与发病 7 天时临床改善的关系。结果显示:在 rt-PA 治疗组,血清尿酸水平与发病 7 天的临床改善有正相关关系,高水平的血清尿酸是短期预后好的独立预测因子。溶栓治疗使血管再通,再灌注的脑组织氧自由基产生增多,尿酸的抗氧化作用可能减轻了 rt-PA 溶栓后的氧化损伤,改善了临床预后。西班牙进行的一项单中心、随机双盲、安慰剂对照的 rt-PA 联合尿酸治疗 24 例缺血性脑卒中的研究中,所有患者在静脉滴注 rt-PA(0.9mg/kg)治疗后,静脉滴注安慰剂或尿酸,结果发现:发病后 7~8 小时,安慰剂组血尿酸明显降低;500mg 尿酸治疗组尿酸水平没有变化;1g 尿酸治疗组尿酸高于基线水平,持续大约 24 小时。发病第五天,大剂量尿酸治疗组血浆脂质过氧化物丙二醛降低,而低剂量尿酸和安慰剂组的丙二醛增加。发病 90 天的临床预后,三个治疗组间无区别。一例患者在静脉注入 1g 尿酸 24 小时内出现轻度急性关节炎[尿酸注入时尿酸血浓度 660μmol/L(11mg/dl),最高 967μmol/L(16.11mg/dl)],用抗炎药物后症状迅速缓解。作者认为尿酸能减少脂质过氧化,治疗脑卒中是安全的,rt-PA 联合尿酸治疗没有看到更大获益可能与样本量少有关系。随后发表的一项 rt-PA 联合尿酸治疗的较大样本量的西班牙研究,纳入急性缺血性脑卒中患者 411 例,其中 211 人接受 1g 尿酸静脉点滴,200 人接受安慰剂治疗。结果发现:发病 48 小时,安慰剂治疗组血清尿酸水平降到最低点,尿酸治疗组进展性卒中的发生率明显低于安慰剂组。发病 90 天时,两组中预后好的患者比例没有区别[改良 RANKIN 量表(modified Rankin Scale,mRS)0~2 分的患者比例分别为 39% 和 33%],调整后的风险比:1.23(95% CI 0.96~1.56,P=0.099)。进一步按性别进行分层分析,发病 90 天时,女性患者尿酸治疗组预后好的比例(42%)超过慰剂组(29%),风险比 2.088(95% CI 1.050~4.150,P=0.036);而男性患者两组预后好的比例相似。脑卒中后一周内,血清尿酸逐渐降低,一个月时恢复到基线水平。脑卒中急性期血清尿酸的降低有可能是其被消耗的结果。以上研究结果提示:脑卒中急性期补充尿酸减少氧化损伤,可能部分阻止急性期病情的进展,改善患者的预后。然而,一些大规模流行病学和临床研究得出了与之相反的结果:急性缺血性卒中患者中,高尿酸血症者预后更差、脑卒中的复发率和死亡率明显增加。

Weir 等回顾性分析了 3731 例发病 48 小时内就诊的急性脑卒中患者,包括 355 例(10%)原发性脑出血和 3376 例(90%)缺血性卒中,其中 2498 例患者测定了血尿酸。首先评估发病 90 天的预后及其影响因素,结果发现:高龄、女性、高血糖、原发性脑出血、高美国国立卫生研究院卒中量表(National Institutes of Health Stroke Scale,NIHSS)评分和高尿酸血症均影响预后,进一步多因素回归分析证实了高尿酸血症与发病 90 天时预后差有关。在校正了其他已知或潜在的危险因素后,这一关系仍然存在。所有患者平均随访了 2.7 年,这期间 1855 例患者再发缺血性脑卒中、非致死性心肌梗死,或因其他血管事件而死亡。在单因素回归分析中,糖尿病、既往脑卒中、既往心肌梗死、跛行、心房纤颤、高龄、血尿酸升高、脑卒中前使用利尿剂和小剂量阿司匹林均增加主要血管事件风险；多因素分析证实高尿酸血症可以独立地增加血管事件风险（尿酸每增加 $100\mu mol/L$ 的血管事件风险比 1.27，95% CI 1.18～1.36，$P<0.0001$）。当同时存在糖尿病时，高尿酸血症与血管事件的关系更为密切（尿酸每增加 $100\mu mol/L$，血管事件风险比进一步增加 1.22，95% CI 1.06～1.41，$P<0.0001$）。Karagiannis 等报道高尿酸血症增加急性脑卒中的早期死亡率。作者分析了 435 例急性缺血性（87.4%）和出血性脑卒中（12.6%）患者的血清尿酸与临床预后的关系，发现尿酸水平与卒中死亡有独立的正相关关系（OR 1.37，95% CI 1.13～1.67，$P=0.001$），血尿酸>$468\mu mol/L$（7.8mg/dl）者，脑卒中早期死亡率明显增加。Chiquete 等分析了 463 例急性缺血性卒中患者的血清尿酸水平与预后的关系。校正了年龄、性别、脑卒中类型和严重性、发病时间、血清肌酐水平、高血压、糖尿病和吸烟后，发病 30 天时血清尿酸水平在低三分位数者的预后更好（OR=1.76，95% CI 1.05～2.95）。这些研究结果提示：高尿酸血症是急性脑卒中后预后差和再发血管事件的独立预测因子。另外，流行病学研究发现，日常的高尿酸血症是发生心、脑血管事件的独立危险因素。

鹿特丹前瞻性队列研究也观察到血清尿酸升高增加脑卒中风险，4385 名年龄大于 55 岁、既往没有冠心病和脑卒中病史的社区居民参加了这项研究，随访 8.4 年。校正年龄和性别后，用 Cox 回归模型分析高尿酸的风险比。基线血清尿酸水平处于高五分位数组与低五分位数组的脑卒中风险比是 1.57（95% CI 1.11～2.22），其中缺血性卒中的风险比 1.77（95% CI 1.10～2.83），出血性卒中风险比 1.68（95% CI 0.68～4.15）。在一项 41 879 名男性和 48 514 名女性参加的前瞻性临床研究中，研究者观察了血尿酸与各种原因的死亡（包括心血管事件、缺血性卒中、充血性心力衰竭、高血压和冠心病）的关系，平均随访期 8.2 年。在校正年龄、性别、BMI、胆固醇、甘油三酯、糖尿病、高血压、大量吸烟和时常饮酒后，用 Cox 回归模型分析高尿酸的风险比（Hazard ratio，HR）。在所有患者中，高尿酸所致的全因死亡风险比是 1.16（$P<0.001$），心血管病死亡风险比 1.39（$P<0.001$），缺血性卒中死亡风险比 1.35（$P<0.02$）。结果表明，患者死亡率与尿酸水平呈剂量依赖性关系；在有血管事件危险因素的高风险组，高尿酸血症是全因死亡、心血管死亡和缺血性卒中死亡的独立危险因素，这一关系可能也存在于低风险组。一项包含 16 项研究，238 449 名成年人参加的 meta 分析也得到了相似的结果：高尿酸血症增加脑卒中发生（六项研究，OR 1.41，95% CI 1.05～1.76）和死亡的风险（六项研究，OR 1.36，95% CI 1.03～1.69）。校正了已知的危险因素，如年龄、高血压、糖尿病和胆固醇之后的亚组分析，仍显示血尿酸水平与脑卒中的发生率（四项研究，RR 1.47，95% CI 1.19～1.76）和死亡率（六项研究，RR 1.26，95% CI 1.12～1.39）明显相关。

最近的一项研究发现血尿酸升高与隐匿性缺血性脑卒中也存在关系。隐匿性缺血性脑卒中多由脑 CT 或 MRI 意外发现，患者没有临床症状或仅有轻微的躯体或认知功能改变，常被忽视。隐匿性缺血性脑卒中在一般人群中很常见，它与血管危险因素有密切关系，预示着未来脑卒中的可能。这项研究纳入 1577 例（921 例男性，656 例女性）没有吸烟史，没有神经系统疾患的常规体检者，测定了血清尿酸，并行脑 MRI 检查。结果显示：男性血尿酸高于女性[男性（378±78）$\mu mol/L$，女性（282±60）$\mu mol/L$]；女性隐匿型脑卒中的发生与尿酸水平有剂量相关性；多因素回归分析发现在全部人群中，最高四分位数的尿酸水平是隐匿型脑卒中的独立危险因素（校正的 OR 1.79，95% CI 1.11～2.91），亚组分析发现这一关系仅见于女性

（校正的 OR 2. 64,95% CI,1. 17~5. 91）。作者由此提出尿酸水平的升高可能是隐匿性脑卒中的危险因素。

高尿酸血症不仅与急性缺血性脑卒中相关,也可能参与了小血管慢性缺血的发生。磁共振 T_2 和 FLAIR 像显示的脑白质高信号常常代表脑缺血,患者大多有脑血管病危险因素和轻度认知功能障碍。Vannorsdall 等报道血尿酸水平接近正常范围上限者,轻度的认知功能障碍和脑缺血增加（脑白质高信号的体积增加）。在这项研究中,180 名社区成年人（20~96 岁）完成了神经心理测试、血尿酸测定和脑磁共振检查。结果显示血清尿酸的相对高水平与脑白质高信号的增加、工作效率和记忆力的减退有关。校正年龄、性别、种族、教育、高血压、糖尿病、酗酒、吸烟和体重后,上述关系仍然存在。这项研究提示尿酸可能通过慢性脑缺血机制影响认知功能,尿酸的轻度升高也可能带来脑的结构和功能改变。

目前已发现的高尿酸血症增加卒中风险的作用机制包括:①尿酸与心脑血管病危险因素（BMI、高血脂、吸烟、饮酒、高血压和糖尿病等）相伴行,并相互作用。实验研究发现尿酸通过刺激肾素-血管紧张素系统和增加钠敏感性,增加钠盐的重吸收,促进高血压的发生。口服别嘌醇降低尿酸的同时可以降低血压。②尿酸可能直接参与脑血管病动脉粥样硬化的发生。高水平的尿酸促进低密度脂蛋白胆固醇的氧化,即脂质过氧化;增加氧自由基产生。以上都在动脉粥样硬化的发展中起关键作用。在社区进行的动脉粥样硬化危险因素的调查发现尿酸水平与超声检测的颈动脉内、中膜的增厚有直接关系。国内报道 80 例缺血性脑卒中患者中,颈动脉斑块 2 处者血清尿酸水平明显高于没有斑块或仅有一处斑块者。动脉粥样硬化斑块内富含尿酸结晶。③高尿酸血症与内皮细胞功能失调、局部氧化物的产生、循环中全身炎性介质的产生（单核细胞趋化蛋白-1,IL-1β,IL-6,TNF-α）和血管平滑肌细胞增殖有关。高尿酸与血浆中的 NO 非可逆性地结合形成氨基尿嘧啶,降低 NO 水平,损害内皮细胞功能。④尿酸水平升高可能增加血小板黏附,促进血栓的形成。

脑卒中部分临床研究与动物实验的不一致是否与人类尿酸氧化酶基因的突变有关?尿酸氧化酶基因的突变造成人类的尿酸水平[$>120\mu mol/L(2mg/dl)$]比大多数哺乳动物高[$<120\mu mol/L(2mg/dl)$]。血清尿酸水平由嘌呤代谢和肾脏清除系统共同决定。随着人们生活水平的提高,高嘌呤饮食导致尿酸水平的升高,而且尿酸水平的升高与高血压、高脂血症、高血糖和代谢综合征呈显著相关性。尿酸究竟是心、脑血管病的独立危险因素,还是协同因素,高尿酸血症对脑卒中到底有益还是有害,作为抗氧化剂,如何又参加了脂质过氧化,促进了动脉粥样硬化的发生? 这一系列的问题尚需进一步探讨。

第二节　尿酸与多发性硬化

多发性硬化（multiple sclerosis,MS）是一种慢性炎症性、中枢神经系统脱髓鞘的自身免疫性疾病。主要见于 20~40 岁年轻人,致残率很高。主要病理特点为脑白质广泛脱髓鞘,甚至轴索损害,部分再髓鞘化和胶质瘢痕形成。临床分为复发-缓解型、原发进展型、继发进展型、进展复发型和良性型。MS 病因不清,目前研究认为是病毒感染、免疫、遗传和环境等多种因素综合作用的结果。免疫因素在发病中起关键作用。MS 免疫机制的重要环节包括:抗原递呈细胞与辅助性 T 细胞（Th 细胞）接触过程中共刺激分子起重要作用;Th 细胞的分化阶段细胞因子起重要作用;髓鞘碱性蛋白特异性 T 细胞进入中枢神经系统的过程中黏附分子起重要作用;免疫细胞的效应阶段过氧化物起重要作用。

近来大量的研究发现,氧化应激参与多发性硬化的发生,活性氧和活性氮在炎症反应、脱髓鞘和轴索损害中起重大作用,其中,过氧亚硝基阴离子是危害最大的氧化剂之一,对神经元、轴索和胶质细胞有毒性作用,促进细胞凋亡。预防氧化损伤可能延缓 MS 的发生和发展,改善预后。一系列研究表明,MS 患者血尿酸水平降低,血尿酸水平降低可能与 MS 的发生、发展和复发有关;现有的 MS 治疗药物,包括糖皮质激素、醋酸格拉替雷和 β-干扰素,有升高尿酸的作用;尿酸前体、肌苷可以通过升高尿酸,起到降低 MS 严重性和预防复发的作用。尿酸作为人类天然的抗氧化剂,选择性抑制过氧亚硝基阴离子,可能延缓 MS 的发生和发展。升高尿酸对 MS 可能有潜在的治疗价值。

1. 多发性硬化与自由基　所有的神经细胞线粒体都能产生自由基,活化的小胶质细胞和渗入的巨噬细胞线粒体中自由基含量特别高,脑内一些区域存在的铁是自由基反应的催化剂。自由基,特别是活性氧,直接参与实验性脑脊髓炎(experimental allergic encephalomyelitis,EAE)(经典的 MS 动物模型)和 MS 的轴索损害和髓鞘脱失。在 EAE 动物和 MS 患者的脱髓鞘斑块中,单核细胞、小胶质细胞和星形细胞诱导型一氧化氮合成酶(inducible nitrogen oxygen synthase,iNOS)的表达上调,MS 患者血和脑脊液中 iNOS 也升高,致使中枢神经系统内 NO 产生增加,NO 与超氧阴离子自由基反应产生过氧亚硝基阴离子。过氧亚硝基阴离子毒性很大,可诱导各种反应,包括:脂质过氧化、线粒体呼吸抑制、半胱氨酸和酪氨酸的硝化、破坏 DNA 链使之断裂、介导细胞凋亡,还可以增加血脑屏障的通透性和炎性细胞的渗入。高反应性过氧亚硝基阴离子与碳酸氢盐或 CO_2 相互作用形成 nitrosoperoxycarbonate anion($ONOOCO^{2-}$),后者增强芳香亚硝酸盐(nitrate aromatics)的作用,产生中间自由基,如有损害作用的 $NO2 \cdot$ 和 $OH \cdot$。尽管确切的过氧亚硝基阴离子依赖的化学反应还不清楚,但几乎可以肯定过氧亚硝基阴离子是 MS 和 EAE 的主要致病因素。已有的研究证实 MS 患者和 EAE 动物的脑组织、脊髓、脑脊液和血液中存在过氧亚硝基阴离子,大鼠胼胝体内注入过氧亚硝基阴离子的供体,产生严重的轴索损害,同时有脱髓鞘、髓鞘空泡形成和硝化酪氨酸形成,与 MS 病变非常相似。中枢神经系统损害局部的 iNOS 表达和过氧亚硝基阴离子形成是 MS 患者和实验性 EAE 小鼠的特征性病理改变,硝化酪氨酸是过氧亚硝基阴离子增加的标志,许多研究通过测定硝化酪氨酸来分析过氧亚硝基阴离子在 MS 发生中的作用。

体内、体外研究发现使用过氧亚硝基阴离子清除剂尿酸,可以有效抑制过氧亚硝基阴离子的产生,而对 iNOS 的增加没有明显的直接作用,所以,尿酸是选择性的过氧亚硝基阴离子清除剂,能有效抑制过氧亚硝基阴离子介导的中枢神经系统髓鞘和轴索的损害。另外,尿酸还可以通过维护中枢神经系统炎症反应时血脑屏障的完整性,减少炎细胞的渗入,降低中枢神经系统内 iNOS 的生成,从而减少过氧亚硝基阴离子的产生。

2. 尿酸与实验性脑脊髓炎　体外研究发现生理浓度的尿酸即可抑制过氧亚硝基阴离子介导的氧化反应和硝化酪氨酸的生成。在一项尿酸治疗髓鞘碱性蛋白(myelin basic protein,MBP)诱发 EAE 的研究中,测定了外周血细胞和脊髓中 iNOS mRNA 的表达、血 MBP 特异性抗体,淋巴结和脾脏的 MBP 特异性 T 细胞的增殖反应。小鼠接受 MBP 免疫治疗后 2 天,出现 EAE 症状;第 16 天,外周血中检测到 iNOS mRNA;第 20 天,脊髓中检测到 iNOS mR-

NA。小鼠免疫治疗后第五天开始腹腔内注射尿酸 10mg，一天四次，不影响免疫治疗后第 20 天的外周血细胞 iNOS mRNA 的表达，但是降低了脊髓 iNOS mRNA 的表达，改善了 EAE 的预后。尿酸治疗后第四天，中枢神经系统炎症局部的硝化酪氨酸消失。皮下注射尿酸 10mg，一天两次，可以延缓 EAE 的发生，但是没有改善 EAE 的预后。两种剂量的尿酸对 EAE 相关的细胞和体液免疫反应都没有明显影响。这项研究结果表明 MBP 免疫小鼠 EAE 临床症状的出现与脊髓炎性细胞的侵入、炎症局部 iNOS 表达及硝化酪氨酸形成是相关的，尿酸改善 EAE 临床症状具有剂量依赖性；高水平的尿酸可能通过保护血脑屏障的完整性，阻止 NOS 阳性细胞透过血脑屏障，减少脊髓内 iNOS mRNA 的表达、过氧亚硝基阴离子和硝化酪氨酸的产生，预防 EAE 中的中枢神经系统炎症反应。Hopper 等报道在 EAE 免疫诱导前开始尿酸治疗（腹腔内注射尿酸，每次 10mg，一天四次）可以减轻 EAE 的临床症状，预防血脑屏障通透性的增加、减少 iNOS 的表达和硝化酪氨酸的形成。每天 500mg/kg 尿酸，分四次皮下注射，明显减轻 EAE 小鼠中枢神经系统炎症反应，缓解临床症状，延长生存时间。Scott 等报道腹腔内注射或胃内灌入尿酸前体肌苷，可明显升高血清和脑组织中尿酸水平，减轻 EAE 的临床表现和改善预后。正常情况下，血脑屏障对尿酸的透过率低，中枢神经系统中的尿酸约是血清中的 1/10。在 MS 和 EAE 时，血脑屏障的完整性受到破坏，尿酸进入受损组织，灭活过氧亚硝基阴离子，阻止硝化酪氨酸的形成，阻止炎症的进一步发展。同时，尿酸也有助于恢复血脑屏障的完整性。

3. 尿酸与多发性硬化　人体内有 1~2g 尿酸，浓度高于其他的非酶活性的清除剂，如抗坏血酸、维生素 E、谷胱甘肽及蛋氨酸等。在人类血浆中，尿酸大概具有清除 30%~65% 的过氧化自由基的能力。

除个别报道 MS 患者血尿酸升高，绝大多数报道 MS 患者血清尿酸水平降低。然而，有关血清尿酸水平与 MS 的活动性、病程和残疾的关系仍存在争议。

一项纳入 2 千万患者，调查 MS 和痛风发生率的研究发现仅有 4 例患者合并有 MS 和痛风，MS 与痛风极少共存。痛风患者尿酸显著升高，大部分痛风患者尿酸 480μmol/L（8mg/dl），是男性尿酸平均水平的两倍。这项研究结果提示尿酸可能影响 MS 的发生，高尿酸血症可能有潜在的预防 MS 发生的作用。随后的大部分尿酸与 MS 关系的研究证实了这一推测，尿酸降低不仅与 MS 发生率升高有关，而且与 MS 急性期血脑屏障的破坏及 MS 活动性有密切关系。

Zamani 等报道，与 12 例对照相比，10 例 MS 患者的血和脑脊液中尿酸水平均降低。Hopper 报道，与功能障碍相似的神经系统其他疾病患者（脊髓损伤、脑瘫、帕金森病及其他疾病）相比，46 例 MS 患者血清尿酸降低了大约 10%（$P<0.001$）。Spitsin 等分析了 132 对双胞胎的血尿酸，这些双胞胎中有一人罹患 MS，MS 患者双胞胎的血尿酸低于正常双胞胎，MS 双胞胎（MS 患者与非 MS 患者）血尿酸有相似水平的降低。作者由此提出：未发病的另一个 MS 双胞胎可以接受抗氧化治疗来预防 MS。

Ashtari 等观察了 130 例 MS 患者（85 例缓解期 MS 和 45 例复发期 MS）血清尿酸水平与疾病活动性的关系。与缓解期 MS 相比，复发期 MS 的血清尿酸降低了 27%（$P<0.001$），缓解期 MS 患者血清尿酸水平与健康对照组没有区别。Drulovic 等检测了 240 例 MS 和 104 例性别和年龄匹配的神经系统其他疾病的血清尿酸，发现 MS 患者血清尿酸比神经系统其他

疾病患者低8%,但未达统计学差异($P=0.679$)。临床活动性MS(包括复发缓解型,原发进展型和继发进展型)与非活动性MS相比,尿酸降低了17%($P=0.046$);临床活动性MS与对照组相比,尿酸降低了22%($P=0.007$)。25例MS(13例临床活动性,12例非活动性)行增强脑磁共振检查,临床活动性MS与MRI有强化病灶(活动病灶)的非临床活动性的MS相比,血尿酸相同程度地降低。作者动态观察了6例复发缓解MS血尿酸的变化,发现血尿酸水平有波动,与缓解期相比复发时尿酸降低了20%($P=0.006$)。血清尿酸水平与女性、疾病活动性和病程呈负相关,与扩展残疾量表评分(expanded disability status scale,EDSS)有负相关趋势。多因素回归分析发现血清尿酸与MS患者的性别、疾病活动性和病程独立相关。研究结果提示血尿酸可以作为MS活动性的标志,清除自由基可能对MS有潜在的治疗作用。Toncev等分析了63例复发缓解的MS患者、20例神经系统其他炎性疾病患者和20例健康人的血尿酸。结果显示,与健康人相比,MS组尿酸降低了34%;与神经系统其他炎性疾病相比,MS组尿酸降低了20%;复发的MS和有活动性损害的MS与缓解和没有活动性损害的MS相比,尿酸降低了31%;缓解期MS与健康对照组相比,尿酸也降低;与无血脑屏障破坏的MS患者相比,有血脑屏障破坏的MS患者(增强MRI显示强化病灶)血清尿酸水平降低。单因素回归分析,血清尿酸与女性、疾病活动性、血脑屏障破坏、疾病持续时间呈负相关,没有发现尿酸水平与EDSS的关系。多因素回归分析发现血清尿酸水平与MS活动性、血脑屏障破坏和性别独立相关。这项研究同样表明,MS患者血清尿酸水平与疾病活动性有关,而且与增强核磁显示的血脑屏障破坏有关。Dujmovic等比较了30例多发性硬化与20例非炎性神经系统疾病的血和脑脊液尿酸水平,发现MS患者血和脑脊液尿酸水平降低,MS患者血和脑脊液的尿酸水平有相关性;活动性与非活动性MS相比(MRI示病灶强化),活动性MS的尿酸更低,但可能因为样本量少,未达统计学差异。Guerrero等报道MS患者血清尿酸水平与残疾呈负相关。作者回顾性分析94例MS的478次血清尿酸测定。复发期的尿酸水平明显低于缓解期,非复发期的尿酸水平与EDSS评分呈负相关。复发代表着疾病处于活动状态,这项研究再次证明低尿酸血症预示着MS致残率高和预后差。

Rentzos等报道190例MS与28例炎性神经系统疾和30例非炎性神经系统疾病患者相比,MS组血清尿酸水平明显降低。然而,尿酸水平与MS持续时间、EDSS评分及增强MRI显示的疾病活动性没有相关性。在190例MS中,包括29例临床孤立综合征患者。临床孤立综合征为中枢神经系统首次发生的、单时相的单病灶或多病灶的脱髓鞘病综合征,可能是多发性硬化和视神经脊髓炎的前期表现。这一MS的亚组与其他神经系统炎性或非炎性疾病组相比,尿酸明显降低,而与临床确诊的其他MS亚组相比,没有区别。另一项研究分析了50例临床孤立综合征、50例复发缓解型多发性硬化和20例对照(心理疾病患者)的血清尿酸水平。与对照组相比,临床孤立综合征和MS两组的尿酸水平均明显降低;MS组尿酸降低幅度大于临床孤立综合征组。无论是临床孤立综合征组还是MS组,尿酸水平与临床功能缺损程度、病灶数目和病程呈负相关关系。这两项研究表明,在MS明确诊断之前,尿酸已经降低了。早期MS患者尿酸降低代表其内源性抗氧化能力降低,清除过氧亚硝基阴离子的能力降低,导致MS易感性增加。血尿酸水平降低是MS患者发病的原因之一。

也有几项小样本的研究报道 MS 和正常对照的血清尿酸水平没有区别。有两项重叠研究报道 MS 患者的血清尿酸水平正常,与既往研究报道的对照组的尿酸水平相当。进一步分析发现他们可能纳入的是 3 个月内没有复发的 MS 患者。另外 3 项研究也没有发现 MS 患者血清尿酸水平降低。在前两项研究中,MS 患者少(分别是 25 和 18 例患者),原来的研究目的不是观察尿酸变化,没有充分考虑疾病活动性和性别分布。第三项研究 Kastenbauer 等纳入 70 例 MS(至少 18 例有活动性损害,36 例急性恶化)与 24 例神经系统其他疾病患者。MS 组血清尿酸的平均水平,较其他研究中 MS 患者的尿酸水平高,与神经系统其他疾病组更接近。

一些研究未发现 MS 与尿酸,以及 MS 活动性与尿酸的关系可能要从研究方法上找原因。①人血清尿酸水平依赖于性别、年龄、饮食、药物和其他因素,不是所有的研究都重视以上因素。例如,为除外饮食对血尿酸的明显影响,部分研究在采血前 5 天控制饮食,入组者在这 5 天的时间里采取相同饮食。②有的研究选择神经系统其他疾病为对照,包括中枢神经系统炎症和帕金森病等,由于对照组的尿酸水平也低于正常人,与之相比,MS 患者血清尿酸水平降低的程度就缩小了,可能达不到统计学差异。③MS 急性期尿酸降低更明显,活动性 MS 的组成比例少也会影响研究结果。

4. 升高尿酸治疗多发性硬化　大部分研究发现临床或影像显示活动性 MS 患者,血清尿酸水平明显降低,由此推测尿酸可能参与 MS 的病理过程,升高尿酸可能对 MS 患者有治疗作用。目前使用的有效治疗 MS 的药物包括:β-干扰素、醋酸格拉替雷、那他株单抗和激素。已有的研究发现大剂量甲泼尼龙、醋酸格拉替雷、β-干扰素和那他株单抗在有效治疗 MS 的同时,能够升高尿酸。

Toncev 等观察了 25 例复发缓解型 MS 患者大剂量甲泼尼龙冲击治疗前、后血清尿酸的动态变化。分别在治疗前和治疗后第 6 天和第 30 天测定血清尿酸,并与 20 例性别和年龄匹配的正常人比较。MS 患者甲泼尼龙治疗前、后血清尿酸均低于正常人;但在激素治疗第六天,尿酸较治疗前已明显升高,并持续至第 30 天,与此同时 MS 患者 EDSS 评分明显改善。Guerrero 等回顾性分析 83 例 MS 患者复发期间尿酸的变化,复发次数 4.3 ~ 3.3 次,发现复发期间血清尿酸明显降低,应用 β-干扰素或醋酸格拉替雷治疗后,尿酸明显升高。Constantinescu 等报道 10 例 MS 患者接受醋酸格拉替雷治疗 6 ~ 12 个月,尿酸明显升高。20% 接受 β-干扰素治疗的患者血清尿酸也升高。以上临床研究提示升高尿酸可能是甲强龙和醋酸格拉替雷治疗 MS 的作用机制之一。

然而,早期尿酸治疗 MS 的实验研究未见预期效果。这可能因为尿酸肠道吸收差,肠道细菌产生尿酸氧化酶,快速降解尿酸。后来研究者使用不易被尿酸氧化酶降解的尿酸前体肌苷进行研究。肌苷是一种嘌呤核苷,此前已作为能量增强剂使用,已知的副作用是升高尿酸,口服肌苷可以稳定地升高尿酸。结合体内外的研究发现肌苷本身对过氧亚硝基阴离子介导的化学反应和炎细胞的活化没有作用,肌苷通过升高尿酸发挥治疗作用。肌苷治疗 MS 患者和 EAE 动物都显示有效。

临床研究证实使用肌苷可以升高 MS 患者尿酸至正常或高水平。11 例 MS 患者口服肌苷 2 ~ 3g/d,12 个月,其中 3 例尿酸维持在 420 ~ 540μmol/L(7 ~ 9mg/dl),临床症状改善,其他患者也无临床进展的表现。入组时 11 例患者中只有 2 例脑 MRI 有增强病灶,肌苷治疗

10个月或15个月后,增强病灶消失。随后至少又有几项研究观察到了肌苷的治疗作用。Toncev等报道32例MS患者接受肌苷1~2g/d,尿酸从200μmol/L升至250~300μmol/L,肌苷耐受性好,治疗3年,校正年龄、性别、残疾和病程等因素后,与32例未经治疗的MS相比,EDSS评分小幅度降低,复发率明显降低。在一项历时1年的16名MS患者参加的随机、双盲、安慰剂对照的研究中,患者口服肌苷2~3g/d,尽量保持血尿酸浓度360~540μmol/L(6~9mg/dl),结果也发现血清尿酸水平的升高与增强MRI所显示的活动性病灶的减少及EDSS评分的改善具有一致性。但肌苷治疗期间4名MS患者发生肾结石,其中2例发生肾结石时尿酸水平很高(分别为600μmol/L和900μmol/L),另2例尿酸在目标范围。导致肾结石的其他可能原因还包括脱水和尿液酸化,口服钙剂等。在关注肌苷治疗MS有效性的同时,也要尽可能减少副作用,这就需要监测血尿酸水平。

　　目前β-干扰素减少MS复发的临床研究证据最多,疗效确切。β-干扰素联合肌苷治疗是否更有效? 在一项159例MS患者入组的研究中,β-干扰素治疗至少6个月以后,患者被随机分为两组,β-干扰素联合肌苷治疗组和β-干扰素联合安慰剂治疗组。调整肌苷剂量,使血尿酸升至600μmol/L(10mg/dl),且不出现高尿酸血症的临床症状。研究终点是病情进展至行动困难的患者比例。结果发现:β-干扰素联合肌苷治疗安全、耐受性好,但没有额外获益。

　　目前已有的这几项肌苷治疗MS的临床研究表明肌苷安全性好,可能改善急性期的预后,并减少复发。但由于样本少,尚缺乏说服力,需要设计好的大规模临床试验进一步证实。

第三节　尿酸与视神经炎和视神经脊髓炎

　　视神经脊髓炎(neuromyolitis optica,NMO)又称为Devic病,是主要累及视神经和脊髓的原发性中枢神经系统免疫介导的炎性脱髓鞘病。NMO在临床、影像、血清学和免疫病理方面与MS有一定区别,是不同于MS的疾病实体。近年来研究发现中枢神经系统水通道蛋白aquaporin-4(AQP4)的抗体是视神经脊髓炎较为特异的一项免疫标记物。NMO是以体液免疫为主,细胞免疫参与的中枢神经系统水通道蛋白病。目前尿酸与NMO关系的研究还比较少。

　　一项21例视神经炎的小样本研究发现,视神经炎患者血清尿酸水平降低。在一项缺血性脑血管病患者颈动脉斑块形成与血清尿酸水平关系的研究中,Peng等比较了69例NMO、32例视神经炎、127例MS、80例脑梗死和95例健康人的血清尿酸水平。NMO患者血尿酸水平明显低于脑梗死和健康人,与MS无差异,与视神经炎无差异。女性尿酸水平低于男性,NMO与其他各组间的差异主要见于女性患者,而男性血清尿酸水平与其他各组无区别。EDSS评分≤3.5分组与>3.5分组相比,EDSS评分高者尿酸有下降趋势,但未达统计学差异。NMO患者尿酸水平与疾病持续时间、残疾和MRI所示的疾病活动性没有关系。随后Peng等再次报道NMO患者血清尿酸水平降低,降低幅度甚至超过了MS。以上研究提示尿酸水平的降低可能参与了NMO的发生。另一项研究比较了65例NMO、76例MS和130例健康者的血清尿酸水平,发现不仅NMO和MS的尿酸相同程度地降低,而且NMO患者尿酸降低幅度与疾病严重程度相关,EDSS 评分>5 组比<5 组尿酸水平下降更多。Liu 等报道了45 例 NMO 患者血清尿酸水平与脑脊液免疫炎症反应参数和临床功能损害的关系,血清尿酸水平与病程和 EDSS 评分呈负相关关系(P 分别为 0.013 与 0.021),与脑脊液中寡克隆蛋白的出现、IgG 合成率的升高、白细胞的增加和髓鞘碱性蛋白的升高有负相关的倾向,但未达统计学差异。结果提示,血清尿酸的降低与中枢神经系统的组织损伤和免疫炎症反应有关。Min 等回顾性分析了 20 例 NMO 患者缓解期和复发期血清尿酸的动态变化,及其与脊髓 MRI所示活动性病灶的关系。结果发现,在 NMO 复发期,血清尿酸水平明显降低,缓解期恢复到正常水平;尿酸水平与是否存在 MRI 所示的活动性病灶没有明确关系。上述研究普遍发现NMO 患者血清尿酸水平降低,但是其与疾病活动性的关系没有一致的结果,尿酸与 NMO 的关系还需更多研究来阐明。

第四节　尿酸与帕金森病

帕金森病(Pakinson disease,PD)是一种由黑质多巴胺能神经元进行性变性、减少引起的,临床表现为强直、少动、静止性震颤和姿势障碍的疾病。氧化应激和氮化应激是 PD 的主要发病机制,它们参与了 PD 黑质多巴胺能神经元的丢失,及其他神经变性的病理生理过程。尿酸是有效的抗氧化剂,能够清除过氧亚硝基阴离子、螯合铁和稳定抗坏血酸,并能阻止同型半胱氨酸和鱼藤铜或铁剂诱导的多巴胺能神经元凋亡。

尿酸对 PD 的发生和发展有内在的防御作用。PD 患者的尸检发现黑质尿酸含量降低,PD 患者血液和脑脊液中尿酸水平降低,提示尿酸水平降低可能与 PD 的发生有关。一系列大规模的流行病学研究发现:高尿酸血症患者 PD 发生率低;高尿酸饮食和有痛风病史者,PD 的发生率低;PD 的发生随尿酸的升高而降低;长期随访研究发现健康人罹患 PD 的风险也随尿酸升高而降低。近来几项临床和影像学研究发现,伴有高尿酸血症的早期 PD 患者,病情进展更为缓慢。现有的这些结果提示尿酸作为一种强氧化剂,在减少 PD 发生、延缓 PD 进展中发挥着重大作用,尿酸水平可以作为 PD 发生和进展的预测因子。

1. 高尿酸血症可能对 PD 的发生有预防作用　在一项历时 30 年,有 8000 名美国日裔男性参加的檀香山心脏疾病研究中,92 人罹患 PD。校正年龄和吸烟因素后,血清尿酸基线水平超过中位数者,发生 PD 的比例减少了 40%。

以普通人群为基础的鹿特丹前瞻性队列研究也得到了相似的结果。4695 人参加了这项研究,平均年龄 55 岁,包括男性和女性,随访了 9.4 年,共有 68 人发生 PD。按性别、年龄、吸烟、饮食、BMI 和饮酒进行校正后,发现 PD 发生与血尿酸水平呈负相关关系,而且与血尿酸呈浓度依赖关系,PD 的发病风险随尿酸水平的升高而降低,血尿酸水平每升高一个标准差,PD 风险降低 29%(风险比 0.71,95% CI 0.51~0.98)。

在一项更大规模的 18 018 名美国男医生参加的前瞻性研究中,Weisskopf 等观察了血尿酸水平与 PD 发生之间的关系。在随访的 5~7 年中,共有 84 人被确诊为 PD。与年龄、种族和采血时间匹配的 165 例对照相比,PD 患者的血尿酸水平降低。PD 组和对照组的血尿酸分别为:342μmol/L(5.7mg/dl)和 366μmol/L(6.1mg/dl)(P = 0.01)。校正年龄、吸烟史和咖啡因摄入史之后,最高四分位数尿酸组与最低四分位数尿酸组相比,PD 发生的风险降低了 57%(风险比 0.43,95% CI 0.18 ~ 1.02,$P = 0.017$)。尿酸 >420μmol/L(7mg/dl)组与 <300μmol/L(5mg/dl)组相比,PD 发生风险降低了 62%(风险比 0.38,95% CI 0.15 ~ 0.96)。而且,PD 的发生与尿酸的降低有浓度依赖关系。当把尿酸当作连续变量时,尿酸每升高 60μmol/L(1mg/dl),PD 风险降低了 23%(风险比 0.76,95% CI 0.61 ~ 0.95,$P = 0.017$)。PD 诊断前 4 年的血尿酸水平与 PD 的关系更为密切,提示 PD 患者血尿酸水平降低出现在神经系统症状之前,PD 患者血尿酸水平降低不是饮食、行为或 PD 治疗的结果,血尿酸水平升高显著降低了 PD 的发生率。

在一项美国社区动脉粥样硬化风险的前瞻性研究中,血尿酸盐水平与 PD 呈负相关关系再次被发现。1987—1989 年,共有 15 792 人参加了这项研究,年龄 45 ~ 64 岁,其中女性 55%,男性 45%;非洲美国人 27%,高加索人 63%。随访近 20 年确诊 95 例 PD。血浆尿酸水平与 PD 发生呈负相关。校正年龄、性别和种族后,尿酸盐最高四分位数组与最低四分位数组相比,PD 风险降低了 60%(风险比 0.4,95% CI:0.2 ~ 0.8)。

最近在一项以加拿大人群为基础的队列研究中,分析了 65 岁以上老年人痛风和 PD 风险的关系。入组 11 258 例痛风患者和 56 199 例年龄、性别匹配的对照,随访 8 年共确诊 1182 例 PD。Cox 比例风险回归模型分析显示,与无痛风者相比,有痛风病史者发生 PD 的风险降低了 30%(风险比 0.70,95% CI 0.59 ~ 0.83)。进一步亚组分析显示:痛风与 PD 风险的负相关关系与年龄、性别和使用非甾体类消炎药无关;痛风与 PD 风险的负相关关系在未使用利尿剂者更明显(风险比 0.66,95% CI 0.54 ~ 0.81),利尿剂掩盖了痛风与 PD 风险的关系(风险比 0.80,95% CI 0.58 ~ 1.10)。以上大规模的临床研究都发现高尿酸血症对 PD 发生有一定的防御作用。高尿酸血症是否真的能减少 PD 发生,还是基因突变同时带来了高尿酸血症和 PD 发生率的降低?美国一项 47 406 名男性医务工作者参加的前瞻性、队列研究基本回答了这个问题。这项研究原本是观察饮食习惯与慢性疾病的关系,作者从中分析了饮食习惯对尿酸和 PD 风险的影响。在长达 14 年的随访中,248 人被诊断 PD,通过改变饮食习惯升高尿酸,可以明显降低 PD 的发生。这一结果支持高尿酸血症对 PD 的发生有一定预防作用。另一项研究分析了影响尿酸水平的 9 个单核苷酸多态性对 PD 发生风险的影响。该研究 1061 例 PD 患者和 754 例对照进行了基因测定,其中 365 例 PD 和 132 例对照测定了血清尿酸。作者发现影响尿酸水平的等位基因的数量与 PD 发生关系密切。PD 病人血清尿酸水平明显降低;单核苷酸多态性与 PD 风险或血清尿酸水平无明显关系,累积基因风险评分与血清尿酸水平之间有负相关关系,携带 9 个以上等位基因组(累积基因风险评分处于高三分之一位数)与携带 8 个以下等位基因组(累积基因风险评分处于低三分之一位数)相比,前者发展成 PD 的风险增加 1.5 倍(OR1.55;95% CI 1.10 ~ 2.18,$P = 0.012$)。结果提示遗传性血清尿酸水平偏低者发生 PD 的风险增加。

2. 高尿酸血症可能延缓 PD 的进展 2009 年 Ascherio 等分析了 DATATOP 研究中血清和脑脊液中的尿酸与 PD 发生和发展的关系。这是一项美国和加拿大进行的多中心、随机、安慰剂对照的试验研究,原本是观察司来吉兰(10mg/d)和(或)抗氧化剂 VitE(2000IU/d)治疗早期 PD 的效果。共纳入 800 名 Hoehn 和 Yahr 分级为Ⅰ和Ⅱ级,病程小于 5 年的早期 PD 患者,主要终点事件是临床进展至活动困难,需要左旋多巴治疗。治疗前测定血清(744 人)

和脑脊液中(713 人)中尿酸水平。在 5 年的随访研究中,48% 的 PD 患者进展至行动困难,需要左旋多巴治疗。进展至终点事件的风险比随血清尿酸的升高而降低,尿酸每升高一个标准差,PD 进展至终点事件的风险降低 18%(HR 0.82,95% CI 0.73～0.93)。尿酸水平位于高五分位数组与低五分位数组相比,进展至活动困难的风险降低了 36%(HR 0.64,95% CI 0.44～0.94)。在男性两者关系更密切。按 VitE 治疗进行分层,高尿酸相关的主要终点事件危险性的降低仅见于没有接受 VitE 治疗组(HR 0.75,95% CI 0.62～0.89)。在美国 PD 评分量表(united PD rating scale,UPDRS)中也可以看到相似的变化,没有接受 VitE 治疗组,高五分位数尿酸组 UPDRS 变化的比率[(多巴胺开始治疗前的最后一次 UPDRS 评分-基线的 UPDRS 评分)/两次评分间隔的天数×365 天/年]比低五分位数组低 9.8 点(P=0.003)。脑脊液尿酸也与主要终点事件风险有关,高五分位数尿酸组和低五分位数尿酸组相比,风险降低了 35%(风险比 0.65,95% CI 0.54～0.96),脑脊液尿酸水平与 UPDRS 变化的比率成反比。与血清尿酸一样,这些关系仅见于非 VitE 治疗组。这项早期 PD 患者参加的大型随机研究的结果提示:血清和脑脊液中高水平尿酸可以延缓 PD 的临床进展。

在另一项美国和加拿大的多中心、前瞻性观察 CEP-1347(an antiapoptotic mixe lineage kinase)治疗 Hoehn 和 Yahr 分级 2.5 分的早期 PD 的研究中(PRECEPT 研究),作者分析了血清尿酸与 PD 临床病情进展和 ^{123}I-CIT 摄入(突触前 DA 转运体的标记物)变化的关系。806 人入组,804 人在没有任何抗 PD 治疗前测定了血清尿酸的基线水平。主要研究终点是活动困难,需要多巴胺能药物治疗。在近 2 年的随访研究中,493(61%)人发展至需要多巴胺能药物治疗。在校正性别、年龄和其他潜在的协变量后,随血清尿酸的升高,达到终点的危险性降低。尿酸高五分位数组达到终点的比例仅是低五分位数组的一半(HR 0.51,95% CI 0.37～0.72,P=0.0002),在男性,这一关系更为密切(HR 0.39,95% CI 0.26～0.60,P<0.0001),女性(HR 0.77,95% CI 0.39～1.50,P=0.4)。总的 UPDRS 变化率在尿酸基线水平位于最低五分位数组是 16.9,最高五分位数组是 14.3,P=0.09。在男性,基线尿酸水平与 UPDRS 变化有明显负相关。纹状体 ^{123}I-CIT 摄入也随尿酸的升高而降低(P=0.002)。这两项大规模的早期 PD 研究的结果提示:尿酸与典型 PD 的进展有关,那些尿酸水平高于中位数,但还在正常范围的 PD 患者,进展至活动困难的危险性降低,PD 进展与尿酸剂量依赖的负向关系在男性更为突出,在女性减弱或未达统计学差异,升高尿酸可能作为延缓 PD 进展的潜在治疗措施。

3. 升高尿酸治疗 PD 的研究　Gao 等报道饮食调节升高尿酸,包括增加果糖、肉和海鲜的摄入,明显降低 PD 风险。近来美国帕金森病课题组的研究报道,口服肌苷升高尿酸可以延缓早期 PD 患者运动障碍的发展,可以作为 PD 的辅助治疗。在这项随机、双盲、安慰剂对照的研究中,75 例血清尿酸低于 360μmol/L(6mg/dl)的早期 PD 患者被随机分入三个治疗组:安慰剂治疗组,肌苷滴定致血清尿酸轻度升高组[366～420μmol/L(6.1～7.0mg/dl)]和肌苷滴定致血清尿酸中度升高组[426～480μmol/L(7.1～8.0mg/dl)]。两个尿酸治疗组的患者口服肌苷 500mg 每天一次至 1000mg,每天三次。随访 8～24 个月。研究结果显示,口服肌苷能够有效地升高血和脑脊液尿酸水平,而且安全性和耐受性好;虽然肌苷治疗没有延缓运动困难的发生,但是随着尿酸水平的升高,UPDRS 评分有下降的趋势。肌苷治疗 PD 的疗效还需要更多的临床研究来评估。PD 患者升高尿酸的治疗需要密切监测可能出现的副作用,包括痛风、肾结石和高血压等。

4. 尿酸在 PD 中的作用机制　临床大规模的流行病学研究得出了一致结论:高尿酸减少 PD 的发生,减缓疾病的发展,提示尿酸可能是 PD 病理生理过程的重要生物标记。鉴于氧化应激在 PD 发生中的作用,以及尿酸的抗氧化和金属螯合作用,尿酸可能作为内源性的神经保护剂,减少 PD 的发生和发展。

氧化应激在 PD 的神经变性过程中起关键作用。PD 患者脑组织中谷胱甘肽过氧化物酶和过氧化氢酶减少,抗氧化酶活性降低,这可能造成神经元对活性氧和活性氮的损害更加敏感。氧化应激增加,线粒体功能异常,DNA 损害,脂质过氧化和蛋白聚集在 PD 患者脑组织中多见。PD 患者的选择性神经元变性提示黑质多巴胺能神经元与其他神经元相比,对活性氧和活性氮尤其敏感。其原因还不清楚。有一种解释是 DA 可能有神经毒性,在氧分子的存在下,可以自动氧化成神经黑色素,后者增加氧自由基的产生。多巴胺能神经元氧化应激的基础水平高,使其对基因突变和毒物更敏感。尿酸具有清除过氧化自由基和羟化自由基的能力,能够抑制自由基启动的 DNA 破坏;尿酸可由活性氧和血红蛋白/过氧化氢系统氧化,后者被转化成非活化形式。尿酸通过减少细胞外活性氧的产生、保护细胞膜的完整性、阻止活性氧自细胞外向细胞内扩散,减少体外培养的中脑多巴胺能神经元的凋亡。尿酸减少 PD 患者尾状核和黑质的多巴胺氧化。尿酸的保护作用也与其与金属离子结合的能力相关。铁和铜离子参与产生高反应性羟自由基,尿酸可以与铁和铜离子结合,从而减少其氧化能力。在 PC12 细胞中,尿酸阻止多巴胺、杀虫剂鱼藤酮和半胱氨酸诱导的细胞凋亡和氧化物的产生,减少铁离子诱发的氧化应激、线粒体功能紊乱和细胞死亡。基于尿酸的抗氧化和金属结合特性,及在人体内保持相对高的水平,尿酸可能作为内源性防护,减少 PD 发生和延缓 PD 发展。

第五节　尿酸与多系统萎缩

多系统萎缩(multiple system atrophy,MSA)是一种成人起病的神经系统变性疾病,临床以多系统受累为特征:帕金森病综合征、小脑性共济失调、自主神经功能障碍和锥体系功能障碍。以帕金森病综合征或小脑性功能失调为主要表现的分别称为 MSA-P 型或 MSA-C 型。主要病理改变发生在黑质纹状体和橄榄小脑系统,包括少突胶质细胞包浆内出现异常的 α-突触核蛋白、神经元丢失、胶质增生、髓鞘脱失和轴索变性。MSA 病因不清。职业暴露于杀虫剂或其他的影响线粒体电子转运链毒物的人群,MSA 的发生率增加。动物实验发现外界环境中存在的毒物,3-硝基丙酸,通过抑制线粒体复合酶 II 造成 α-突触核蛋白的氧化损伤,诱导 MSA 的发生。现有的资料提示氧化损伤参与 MSA 的发生。作为体内主要的抗氧化剂,尿酸在 MSA 发生和发展中的作用目前已有几项研究,其中,多数研究报道 MSA 患者血清尿酸水平降低,但是血清尿酸水平与 MSA 病情变化的关系存在争议。中国的一项 234 例 MSA 患者和 240 例年龄、性别匹配的健康对照的研究,采用标准化的 MSA 评分(unified MSA rating scale,UMSARS)评估 MSA 的严重程度,每年 UMSARS 的变化来反映病情的进展。结果发现:男性 MSA 患者血清尿酸水平明显降低($P=0.0001$);尿酸水平位于低四分之一位数组与高四分之一位数组相比,MSA 发病率增加($P=0.005$);尿酸水平与病情进展没有明显关系。另一项 455 例 MSA 参加的研究报道 MSA 患者血清尿酸水平降低,但是血尿酸的升高不能改变 MSA 的疾病进程。Lee 等分析了 52 例 MSA 患者的血清尿酸水平,发现血尿酸水平位于高四分之一位数组与低四分之一位数组相比,标准化 MSA 临床评分的年度变化降低,提示尿酸水平高者临床进展延缓。

第六节　尿酸与阿尔茨海默病

阿尔茨海默病(Alzheimer disease,AD)是慢性进行性中枢神经系统变性导致的痴呆,以渐进性记忆障碍、认知功能障碍、人格改变及语言障碍等神经精神症状为特征。随年龄增长 AD 发生明显增加。65 岁以上的老人中,AD 发生率是 6% ~ 8% ;85 岁以上的老人 AD 发生率达到 30%。AD 的特征性的病理改变是脑淀粉样蛋白沉积和神经纤维缠结。近来研究发现氧化损伤参与了 AD 的病理生理过程。AD 患者血尿酸水平降低,尿酸作为天然的血中最主要的抗氧化剂,其降低可能与 AD 的发生和发展有密切关系。

1. AD 与氧化损伤　AD 患者血和尸检脑组织中的 DNA、脂质和蛋白氧化产物增加。与对照组相比,AD 患者血淋巴细胞 DNA 中 8-氧-7,8-双氢-2-脱氧鸟苷(8-oxo-7,8-dihydro-2-de-oxyguanosine,8-oxodG)含量升高。白细胞 DNA 中 8-oxodG 的含量反映的是全部器官 DNA 的氧化情况,这一结果提示,AD 患者经历了严重的 DNA 氧化损伤。淀粉样蛋白本身对神经元造成氧化损伤,活性氧参与淀粉样蛋白的神经损伤过程。AD 脑的淀粉样斑块沉积、神经纤维缠结和神经元的死亡有区域特异性,边缘系统和与之联系的新皮层病理改变最明显,而皮层感觉区和小脑相对不受影响。尸解发现 AD 患者海马、新皮层和脑室脑脊液中硝化酪氨酸显著升高,比认知功能正常者高 5 ~ 8 倍,提示 NOS 参加的氧化应激反应参与了 AD 的发生。动物实验发现海马内注入过氧亚硝基阴离子供体,引起 Tau 硝化和过磷酸化,使得 Tau 失去结合和稳定微管的能力,而在神经元内异常聚集。预先注入尿酸可以阻止 Tau 硝化和过磷酸化。许多早期发病的常染色体显性遗传的 AD 是位于 14 号染色体的早老素-1 基因突变造成的,少数由位于 1 号染色体的早老素-2 突变引起。体外研究发现 PC6 细胞(PC12 细胞的亚克隆)表达 PS-1 突变基因(M146V 和 L286V),在暴露于 A_β 后,产生 O_2^-,硝化酪氨酸聚集,细胞膜脂质过氧化,细胞膜去极化。NOS 抑制剂和过氧亚硝基阴离子清除剂尿酸都可以阻断 PS-1 突变引起的细胞凋亡。另一项体外研究发现尿酸抑制铁催化的氧化反应,且抑制作用与尿酸之间有剂量依赖关系。

2. 尿酸与 AD 发生的关系　AD 和其他类型痴呆相比,先出现轻度认知功能障碍(mild congnition impairment,MCI),表现为近记忆力减退、日常生活轻度受限,加重发展成 AD。MCI 代表 AD 的早期阶段。研究发现 AD 及 MCI 患者的血清、脑组织和脑脊液中尿酸水平降低。Kim 测定了 101 例 AD 患者和 101 例健康对照的血清尿酸,AD 组尿酸水平较对照组降低了 14%。Polidori 等测定了 63 例 AD 和 55 例对照的血浆尿酸水平,与对照组相比 AD 组血浆尿酸水平降低了 36%。Rinaldi 等测定了 25 例 MCI,63 例 AD 和 153 名对照的血尿酸、抗坏血酸等抗氧化剂的水平,发现无论是 MCI 还是 AD 组,与对照组相比血尿酸水平显著减少。早期 AD 营养状态好的患者血尿酸也明显降低,AD 患者血尿酸水平低不能完全用晚期营养状态差来解释。Polidori 等还曾报道 35 例 80 岁以上女性 AD 患者与 40 例性别和年龄匹配的健康对照相比,血尿酸水平降低了19%。尿酸是亲水性的抗氧化剂,在血浆中担负着超过50%的清除自由基的能力。AD患者尿酸水平的降低提示抗氧化能力的下降。目前已知具有*ApoE4*等位基因者比*ApoE3*者易发生AD。Pulido等分析了20例AD和22例对照的*ApoE*基因型(3/3,3/4或4/4),并测定血浆总的抗氧化能力(包括减少三价铁的能力和清除自由基的能力)。AD与对照组相比,抗氧化能力没有区别。当测定按ApoE基因型进行分类,在AD发病率高的*ApoE*4/4组,血浆抗氧化能力降低,血浆尿酸水平降低。血浆抗氧化能力与血浆尿酸有正相关关系。这项研究表明血浆尿酸水平的降低可以部分解释血浆抗氧化能力的下降。鉴于氧化损伤在AD发生和发展中的重要作用,AD患者血尿酸水平的降低可能参与了AD的发生和发展。

3. 尿酸与AD进展的关系　氧化损伤是AD的病理机制之一,作为天然的抗氧化剂,尿酸能否降低MCI转化成痴呆的风险、尿酸与AD发生和发展的关系仍存在争议。Tohgi等报道尽管AD患者脑脊液中尿酸水平降低,但脑脊液中尿酸浓度与MMSE评分无关。Bowman等描述了血清和脑脊液中尿酸与AD患者的血脑屏障通透性及疾病进展的关系。这项研究中收集了32例轻到中度AD(MMSE19评分为5分),平均年龄71±7岁,31%的患者为女性。测定血和脑脊液中尿酸、抗坏血酸、白蛋白以及认知功能。观察一年。结果发现:脑脊液尿酸水平与年龄、性别和AD严重性无关;脑脊液与血浆尿酸水平有正相关关系;血脑屏障损害与脑脊液中尿酸水平升高有关;血浆或脑脊液尿酸水平都与一年来认知功能下降无关。也就是说,脑脊液中尿酸水平由血浆尿酸水平和血脑屏障通透性决定,脑脊液尿酸和AD严重性和进展之间没有关系。虽然血液和脑脊液中尿酸水平不能预测一年来AD的进展,但因为样本小和随访时间短,仍不能除外尿酸在调节AD神经变性进展中的作用。早期研究报道人脑内没有黄嘌呤氧化酶,近来研究发现脑内存在这种酶,所以脑组织也有能力产生尿酸。但是,脑脊液中尿酸大约仅是血清中的1/10,尿酸主要由颅外产生,进入颅内受血脑屏障的限制。25%的AD患者血脑屏障通透性增加,且可以出现在AD早期,这可以解释血浆与脑脊液中尿酸水平的相关性。

Irizarry等报道血浆高水平尿酸可以延缓从MCI到AD的发展速度。在这项747人参加,历时3年的随机、双盲、安慰剂对照的多奈派齐或VitE疗效观察的前瞻性研究中,采用Cox比例风险回归分析血浆尿酸的基线水平与MCI认知功能下降的速度及MCI发展为AD的关系。结果发现:747例MCI患者中,204人发展为可能或很可能的AD;在安慰剂组,尿酸水平处于低五分位数的患者发生AD的比例有增加的趋势,高水平的血浆尿酸延缓了3年中认知功能的下降,但这一关系未见于多奈派齐或VitE治疗组,多奈派齐或VitE治疗可能掩盖了尿酸延缓MCI患者认知功能下降的作用。一项96名社区老人参加的研究也发现尿酸在正常高限者,认知功能(工作记忆和学习记忆能力)明显好于尿酸水平位于低四分位数者。

糖尿病、高血压和缺血性脑白质损害是认知功能下降的危险因素,高尿酸往往与这些危险因素同时存在。25%～50%的AD患者存在病理性血管改变,属于混合性痴呆。混合性痴呆同样存在氧化应激和DNA氧化损伤。

一项小样本的混合性AD/VaD(血管性痴呆,Vascular dementia)研究纳入了18例MMSE评分为1～20分的混合性痴呆患者和33例年龄、体重、饮食习惯、吸烟匹配的对照。结果发现:痴呆患者白细胞中 8-oxodG 升高;血浆尿酸和 VitC 含量降低。这一结果提示:混合性痴呆患者经历了严重的 DNA 氧化损伤。AD 患者尸解脑组织 DNA 中的 8-oxodG 水平升高,AD、PD 及 MCI 患者的白细胞 DNA 中 8-oxodG 也升高,可见氧化损伤是神经变性疾病共同的病理过程,尿酸和 VitC 等抗氧化剂的不足可能加速了疾病的进程。

第七节　尿酸与肌萎缩侧索硬化

肌萎缩侧索硬化(amyotrophic lateral sclerosis,ALS)是一种影响上、下运动神经元的进展性神经变性疾病,表现为进行性的肌肉瘫痪,从发病到死亡平均 3~5 年。约 5%~10% 为家族性,90% 为散发性。大约 20% 的家族性 ALS 是 Gu/Zn 过氧化物歧化酶基因点突变造成的,突变后的酶能够催化酪氨酸残基的硝基化。已有报道家族性 ALS 患者和家族性 ALS 转基因鼠的硝化酪氨酸增加。散发性 ALS 的病因目前尚不明了,可能是内源性(基因、代谢)和外源性(环境、生活习惯)因素的相互作用,共同参与了 ALS 的发生和发展。氧化应激是 ALS 的主要发生机制,氧化应激参与 ALS 病理机制的证据已有很多:散发性 ALS 患者脑脊液中 NO 氧化产物增加、酪氨酸硝化酶增加、超氧阴离子的清除能力降低、家族性 ALS 和散发性 ALS 皮层运动神经元 8-oxodG 增加、中央前回谷胱甘肽过氧化物酶活性降低等。可见,无论是家族性 ALS 还是散发性 ALS,氧化应激是 ALS 的主要发生机制。

尿酸是重要的天然抗氧化剂和自由基清除剂,体内、外的研究发现高尿酸可以保护神经元免受活性氮和活性氧带来的氧化损伤,可以减轻氧化应激。但是尿酸在神经变性疾病中的具体作用机制还不清楚。尿酸可清除 O_2^-,防止 O_2^- 与 NO 发生反应,阻止过氧亚硝基阴离子的形成,防止过氧亚硝基阴离子硝化蛋白的酪氨酸残基;具有螯合金属的特性;阻止过氧化物歧化酶的降解。尿酸不仅有抗氧化作用,还有抗炎作用。尿酸与一些炎症标记物有关,如 C 反应蛋白、IL-6。尿酸与 ALS 关系的临床研究目前还比较少,而且研究结果存在矛盾。个别研究报道 ALS 患者尿酸水平升高或无变化,如一项塞尔维亚的研究报道 30 例 ALS 患者与 22 例神经系统的非变性疾病患者相比,脑脊液中尿酸升高,没有报道血尿酸水平。绝大多数报道 ALS 患者血尿酸水平降低,但与 ALS 进展的关系研究很少,结果尚存争议。

Sohmiya 等报道 20 例 ALS 和对照组相比,血尿酸轻度降低,但没有达到统计学差异。Ikeda K 报道 49 例 ALS 患者的血清尿酸水平明显低于对照组[ALS 组为(246±72)μmol/L,对照组为(348±90)μmol/L($P<0.01$)],然而,血清尿酸水平与 ALS 进展没有关系。

最近的一项意大利研究比较了 132 例 ALS 患者和 337 例性别、年龄、肾功能匹配的对照的血清尿酸水平。对照组为头痛、头晕、晕厥和眩晕的门诊患者。ALS 病程中位数是 21 个月,所有患者都已服用利鲁唑片治疗。与性别和年龄匹配的对照组相比,ALS 患者血清尿酸中位数降低[282μmol/L(4.7mg/dl) vs 252μmol/L(4.2mg/dl),$P=0.04$]。尿酸水平与 ALS 病情轻重没有明显相关性。病程长的患者中,以球部症状起病者[234μmol/L(3.9mg/dl)]与以肢体无力起病者[258μmol/L(4.3mg/dl)]相比,尿酸水平更低($P=0.01$)。病程长的 ALS 患者[246μmol/L(4.1mg/dl)]与对照组[282μmol/L(4.7mg/dl)]相比,尿酸水平下降更为突出($P=0.01$)。病程短者,血尿酸水平与对照组相似。作者认为,以球部症状起病和病程长的 ALS 患者尿酸水平明显降低,提示尿酸水平可能与 ALS 疾病本身无关,而与 ALS 患者后期的营养不良有关。ALS 影响患者吞咽功能,随病程延长越来越严重。这项研究的不足之处是没有分析 ALS 患者和对照的 BMI,尿酸受 BMI 的影响。对照组中包括头痛、头晕患者,特别是眩晕患者是否因为恶心,甚至呕吐、食欲差影响进食,进而影响血尿酸水平。为控制饮食对血尿酸的影响,一些研究中严格要求取血前 5 天,采取相同饮食。

以色列的一项较大规模的前瞻性研究中,Keizman 等测定了 86 例 ALS(其中 3 例有 ALS 家族史)和 86 对照的血清尿酸,并对 ALS 患者进行功能评分(ALS functional rating scale, ALSFRS-R),观察尿酸与 ALS 病情进展的关系。ALS 患者常因吞咽困难出现营养不良。为除外营养对尿酸的影响,研究者将 ALS 患者与 BMI 匹配的正常人进行了比较。ALS 患者和对照组的尿酸基线水平分别为(286.8 ± 78)$\mu mol/L$[(4.78 ± 1.3)mg/dl]和(345.6 ± 75.6)$\mu mol/L$[(5.76 ± 1.26)mg/dl],ALS 患者尿酸水平降低了 17%($P<0.0001$)。其中,46 例 ALS 和 46 例对照在间隔 6 个月以后第二次测定了血清尿酸,其结果与第一次很接近。这说明对同一个体来说,血尿酸水平相对稳定。研究显示,ALS 患者尿酸相对的降低水平(ALS 患者与对照尿酸水平的差别)和疾病进展(ALSFRS-R 降低)是相关的($r=0.624$,$P<0.0001$),30 例缓慢进展 ALS 比 16 例快速进展 ALS 的尿酸水平低。这项研究提出尿酸水平的降低可能与 ALS 的发生和发展有关。入组的大部分 ALS 患者采血前已开始利鲁唑片治疗,利鲁唑片与尿酸的关系尚未见报道。

Paganoni 等分析了 251 例 ALS 患者血清尿酸与 ALS 预后的关系,发现男性患者尿酸基线水平高者存活时间延长,血尿酸每升高 $60\mu mol/L$($1mg/dl$),死亡风险降低 39%。这一关系未见于女性患者。而且,每年 ALSFRS-R 的下降幅度也与尿酸水平呈负相关。Kataoca 等报道 ALS 从发病进展到呼吸困难和死亡的间隔时间与血清尿酸水平有关。最近的一项有关尿酸与 ALS 关系的 meta 分析发现:ALS 患者血尿酸水平明显降低,而且对 ALS 的病情变化有明显影响,在男性患者,以上变化更为突出。

ALS 患者尿酸水平降低提示可采用升高尿酸的新治疗,如增加嘌呤丰富的饮食和口服肌苷。但目前尚未见这方面的实验和临床研究。

第八节　尿酸与神经系统感染性疾病

研究显示,细菌性脑膜炎动物的皮层尿酸和黄嘌呤氧化还原酶的活性升高。肺炎双球菌感染的脑膜炎婴儿大鼠,与感染前相比,脑脊液和皮层的尿酸水平升高 30 倍,同时血浆尿酸水平也升高。

Borna 病是由嗜神经的 Borna 病毒感染引起的进展性、致死性神经系统疾病,其发病机制主要是针对嗜神经的 Borna 病毒的免疫反应,而非病毒对神经系统的直接感染。在实验性 Borna 病大鼠中,尿酸治疗可以有效减轻疾病严重性,保持血脑屏障的完整性,减少CD4+、CD8+、iNOS+细胞在脑组织中聚集,但不能控制 Borna 病毒的复制和播散,不能明显抑制 Borna 病毒特异性抗体的产生。尿酸是过氧亚硝基阴离子的选择性清除剂,尿酸通过抑制过氧亚硝基阴离子依赖的炎细胞的浸润和损害,来保护神经系统。

　　实验性变态反应性脑脊髓炎是多发性硬化的动物模型,尿酸治疗可以有效减轻 EAE 的严重性。EAE 动物外周血和中枢神经系统 iNOS 表达上调,尿酸可能通过保护血脑屏障的完整性,阻止 NOS 阳性细胞透过血脑屏障,减少脊髓内 iNOS mRNA 的表达、过氧亚硝基阴离子和硝化酪氨酸的产生,预防 EAE 中的中枢神经系统炎症反应。尿酸在神经系统炎症中的保护作用尚需更多的研究来证实。

(蒋云　秦绍森)

参 考 文 献

1. Wu XW, Muzny DM, Lee CC, et al. Two independent mutational events in the loss of urate oxidase during hominoid evolution. J Mol Evol, 1992, 34:78-84.

2. Chamorro A, Planas AM, Muner DS, et al. Uric acid administration for neuroprotection in patients with acute brain ischemia. Med Hypotheses, 2004, 62:173-176.

3. Yu ZF, Bruce-Keller AJ, Goodman Y, et al. Uric acid protects neurons against excitotoxic and metabolic insults in cell culture, and against focal ischemic brain injury in vivo. J Neurosci Res, 1998, 53:613-625.

4. Uemura Y, Miller JM, Matson WR, et al. Neurochemical analysis of focal ischemia in rats. Stroke, 1991, 22:1548-1553.

5. Romanos E, Planas AM, Amaro S, et al. Uric acid reduces brain damage and improves the benefits of rt-PA in a rat model of thromboembolic stroke. J Cereb Blood Flow Metab, 2007, 27:14-20.

6. Chamorro A, Obach V, Cervera A, et al. Prognostic significance of uric acid serum concentration in patients with acute ischemic stroke. Stroke, 2002, 33:1048-1052.

7. Zhang B, Gao C, Yang N, et al. Is elevated SUA associated with a worse outcome in young Chinese patients with acute cerebral ischemic stroke? BMC Neurol, 2010, 10:82.

8. Wu H, Jia Q, Liu G, et al. Decreased uric acid levels correlate with poor outcomes in acute ischemic stroke patients, but not in cerebral hemorrhage patients. J Stroke Cerebrovasc Dis, 2014, 23:469-475.

9. Leinonen JS, Ahonen JP, Lonnrot K, et al. Low plasma antioxidant activity is associated with high lesion volume and neurological impairment in stroke. Stroke, 2000, 31:33-39.

10. Logallo N, Naess H, Idicula TT, et al. Serum uri acid: neuroprotection in thrombolysis. The Bergen NORSTROKE study. BMC Neurol, 2011, 11:114.

11. Amaro S, Soy D, Obach V, et al. A pilot study of dual treatment with recombinant tissue plasminogen activator and uric acid in acute ischemic stroke. Stroke, 2007 38:2173-2175.

12. Chamorro A, Amaro S, Castellanos M, et al. Safety and efficacy of uric acid in patients with acute stroke (URICO-ICTUS): a randomised, double-blind phase 2b/3 trial. Lancet Neurol, 2014 13:453-460.

13. Llull L, Laredo C, Renu A, et al. Uric Acid Therapy Improves Clinical Outcome in Women With Acute Ischemic Stroke. Stroke, 2015, 46:2162-2167.

14. Brouns R, Wauters A, Van D, et al. Decrease in uric acid in acute ischemic stroke correlates with stroke severity, evolution and outcome. Clin Chem Lab Med, 2010, 48:383-390.

15. Weir CJ, Muir SW, Walters MR, et al. Serum urate as an independent predictor of poor outcome and future vascular events after acute stroke. Stroke, 2003, 34:1951-1956.

16. Karagiannis A, Mikhailidis DP, Tziomalos K, et al. Serum uric acid as an independent predictor of early death after acute stroke. Circ J, 2007, 71:1120-1127.

17. Chiquete E, Ruiz-Sandoval JL, Murillo-Bonilla LM, et al. Serum uric acid and outcome after acute ischemic stroke：PREMIER study. Cerebrovasc Dis, 2013, 35：168-174.

18. Bos MJ, Koudstaal PJ, Hofman A, et al. Uric acid is a risk factor for myocardial infarction and stroke：the Rotterdam study. Stroke, 2006, 37：1503-1507.

19. Chen H, Mosley TH, Alonso A, et al. Plasma urate and Parkinson's disease in the Atherosclerosis Risk in Communities (ARIC) study. Am J Epidemiol, 2009, 169：1064-1069.

20. Kim SY, Guevara JP, Kim KM, et al. Hyperuricemia and risk of stroke：a systematic review and meta-analysis. Arthritis Rheum, 2009, 61：885-892.

21. Vermeer SE, Hollander M, van Dijk EJ, et al. Silent brain infarcts and white matter lesions increase stroke risk in the general population：the Rotterdam Scan Study. Stroke, 2003, 34：1126-1129.

22. Heo SH, Lee SH. High levels of serum uric acid are associated with silent brain infarction. J Neurol Sci, 2010, 297：6-10.

23. Vannorsdall TD, Jinnah HA, Gordon B, et al. Cerebral ischemia mediates the effect of serum uric acid on cognitive function. Stroke, 2008, 39：3418-3420.

24. Ascherio A, LeWitt PA, Xu K, et al. Urate as a predictor of the rate of clinical decline in Parkinson disease. Arch Neurol, 2009, 66：1460-1468.

25. Iribarren C, Folsom AR, Eckfeldt JH, et al. Correlates of uric acid and its association with asymptomatic carotid atherosclerosis：the ARIC Study. Atherosclerosis Risk in Communities. Ann Epidemiol, 1996, 6：331-340.

26. Mazzali M, Hughes J, Kim YG, et al. Elevated uric acid increases blood pressure in the rat by a novel crystal-independent mechanism. Hypertension, 2001, 38：1101-1106.

27. Feig DI, Soletsky B, Johnson RJ. Effect of allopurinol on blood pressure of adolescents with newly diagnosed essential hypertension：a randomized trial. JAMA, 2008, 300：924-932.

28. DeScheerder IK, van de Kraay AM, Lamers JM, et al. Myocardial malondialdehyde and uric acid release after short-lasting coronary occlusions during coronary angioplasty：potential mechanisms for free radical generation. Am J Cardiol, 1991, 68：392-395.

29. 吴剑钰. 缺血性脑血管病患者颈动脉斑块形成与血清尿酸关系的研究. 临床神经病学杂志, 2007, 20 (4)：309-310.

30. Kang DH, Han L, Ouyang X, et al. Uric acid causes vascular smooth muscle cell proliferation by entering cells via a functional urate transporter. Am J Nephrol, 2005, 25：425-433.

31. Gersch C, Palii SP, Kim KM, et al. Inactivation of nitric oxide by uric acid. Nucleosides Nucleotides Nucleic Acids, 2008, 27：967-978.

32. 张先龙. 尿酸与多发性硬化关系的研究进展. 国际免疫学杂志, 2011, 34 (1)：45-48.

33. Spitsin S, Koprowski H. Role of uric acid in multiple sclerosis. Curr Top Microbiol Immunol, 2008, 318：325-342.

34. Spitsin SV, Scott GS, Kean RB, et al. Protection of myelin basic protein immunized mice from free-radical mediated inflammatory cell invasion of the central nervous system by the natural peroxynitrite scavenger uric acid. Neurosci Lett, 2000, 292：137-141.

35. Hooper DC, Scott GS, Zborek A, et al. Uric acid, a peroxynitrite scavenger, inhibits CNS inflammation, blood-CNS barrier permeability changes, and tissue damage in a mouse model of multiple sclerosis. FASEB J, 2000, 14：691-698.

36. Hooper DC, Bagasra O, Marini JC, et al. Prevention of experimental allergic encephalomyelitis by targeting nitric

oxide and peroxynitrite:implications for the treatment of multiple sclerosis. Proc Natl Acad Sci U S A,1997, 94:2528-2533.

37. Scott GS,Spitsin SV,Kean RB,et al. Therapeutic intervention in experimental allergic encephalomyelitis by administration of uric acid precursors. Proc Natl Acad Sci U S A,2002,99:16303-16308.

38. Touil T,Deloire-Grassin MS,Vital C,et al. In vivo damage of CNS myelin and axons induced by peroxynitrite. Neuroreport,2001,12:3637-3644.

39. Hooper DC,Kean RB,Scott GS,et al. The central nervous system inflammatory response to neurotropic virus infection is peroxynitrite dependent. J Immunol,2001,167:3470-3477.

40. Kean RB,Spitsin SV,Mikheeva T,et al. The peroxynitrite scavenger uric acid prevents inflammatory cell invasion into the central nervous system in experimental allergic encephalomyelitis through maintenance of blood-central nervous system barrier integrity. J Immunol,2000,165:6511-6518.

41. Hooper DC,Spitsin S,Kean RB,et al. Uric acid,a natural scavenger of peroxynitrite,in experimental allergic encephalomyelitis and multiple sclerosis. Proc Natl Acad Sci U S A,1998,95:675-680.

42. Amorini AM,Petzold A,Tavazzi B,et al. Increase of uric acid and purine compounds in biological fluids of multiple sclerosis patients. Clin Biochem,2009,42:1001-1006.

43. Zamani A,Rezaei A,Khaeir F,et al. Serum and cerebrospinal fluid uric acid levels in multiple sclerosis patients. Clin Neurol Neurosurg,2008,110:642-643.

44. Spitsin S,Hooper DC,Mikheeva T,et al. Uric acid levels in patients with multiple sclerosis:analysis in mono- and dizygotic twins. Mult Scler,2001,7:165-166.

45. Ashtari F,Bahar M,Aghaei M,et al. Serum uric acid level in patients with relapsing-remitting multiple sclerosis. J Clin Neurosci,2013,20:676-678.

46. Drulovic J,Dujmovic I,Stojsavljevic N,et al. Uric acid levels in sera from patients with multiple sclerosis. J Neurol,2001,248:121-126.

47. Toncev G,Milicic B,Toncev S,et al. Serum uric acid levels in multiple sclerosis patients correlate with activity of disease and blood-brain barrier dysfunction. Eur J Neurol,2002,9:221-226.

48. Dujmovic I,Pekmezovic T,Obrenovic R,et al. Cerebrospinal fluid and serum uric acid levels in patients with multiple sclerosis. Clin Chem Lab Med,2009,47:848-853.

49. Guerrero AL,Gutierrez F,Iglesias F,et al. Serum uric acid levels in multiple sclerosis patients inversely correlate with disability. Neurol Sci,2011,32:347-350.

50. Rentzos M,Nikolaou C,Anagnostouli M,et al. Serum uric acid and multiple sclerosis. Clin Neurol Neurosurg, 2006,108:527-531.

51. 刘建国,戚晓昆. 临床孤立综合征研究进展. 中华神经科杂志,2011,44(2),132-134.

52. Ljubisavljevic S,Stojanovic I,Vojinovic S,et al. Association of serum bilirubin and uric acid levels changes during neuroinflammation in patients with initial and relapsed demyelination attacks. Metab Brain Dis,2013, 28:629-638.

53. Ramsaransing GS,Heersema DJ,De KJ. Serum uric acid,dehydroepiandrosterone sulphate,and apolipoprotein E genotype in benign vs. progressive multiple sclerosis. Eur J Neurol,2005,12:514-518.

54. Mostert JP,Ramsaransing GS,Heersema DJ,et al. Serum uric acid levels and leukocyte nitric oxide production in multiple sclerosis patients outside relapses. J Neurol Sci,2005,231:41-44.

55. Becker BF,Kastenbauer S,Kodel U,et al. Urate oxidation in CSF and blood of patients with inflammatory disorders of the nervous system. Nucleosides Nucleotides Nucleic Acids,2004,23:1201-1204.

56. Karg E,Klivenyi P,Nemeth I,et al. Nonenzymatic antioxidants of blood in multiple sclerosis. J Neurol,1999, 246:533-539.

57. Kastenbauer S,Kieseier BC,Becker BF. No evidence of increased oxidative degradation of urate to allantoin in the CSF and serum of patients with multiple sclerosis. J Neurol,2005,252:611-612.

58. Toncev G,Milicic. B,Toncev. S,et al. High-dose methylprednisolone therapy in multiple sclerosis increases serum uric acid levels. Clin Chem Lab Med,2002,40:505-508.

59. Guerrero AL,Martin-Polo J,Laherran E,et al. Variation of serum uric acid levels in multiple sclerosis during relapses and immunomodulatory treatment. Eur J Neurol,2008,15:394-397.

60. Constantinescu CS,Freitag P,Kappos L. Increase in serum levels of uric acid,an endogenous antioxidant,under treatment with glatiramer acetate for multiple sclerosis. Mult Scler,2000,6:378-381.

61. Spitsin S,Hooper DC,Leist T,et al. Inactivation of peroxynitrite in multiple sclerosis patients after oral administration of inosine may suggest possible approaches to therapy of the disease. Mult Scler,2001,7:313-319.

62. Toncev G. Therapeutic value of serum uric acid levels increasing in the treatment of multiple sclerosis. Vojnosanit Pregl,2006,63:879-882.

63. Markowitz CE,Spitsin S,Zimmerman V,et al. The treatment of multiple sclerosis with inosine. J Altern Complement Med,2009,15:619-625.

64. Gonsette RE,Sindic C,D'hooghe MB,et al. Boosting endogenous neuroprotection in multiple sclerosis:the ASsociation of Inosine and Interferon beta in relapsing-remitting Multiple Sclerosis (ASIIMS) trial. Mult Scler, 2010,16:455-462.

65. Knapp CM,Constantinescu CS,Tan JH,et al. Serum uric acid levels in optic neuritis. Mult Scler,2004,10: 278-280.

66. Peng F,Zhong X,Deng X,et al. Serum uric acid levels and neuromyelitis optica. J Neurol,2010,257: 1021-1026.

67. Peng F,Yang Y,Liu J,et al. Low antioxidant status of serum uric acid,bilirubin and albumin in patients with neuromyelitis optica. Eur J Neurol,2012,19:277-283.

68. 龙小凡,叶静,秦伟,等. 视神经脊髓炎血清尿酸水平与临床相关性研究. 中华内科杂志,2010,49(11): 935-938.

69. Liu CY,Xu Y,Cui LY,et al. Correlations between serum uric acid level and disease activity,intrathecal inflammation reactivity in patients with multiple sclerosis. Chin Med Sci J,2012,27:88-91.

70. Min JH,Waters P,Vincent A,et al. Reduced serum uric acid levels in neuromyelitis optica:serum uric acid levels are reduced during relapses in NMO. Acta Neurol Scand,2012,126:287-291.

71. Cipriani S,Chen X,Schwarzschild MA. Urate:a novel biomarker of Parkinson's disease risk,diagnosis and prognosis. Biomark Med,2010,4:701-712.

72. Duan W,Ladenheim B,Cutler RG,et al. Dietary folate deficiency and elevated homocysteine levels endanger dopaminergic neurons in models of Parkinson's disease. J Neurochem,2002,80:101-110.

73. Church WH,Ward VL. Uric acid is reduced in the substantia nigra in Parkinson's disease:effect on dopamine oxidation. Brain Res Bull,1994,33:419-425.

74. 陈燕,吴萍,靳令经,等. 帕金森病患者血尿酸水平的变化及其与血清铁和血红蛋白的相关性. 临床神经病学杂志,2010,23(2),127-129.

75. Tohgi H,Abe T,Takahashi S,et al. The urate and xanthine concentrations in the cerebrospinal fluid in patients with vascular dementia of the Binswanger type,Alzheimer type dementia,and Parkinson's disease. J Neural

Transm Park Dis Dement Sect,1993,6:119-126.

76. Weisskopf MG,O'Reilly E,Chen H,et al. Plasma urate and risk of Parkinson's disease. Am J Epidemiol, 2007,166:561-567.

77. De VM,Rahman MM,Rankin J,et al. Gout and the risk of Parkinson's disease:a cohort study. Arthritis Rheum,2008,59:1549-1554.

78. Davis JW,Grandinetti A,Waslien CI,et al. Observations on serum uric acid levels and the risk of idiopathic Parkinson's disease. Am J Epidemiol,1996,144:480-484.

79. Schwarzschild MA,Schwid SR,Marek K,et al. Serum urate as a predictor of clinical and radiographic progression in Parkinson disease. Arch Neurol,2008,65:716-723.

80. de Lau LM,Koudstaal PJ,Hofman A,et al. Serum uric acid levels and the risk of Parkinson disease. Ann Neurol,2005,58:797-800.

81. Gonzalez-Aramburu I,Sanchez-Juan P,Jesus S,et al. Genetic variability related to serum uric acid concentration and risk of Parkinson's disease. Mov Disord,2005,28:1737-1740.

82. Gao X,Chen H,Choi HK,et al. Diet,urate,and Parkinson's disease risk in men. Am J Epidemiol,2008,167: 831-838.

83. Schwarzschild MA,Ascherio A,Beal MF,et al. Inosine to increase serum and cerebrospinal fluid urate in Parkinson disease:a randomized clinical trial. JAMA Neurol,2014,71:141-150.

84. Fahn S,Cohen G. The oxidant stress hypothesis in Parkinson's disease:evidence supporting it. Ann Neurol, 1992,32:804-812.

85. Danielson SR,Andersen JK. Oxidative and nitrative protein modifications in Parkinson's disease. Free Radic Biol Med,2008,44:1787-1794.

86. Cohen AM,Aberdroth RE,Hochstein P. Inhibition of free radical-induced DNA damage by uric acid. FEBS Lett,1984,174:147-150.

87. Guerreiro S,Ponceau A,Toulorge D,et al. Protection of midbrain dopaminergic neurons by the end-product of purine metabolism uric acid:potentiation by low-level depolarization. J Neurochem,2009,109:1118-1128.

88. Cao B,Guo X,Chen K,et al. Uric acid is associated with the prevalence but not disease progression of multiple system atrophy in Chinese population. J Neurol,2013,260:2511-2515.

89. Kim HJ,Jeon BS,Lee JY. Serum urate levels are not associated with survival in multiple system atrophy. Parkinsonism Relat Disord,2011,17:400-401.

90. Lee JE,Song SK,Sohn YH,et al. Uric acid as a potential disease modifier in patients with multiple system atrophy. Mov Disord,2011,26:1533-1536.

91. Markesbery WR. The role of oxidative stress in Alzheimer disease. Arch Neurol,1999,56:1449-1452.

92. Rinaldi P,Polidori MC,Metastasio A,et al. Plasma antioxidants are similarly depleted in mild cognitive impairment and in Alzheimer's disease. Neurobiol Aging,2003,24:915-919.

93. Butterfield DA,Koppal T,Subramaniam R,et al. Vitamin E as an antioxidant/free radical scavenger against amyloid beta-peptide-induced oxidative stress in neocortical synaptosomal membranes and hippocampal neurons in culture:insights into Alzheimer's disease. Rev Neurosci,1999,10:141-149.

94. Hensley K,Maidt ML,Yu Z,et al. Electrochemical analysis of protein nitrotyrosine and dityrosine in the Alzheimer brain indicates region-specific accumulation. J Neurosci,1998,18:8126-8132.

95. Zhang YJ,Xu YF,Liu YH,et al. Peroxynitrite induces Alzheimer-like tau modifications and accumulation in rat brain and its underlying mechanisms. FASEB J,2006,20:1431-1442.

96. Guo Q,Fu W,Holtsberg FW,et al. Superoxide mediates the cell-death-enhancing action of presenilin-1 mutations. J Neurosci Res,1999,56:457-470.

97. Waugh WH. Inhibition of iron-catalyzed oxidations by attainable uric acid and ascorbic acid levels:therapeutic implications for Alzheimer's disease and late cognitive impairment. Gerontology,2008,54:238-243.

98. Kim TS,Pae CU,Yoon SJ,et al. Decreased plasma antioxidants in patients with Alzheimer's disease. Int J Geriatr Psychiatry,2006,21:344-348.

99. Bowman GL,Shannon J,Frei B,et al. Uric acid as a CNS antioxidant. J Alzheimers Dis,2010,19:1331-1336.

100. Polidori MC,Mattioli P,Aldred S,et al. Plasma antioxidant status,immunoglobuling oxidation and lipid peroxidation in demented patients:relevance to Alzheimer disease and vascular dementia. Dement Geriatr Cogn Disord,2004,18:265-270.

101. Polidori MC,Mecocci P. Plasma susceptibility to free radical-induced antioxidant consumption and lipid peroxidation is increased in very old subjects with Alzheimer disease. J Alzheimers Dis,2002,4:517-522.

102. Pulido R,Jimenez-Escrig A,Orensanz L,et al. Study of plasma antioxidant status in Alzheimer's disease. Eur J Neurol,2005,12:531-535.

103. Spitsin S,Koprowski H. Role of uric acid in Alzheimer's disease. J Alzheimers Dis,2010,19:1337-1338.

104. Irizarry MC,Raman R,Schwarzschild MA,et al. Plasma urate and progression of mild cognitive impairment. Neurodegener Dis,2009,6:23-28.

105. Schretlen DJ,Inscore AB,Jinnah HA,et al. Serum uric acid and cognitive function in community-dwelling older adults. Neuropsychology,2007,21:136-140.

106. Gackowski D,Rozalski R,Siomek A,et al. Oxidative stress and oxidative DNA damage is characteristic for mixed Alzheimer disease/vascular dementia. J Neurol Sci,2008,266:57-62.

107. Markesbery WR,Carney JM. Oxidative alterations in Alzheimer's disease. Brain Pathol,1999,9:133-146.

108. Migliore L,Fontana I,Trippi F,et al. Oxidative DNA damage in peripheral leukocytes of mild cognitive impairment and AD patients. Neurobiol Aging,2005,26:567-573.

109. Reynolds A,Laurie C,Mosley RL,et al. Oxidative stress and the pathogenesis of neurodegenerative disorders. Int Rev Neurobiol,2007,82:297-325.

110. Ferrante RJ,Browne SE,Shinobu LA,et al. Evidence of increased oxidative damage in both sporadic and familial amyotrophic lateral sclerosis. J Neurochem,1997,69:2064-2074.

111. Kokic AN,Stevic Z,Stojanovic S,et al. Biotransformation of nitric oxide in the cerebrospinal fluid of amyotrophic lateral sclerosis patients. Redox Rep,2005,10:265-270.

112. Sohmiya M,Tanaka M,Suzuki Y,et al. An increase of oxidized coenzyme Q-10 occurs in the plasma of sporadic ALS patients. J Neurol Sci,2005,228:49-53.

113. Ikeda K,Kawabe K,Iwasaki Y. Do serum uric acid levels reflect oxidative stress in the progression of ALS? J Neurol Sci,2009,287:294.

114. Zoccolella S,Simone IL,Capozzo R,et al. An exploratory study of serum urate levels in patients with amyotrophic lateral sclerosis. J Neurol,2011,258:238-243.

115. Keizman D,Ish-Shalom M,Berliner S,et al. Low uric acid levels in serum of patients with ALS:further evidence for oxidative stress? J Neurol Sci,2009,285:95-99.

116. Paganoni S,Zhang M,Quiroz ZA,et al. Uric acid levels predict survival in men with amyotrophic lateral sclerosis. J Neurol,2012,259:1923-1928.

117. Kataoka H,Kiriyama T,Kobayashi Y,et al. Clinical outcomes and serum uric acid levels in elderly patients

with amyotrophic lateral sclerosis aged ≥70 years. Am J Neurodegener Dis,2013,2:140-144.

118. Abraham A,Drory VE. Influence of serum uric acid levels on prognosis and survival in amyotrophic lateral sclerosis:a meta-analysis. J Neurol,2014,261:1133-1138.

119. Christen S,Bifrare YD,Siegenthaler C,et al. Marked elevation in cortical urate and xanthine oxidoreductase activity in experimental bacterial meningitis. Brain Res,2001,900:244-251.

第十六章

高尿酸血症与产科疾病

随着我国经济的发展,人们的饮食结构发生了明显的变化。大量高蛋白、高嘌呤和高热量食物的摄入,导致高尿酸血症在我国人群中的发病率呈上升的趋势。近来有研究表明,高尿酸血症和导致高血压的多种危险因素包括肥胖、过量酒精摄入和胰岛素抵抗等有密切的联系,这些危险因素相互作用或单独引起高血压、心血管及肾脏疾病的发生。因而,充分认识尿酸在高血压的发生、发展及转归中的相关性和危害性,意义重大。

尿酸是嘌呤的代谢最终产物,而嘌呤是核酸氧化分解后的产物之一,核酸是一种高分子化合物,体内的衰老细胞,还有食物,尤其是富含嘌呤的食物(如动物内脏、海鲜等)在体内新陈代谢过程中,其核酸氧化分解产物就有嘌呤(这种内源性的嘌呤占总嘌呤的 80%)。体内产生嘌呤后,会在肝脏中再次氧化为(2,6,8-三氧嘌呤),即又称为尿酸。2/3 尿酸经肾脏随尿液排出体外,1/3 通过粪便和汗液排出,其中的嘌呤环没有解开。尿酸作为重要的临床检验指标,它反映了嘌呤代谢是否正常,尿酸作为一种还原性物质,参与氧化还原反应,有抗氧化、抗 DNA 损伤作用,也有促进血管平滑肌增生、导致内皮功能紊乱等作用,可能在多种疾病发病过程中起到某种作用,如心血管病、高血压、肾脏病、骨质疏松等,是高血压、心血管及肾脏疾病的独立危险因子。

正常妇女孕前尿酸的平均水平为 252μmol/L(4.2mg/dl),于妊娠早期下降为(186±66)μmol/L[(3.1±1.1)mg/dl],此后随孕期进展缓慢升高,于孕 35 周至孕足月其平均水平可达(306±72)μmol/L[(5.1±1.2)mg/dl]。孕早期尿酸水平下降的原因主要是由于孕期肾脏清除率增加导致尿酸排出增加,进而血清中尿酸水平降低。有研究发现,双胎妊娠孕妇血尿酸水平显著高于单胎妊娠孕妇,双胎妊娠孕妇的肾血流加速时间明显长于单胎妊娠孕妇,而且尿酸与肾血流加速时间明显相关。不管何种原因,孕期尿酸升高,与孕期合并的许多疾病相关,如妊娠期高血压、妊娠期糖尿病等。本文就其在妊娠期高血压、妊娠期糖尿病中的临床意义进行阐述,并就已患高尿酸血症妇女妊娠相关方面的问题作初步探讨。

第一节 尿酸与妊娠期高血压疾病相关的可能机制

妊娠期高血压是妊娠期特有的疾病,严重威胁母婴健康。自从 1900 年即有研究发现尿酸与妊娠期高血压有一定的相关性,尿酸水平与疾病的严重程度及不良妊娠结局有对应关系。

妊娠期高血压的病理生理学基础即小动脉痉挛、血液浓缩、微循环损伤并处于亚临床弥散性血管内凝血(disseminated intravascular coagulation,DIC)状态。由于血管痉挛和血管通透性增加,血容量减少,各系统器官灌注不足而危害母儿甚至死亡。器官损害的临床表现包括蛋白尿、肾功能不全、肝脏、血液系统疾病及胎儿生长受限等。妊娠期高血压确切病因不明,母体血循环中炎性细胞因子及其他抗血管生成因子的释放,损伤血管内皮进而导致胎盘浅着床可能是其中一个重要的病因。尿酸可能引起血管内皮细胞的损伤,因此尿酸在妊娠期高血压疾病发生机制中可能起重要作用。

尿酸是嘌呤核苷酸分解代谢的终产物,高尿酸血症(hyperuricacidemia,HUA)是尿酸排泄障碍和(或)嘌呤代谢障碍的结果。国内外研究表明,高尿酸血症与高血压及心血管疾病关系密切。Feig 等研究发现高尿酸血症可能导致血管内皮功能障碍、激活肾素及介导盐敏感性高血压引起肾内病变,引起高血压升高。尿酸浓度与 NO 水平负相关。人类进化过程中,人类编码尿酸氧化酶的两个基因突变,不能将尿酸降解为自由排泄的尿囊素,血中尿酸含量增高,维持血压水平,尿酸最终通过肠道和肾脏排泄。妊娠早期,由于血容量增加、肾血流和肾小球滤过率增加及雌激素促进尿酸排泄作用等,孕妇血清尿酸浓度较非孕妇低。随孕龄增加,孕中期尿酸水平开始逐渐增加,至孕足月达到非孕妇水平。尿酸具有双重作用,当以晶体微沉淀物形式存在时有促进炎症作用,而作为氧自由基的清道夫时有细胞保护性作用,以限制氧化应激造成的损害。高尿酸血症最初可能为机体对炎症的防御反应,最终发展为对血管的损伤。持续的高尿酸血症进一步通过减少内皮细胞产生 NO 导致胎盘血管床重塑障碍,胎盘灌注减少、氧化应激并进而发生缺血性损伤。同理,对孕妇各系统、器官亦可产生同样的缺血性损伤及氧化应激。孕期高尿酸血症先于高血压和蛋白尿的出现,预示了尿酸在子痫前期中起着重要的病理作用。研究认为,妊娠期高血压中尿酸增高的可能原因为:①胎盘缺血导致氧化应激增加而肾小管排泄尿酸减少;②病情发展为子痫前期后,肾小球滤过率降低,黄嘌呤脱氢酶固氮酶转换为黄嘌呤氧化酶,作用于嘌呤产生尿酸、超氧阴离子及过氧化氢,造成缺氧再灌注损伤,进一步增加尿酸产生;③胎盘滋养细胞破裂、细胞因子释放及缺血,尿酸产生增加。尿酸增加进一步加重了妊娠期高血压的发生和发展。Bainbridge SA等研究发现,尿酸可改变胎盘血管重铸,特别是降低内皮细胞和血管平滑肌细胞的增生和迁移,并引起浓度依赖性的滋养细胞侵入和整合至子宫微血管内皮细胞的降低。另外,尿酸可通过升高单核细胞化学引诱蛋白-1、白细胞介素-1、白细胞介素-1β、白细胞介素-6 和肿瘤坏死因子(TNF-α)等导致炎症,同时可增加炎性复合体如热蛋白结构域的表达,进而损害 NO 产物来影响内皮细胞功能。目前有些研究对高尿酸导致高血压的机制进行了探索,动物实验观察到,当大鼠尿酸氧化酶的增加受阻,不能代谢增加的尿酸,可使尿酸增多,进而导致高血压的形成。反之,对尿酸氧化酶的作用不进行阻断,尿酸不高,则不会引起高血压的发生。体外实验证实尿酸升高,可使内皮细胞增殖和迁移减少,导致胎盘发育差,最终导致子痫前期。另外,研究发现高尿酸血症伴显著贫血和慢性肾病,还可能由基因突变引起,在此类症状孕妇中应警惕,不过这种基因突变情况的发生概率非常小。

第二节 尿酸与妊娠期高血压疾病预后的关系

目前尿酸与妊娠期高血压是研究的一大热点。研究认为,75% 子痫前期的患者血尿酸水平升高。曹成波等观察三组孕妇,其中 392 例血压正常孕妇为对照组,261 例妊娠轻度高血压患者和 164 例妊娠重度高血压患者为观察组,结果发现三组血尿酸水平分别为（289.6±53.2）μmol/L、（387.2±81.7）μmol/L、（442.3±92.6）μmol/L,差异有统计学意义,表明高尿酸水平与妊娠高血压的发生有密切的关系,是妊娠高血压的一个危险因子。

尿酸有削弱 NO 的合成并激活循环中的血小板的作用,此为子痫前期的特点。妊娠早期尿酸水平增加与妊娠中晚期发生子痫前期相关,与发生妊娠期高血压的关系尤为密切。但尿酸水平对于诊断妊娠期高血压疾病缺乏敏感性和特异性。Laughon SK 等研究结果表明,早孕期高尿酸血症大于 213.6μmol/L（3.56mg/dl）,增加了子痫前期的发生危险。但早期尿酸并不是单一有效的预测因子,临床还应结合其他指标来提高子痫前期的预测水平。研究认为关于早孕期尿酸增高与胎儿结局的关系仍有待于进一步证实。早孕期高尿酸血症与低出生体重的关系受许多因素影响,比如 BMI 及胰岛素抵抗等。

有些研究对尿酸和胎儿体重的关系进行研究,Akahori Y 等认为,在血压正常的孕妇,血清尿酸升高同轻微肾功能受损及低体重出生儿相关,多因素回归分析表明,孕妇血清尿酸水平是低体重出生儿的独立危险因素,孕妇尿酸水平与胎儿出生体重呈显著负相关;在严重低体重儿的母亲,其尿酸水平和肌酐呈正相关。不过以羊水中尿酸水平预测胎儿体重却与以母体血中尿酸预测结果不同。一项研究提示中期妊娠羊水中的转铁蛋白和尿酸值对预测胎儿出生体重有重要意义,研究发现,早产婴儿中期妊娠期间,羊水中的转铁蛋白高于足月婴儿,而羊水中的尿酸水平则与胎儿出生时孕龄呈正相关,即羊水中尿酸水平增高,其孕龄较长,因此,胎儿出生体重增加。关于血尿酸和羊水尿酸预测胎儿体重的作用是否不同及出现差别的原因何在,仍需大量研究。Bainbridge SA 等对尿酸导致胎儿低体重的原因进行研究,发现血尿酸可影响胎盘的氨基酸转运器的功能,氨基酸转运器主要作用为携带短侧链氨基酸以依赖盐的方式从母体绒毛转运至胎儿循环,如转运器活性降低则引起胎儿宫内营养供应不足,导致宫内发育迟缓。尿酸引起自由基升高,抑制了氨基酸转运器的活性,改变了盐离子的触发方式,引起 Na^+-K^+-ATP 酶活性降低。当用抗氧化治疗或还原型烟酰胺腺嘌呤二核苷酸磷酸（NADPH）氧化抑制同时加用尿酸,尿酸对系统氨基酸转运器的抑制作用即消失。用夹竹桃麻素（apocynin）抑制胎盘的 NADPH 的氧化,可改善尿酸对转运器活性的抑制作用。因此,临床能否应用夹竹桃麻素来降低子痫前期高尿酸血症的胎盘转运功能,以此改善胎儿发育迟缓,值得进一步探讨。同时,Bainbridge SA 等团队完成一项关于 5000 名妇女接受抗氧化剂治疗以预防子痫前期的研究,目前正在结果分析中,作者认为这些措施可能降低了胎盘自由基,进一步可改善胎儿的预后。

高尿酸血症、子痫前期的严重程度可能与新生儿宫内缺氧发病率相关,景丽等研究了妊娠期高血压疾病患者血清尿酸水平与胎儿宫内缺氧的关系,发现妊娠期高血压伴尿酸水平高者胎儿宫内缺氧发生率明显高于尿酸水平正常者,印证了患者尿酸水平反映其血管痉挛状态及受损严重程度。Hawkins 等运用回顾性队列研究方法表明，高血压孕妇尿酸增高，伴随着母亲的不良预后（OR 2.0,95% CI 1.6~2.4）和胎儿的不良预后（OR 1.8,95% CI 1.5~2.1）。表明血清尿酸水平是预测妊娠期高血压疾病的不良预后的标志。另一项 meta 研究表明子痫前期孕妇，尿酸值>210μmol/L(3.5mg/dl)，其妊娠结局不良，其中发生子痫的 likelihood ratio(LR)值为 2.1(95% CI 1.4~3.5)，而<210μmol/L(3.5mg/dl)组 LR 值则为 0.38(95% CI 0.18~0.81)；另外，发生剖宫产的 LR 值分别为 2.4(95% CI 1.3~4.7)和 0.39(95% CI 0.20~0.76)，死产和新生儿死亡率分别为 1.5(95% CI 0.91~2.6)和 0.51(95% CI 0.20~1.3)，小于胎龄儿分别为 1.3(95% CI 1.1~1.7)和 0.60(95% CI 0.43~0.83)。可见尿酸值>210μmol/L(3.5mg/dl)可能是一个危险因素。不过，也有研究认为尿酸值>270μmol/L(4.5mg/dl)，可作为妊娠 20 周以内并发相关并发症的早期临床化学指标，并可作为母儿并发症及产后母亲不良结局的预测因子。2014 年发表的一项单因素回归分析显示，孕周修正后的尿酸测定浓度 Z 值，是估计临床住院的子痫前期患者围生期结局的预测指标（OR 1.5,95% CI 1.4~1.7），Z 值>0.7(曲线下的面积 0.72,95% CI 0.69~0.74)提示结局不良。关于尿酸水平与妊娠高血压疾病的关系及母儿结局的关系仍需大量的临床研究证实，对其预测因子的作用也有待于进一步评价。

　　妊娠期高血压病因复杂，对尿酸的进一步研究可能有助于阐明妊娠期高血压疾病的发生机制，明确诊断及有针对性的靶向治疗。高血压的患者同时伴有高尿酸血症，在降压药的运用与单纯高血压患者略有不同。大量的临床资料表明，很多降压药都会影响尿酸生成和排泄，致血尿酸浓度升高，并诱发痛风久而久之还可产生泌尿系结石、尿酸性肾病，加重病情。因此合理选择治疗用药尤为重要。Gulmezoglu 等研究用别嘌醇治疗妊娠期高血压的效果，实验采用随机、双盲、安慰剂对照方法，对孕 24~32 周诊断为重度子痫前期妇女给予每天口服别嘌醇(200mg)、维生素 E(800IU)、维生素 C(1000mg)，观察 2 周，判断用药是否能延长孕周。结果表明，用药组 52%(14/27)的病例结束妊娠，安慰剂组则为 76%(22/29)(相对风险值 0.68,95% CI 0.45~1.04)，两组各有 1 例发生子痫，用药组 11 例(42%)和安慰剂组 16 例(59%)需要加用抗高血压药物。用药组耐受性好，血清尿酸水平明显降低，血清维生素 E 水平明显升高。结果提示对子痫前期患者，不鼓励进行常规抗氧化治疗。而 Schackis 等应用促尿酸排泄药物丙磺舒虽显著降低尿酸水平，但对高血压没有明显作用，原因尚需探究。关于有针对性的干预高尿酸血症及阻断母儿不良结局的研究恐怕还需要很长远的工作。

第三节　尿酸与妊娠期糖尿病

　　随着生活水平提高，妊娠期糖尿病患者逐年增加，并随着产检的普及越来越受到重视。妊娠期妇女的代谢与平常人有着较大差异，其体内各项功能也处于应激状态，尿酸水平指标参与到妊娠期糖尿病患者严重程度及产后情况的评价，并逐年受到重视。

　　妊娠期糖尿病是指妊娠后首次发现或发病的糖尿病。糖尿病可增加孕妇早期自然流产的发生率，易并发妊娠期高血压疾病，易合并感染等；对于胎儿来说，可增加巨大胎儿、早产及胎儿畸形的发生率；对于早产儿，增加发生新生儿呼吸窘迫综合征、新生儿低血糖、新生儿低钙低镁血症等。故于孕24～28周的糖筛查就显得尤为重要。糖尿病的高血糖和高尿酸血症是其病理生理发生改变的一个方面,可能与糖、脂肪,蛋白质代谢紊乱,肾糖阈、尿酸的清除率下降,血尿酸增高有关。及早发现尿酸升高,及时正确处理,可以明显改善妊娠合并糖尿病的结果和预后。有些研究观察了尿酸在妊娠期糖尿病中的变化,青海省人民医院妇产科的伍东月通过对妊娠合并糖尿病研究发现,妊娠合并糖尿病的患者血尿酸为(302.8±67.8)μmol/L,高出正常对照组100μmol/L。广西壮族自治区人民医院的梁桂玲在做临床病例收集与分析的时候证明了妊娠期高血压合并妊娠期糖尿病患者的血尿酸高于正常怀孕妇女水平。Marc Parrish等在对3397名患者临床病例总结中发现妊娠期高血压患者中95%以上的人的血尿酸值明显高于正常水平,这些人中大部分也都合并了妊娠期糖尿病。湖北省襄樊市第一人民医院的梁怡、广州医学院附属第一医院的邓顺友以及南京医科大学附属第一医院的潘义等对100～130例的妊娠期糖尿病患者的研究中发现,>95%的患者血尿酸高于正常100μmol/L。诸多资料均证明了妊娠期糖尿病患者的血尿酸值增高。Laughon SK等研究发现,孕早期尿酸值>4.5mg/dl(3.6mg/dl),则妊娠期糖尿病的发病风险升高3倍,但孕早期尿酸值仍不能预测妊娠期糖尿病的进展,目前研究只能提示孕妇尿酸升高,可能提示其代谢状态不良,可能进一步影响了妊娠结局。2012年Wolak等观察2001—2007年间分娩的5507例孕妇,发现孕20周内,尿酸水平和糖尿病及子痫前期的疾病发生呈显著相关,尿酸水平低于144μmol/L(2.4mg/dl),糖尿病发生率为6.3%,而高于330μmol/L(5.5mg/dl)则发生率提高到10.5%,两发生率有显著统计学差异(P<0.001)。当尿酸水平低于144μmol/L(2.4mg/dl),轻度子痫前期发生率2.1%,尿酸水平在150～240μmol/L(2.5～4.0mg/dl)之间,发生率为3.3%,在246～330μmol/L(4.1～5.5mg/dl)之间,发生率为5.3%,高于330μmol/L(5.5mg/dl),发生率则为4.5%(P<0.001)。

尿酸与妊娠期糖尿病有一定的相关性,其病理生理基础可能在于①胰岛素可促使尿酸等阴离子及钠盐的重吸收增加,从而升高血尿酸水平。高尿酸水平是胰岛素抵抗综合征的特征表现之一。此外,这些患者多存在广泛的微血管病变,可使组织缺氧,导致尿酸形成过程中的底物,如:腺嘌呤、次黄嘌呤及酶增加,同时使血乳酸水平增加。而尿酸可抑制尿酸重吸收和与分泌相关的离子交换转运系统,使尿酸清除减少。②由尿酸产生过多引起的高尿酸血症占全部原发性高尿酸血症的10%,而90%的患者是由于尿酸清除减少所致。肾脏排泄尿酸能力减退的原因目前尚未完全阐明,但近年的研究认为主要与代谢综合征相关的高胰岛素血症相关,胰岛素能促进肾脏对尿酸的重吸收。代谢综合征患者存在的高胰岛素血症会使肾脏排泄尿酸减少,血尿酸升高。胰岛素在促进肾小管重吸收尿酸的同时也促进了钠的重吸收,因此高胰岛素血症还能引起水钠潴留和血压升高,使这种类型的高尿酸血症往往与高血压共存。

因此,妊娠期糖尿病患者的血尿酸水平一般高于正常妊娠患者,高尿酸血症与肾脏排泄功能以及胰岛素密切相关,严重的高尿酸血症往往会导致妊娠期高血压,并且有发生先兆子痫的危险。因而妊娠期尿酸的监测具有重要意义,有助于帮我们判断疾病的严重程度,并及时作出处理。

第四节　高尿酸血症与妊娠的其他相关问题

　　一般的情况尿酸是由肾脏排泄,从肾小球滤过的尿酸几乎全部由近端肾小管重吸收,尿液中尿酸由肾小管近曲部分泌,已经证实肾小管分泌尿酸,而肾小管可再次重吸收,肾脏排泄是调节血尿酸浓度的重要部分。

　　患有肾炎合并高尿酸血症的患者如果妊娠需要注意哪些方面呢?原发性肾炎经过治疗已痊愈,妊娠一般没有什么危险,肾炎如果无高血压、肾功能正常时可以妊娠。当然妊娠时会有蛋白尿增多,但肾脏病本身一般不会恶化。如果血中的白蛋白明显降低,有可能引起胎儿体重不足或早产。此外,妊娠容易发生血栓形成,从而引起其他部位的病变。肾炎合并高尿酸血症的病人发生高血压或轻度氮质血症时如果妊娠容易发生妊高征,也容易引起胎儿死亡。还有一些药物,如:利尿药、抗结核药、阿司匹林、儿茶酚胺等均能影响尿酸的排泄。利尿药物可减少肾小管对尿酸分泌并增加其重吸收;抗结核药物如乙胺丁醇和吡嗪酰胺均能抑制肾小管分泌尿酸;阿司匹林小剂量抑制肾小管分泌尿酸,当剂量增加到 $2\sim3g$ 时可以抑制肾小管对尿酸的重吸收,起清除尿酸的作用;儿茶酚胺影响肾血流量,妊娠负荷超过肾脏的清除能力,尿酸结晶沉积于集合管、肾盂和尿道,产生肾内、甚至肾外梗阻,导致少尿性急性肾衰竭。如有细胞外容量减少、尿流率降低、酸性尿等因素参与可诱发或加重这一病变。不仅增加了孕妇的负担影响孩子的发育同时导致肾脏功能恶化,在生活中一定注意避免任何外界诱发病情加重的因素。沈平雁等探讨妊娠并发肾病综合征患者的妊娠结局及肾功能的变化,研究回顾性调查 59 例妊娠并发肾病综合征患者的临床资料,结果发现,孕妇出现蛋白尿孕周平均为(20.35 ± 9.40)周,尿蛋白量(24 小时)$3.5\sim15.0g$,中位数 5.1g;血浆白蛋白 $10\sim28g/L$,中位数 22.5g/L;血尿酸 $196\sim793\mu mol/L$,中位数 $385.5\mu mol/L$. 妊娠高血压综合征发生率为 75%,其中先兆子痫占 55.5%。胎儿存活率 72.9%(43/59),其中早产占 76.7%(33/43),低体质量儿占 62.8%(27/43)。产后 50% 患者持续肾病综合征。24 例原有慢性肾炎,其中 75% 患者蛋白尿较怀孕前有不同程度的增加。38 例伴有肾功能受损,其中 36.8% 患者产后肾功能受损加重,23.7% 进入终末期肾衰竭,其中 80% 发生在肌酐 $\geqslant$ $265\mu mol/L$ 的患者,89% 患者产后持续高血压。Logistic 回归结果提示,孕期高尿酸血症($OR=1.012$,$P=0.018$)和肌酐升高($OR=1.005$,$P=0.039$)是孕妇产后肾功能受损加重的危险因素。高尿酸血症($OR=1.006$,$P=0.012$)也是胎儿死亡的危险因素,提示妊娠并发肾病综合征患者的胎儿存活率低,其中高尿酸血症是威胁孕妇和胎儿的首要危险因素。

　　关于高尿酸血症与痛风的关系,已知痛风是一组嘌呤代谢紊乱所致的疾病,其临床特点为高尿酸血症及由此而引起的痛风性急性关节炎反复发作、痛风石沉积、痛风石性慢性关节炎和关节畸形,常累及肾脏引起慢性间质性肾炎和尿酸肾结石形成。本病可分原发性和继发性两大类,原发性者病因除少数由于酶缺陷引起外,大多未阐明,常伴高脂血症、肥胖、糖尿病、高血压、动脉硬化和冠心病等,属遗传性疾病。继发性者可由肾脏病、血液病及药物等多种原因引起。一般来说,痛风是后天形成的疾病,不会遗传给下一代。但是,也有一些原发性患者痛风具备遗传性。所幸的是,真正属先天性遗传引发的内源型痛风很少,到目前为止,仅确定两种痛风是先天性连锁性遗传。一种是因为黄嘌呤-鸟嘌呤核苷酸转移酶缺乏,造成次黄嘌呤生成次黄嘌呤核苷酸减少,合成黄嘌呤、尿酸量增多引起的痛风,称雷-奈综合征。另一种是5-磷酸核糖-焦磷酸合成酶活性增强,5-磷酸核糖-焦磷酸和谷氨酰胺合成次黄嘌呤核苷酸增多,进一步增加合成尿酸而引发的痛风。明确属于遗传性疾病者罕见,仅占1%~2%。但一级亲属关系中,若有两例痛风的家系,那么这个家系中痛风患者的儿子到一定年龄时患病的概率可达50%,所以准备怀孕的夫妻应注意预防痛风。关于痛风患者能否怀孕,目前认为病情控制稳定,可以妊娠。但最常规的降低尿酸药物别嘌醇和苯溴马隆都为孕妇慎用,所以病情控制良好,一般停药后3~6个月后复查正常可以考虑怀孕。并且孕期建议定期检查。

总之,高尿酸血症在妊娠中具有重要意义,虽经历百年的研究与观察,但对其临床意义的研究仍然是热点,就其与子痫前期、糖尿病等的关系发现其可能是这些疾病的一个早期信号,并且与疾病的严重程度与母儿结局紧密相关。因此动态监测尿酸,对疾病的进展观察有积极意义。如何降低尿酸值预防这些疾病的发生,改善其转归,仍然是值得探索的一个长期而艰巨的任务。

(邓文慧)

参 考 文 献

1. Johnson RJ,Kang DH,Feig D,et al. Is there a pathogenetic role for uric acid in hypertension and cardiovascular and renal disease? Hypertension,2003,41:1183-1190.

2. Powers RW,Bodnar LM,Ness RB,et al. Uric acid concentrations in early pregnancy among preeclamptic women with gestational hyperuricemia at delivery. Am J Obstet Gynecol,2006,194(1):160.

3. Lind T,Godfrey KA,Otun H,et al. Changes in serum uric acid concentrations during normal pregnancy. Bri. J Obstet Gynecol,1984,91(2):128-132.

4. Igarashi M,Miyake H,Suzuki S. Effect of changes in renal circulation on serum uric acid levels in women with twin pregnancy. Clin Exp Nephrol,2010,14(5):436-439.

5. Paula LG,da Costa BE,Poli-de-Figueiredo CE,et al. Does uric acid provide information about maternal condition and fetal outcome in pregnant women with hypertension? Hypertens Pregnancy,2008,27(4):413-420.

6. 陈予新. 高尿酸血症与高血压病关系的临床分析. 中国现代医药杂志,2004,6(4):51.

7. Mercuro G,Vitale C,Cerquetani E,et al. Effect of hyperuricemia upon endothelial function in patients at increased cardiovascular risk. Am J Cardiol,2004,94(7):932-935.

8. Feig DI,Nakagawa T,Karumanchi SA,et al. Hypothesis:Uric acid,nephron number,and the pathogenesis of essential hypertension. Kidney Int,2004,66(1):281-287.

9. Khosla UM,Zharikov S,Finch JL,et al. Hyperuricemia induces endothelial dysfunction. Kidney Int,2005,67(5):1739-1742.

10. Watanabe S,Kang DH,Feng L,et al. Uric acid,hominoid evolution,and the pathogenesis of salt-sensitivity. Hypertension,2002,40(3):355-360.

11. Gersch C,Palii SP,Imaram W,et al. Reactions of peroxynitrite with uric acid:formation of reactive intermediates,alkylated products and triuret,and in vivo production of triuret under conditions of oxidative stress. Nucleosides Nucleotides Nucleic Acids,2009,28(2):118-149.

12. Bainbridge SA,Roberts JM,von Versen-Höynck F,et al. Uric acid attenuates trophoblast invasion and integration into endothelial cell monolayers. Am J Physiol Cell Physiol,2009,297(2):c440-c450.

13. Matias ML,Romão M,Weel IC,et al. Endogenous and Uric Acid-Induced Activation of NLRP3 Inflammasome in Pregnant Women with Preeclampsia. PLoS One,2015,10(6):e0129095.

14. Mazzali M, Hughes J, Kim YG, et al. Elevated uric acid increases blood pressure in the rat by a novel crystal-independent mechanism. Hypertension, 2001, 38(5):1101-1106.

15. Bainbridge SA, Robert JM. Uric acid as a pathogenic factor in preeclampsia. Placenta, 2008, 29 (Suppl A): s67-s72.

16. Beck BB, Trachtman H, Gitman M, et al. Autosomal dominant mutation in the signal peptide of renin in a kindred with anemia, hyperuricemia, and CKD. Am J Kidney Dis, 2011, 58(5):821-825.

17. 曹成波, 陈峰. 高尿酸血症与妊娠高血压的关系研究. 中国实用医药, 2011, 6(30):111-112.

18. Mustard JF, Murphy EA, Ogryzlo MA, et al. Blood coagulation and platelet economy in subjects with primary gout. Can Med Assoc J, 1963, 89:1207-1211.

19. Laughon SK, Catov J, Powers RW, et al. First trimester uric acid and adverse pregnancy outcomes. Am J Hypertens, 2011, 24(4):489-495.

20. Lim KH, FriedmanSA, ecker JL, et al. The clinical utility of serum uric acid measurements in hypertensive diseases of pregnancy. Am J Obstet Gynecol, 1998, 178:167-171.

21. Akahori Y, Masuyama H, Hiramatsu Y. The correlation of maternal uric acid concentration with small-for gestational-age fetuses in normotensive pregnant women. Gynecol Obstet Invest, 2012, 73(2):162-167.

22. Gao T, Zablith NR, Burns DH, et al. Second trimester amniotic fluid transferrin and uric acid predict infant birth outcomes. Prenat Diagn, 2008, 28(9):810-814.

23. Bainbridge SA, von Versen-Höynck, Roberts JM. Uric acid inhibits placental system A amino acid uptake. Placenta, 2009, 30(2):195-200.

24. Sagen N, Haram K, Nilsen ST. Serum urate as a predictor of fetal outcome in severe pre-eclampsia. Acta Obstet Gynecol Scand, 1984, 63(1):71-75.

25. 景丽, 张艳红, 王艳, 等. 妊娠期高血压疾病患者血清尿酸水平与胎儿宫内缺氧的关系研究. 中国妇幼保健, 2008, 19(23):2653-2654.

26. Hawkins T, Roberts J, Mangos G, et al. Plasma uric acid remains a marker of poor outcome in hypertensive pregnancy: a retrospective cohort study. BJOG, 2012, 119:484-492.

27. Thangaratinam S, Ismail KM, Sharp S, et al. Accuracy of serum uric acid in predicting complications of pre-eclampsia: a systematic review. BJOG, 2006, 113(4):369-378.

28. Vázquez-Rodríguez JG, Rico-Trejo EI. Role of uric acid in preeclampsia-eclampsia. Ginecol Obstet Mex, 2011, 79(5):292-297.

29. Livingston JR, Payne B, Brown M, et al. Uric Acid as a predictor of adverse maternal and perinatal outcomes in women hospitalized with preeclampsia. J Obstet Gynaecol Can, 2014, 36(10):870-877.

30. Gülmezoğlu AM, Hofmeyr GJ, Oosthuisen MM. Antioxidants in the treatment of severe pre-eclampsia: an exploratory randomized controlled trial. Br J Obstet Gynaecol, 1997, 104(6):689-696.

31. Schackis RC. Hyperuricemia and preeclampsia: is there a pathogenic link? Med Hypotheses, 2004, 63(2):239-244.

32. 丰有吉, 沈铿. 妇产科学. 第2版. 北京:人民卫生出版社, 2010.

33. von Mühlendahl KE, Herkenhoff H. Long-term course of neonatal diabetes. N Engl J Med, 1995, 333(11):704-708.

34. 伍东月. 妊娠与血尿酸水平的探讨. 青海医学院学报, 2002, 23(3):37-38.

35. 梁桂玲, 严华. 孕期体重变化、胰岛素抵抗和尿酸水平等对妊娠高血压综合征影响的分析. 中国妇产科临床杂志, 2004, 5(4):297-299.

36. MARC PARRISH. Hyperuricemia facilitates the prediction of maternal and perinatal adverse outcome in patients with severe/superimposed preeclampsia. J Matern Fetal Neonatal Med, 2010, 23(12):1451-1455.

37. 梁怡,庞燕,杨文建. 妊娠期糖尿病患者 C 反应蛋白、血尿酸和血脂水平的临床研究. 2011,5(10):1471-1474.

38. 邓顺友,陈广原,张彤. 妊娠期糖尿病患者的血糖、血脂、血尿酸及胰岛素敏感性变化. 中国误诊学杂志,2008,8(27):6559-6561.

39. 潘义,孙丽洲,姜海风. 肾多普勒参数和肾功能指标监测妊娠期妇女肾血流动力学变化的对比研究. 中华超声影像学杂志,2007,16(8):689-691.

40. Laughon SK,Catovr J,Provins T,et al. Elevated first-trimester uric acid concentrations are associated with the development of gestational diabetes. Am J Obstet Gynecol,2009,201(4):402e1-402e5.

41. Wolak T,Sergienko R,Wiznitzer A,et al. High uric acid level during the first 20 weeks of pregnancy is associated with higher risk for gestational diabetes mellitus and mild preeclampsia. Hypertens Pregnancy,2012,31(3):307-315.

42. 马通军,冯凭. 2 型糖尿病伴高尿酸血症的对策与评价. 中国实用内科学杂志,2004,24(3):142-144.

43. Innes KE,Wimsatt JH. Pregnancy-induced hypertension and insulin resistance:evidence for a connection. Ginecol Obstet Mex,2011,79(5):292-297.

44. 郭沛艳,谢忠艳,薛凡. 尿酸与糖尿病关系的研究进展. 黑龙江医学,2010,34(11):817-819.

45. Metyas S,Rouman H,Arkfeld DG. Pregnancy in a patient with gouty arthritis secondary to pseudo-Bartter syndrome. J Clin Rheumatol,2010,16(5):219-220.

46. 沈平雁,任红,张文,等. 妊娠并发肾病综合征的临床研究. 中华肾脏病杂志,2010,26(1):20-24.

47. Lhotta K,Gehringer A,Jennings P,et al. Familial juvenile hyperuricemic nephropathy:report on a new mutation and a pregnancy. Clin Nephrol,2009,71(1):80-83.

第十七章

══ 高尿酸血症与阴茎勃起功能障碍 ══

一、前言

随着我国人民生活水平的不断提高,传统的饮食规律、饮食结构、生活方式也在不断地发生着变化,高蛋白、高脂、高糖、高嘌呤饮食逐渐进入人们的餐桌,与之相关的代谢性疾病如高尿酸血症的发病率、患病率均呈逐年上升趋势。尿酸是人体嘌呤核苷酸代谢的终产物,任何原因引起的嘌呤代谢紊乱和(或)肾脏对尿酸的排泄异常均可导致血尿酸水平升高。近年来,国内外对高尿酸血症的研究不断深入,多项流行病学和临床研究结果证实,高尿酸血症与痛风、心血管疾病、肾脏疾病、代谢综合征等疾病的发生、发展密切相关,高尿酸血症已经成为威胁人类健康的严重代谢性疾病,受到了医学界的广泛重视。目前临床中很多患者除了表现为尿酸水平高外,并未表现出临床症状,对 HUA 的慢性隐匿性危害缺少必要的认识,因此,提高患者对高尿酸血症的认识对降低高尿酸血症的危害性尤为重要。故而,了解人群高尿酸血症的流行病学数据和流行特征,对预防和治疗高尿酸血症及与其可能相关的疾病,具有十分重要的意义。

阴茎勃起功能障碍(erectile dysfunction,ED)是由多种因素引起的综合征,是男科的常见病也是目前关注的热点之一。ED 与生理疾病和心理方面关系密切,目前发现年龄、高血压、高血脂、糖尿病、冠心病和外周血管疾病、脊髓病变、前列腺疾病、盆腔手术、尿道及骨盆外伤等都可引起 ED。正常的阴茎勃起是阴茎海绵体动脉扩张、平滑肌松弛和静脉阻断的综合过程。任何一个环节的缺陷都有可能导致 ED。随着对男性勃起功能生理机制研究的不断进展,人们认识到血管内皮功能异常是 ED 发生的重要原因之一。关于高尿酸血症可导致心脑血管疾病,已经获得人们的共识并引起重视。有研究表明:高尿酸可损伤血管内皮并抑制内皮的修复过程,进而导致血管平滑肌增殖,并且通过化学因子、细胞因子表达,增强肾素-血管紧张素系统活性,增加血管壁 C 反应蛋白的活性;高尿酸血症可通过促进氧化应激过程、激发机体炎症反应、加速机体内脂质代谢紊乱进程等途径损伤血管内皮,引起内皮功能紊乱,导致心、脑、血管等疾病的发生与发展。本文对高尿酸通过损害血管内皮引起内皮功能异常导致 ED 作一综述,为 ED 的诊疗提供新的思路。

二、高尿酸血症发病机制

1. 高尿酸血症定义　尿酸(uric acid,UA)是食物中的核酸、嘌呤及其化合物在体内各种酶的作用下生成次黄嘌呤和黄嘌呤,并在黄嘌呤氧化酶的作用下产生的一种代谢产物。机体内的尿酸处于一种动态平衡状态,对机体产生抗氧化的作用,当尿酸生成增多和(或)排泄减少时,这种动态平衡就会被打破,机体内血尿酸水平升高,形成高尿酸血症。

2. 高尿酸血症危害机制　高尿酸血症是一种危害人体健康的代谢性疾病之一,它与高血压、心肌梗死、冠心病等的心脑血管疾病密切相关,是高血压、动脉粥样硬化及冠状动脉粥样硬化性心脏病的独立危险因子,与代谢综合征密切相关,尽管它的发病机制还不是很清楚,但血管功能的异常是心血管疾病的始动因素。

高尿酸血症引起动脉硬化的机制目前尚未完全明了,可能为:①高尿酸血症促进 LDL 的氧化和脂质的过氧化;②尿酸生成增多时氧自由基生成也相应增多并参与炎症反应,而炎症反应在动脉粥样硬化形成过程中起关键性作用;③尿酸盐作为炎性物质,能激活血小板,促进血小板聚集和血栓形成;④高尿酸血症时尿酸盐结晶的析出,沉积于血管壁,引起局部炎症,直接损伤血管内皮细胞;⑤高尿酸血症是代谢综合征的一个组成部分,常合并胰岛素抵抗或高胰岛素血症以及脂质代谢紊乱,尿酸可通过这些因素的综合作用引起动脉粥样硬化。

亦有研究结果证实阴茎勃起功能障碍人群高尿酸血症与肥胖、高血压、高血脂、高血糖等代谢疾病有关,目前认为可能的机制是:肥胖患者多有内分泌功能紊乱,雄激素和促肾上腺皮质激素水平低下或酮酸生成增加而抑制尿酸的排泄;肥胖者常进食增多、嘌呤合成加速而使尿酸生成增加;血清尿酸水平升高可能通过抑制 NO 途径和激活肾素-血管紧张素系统而导致肾脏血管收缩,升高血压;尿酸引起血管/平滑肌细胞增殖、炎症反应和氧化应激,并导致肾脏微血管的不可逆损伤,而导致血压升高;在嘌呤的代谢过程中,尿酸生成的同时可产生大量自由基,促进 HDL-C 的氧化和脂质过氧化,导致脂代谢紊乱;高尿酸血症与胰岛素抵抗密切相关,在胰岛素抵抗状态下,糖酵解中间产物向 5-磷酸核糖及磷酸核糖焦磷酸转移,进而促进血尿酸生成;胰岛素抵抗可增加肝脏脂肪的合成,导致嘌呤代谢紊乱,血尿酸水平升高。

三、阴茎勃起功能障碍

1. ED 定义　阴茎勃起功能障碍(erectile dysfunction,ED)是指阴茎持续不能达到或维持足够的勃起以完成满意的性生活,病程三个月以上。

2. ED 流行病学　成年男性的常见病。美国马萨诸塞州男性老龄化研究(massachusetts male aging study,MMAS)中 1290 名 40~70 岁男性的 ED 患病率为 52%,其中轻、中、重度 ED 患病率分别为 17.2%、25.2% 和 9.6%。

随着社会人口老龄化趋势及人们对生活质量要求的不断提高,最新的流行病学数据显示 ED 在我国也具有较高的患病率。据统计,我国 11 个城市医院门诊就诊的 ED 患者中,30~50 岁的 ED 患者占 60% 以上,中度和重度的 ED 患者占 42.9% 和 29.9%。2000 年上海市 1582 名中老年男性(62.1±9.21 岁)的 ED 患病率为 73.1%。2003 年在北京、重庆及广州 3 个地区调查 2226 名中年男性(40.2±5.8 岁)的 ED 患病率为 40.2%;同年,北京市社区调查 1247 名已婚男性,其中 40 岁以上者 ED 患病率为 54.5%;2010 年 BPC-BPH 研究小组调查北京市社区共 1644 名 50~93 岁男性,ED 的患病率为 90.45%;另一组北京地区 764 名健康体检 60 岁以上(71.4±5.8 岁)的男性问卷调查 ED 的患病率为 89.4%。

综合国内现有报道资料,ED 的患病率随年龄增加而升高。以上 ED 的流行病学报告结果波动较大,主要与研究设计、方法以及被调查者的年龄分布和社会经济地位有关。

3. ED病因　ED的病因错综复杂,通常是多因素所导致的结果。

阴茎的勃起是神经内分泌调节下的一种复杂血管活动,这种活动需要神经、内分泌、血管、阴茎海绵体及心理因素的密切协同,并受全身性疾病、营养与药物等多因素的影响,其中任一方面的异常均可能导致ED。具体病因包括:精神心理性、内分泌性、代谢性、血管性、神经性、药物性、混合性等。

代谢性疾病导致的ED,以糖尿病最为多见,发生率高达30%~70%,比非糖尿病患者高2~5倍。随着糖尿病患者年龄增长和病程的延长,ED发生率会明显增加。由于糖尿病导致的病理生理改变较复杂,包括神经血管等多方面的因素,但实质上,起启动作用的仍可能是内分泌因素。糖尿病患者,可发生不同程度的自主神经、躯体神经以及周围神经功能性、器质性或神经递质改变。糖尿病还可引起阴茎海绵体白膜的异常,主要表现为白膜厚度增加,胶原的波浪样结构消失,海绵体与平滑肌之间大量增生的胶原纤维致使海绵体的顺应性下降,即海绵体舒张功能受损。

血脂代谢异常也是ED重要的危险因素,其机制尚无定论。可能涉及血管结构与功能、内皮细胞、平滑肌及神经等的改变。40岁以上男性高脂血症患者与ED关系更为密切。多数研究认为,血脂异常主要通过两种方式影响阴茎动脉血流:一是导致髂内动脉、阴部内动脉和阴茎动脉等大血管粥样硬化,减少了阴茎动脉血流量;二是损伤血管内皮细胞,影响阴茎勃起过程中的血管平滑肌松弛。

四、高尿酸血症与ED

高尿酸血症是代谢性疾病,与许多心血管疾病的发生与发展密切相关。但人们对高尿酸血症与ED的关系却很少关注。高尿酸血症患者发生ED的机制尚未完全清楚,可能与以下的机制有关:

1. 高尿酸血症可损伤血管内皮引起其功能异常导致ED　内皮具有维持血管紧张度、维持血液流动及防止血管内血栓形成的功能。血管内皮异常既是大多数心血管疾病的始动因子,也是影响阴茎海绵体血窦开放的关键因子,因此血管内皮功能异常是ED发生的重要原因之一。高尿酸血症时体内氧自由基增多,促进氧自由基与NO的反应增强,消耗了大量的NO导致NO含量下降;高尿酸血症还可抑制NO合酶的活性,从而减少NO生成;高尿酸血症还可刺激炎症介质的生成,上述多种因素都可损伤血管内皮,促进血管内皮功能异常导致ED。也有报道高尿酸血症可能通过氧化应激机制介导内皮功能紊乱,研究发现高尿酸血症尿酸可刺激内皮细胞NADPH氧化酶增加ROS生成增多,抑制血管内皮舒张和NO的释放,AngⅡ的活性增加,反应表达能力增强,使血管内皮结构变异,促进内皮细胞的凋亡,使血管内皮减少,内皮功能异常;尿酸还可促进体内内毒素的生成,进而刺激产生TNF-α并激活其活性,TNF-α的炎症作用严重损伤血管内皮细胞,加速内皮细胞的凋亡,使内皮功能异常,并且高尿酸血症可促使人类血管平滑肌细胞(human vascular smooth muscle cell,HVSMC)和人类脐静脉内皮细胞(human umbilical vein endothelial cells,HUVEC)的C反应蛋白(C reactive protein,CRP)mRNA的表达增强并促进蛋白释放增加。研究发现CRP在机体内可减少NO的合成并促进血管活性黏附分子及其细胞因子的表达能力,使其活性增强进而损伤内皮功能,CRP还可激活NF-κB的活性,加速血管内皮细胞凋亡和加速内皮祖细胞的衰老进程并促进其凋亡。在长期高尿酸血症状态下,机体内的大量尿酸可加快 HVSMC 细胞的增殖和迁移进程,通过抑制 HUVEC 的增殖和迁移能力,实现抑制 HUVEC 中 NO 的合成能力,使 NO 浓度减少,使 cGMP 浓度下降,导致血管平滑肌顺应性下降,血管舒张功能降低,引起血管内皮功能异常导致 ED。因此高尿酸血症状态,机体可通过氧化应激、炎症反应、脂质代谢紊乱等机制损伤血管内皮,引起内皮功能异常,导致 NO 合酶(nitric oxide synthase,NOS)合成减少,NO 生成减少,同时尿酸可以直接与 NO 发生不可逆的反应,也会使 NO 浓度下降,都会使 cGMP 浓度下降,引起血管内皮功能障碍,损害血管内皮依赖的舒张功能。NO 是阴茎勃起的关键介质,因此高尿酸血症可以损伤内皮功能引起 NO 减少,导致 ED。血管内皮功能紊乱是 ED 和心血管疾病的共同特征之一。

2. 高尿酸血症可引起高血压导致 ED　流行病学研究表明高血压与 ED 密切相关,高血压不但可以改变血管顺应性、损伤血管内皮功能,还可以改变海绵体平滑肌细胞连接以及信号传导系统的功能,从而导致 ED。Costa 等在动物实验中通过自发性高血压大鼠(spontaneously hypertensive rats,SHR)ED、血压及血管内皮损伤程度的研究,发现 ED 与高血压正相关。高尿酸患者体内氧化应激作用增强,使 ROS 升高;高尿酸直接抑制海绵体平滑肌舒张功能,破坏了血管内皮源性舒张因子(endothelium-derived relaxing factor,EDRF)/一氧化氮(nitric oxide,NO)与血管内皮素(endothelin,ET)的动态平衡,导致阴茎海绵体血管及平滑肌细胞(smooth muscle cell,SMC)收缩功能失调,收缩不同步,从而导致 ED。钙敏感的 RhoA/Rho 激酶信号传导途径也在高血压性 ED 的发生发展中起关键作用,高尿酸血症可以通过上调 RhoA/Rho 激酶活性,通过 Ca^{2+} 敏感性途径导致阴茎血管和平滑肌的收缩增强,海绵体储血障碍,导致 ED。因此高尿酸血症能通过多种机制促进高血压的发生及进展,并促进靶器官损害。

3. 高尿酸血症引起糖尿病神经性病变导致 ED　糖尿病(diabetes mellitus,DM)神经病变是 ED 的重要机制,高尿酸血症可加速 DM 神经病变的速度,高尿酸血症与 DM 周围神经病变密切相关,DM 患者高尿酸血症时通过测定胰岛素抵抗指数(insulin resistance index,IRI)可反映 DM 周围神经病变严重程度,因此高尿酸血症是反映 DM 周围神经病变严重程度的重要指标并直接影响疾病的预后。DM 神经性病变周围神经末梢发生结构和功能的非炎症性损害,引起神经传导缺陷,使来自阴茎刺激的传入感觉冲动丧失,阴茎勃起反射受损,导致 ED。因此 DM 神经病变使神经传导障碍,支配阴茎的舒血管肠肽能、胆碱能、肾上腺素能神经破坏,阴茎勃起相关的神经递质浓度下降,最终导致 ED。高尿酸血症可促进 DM 周围神经病变的进程并直接影响预后,在控制了多个危险因素后发现,具有高尿酸血症患者是非高尿酸血症患者发生血糖异常的 1.5 倍,长期高血糖状态糖代谢异常是 DM 周围神经病变的重要原因。

4. 高尿酸血症导致 ED 的综合因素分析　最初发现高尿酸血症在疑似冠脉疾病(coronary artery disease,CAD)患者中的 ED 发生有很大关系。血中尿酸水平每升高 $60\mu mol/L$(1mg/dl),ED 的风险则升高 31%。然而,同传统心血管风险相比,尿酸水平同 ED 的关系不再明显。

近期研究表明可溶性尿酸对微脉管系统有显著影响。尿酸,为细胞外环境中的抗氧化剂,然而胞内尿酸升高则引起血管平滑肌和内皮的氧化应激反应。其机制与 NADPH 氧化酶的刺激有关。此外,尿酸还显著减少平滑肌和内皮细胞中的 NO 的含量。同尿酸正常的小白鼠相比,高尿酸血症的小白鼠存在内皮功能障碍。此外,人类高尿酸血症(包括无症状高尿酸血症)与内皮功能紊乱关系密切。研究表明低尿酸血症同黄嘌呤氧化酶抑制剂可改善内皮功能障碍。其机制是由于特异性阻断黄嘌呤氧化酶还是减少血管内皮细胞内尿酸含量目前尚无定论。尿酸也可引起炎症,通过激活丝裂酶原蛋白酶和活化 NFκB 引发 CRP 和趋化因子增高。低尿酸据报道在正常受试者和慢性肾病(chronic kidney disease, CKD)受试者中均能提高 CRP 水平。最后,在试管中,尿酸可以促进血管平滑肌细胞增殖,在人体中引发肾脏微血管疾病。同样,血清尿酸同心梗患者中心脏微血管疾病有很大关系。

高尿酸血症导致 ED 有很多因素,比如内皮功能障碍、微血管疾病、睾酮水平变化以及心理因素。尿酸因导致内皮功能障碍及微血管疾病而导致 ED。例如噻嗪类药物可因导致内皮功能障碍导致 ED。在 ED 患者中,噻嗪类利尿药应用更为普遍(15% vs 6%,$P<0.01$)。有趣的是,噻嗪类利尿剂能升高尿酸含量,在动物试验中,因噻嗪类利尿剂导致的血管内皮障碍可在尿酸降低时好转。因此文章认为复杂相互作用的心血管危险因素和尿酸为 ED 的潜在病因。为了证实尿酸是否对 ED 有影响,在 ED 患者中实施降低尿酸治疗很有必要。在长期观察中,别嘌醇降低尿酸从而改善内皮功能在此研究中饱受争议。

总之,ED 被认为是 CAD 的危险因素。研究中,心源性胸痛患者如有高尿酸血症更易出现 ED。在动物试验中,降低尿酸可改善内皮功能障碍,减少氧化应激及炎症。我们可以推测降低尿酸对伴或不伴 CAD 的 ED 患者有着潜在受益。

五、结语与展望

综上所述,高尿酸血症不但是心脑血管疾病的独立危险因素之一,而且还与 ED 的发生和发展密切相关。高尿酸血症可通过导致血管内皮细胞功能异常、ROS 作用、直接抑制海绵体平滑肌舒张功能、导致阴茎海绵体血管病变、神经病变、细胞间信号转导等机制参与 ED 的发生与发展。目前高尿酸血症与 ED 的研究相对较少,我们应该通过大量的临床资料研究高尿酸血症与 ED 的关系,力求通过高尿酸血症分析 ED 的发病机制,为 ED 的治疗提供新的方向。

(王建业 王建龙)

参 考 文 献

1. Fang J, Alderman MH. Serum uric acid and cardiovascular mortality the NHANES I epidemiologic follow-up study, 1971-1992. National Health and Nutrition Examination Survey. J Am Med As, 2000, 283 (18): 2404-2410.

2. Zhu Y, Pandya BJ, Choi HK. Comorbidities of gout and hyperuricemia in the US general population: NHANES 2007-2008. Am J Med, 2012, 125 (7): 679-687.

3. Dwosh IL, Roncari DA, Marliss E, et al. Hypouricernia in disease: a study of different mechanisms. J Lab Clin Med, 1977, 90 (1): 153-161.

4. Ruggiero C, Cherubini A, Ble A, et al. Uric acid and inflammatory markers. Eur Heart J, 2006, 27 (10): 1174-1181.

5. Erdogan D, Gullu H, Caliskan M, et al. Relationship of serum uric acid to measures of endothelial function and atherosclerosis in healthy adults. Int J Clin Pract, 2005, 59 (11): 1276-1282.

6. Ariel RJ. Significance of uric acid for the heart and vessels. Eur Heart J, 2006, 27 (15): 1886.

7. Kang DH, Nakagawa T, Feng L, et al. A role for uric acid in the progression of renal disease. Am Soc Nephrol, 2002,13(12):2888-2897.

8. Corry DB, Eslami P, Yamamoto K, et al. Uric acid stimulates vascular smooth muscle cell proliferation and oxidative stress via the vascular renin-angiotensin system. J Hypertens,2008,26(2):269-275.

9. Abreu E, Fonseca MJ, Santos AC. Association between hyperuricemia and insulin resistance. Acta Med Port, 2011,24 Suppl 2:565-574.

10. Bock G, Dalla Man C, Campioni M, et al. Pathogenesis of prediabetes:mechanisms of fasting and postprandial hyperglycemia in people with impaired fasting glucose and/or impaired glucose tolerance. Diabetes,2006,55 (12):3536-3549.

11. Lue TF, Giuliano F, Montorsi F, et al. Summary of the recommendations on sexual dysfunctions in men. J Sex Med,2004,1(1):6-23.

12. Feldman HA, Goldstein I, Hatzichristou DG, et al. Impotence and its medical and psychosocial correlates: results of the Massachusetts Male Aging Study. J Urol,1994,151(1):54-61.

13. 刘德风,姜辉,洪锴,等.近5年来中国11个城市门诊勃起功能障碍患者的流行病学变化.中华男科学杂志,2009,(08):724-726.

14. 冷静,黄旭元,韩银发,等.上海市1582例中老年男子勃起功能障碍流行病学调查.中国男科学杂志, 2000,14(01):29-31.

15. 张庆江,许清泉.三城市2226例男性勃起功能流行病学调查.中国男科学杂志,2003,17(03):191-193.

16. 张志超,刘永胜,辛钟成.北京市社区已婚男子勃起功能障碍患病情况调查.中华泌尿外科杂志,2003, 24(12):63-65.

17. 邵强,孙少鹏,BPC-BPH研究小组.北京市社区中老年男性性功能调查报告:BPC—BPH研究结果.中华泌尿外科杂志,2010,31(4):234-237.

18. 邱智,刘保兴,李宏军,等.北京地区老年男性性生活现状初步调查.中华男科学杂志,2010,16(03): 223-226.

19. Hamdan FB, Al-Matubsi HY. Assessment of erectile dysfunction in diabetic patients. Intern J Androl,2009,32 (2):176-185.

20. Bacon CG, Hu FB, Giovannucci E, et al. Association of type and duration of diabetes with erectile dysfunction in alarge cohoa of men. Diabetes Care,2002,25:1458-1465.

21. 贺占举,金杰,张凯.血脂异常与勃起功能障碍.中国性科学,2009,18(2):6-11.

22. Tanner FC, Noll G, Boulanger CM, et al. Oxidised low density lipop roteins inhibit relaxations of porcine coronary arteries. Circulation,1991,83:2012-2120.

23. Rosenfeld ME. Oxidised LDL affects multiple atherogenic cellular responses. Circulation,1991,83:2137-2140.

24. Kugiyama K, Kerns SA, Morrisett JD, et al. Impairment of endothelium-dependent arterial relaxation by lysolecithin in modied low-density lipoproteins. Nature,1990,344:160-162.

25. de A Coutinho T, Turner ST, Kullo IJ. Serum uric acid is associated with microvascular function in hypertensive individuals. J Hum Hypertens,2007,21:610-615.

26. Ames BN, Cathcart R, Schwiers E, et al. Uric acid provides an antioxidant defense in humans against oxidant- and radical-caused aging and cancer:A hypothesis. Proc Natl Acad Sci USA,1981,78:6858-6862.

27. Yu MA, Sanchez-Lozada LG, Johnson RJ, et al. Oxidative stress with an activation of the renin-angiotensin system in human vascular endothelial cells as a novel mechanism of uric acid-induced endothelial dysfunction. J Hypertens,2010,28:1234-1242.

28. Chao HH, Liu JC, Lin JW, et al. Uric acid stimulates endothelin-1 gene expression associated with NADPH oxidase in human aortic smooth muscle cells. Acta Pharmacol Sin,2008,29:1301-1312.

29. Maxwell AJ, Bruinsma KA. Uric acid is closely linked to vascular nitric oxide activity. Evidence for mechanism of association with cardiovascular disease. J Am Coll Cardiol, 2001, 38: 1850-1858.

30. Khosla UM, Zharikov S, Finch JL, et al. Hyperuricemia induces endothelial dysfunction. Kidney Int, 2005, 67: 1739-1742.

31. Butler R, Morris AD, Belch JJ, et al. Allopurinol normalizes endothelial dysfunction in type 2 diabetics with mild hypertension. Hypertension, 2000, 35: 746-751.

32. Farquharson CA, Butler R, Hill A, et al. Allopurinol improves endothelial dysfunction in chronic heart failure. Circulation, 2002, 106: 221-226.

33. Kanbay M, Huddam B, Azak A, et al. A randomized study of allopurinol on endothelial function and estimated glomular filtration rate in asymptomatic hyperuricemic subjects with normal renal function. Clin J Am Soc Nephrol, 2011, 6: 1887-1894.

34. Guthikonda S, Sinkey C, Barenz T, et al. Xanthine oxidase inhibition reverses endothelial dysfunction in heavy smokers. Circulation, 2003, 107: 416-421.

35. Goicoechea M, deVinuesa SG, Verdalles U, et al. Effect of allopurinol in chronic kidney disease progression and cardiovascular risk. Clin J Am Soc Nephrol, 2010, 5: 1388-1393.

36. Kanbay M, Sanchez-Lozada LG, Franco M, et al. Microvascular disease and its role in the brain and cardiovascular system: A potential role for uric acid as a cardiorenal toxin. Nephrol Dial Transplant, 2011, 26: 430-437.

37. Kodama S, Saito K, Yachi Y, et al. Association between serum uric acid and development of type 2 diabetes. Diabetes Care, 2009, 32: 1737-1742.

38. Sanchez-Lozada LG, Tapia E, Lopez-Molina R, et al. Effects of acute and chronic L-arginine treatment in experimental hyperuricemia. Am J Physiol Renal Physiol, 2007, 292: F1238-1244.

第十八章

═══ 高尿酸血症的饮食治疗 ═══

20世纪80年代以来,随着我国人民生活水平的不断提高,饮食习惯、生活方式发生巨大改变,高尿酸血症的患病率呈逐年上升趋势。特别是在经济发达的城市和沿海地区,高尿酸血症患病率达5%~23.5%,接近西方发达国家水平。高尿酸血症患者中,男性高于女性,且有一定的地区差异。南方和沿海经济发达地区较同期国内其他地区患病率高,可能与该地区人们摄入较多含嘌呤高的海产品、动物内脏、肉类食品以及大量饮用啤酒等因素有关。

研究表明,高尿酸血症与肥胖,尤其是向心性肥胖(腹型肥胖)密切相关,与胰岛素抵抗密切相关。血尿酸水平与胰岛素抵抗、代谢综合征(metabolic syndrome,MS)发病显著相关,与体质指数和腰围、总胆固醇、甘油三酯、低密度脂蛋白胆固醇呈正相关,与高密度脂蛋白胆固醇呈负相关。高尿酸血症是肥胖、糖尿病、高脂血症、代谢综合征、慢性肾病、心血管疾病、脑卒中的独立危险因素。

经常熬夜、酗酒、富含嘌呤食物的摄取等不良生活方式是高尿酸血症和痛风发病的重要因素。改变不佳的生活方式可降低血尿酸及减少痛风的发生。生活方式改变包括:健康饮食、限制烟酒、坚持运动和控制体重等。这种改变同样有利于对伴发症(例如冠心病、肥胖、代谢综合征、糖尿病、高脂血症及高血压)的管理。

作为嘌呤代谢的终产物,人体中尿酸80%来源于内源性嘌呤代谢。而来源于富含嘌呤或核酸蛋白食物占20%。在正常状态体内尿酸池为1200mg,每天产生尿酸约750mg。排出约800~1000mg,30%从肠道排泄,70%经肾脏排泄。外源性嘌呤虽然不是体内嘌呤的主要来源,但近十余年的流行病学调查发现,高尿酸血症的发生及痛风的发作与饮食密切相关。饮食治疗是高尿酸血症最重要的非药物治疗措施。Meta分析结果显示饮食治疗大约可以降低血尿酸水平10%~18%,或使血尿酸降低70~90μmol/L。传统的饮食治疗方法是限酒,严格控制膳食中嘌呤的摄入(包括一些富含嘌呤的蔬菜),限制肉、鱼禽及豆类等富含核蛋白食物的摄入。但是这样的饮食结构很难长期坚持,疗效也值得怀疑。前瞻性流行病学研究,以及近年来关于尿酸转运的细胞机制的分子生物学的新进展,都为我们了解饮食对高尿酸和痛风患者尿酸水平的影响提供了新的依据。本章将结合新近研究成果,详细阐述膳食与高尿酸血症的关系,及高尿酸血症的饮食治疗方法。

第一节　膳食因素与高尿酸血症

一、乳制品与血尿酸的关系

乳制品嘌呤含量较低,是人们经常食用的食品。摄入乳制品多少与血尿酸水平的关系一直是人们关注的热点。Choi 等研究发现乳制品摄入与血尿酸水平呈负相关,血尿酸浓度在乳制品摄入最多组较乳制品摄入最少组低 12.6μmol/L(0.21mg/dl)。Zgaga 等发现脱脂牛奶和低脂酸奶与血尿酸水平呈负相关。男性每日喝两杯或两杯以上脱脂牛奶与每个月摄入少于一杯者比较,痛风发生风险降低 46%。苏格兰和韩国的大规模人群研究也报道了这种负相关的关系。除相关性研究外,也有研究发现饮用牛奶可以降低血尿酸水平,并使尿酸排泄分数(FEUA)增加。既往研究表明,牛奶中的乳清酸、乳清蛋白及酪蛋白吸收后可促进尿酸排泄。小鼠急性痛风模型和细胞实验结果显示,乳制品的分解成分糖巨肽(glycomacropeptide,GMP)和牛奶脂肪 G600 提取物可通过降低白介素 1β(IL-1β)表达来发挥抗炎功效。有研究发现脱脂牛奶可以使痛风患者 GMP 和 G600 显著升高。维生素 D 近年来被认为具有内分泌和免疫调节等多种生理功能。牛奶中含有维生素 D。痛风患者 1,25-(OH)$_2$-维生素 D$_3$ 水平偏低,降尿酸药物治疗后 1,25-(OH)$_2$-维生素 D$_3$ 水平升高。但是,目前尚无研究发现补充维生素 D 可以预防和治疗高尿酸血症。因此,目前的研究结果表明,乳制品对高血尿酸血症具有保护作用,可能是通过促进尿酸排泄和潜在的抗炎功效完成的。

二、蔬菜、水果与血尿酸的关系

尿酸在碱性环境中的溶解度远远高于酸性环境。蔬菜水果多属碱性食物,可防止尿酸结晶形成并促使其溶解,增加尿酸的排出量。袁智敏等对 1784 名广州市常住居民的调查得出,新鲜蔬菜和水果的摄入与血尿酸呈显著负相关,多摄入蔬菜和水果的人患高尿酸血症的风险比摄入低者低 29% 和 23%。研究发现,樱桃摄入可降低痛风发生风险 35%。一项 RCT 采用樱桃汁干预 4 个月后,可使痛风发作减少 55%。苏格兰的一项横断面研究纳入 2076 名健康人,平均血尿酸(283.8±72.1)μmol/L,结果显示嘌呤含量高的蔬菜(花菜、菠菜、扁豆等)摄入量与血尿酸无相关。另一项大规模人群研究结果也发现,嘌呤含量丰富的蔬菜摄入与痛风的发生风险无关。因此,摄入新鲜的蔬菜和水果是高尿酸血症及痛风的保护性因素。与过去观点不同的是,嘌呤含量丰富的蔬菜不会升高血尿酸及增加痛风发生风险。

三、大豆和豆制品与血尿酸的关系

大豆中的嘌呤含量在食物中属于中等水平。100g 大豆的嘌呤含量为 137mg。此前有研究发现短期摄入豆制品可升高血尿酸,因此医生和营养师告诫高尿酸血症患者尽量少选用豆制品。这些研究往往观察周期较短、样本量较小,多基于正常人群。香港的一项随机临床试验(randomized clinical trial,RCT)纳入 450 名高血压前期或糖尿病前期的绝经后女性,其中高尿酸血症的发生率为 19.3%,高于同年龄段中国南方地区女性高尿酸血症发生率(6.2%~15.1%)。受试者被随机分成豆制品组和牛奶对照组。经过 6 个月的饮食干预,与对照组相比,豆制品组血尿酸降低 14.5μmol/L,降幅达 4.9%。作者推测血尿酸下降可能与受试者基础血尿酸水平较高有关。此外,蛋白质摄入也会增加机体对尿酸的清除,无论这种蛋白质含有的嘌呤含量多少。蛋白质的类型和蛋白质总量都会影响血尿酸水平。

研究表明,雌激素可能抑制尿酸形成。大豆异黄酮是一种弱的类雌激素样物质。动物研究结果显示,黄酮类物质在体内可以抑制黄嘌呤氧化酶的形成;但也有研究发现黄酮类物质可升高血尿酸。人群研究没有发现提纯的异黄酮会影响血尿酸水平。目前大豆异黄酮干预尿酸的研究较少,相关作用尚不确定。

实际上不同的豆制品嘌呤含量不同。100g(ml)豆腐、豆芽和豆浆的嘌呤含量分别为 63.6mg、14.6mg、12.7mg。嘌呤含量降低与加工制作过程中加入水分后嘌呤流失或核酸分解有关。因此,既往认为嘌呤含量相对较高的豆制品,对于高尿酸血症可能是保护性的膳食因素。

四、海鲜、肉类与血尿酸的关系

海产品和肉类嘌呤含量较高。Choi 等研究发现血尿酸水平升高,与摄入的肉类或海鲜量增加相关。肉类摄入最高者与最低者血尿酸相差 6.6μmol/L(0.11mg/dl),海产品摄入最高者与最低者血尿酸相差 6μmol/L(0.10mg/dl)。也有研究发现每天增加一份肉的摄入可增加痛风发生风险 21%;每周增加一份海产品摄入可增加痛风发生风险 7%。因此,海产品与肉类摄入可升高血尿酸水平,是痛风发生的危险因素。

五、酒类与血尿酸的关系

酒类在古代就被认为与痛风相关。20 世纪 60 年代,研究结果表明酒类可使尿酸产生增多,并使体内乳酸升高,抑制肾小管对尿酸的排泄,导致高尿酸血症。此外,酒精热量较高,1g 酒精约产生 7kcal 热量。经常过量饮酒易发生肥胖,同时饮酒时伴随肉类、肉汤、海鲜、油炸油煎类等高脂、高蛋白和高热量的食物,摄入增多。这些因素叠加,使饮酒者高尿酸血症的患病率显著上升。研究表明。每天多摄入一份啤酒或白酒,尿酸分别升高 27.6μmol/L(0.46mg/dl)和 17.4μmol/L(0.29mg/dl)。饮用啤酒升高血尿酸在女性更明显,每周多摄入一份啤酒,血尿酸升高 1.8μmol/L(0.03mg/dl)。研究还发现每天摄入 2 份或 2 份以上啤酒可增加痛风发生风险 2.5 倍,每天摄入增加 355ml 啤酒,可增加痛风风险 1.49 倍。一些研究者提出啤酒中的嘌呤可能使尿酸合成增多。研究表明,饮用含酒精的啤酒可升高血尿酸 6.5%,饮用不含酒精的啤酒可升高血尿酸 4.4%。这表明啤酒中的嘌呤本身可能就可以使血尿酸升高。另一项横断面结果显示,在校正了年龄后,血尿酸水平随着摄入啤酒和白酒增加。每天多摄入一份啤酒或白酒,尿酸分别升高 27.6μmol/L(0.46mg/dl)和 17.4μmol/L(0.29mg/dl)。目前对于白酒和红酒对血尿酸的影响,研究结果不一致,尚无定论。但一项纳入 17 项观察性研究的 meta 分析结果表明,酒类摄入可增加痛风发生风险。因此,目前仍将减少酒类摄入作为痛风的一级预防。

六、茶、咖啡与血尿酸的关系

从嘌呤的含量来讲,咖啡和茶均属于低嘌呤饮料。有研究报道,饮茶或咖啡与血尿酸呈负相关。茶多酚(主要是儿茶酚)是茶的主要化学成分。研究表明,5 种茶的儿茶酚具有抑制肝内黄嘌呤氧化酶的作用。饮茶与血尿酸呈负相关可能与茶的利尿和抗氧化活性有关。此外,茶的摄入与高尿酸血症发生风险之间的关系取决于饮茶的种类。最近一项研究发现,饮用绿茶呈剂量依赖性的增加高尿酸血症的发生风险。但先前的一项研究发现,饮绿茶对血尿酸无明显影响。Bahorun 等研究发现,在男性和女性,饮用红茶最多者可分别降低血尿酸 9.4% 和 7.1% 。而新近的一项研究发现,红茶摄入与血尿酸水平不相关。这些研究的差异可能与不同人群基础血尿酸水平不同有关。

美国的横断面研究结果显示血尿酸水平与咖啡摄入量呈负相关,而与摄入茶及咖啡因总量无关。除相关性研究外,也有研究发现每天饮用 4 ~ 5 杯咖啡可降低痛风的发生风险 40% ,而与咖啡因摄入总量无关。因此,发挥降低血尿酸功效的可能是咖啡因之外的成分。咖啡含有绿原酸,绿原酸是一种抗氧化物质,有研究表明绿原酸不仅可以和咖啡中的其他抗氧化剂降低机体的氧化应激水平,而且可提高体内胰岛素敏感性,降低血胰岛素水平。胰岛素可降低肾脏的排泄功能,与血尿酸呈正相关。茶中同样含有许多不同的抗氧化剂,但咖啡中抗氧化剂的抗氧化作用比茶中抗氧化剂的作用更强。

综上,对于不同人群,茶和咖啡对于血尿酸的影响不同。目前多数研究表明饮用咖啡与血尿酸呈负相关,而茶对于血尿酸的影响取决于品种,研究结果尚不一致。

七、果糖和甜饮料与血尿酸的关系

人们的日常饮食中往往包含果糖和甜饮料(主要的甜味剂也是果糖)。研究发现,这些甜味剂可通过驱动嘌呤核苷酸降解和嘌呤合成,增加血中尿酸和乳酸水平。果糖是目前已知的唯一能升高血尿酸的碳水化合物,这种作用是在分解 ATP 后产生的。果糖的磷酸化过程对尿酸形成有利,因使磷酸耗尽,ATP 形成受阻。果糖还可增加胰岛素抵抗,继而形成高胰岛素血症,降低尿酸排泄。研究表明,果糖和甜饮料可影响基因 SLC2A9 和 ABCG2 的多态性。摄入果糖的量可影响上述基因等位基因的表达,从而对血尿酸水平产生影响。

国外研究发现,每天饮品中添加 1 ~ 3.9 份糖与不添加糖者比较,血尿酸增加 19.8 μmol/L (0.33mg/dl) ,高尿酸血症发生风险 OR 值为 1.51。与每个月不超过 1 杯甜饮料的人比较,每天摄入 2 杯或 2 杯以上甜饮料痛风发生风险增加 1.85 倍。男性果糖摄入最多的五分之一人群的痛风发生风险是最少的五分之一人群的两倍。而一项 meta 分析结果显示,在饮食热量摄入相等的前提下,无论是否患有糖尿病,果糖摄入不影响血尿酸水平;只有在摄入热量较高时,果糖摄入会升高血尿酸。几个人群研究结果也未发现果糖与高尿酸血症相关。因此,目前甜饮料升高血尿酸是否与果糖有关仍有争议。但是仍不建议高尿酸和痛风患者摄入果糖和甜饮料。

八、维生素和矿物质与血尿酸的关系

维生素和矿物质是人体不可或缺的重要营养素。国外研究发现,维生素 B_1、维生素 B_2、维生素 B_9(叶酸)及钙、铁的摄入量与血尿酸呈负相关。作者推断维生素对于高尿酸血症的保护作用,可能是维生素在嘌呤的补救过程中起到重要作用。另一方面,富含这些营养素的

食物往往呈碱性,如蔬菜、水果,有利于尿酸的清除。Choi 等基于美国人群的研究发现,无论男性或女性受试者,血清维生素 A 水平与血尿酸水平呈正相关,与 β-胡萝卜素呈负相关。因此,推测美国高尿酸血症及痛风发病率高,可能与维生素 A 补充较多有关。研究表明,补充 β-胡萝卜素可以降低血尿酸水平。

韩国的一项横断面研究发现,高尿酸血症患者必需营养素摄入不足,膳食质量较低。该研究纳入 28 589 名参加健康体检的受试者,进行 3 天膳食日记和血生化检测。膳食质量评价采用饮食习惯评分表(food habit score,FHS)、营养素充分性百分比(nutrient adequacy ratio,NAR)和平均充分性百分比(mean adequacy ratio,MAR)。受试者高尿酸血症患病率为 13.8%,其中男性为 27.1%,女性为 5.2%。与非高尿酸血症患者比较,高尿酸血症患者维生素 A、维生素 C、叶酸及钙摄入量较低;维生素 B_2、维生素 C、叶酸和钙的 FHS、MAR 和 NAR 较低。

维生素 C 被认为是高尿酸血症和痛风的保护性因素。Meta 分析结果显示,每日口服维生素 C 补充剂 500mg,30 天可降低血尿酸 21μmol/L(0.35mg/dl)。而且,大剂量维生素 C 摄入可降低痛风发生风险。另一项研究发现,健康的男性每日摄入 1500mg 维生素 C 较每日摄入 250mg 维生素 C 者,痛风发生风险降低 45%。研究表明,维生素 C 对高尿酸血症和痛风的保护作用可能的机制是维生素 C 具有促进尿酸排泄的作用,通过竞争性抑制近端肾小管阴离子交换系统[URAT1 和(或)钠依赖的阴离子交换],抑制肾脏重新收。摄入大量维生素 C 可以增加肾血流率和肾小球滤过率。此外,维生素 C 还具有抗氧化活性,可降低氧化应激作用和抑制炎症反应,从而抑制尿酸合成。但是目前维生素 C 与痛风发作之间的关系尚无定论,部分研究者认为大剂量维生素 C 补充可能引起痛风发作。

因此,维生素和矿物质中维生素 B_1、维生素 B_2、维生素 C 和维生素 B_9(叶酸)、β-胡萝卜素、钙、铁是高尿酸血症和痛风发生的保护性因素,具体机制以及其他维生素和矿物质对于血尿酸水平和痛风的影响值得进一步研究。

九、饮食习惯与血尿酸的关系

饮食习惯也与高尿酸血症有关。北京的一项社区调查发现,1583 名被调查者平均年龄 37.7 岁,高尿酸血症发生率为 14.1%,其中男性高尿酸血症的发生与不规律吃早饭及午夜加餐有关。每日吃早饭不但有利于能量代谢和营养素吸收,而且可以减少午餐摄入过多的蛋白质、嘌呤及高能量食物。有研究发现,不经常吃早饭者 HDL-C 低于规律吃早饭者,HDL-C 水平与高尿酸血症的发生呈负相关。午夜加餐多是一些高能量食物,增加了机体的代谢负担,增加高尿酸血症的发生风险。德国的一项研究显示,肉类摄入较多的人往往遵循的饮食模式不健康,他们鸡蛋、精制谷物、啤酒和甜食摄入也较多。此外,摄入加工食品较多的人血尿酸较高。男性和肥胖者往往倾向于能量密集型食物,血尿酸水平较高。而乳制品、高膳食纤维的面包、麦片和水果摄入较多的人尿酸水平较低。综上,血尿酸水平高者饮食习惯往往不健康。因此,改变不良饮食习惯是高尿酸饮食治疗的重要部分。

十、食物嘌呤种类测定

Kiyoko 等采用高效液相色谱法(high performance liquid chromatography,HPLC)测定了

270 种食物的嘌呤含量和嘌呤种类。经测定,谷类、豆类、大豆制品、海藻、乳制品和蔬菜的嘌呤含量中>60%是腺嘌呤和鸟嘌呤。肝脏、鱼皮、鱼子和大部分贝类所含嘌呤主要也是腺嘌呤和鸟嘌呤。上述食物腺嘌呤和鸟嘌呤与总的嘌呤含量的比值基本一致。大部分的动物和鱼肉所含嘌呤中>50%是次黄嘌呤。金属色的鱼含有大量的鸟嘌呤。不同种类的嘌呤对于尿酸的影响的不同的。研究表明,次黄嘌呤、5′单磷酸次黄嘌呤、5′单磷酸腺嘌呤、5′单磷酸鸟嘌呤可升高正常人、高尿酸血症及痛风患者血尿酸水平。其中,次黄嘌呤升高尿酸作用最强。因此,食物升高血尿酸作用不同,不仅与总的嘌呤含量高有关,而且与次黄嘌呤的比例高有关。次黄嘌呤摄入量高可以被认为是高尿酸血症和痛风发生的最大膳食因素,应避免大量摄入次黄嘌呤含量高的食物。有研究报道,鸟嘌呤不具有改变血尿酸水平及尿酸清除的作用。金属色的鱼鸟嘌呤含量高,而且不饱和脂肪酸含量也较高。流行病学调查发现,摄入不饱和脂肪酸含量高的鱼较多,可降低心血管疾病发生风险,包括痛风患者心血管病发生风险。因此,不饱和脂肪酸高的鱼可以用于高尿酸血症和痛风患者的营养治疗,不会升高血尿酸,还可降低心血管病发生风险。谷类、豆类、大豆制品、海藻、乳制品和蔬菜中的嘌呤主要是腺嘌呤和鸟嘌呤,不会明显增加痛风的发生风险。大部分的调味品,如酱油、鲜汤、日本味噌等,次黄嘌呤含量超过其所含嘌呤总量的一半,这是由于调味品的鲜味来源于5′单磷酸次黄嘌呤。因此,饮食中嘌呤总量不高,而且主要含腺嘌呤和鸟嘌呤的食物对于高尿酸血症和痛风患者是有益的。这些食物包括鸡蛋、乳制品、谷类、豆类及豆制品、海藻、蔬菜、菌类。

综上,部分膳食因素作为重要的环境因素会升高血尿酸,导致高尿酸血症及痛风发生。绝对的低嘌呤饮食不是高尿酸血症患者必须遵循的。膳食因素对高尿酸血症发生的影响比较复杂,食物的嘌呤含量不是影响尿酸代谢的唯一因素,还与所含嘌呤的种类、量及生物利用度、食用的人群有关。许多含嘌呤丰富的食物对于高尿酸血症或痛风是起保护作用的,例如某些蔬菜、豆制品和饱和脂肪酸含量较高的鱼等。饮食结构中酒类、海鲜、肉制荤汤的摄入是高尿酸血症的发生的危险性因素,而鸡蛋、乳制品、谷类、豆类及豆制品、海藻、蔬菜、菌类对高尿酸血症和痛风患者是有益的。

第二节　膳食模式与高尿酸血症

膳食是由多种食物组成的,构成居民膳食中主要食物的种类、数量及其比例即称为膳食模式(diet pattern)。营养素和食物都不是单独摄入的,不同食物来源的食物组成的膳食模式具有各种营养素的协同作用。

一、地中海式饮食(Mediterranean diet)

地中海饮食主要指以希腊、西班牙、法国南部、意大利,这四个国家的膳食结构为基础,并附以规律运动,是一种现代营养学所推荐的膳食模式。

1. 地中海饮食内容　2010 年地中海饮食基金会专家组更新了地中海饮食金字塔,该金字塔基于近 10 年的研究成果,广泛适用于所有国家和地区。地中海饮食金字塔内容如下:

(1) 每天食物内容:三餐中应包含的主要食物是谷类、蔬菜和水果。谷类:每餐 1~2

份,最好是全谷类,因为加工会丢失某些营养素(镁、铁、维生素等)。蔬菜:每餐≥2份。为保证维生素和微量元素的摄入,一餐中至少一份是生食的。水果:每餐1~2份,强调水果颜色和种类的多样性,以保证抗氧化物质等的摄入。水:每天喝1.5~2L水。乳制品:每天摄入乳制品2份,最好是低脂的,一般是酸奶、奶酪或其他发酵乳制品。橄榄油:位于金字塔的核心部分,是膳食脂类的主要来源。每人每天1汤匙,最好用于凉拌食物。调料、大蒜和洋葱:适当使用,以减少盐的摄入。坚果:每天建议摄入一小把,可作为健康零食的选择。红酒:适量饮用红酒,男性1~2杯/天,女性1杯/天,最好进餐时饮用,避免空腹饮用。

(2)每周食物内容:鱼1~2份,白肉2份,鸡蛋2~4份;红肉≤2份,加工肉类≤1份;豆类≥2份,马铃薯≤3份。

(3)减少甜食和饮料摄入。为了饮食模式的传承以及营养素发挥最大功效,金字塔底部强调了应选择应季、多样化的、传统和当地的食物。

(4)建议规律运动(每天至少30分钟),适当休息。

2. 地中海饮食特点 以植物来源的食物为主,富含单不饱和脂肪酸(monounsaturated fatty acid,MUFA)和膳食纤维,饱和脂肪含量低。地中海饮食具有保护心脑血管、肾脏,减缓代谢综合征的发生发展、减缓认知功能衰退、降低肿瘤发生风险、延长寿命等功效。

3. 地中海饮食依从性评估 采用地中海饮食评分,是根据地中海饮食中的膳食组成因素(目前更新至10种因素)进行评分。0分代表依从性最差,9分为依从性最好。

研究结果显示,地中海饮食干预6个月可显著降低无症状高尿酸血症患者血尿酸和血脂水平,第4~8周干预效果最明显,4周干预结束时血尿酸水平降低20%。而受试者的尿液嘌呤浓度并没有改变,作者推测可能是地中海饮食改善了与代谢综合征相关的代谢机制。希腊的一项横断面研究纳入了548名无心血管疾病的老年患者,其中281名老年男性(75±6岁),257名女性(75±7岁)。该人群中高尿酸血症发生率男性为34%,女性为25%。线性回归分析结果表明,老年男性受试者的地中海饮食依从性与血尿酸水平呈负相关,而在老年女性受试者中无相关关系。此外,研究表明,长期摄入西方饮食模式的人群,在转变为地中海后,可降低慢性疾病发生风险。

这里要强调的是地中海饮食不是特定的某些食物,而是一种健康的生活方式,它蕴含着丰富的知识和风俗习惯。它教会我们应该如何选择食物,如何烹调,保持愉快的心情,以及辅以适当的运动和休息。地中海饮食对于心血管事件发生风险可降低30%,几乎没有药物能与之媲美。我们应该建议患者遵循传统的地中海饮食,以降低医疗成本、减少药物使用及共病的发生。地中海饮食可作为心血管疾病、代谢综合征等慢性疾病的预防措施。

二、素食(vegetarian diet)

素食是一种不食用肉、家禽、海鲜等动物产品的饮食方式。素食这一饮食习惯最早可以追溯到古印度和古希腊文明。素食可分为:①蛋奶素食:不食用动物的肉,包括肉类、禽类、鱼类(海鲜),但食用蛋类和奶类制品;②乳品素食:与蛋奶素食者差不多,只是拒绝食用蛋类;③蛋素食:与蛋奶素食者差不多,只是拒绝食用奶类;④严格素食:不食用动物的肉,包括肉类、禽类、鱼类(或海鲜),也不食用来自动物的食物,比如蛋类、奶类。研究表明,素食具有:①心血管保护作用:改善血脂,降低血压、血糖、血尿酸及同型半胱氨酸水平,控制心血管系统疾病的危险因素;②抗癌、降低死亡率:素食人群癌症死亡率和缺血性心脏病死亡率显著低于非素食人群的相关死亡率;③改善精神、情绪:素食者人群有比较乐观的情绪反应,控制肉食摄入对改善睡眠有积极的影响;④抗衰老:素食可阻止增龄导致的氧化损伤,延缓衰老。同时,素食的也存在不利的影响:素食者贫血、骨量减少及骨质疏松症发生率高于普食者;在机体承受较强运动负荷的状况下,素食者的心肺功能各项指标低于非素食者。

广东地区的一项研究纳入 126 名健康乳品素食者及 126 名健康杂食者。通过膳食调查,乳品素食者定义为至少 5 年饮食中不包含肉、蛋、鱼和禽类。杂食者与奶素膳食者仅食物种类不同。研究结果显示,乳品素食者血尿酸明显低于健康杂食者。欧洲的一项研究纳入 670 名男性,1023 名女性,采用半定量食物频率问卷(food frequency questionnaire,FFQ)结果,按照年龄和性别配对分成四组:食肉组 424 人,食鱼组 425 人(平时不吃肉但是吃鱼),素食组 422 人(平时不吃肉和鱼),严格素食组 422 人(平时不吃肉、鱼、乳制品和蛋)。结果显示男性受试者中,严格素食组血尿酸水平最高,然后依次为食肉组、食鱼组和素食组。女性受试者中,血尿酸水平依次为严格素食组、食肉组、素食组和食鱼组。严格素食者尿酸水平较高,作者推断可能与乳制品和钙摄入不足有关。

三、传统亚洲饮食模式

传统的亚洲饮食模式以大量摄入蔬菜、鱼、较少摄入动物来源的食品为特征。与西方饮食模式相比较,亚洲饮食模式可改善代谢综合征及降低心血管疾病死亡率。这得益于减少肉类来源的饱和脂肪酸摄入、大量摄入蔬菜及鱼类中的 n-3 多不饱和脂肪酸。传统的日本饮食与地中海饮食有相似之处,尤其是冲绳地区,包括摄入谷类、豆类、海产品、蔬菜和水果。

随着经济的飞速发展,中国和印度等国家的传统亚洲饮食模式已经发生变化,有益于健康的饮食因素已逐步被不佳的饮食因素取代,如甜食、脂肪及动物来源的食物。2015 年国家卫生计生委公布的《中国居民营养与慢性病状况报告(2015)》(以下简称《报告》)指出:我国的膳食模式发生了变化,超重肥胖问题凸显。过去 10 年间,我国城乡居民粮谷类食物摄入量保持稳定。总蛋白质摄入量基本持平,优质蛋白质摄入量有所增加,豆类和奶类消费量依然偏低。脂肪摄入量过多,平均膳食脂肪供能比超过 30%。蔬菜、水果摄入量略有下降,钙、铁、维生素 A/D 等部分营养素缺乏依然存在。全国 18 岁及以上成人超重率为 30.1%,肥胖率为 11.9%,比 2002 年上升了 7.3% 和 4.8%,6～17 岁儿童青少年超重率为 9.6%,肥胖率为 6.4%,比 2002 年上升了 5.1% 和 4.3%。《报告》还指出了我国慢性病患病情况:2012 年全国 18 岁及以上成人高血压患病率为 25.2%,糖尿病患病率为 9.7%,与 2002 年相比,患病率呈上升趋势。40 岁及以上人群慢性阻塞性肺病患病率为 9.9%。根据 2013 年全国肿瘤登记结果分析,我国癌症发病率为 235/10 万,肺癌和乳腺癌分别位居男、女性发病首位,十年来我国癌症发病率呈上升趋势。2012 年全国居民慢性病死亡率为 533/10 万,占总死亡人数的 86.6%。心脑血管病、癌症和慢性呼吸系统疾病为主要死因,占总死亡的 79.4%,其中心脑血管病死亡率为 271.8/10 万,癌症死亡率为 144.3/10 万(前五位分别是肺癌、肝癌、胃癌、食管癌、结直肠癌),慢性呼吸系统疾病死亡率为 68/10 万。经过标化处理后,除冠心病、肺癌等少数疾病死亡率有所上升外,多数慢性病死亡率呈下降趋势。

综上,饮食模式是从整体的角度看待我们的饮食,因为营养素和食物都不是单独摄入的,不同食物来源的食物组成的饮食模式具有各种营养素的协同作用。健康的饮食模式代表一种健康的生活方式,教会我们应该如何选择食物。遵循健康的饮食模式,可显著降低血尿酸及其他慢病发生。我国膳食模式的变化,导致相关慢性疾病发病率升高,引起了国家和政府的重视,慢病监测和对公众的健康教育至关重要。

第三节 高尿酸血症的饮食治疗

一、饮食治疗的目的和原则

高尿酸血症饮食治疗的目的:①控制血尿酸水平,预防痛风发作:血尿酸长期控制目标为<360μmol/L。确诊痛风后血尿酸的控制目标要低于诊断标准,即均要长期控制<300μmol/L,防止痛风反复发作。②适当减轻体重,改善肥胖,控制血压、血糖,及调节血脂异常。对于高尿酸血症合并心血管危险因素和心血管疾病者,应同时进行生活指导及药物降尿酸治疗,使血尿酸长期控制在<360μmol/L。

高尿酸的饮食治疗原则是减少外源性和内源性的尿酸生成,促进体内尿酸的排泄。

二、饮食治疗

1. 减少外源性尿酸生成 嘌呤是核酸的重要组成部分,首先它与磷酸及戊糖形成核苷酸,最后形成储存生物遗传信息的核糖核酸,部分以高能化合物如腺苷三磷酸(ATP)等形式存在。核酸一般多与蛋白质结合,以核蛋白形式存在,难以将两者完全分开。食物中的嘌呤主要来自核酸部分。体内的核苷酸可来自在食物中核酸的消化吸收,但主要由机体细胞自身合成。核酸在人体中大量存在,并不需要额外补充,因此,核酸不属于必需的营养素。

食物中的核蛋白在胃中受胃酸的作用,分解成核酸和蛋白质。核酸进入小肠后,受胰液和肠液中各种水解酶的作用逐步水解,形成的核苷酸及其水解产物均可被细胞吸收。被吸收的核苷酸及核苷绝大部分在肠黏膜细胞中又被进一步分解。分解产生的戊糖被吸收而参加体内的戊糖代谢,嘌呤和嘧啶则主要被分解而排出体外。由此可见,实际上食物来源的嘌呤和嘧啶很少被机体利用。但痛风患者由于存在嘌呤代谢有关酶的异常,可利用外源性嘌呤通过嘌呤合成补救途径使嘌呤核苷酸合成增加,然后在体内分解产生尿酸。

目前已知嘌呤核苷酸的合成有两条途径:一是利用磷酸核糖、氨基酸、一碳单位及二氧化碳等简单物质为原料,经过一系列酶促反应,合成嘌呤核苷酸,称为从头合成途径。肝脏是体内从头合成途径的主要器官,其次是小肠黏膜及胸腺。并不是机体所有的细胞都具有从头合成嘌呤核苷酸的能力。摄入高蛋白质膳食可增加嘌呤核苷酸从头合成所必需的氨基酸,使嘌呤核苷酸的合成增加,从而引起尿酸生成增加,这是高蛋白质膳食促发痛风发作的重要原因,它提示痛风患者除需控制含嘌呤高的膳食外,还应避免高蛋白饮食。二是利用体内游离的嘌呤或嘌呤核苷,经过比较简单的反应过程合成嘌呤核苷酸,称为补救合成(或重新利用)途径。补救途径的生理意义是一方面可节省从头合成时能量和一些氨基酸的消耗;另一方面,体内某些组织器官,例如脑、骨髓等由于缺乏有关酶,不能从头合成嘌呤核苷酸,它们只能利用红细胞从肝脏转运来的游离嘌呤及嘌呤核苷补救合成嘌呤核苷酸。因此,对这些组织器官来说,补救合成途径具有重要的意义。例如,由于某些基因缺陷而导致次黄嘌呤-鸟嘌呤磷酸核糖转移酶完全缺乏的患者表现为高尿酸血症、反复发作性关节炎、肾结石、肾功能不全及神经系统症状等。

膳食中核蛋白在胃肠道经水解产生的嘌呤虽大多数被直接排出体外,但若嘌呤量摄入很多,未排出的嘌呤及嘌呤核苷可通过补救途径合成大量的嘌呤核苷酸,然后再使体内尿酸生成增加。

原发性痛风除从头合成途径有关酶(如磷酸核糖焦磷酸合成酶和磷酸核糖焦磷酸酰胺转移酶)活性升高及补救途径有关酶(如次黄嘌呤-鸟嘌呤磷酸核糖转移酶)缺乏,有研究认为膳食的因素不可忽视。

正常人每天嘌呤摄入量600~1000mg,痛风病人应长期限制膳食中嘌呤的摄入量,急性痛风患者应选用低嘌呤膳食,膳食中的嘌呤含量应控制在每日150mg以下,缓解期可适当放开,但高嘌呤膳食也属禁忌。动物的内脏如肝、肾和鲭鱼、沙丁鱼、小虾、肉汁、肉汤中含有较高的嘌呤,应严格限制食用。

2. 减少内源性尿酸生成 临床上高尿酸血症现象,常见于危重病人、剧烈运动后的正常人、长期大量饮酒及高嘌呤膳食者。这些人的高尿酸血症有一个共同的致病机制,即高能化合物如腺苷三磷酸(adenosine triphosphate,ATP)的分解加速。ATP为细胞内高能量物质,95%以上在细胞内的线粒体合成。ATP合成需要氧气、磷酸根和辅酶等,任何阻碍氧气、磷酸根或辅酶等供应的因素均可减少ATP的生成。ATP分解可形成腺苷二磷酸(adenosine diphosphate,ADP)、腺苷一磷酸(adenosine monophosphate,AMP)、一磷酸次黄嘌呤核苷酸(hypoxanthine nucleotide,IMP)、一磷酸黄嘌呤核苷酸(xanthosine monophosphate,XMP)等,最后在黄嘌呤氧化酶作用下生成尿酸。这一方面解释了某些危重病人如急性呼吸衰竭、休克等常出现的高尿酸血症;另一方面膳食中高能量、高蛋白、高嘌呤的摄入,也可通过腺苷三磷酸分解加速促发高尿酸血症。研究发现,以每千克体重0.5g的果糖溶液于10~15分钟静脉注射后,可使ATP分解加速,血浆和尿液中尿酸及其前体物质显著增多。其发病机制为短时间大量输注果糖使磷酸迅速被利用形成1-磷酸果糖,因为缺乏磷酸根不能形成ATP,只能通过另一条途径即腺苷激酶使得2个ADP合成ATP,但是其反应过程必将产生大量的AMP,而AMP也因此加速代谢形成尿酸及其前体物质。另一例证是大量饮酒可使参与机体氧化还原反应的重要辅酶NADH大量消耗,使ATP生成障碍,而加速其分解,使血尿酸升高引发痛风发作。因此其营养治疗原则为:

(1)限制总能量:总能量根据病人理想体重按休息状态计算,通常每天不超过每千克体重25~30kcal。

(2)适量的蛋白摄入:蛋白质应占总能量的11%~15%。蛋白质供给量应在每天每千克体重1g,急性痛风发作时蛋白质可按每天每千克体重0.8克供给。蛋白供应以植物蛋白为主,动物蛋白可选用牛奶、奶酪、鸡蛋、豆制品,因为它们既是富含必需氨基酸的优质蛋白,能够提供组织代谢不断更新的需要,又含嘌呤甚少,对痛风病人几乎不产生不良影响。尽量不用肉类、禽类和鱼类的内脏。由于嘌呤易溶于汤中,各种肉汤嘌呤含量很高,可将瘦肉、禽类少量经煮沸弃汤后食用。

(3)适量的碳水化合物摄入:碳水化合物应占总能量的65%~70%。这样可减少脂肪分解产生酮体,有利于尿酸盐排出。但应尽量减少蔗糖或甜菜糖及果糖,因为它们分解代谢后一半成为果糖,而果糖能增加尿酸生成。蜂蜜含果糖较高,故不宜食用。

3. 促进体内尿酸的排泄　保持理想体重:由于体质指数[体质指数 BMI=体重(kg)/身高(m)^2]与高尿酸血症呈正相关,因此肥胖者应限制总能量的摄入,对超重患者可在原每日摄入总能量的基础上减少 10%~15%,使体重逐渐降至理想体重范围。注意应采取循序渐进的方法逐渐减少,不可操之过急,避免体重突然降低。否则能量减少过快,因过度饥饿易造成体内酮体升高,酮体与尿酸竞相排出,抑制尿酸从肾小管排泄而使尿酸的排出减少,促进痛风的急性发作。BMI 大于 23kg/m^2 的超重者总能量以每天 1500kcal 起始,分三餐供给;或在原膳食基础上能量每天减少 125~250kcal,以利于每月减少体重 0.5~1kg。

禁忌酒类:酒的主要成分是乙醇,它可诱发糖异生障碍,导致体内乳酸和酮体积聚,乳酸和酮体中 γ-羟丁酸能竞争性抑制尿酸的排出,故一次过量饮酒可使血尿酸增高,诱使痛风发作。经常饮酒,兴奋嘌呤(ATP 分解加速途径)合成,使血和尿尿酸增加,因而导致高尿酸血症和尿酸排泄增多。有时一次过量饮酒,特别是同时伴高嘌呤、高脂肪的丰盛食物,可引起急性痛风的发作,因此应禁酒类。

限制脂肪摄入量:由于脂肪氧化产生能量约为碳水化合物和蛋白质的 2 倍,为降低患者体重,应该限制脂肪的摄入量。加之痛风患者常常合并有高血压、血脂异常、动脉粥样硬化、脂肪肝、胆结石等,也需要低脂肪膳食。一般控制在每日 40~50g。因脂肪有阻碍肾脏排泄尿酸的作用,在痛风急性发作期更应加以限制。故应选用含脂肪少的动物性食物,选用植物油而不用动物油。并采用蒸、煮、炖、烩、凉拌等少油的烹调方法。

选用碱性食物:含有较多钠、钾、钙、镁等元素的食物,在体内氧化生成碱性化合物,如蔬菜、水果和奶类食物。这些碱性食物可降低血液和尿液的酸度,并可使尿液碱性化,从而增加尿酸在尿中的可溶性,故痛风病人应多选择碱性食物。由于蔬菜和水果中还含有丰富的维生素,特别是维生素 C,能促进组织内尿酸盐的溶解和排泄。西瓜和冬瓜不但属于碱性食物,而且还具有明显的利尿作用,故对痛风病人更为有利。

多饮水:如果病人心肺功能尚可,应保持每天的尿量在 2000ml 左右,以促进尿酸的排出。伴有肾结石者最好每天尿量能达到 3000ml。痛风性肾病致肾功能不全时应根据病情适当限制水的摄入量。因此,一般病人每天液体的摄入总量应达到 2500~3000ml。应选用白开水、淡茶水、矿泉水,而浓茶水、甜饮料,可能会引起痛风发作,故应尽量避免饮用。为了防止夜间尿浓缩,可在睡前或半夜适当饮水。

注意食品的烹调方法:合理的烹调方法可以减少食物中嘌呤的含量,如将肉类食物先煮,弃汤后再进行烹调。此外,辣椒、胡椒、花椒、芥末、生姜等调料均能兴奋植物神经,诱使痛风急性发作,因此应尽量避免使用。

4. 食物的选择

(1) 食物选择原则:有痛风史、高尿酸血症、存在代谢性疾病和心血管危险因素,以及中老年人群,在总能量控制和平衡膳食的基础上,应严格控制高嘌呤食物的摄入,尽量选用低、中嘌呤食物,以蔬菜水果为主,减少盐的摄入。限制嘌呤含量多的食物摄取,应该根据病人的病情轻重、所处的疾病时期、并发症和降尿酸药物的应用情况分别对待。

(2) 高尿酸血症患者食物的选择

1）应避免的食物：高嘌呤食物：动物内脏、沙丁鱼、凤尾鱼、鱼子、浓肉汤等含嘌呤高的食物；高果糖食物：果糖含量高的饮料（汽水、果汁等）或其他食物；酒精滥用：在发作期或进展期严格禁酒。

2）应限制的食物：牛、羊、猪肉及富含嘌呤的海鲜；天然果汁、糖、甜点、盐、酱油和调味汁；酒精：任何患者避免过量饮酒（男性每天 2 份，女性每天 1 份），尤其是啤酒，也包括白酒。

3）鼓励摄入的食物：低脂或无脂食品、蔬菜。

（3）急性痛风发作时的食物选择：痛风急性发作期只能采用牛奶、鸡蛋、精制面粉、蔬菜、多吃水果及大量饮水。禁食含嘌呤丰富的食物，可采用严格低嘌呤半流质膳食、软饭或普通饭。

（4）慢性痛风时的食物选择：慢性期的病人在全天蛋白质摄入量范围内，牛奶、鸡蛋清可不限量。全鸡蛋每日限用 1 个。瘦肉类、白色肉类（鱼、鸡）每日可选用 100g，也可采用水煮肉类，弃其汤食其肉可减少嘌呤摄入。严禁一次吃过多的肉类及含嘌呤丰富的食物，如动物内脏类、浓肉汤类、沙丁鱼等。少用或不用含嘌呤多的蔬菜，如龙须菜、菠菜、蘑菇、鲜豌豆类等。其他可选用精制米面及含嘌呤少的蔬菜（多选用黄绿色蔬菜、水果等）。

（5）食谱举例：痛风急性发病期患者食谱举例：

早餐：牛奶 250g，面包（富强粉 50g）；

午餐：鸡蛋炒黄瓜（鸡蛋 35g，黄瓜 200g，油 10g），米饭（大米 100g）；

加餐：脱脂牛奶 250g，苹果 1 个（苹果 150g）；

晚餐：西红柿鸡蛋面（西红柿 100g，鸡蛋 50g，富强粉 100g，油 8g）；

合计：蛋白质 68g，脂肪 32.6g，碳水化合物 215.5g，嘌呤 33.7mg，总热量 1600kcal（6790kJ）。

慢性痛风病患者日常食谱举例：

早餐：牛奶 250g，面包（富强粉 100g）；

午餐：番茄鸡肉卷心菜（番茄 100g，鸡肉 50g，卷心菜 100g，植物油 10g），花卷（富强粉 100g），粥（大米 50g）；

晚餐：鸡蛋炒芹菜（鸡蛋 50g，芹菜 100g，植物油 10g），番茄黄瓜；

蛋汤（番茄 100g，黄瓜 100g，鸡蛋 35g，香油 1g），米饭（大米 100g）；

合计：蛋白质 72.5g，脂肪 33.5g，碳水化合物 301.5g，嘌呤 35.3mg，总热量 1800kcal（7540kJ）。

5. 改善其他生活方式　研究表明，每天跑步超过 4km 或跑步速度超过 4m/s 的男性痛风发生风险明显较低。Choi 等研究发现，校正年龄后，痛风发生风险随 BMI 升高而升高。另外，从 21 岁之后体重增加 13.6kg 或以上的人与体重波动在 1.8kg 以内的人比较，痛风发生风险增加约 2 倍。减重手术是目前流行的减重方法。研究发现，BMI 在 35kg/m² 以上的 2 型糖尿病患者，减重手术术后 1 年，血尿酸及白介素水平降低，包括 IL-1β、IL-6、IL-8 明显降低。作者推断血尿酸水平降低可能与体内炎性状态改善有关。目前指南中建议高尿酸患者每日进行 30 分钟以上中等强度的有氧运动，每周 3 ~ 5 次。尽量将体重控制在正常范围，或在原有基础上有所下降。

除此之外，还应积极开展患者的健康教育，提高其防病治病的意识，提高治疗依从性。

需要注意的是,饮食治疗及生活方式调整虽然重要,但单独饮食控制和生活方式的改变降低尿酸和预防痛风发作的作用是有限的,必要时仍需药物治疗。

6. 高尿酸血症的预防 高尿酸血症的高危人群包括:高龄、男性、肥胖、一级亲属中有痛风史、静坐的生活方式等。对于高危人群,建议定期进行筛查,通过检测血尿酸,及早发现高尿酸血症。饮食方面避免预防高嘌呤食物如肉类、海鲜、动物内脏、浓的肉汤、饮酒(尤其是啤酒)等可使血尿酸水平升高的食物。

目前国家高度重视居民营养改善与慢性病防治工作,国家卫生计生委和有关部门采取有力的措施,积极遏制慢性病高发态势,不断改善居民营养健康状况。通过政府主导、部门协作,将营养改善和慢性病防治融入各项公共政策。多部门在环境整治、烟草控制、体育健身、营养改善等方面相继出台了一系列公共政策。构建上下联动、防治结合、中西医并重的慢性病防治体系和工作机制。积极地探索慢性病全程防治管理服务模式,推进分级诊疗制度,整体提升慢性病的诊疗能力。积极推进慢性病综合防治策略。广泛开展健康宣传教育,全民健康生活方式行动覆盖全国近80%的县区。国家卫生计生委不断完善营养与慢性病监测网络,扩展监测内容和覆盖范围,相继开展居民死因监测、肿瘤随访登记、营养与慢性病监测等工作,为掌握我国居民营养与慢性病状况及其变化趋势,评价防治效果、制定防治政策提供科学依据。

营养与慢性病防控关系到千家万户的健康和幸福,社会各界和民众应积极参与到健康行动中,养成健康的生活方式,有效防治高尿酸血症及其他慢性疾病。

(任姗姗 孙明晓)

参 考 文 献

1. 王德光,郝丽,戴宏,等. 安徽省成人慢性肾脏病流行病学调查. 中华肾脏杂志,2012,28(2):101-105.

2. 阎胜利,赵世华,李长贵,等. 山东沿海居民高尿酸血症及痛风五年随访研究. 中华内分泌代谢杂志,2011,27(7):548-552.

3. Osgood K, Krakoff J, Thearle M. Serum uric acid predicts both current and future components of the metabolic syndrome. Metab Syndr Relat Disord, 2013, 11(3):157-162.

4. Choi HK, Curhan G. Beer, liquor, and wine consumption and serum uric acid level: the Third National Health and Nutrition Examination Survey. Arthritis Rheum. 2004, 51(6):1023-1029.

5. Gaffo AL, Roseman JM, Jacobs DR Jr, et al. Serum urate and its relationship with alcoholic beverage intake in men and women: findings from the Coronary Artery Risk Development in Young Adults (CARDIA) cohort. Ann Rheum Dis, 2010, 69(11):1965-1970.

6. Choi HK, Atkinson K, Karlson EW, et al. Alcohol intake and risk of incident gout in men: a prospective study. Lancet, 2004, 363(9417):1277-1281.

7. Krishnan E, Lingala B, Bhalla V. Low-level lead exposure and the prevalence of gout: an observational study. Ann Intern Med, 2012, 157(4):233-241.

8. Wang M, Jiang X, Wu W, et al. A meta-analysis of alcohol consumption and the risk of gout. Clin Rheumatol, 2013, 32(11):1641-1648.

9. Choi HK, Liu S, Curhan G. Intake of purine-rich foods, protein, and dairy products and relationship to serum levels of uric acid: the Third National Health and Nutrition Examination Survey. Arthritis Rheum, 2005, 52(1):

283-289.

10. Choi HK, Atkinson K, Karlson EW, et al. Purine-rich foods, dairy and protein intake, and the risk of gout in men. N Engl J Med, 2004, 350(11):1093-1103.

11. Villegas R, Xiang YB, Elasy T, et al. Purine-rich foods, protein intake, and the prevalence of hyperuricemia: the Shanghai Men's Health Study. Nutr Metab Cardiovasc Dis, 2012, 22(5):409-416.

12. Yu KH, See LC, Huang YC, et al. Dietary factors associated with hyperuricemia in adults. Semin Arthritis Rheum, 2008, 37(4):243-250.

13. Messina M, Messina VL, Chan P. Soyfoods, hyperuricemia and gout: a review of the epidemiologic and clinical data. Asia Pac J Clin Nutr, 2011, 20(3):347-358.

14. Choi HK. A prescription for lifestyle change in patients with hyperuricemia and gout. Curr Opin Rheumatol, 2010, 22(2):165-172.

15. Choi JW, Ford ES, Gao X, et al. Sugar-sweetened soft drinks, diet soft drinks, and serum uric acid level: the Third National Health and Nutrition Examination Survey. Arthritis Rheum, 2008, 59(1):109-116.

16. Choi HK, Curhan G. Soft drinks, fructose consumption, and the risk of gout in men: prospective cohort study. BMJ, 2008, 336(7639):309-312.

17. Choi HK, Willett W, Curhan G. Fructose-rich beverages and risk of gout in women. JAMA, 2010, 304(20): 2270-2278.

18. Dalbeth N, House ME, Gamble GD, et al. Population-specific influence of SLC2A9 genotype on the acute hyperuricaemic response to a fructose load. Ann Rheum Dis, 2013, 72(11):1868-1873.

19. Jeroncic I, Mulic R, Klismanic Z, et al. Interactions between genetic variants in glucose transporter type 9 (SLC2A9) and dietary habits in serum uric acid regulation. Croat Med J, 2010, 51(1):40-47.

20. Wang DD, Sievenpiper JL, de Souza RJ, et al. The effects of fructose intake on serum uric acid vary among controlled dietary trials. J Nutr, 2012, 142(5):916-923.

21. Zgaga L, Theodoratou E, Kyle J, et al. The association of dietary intake of purine-rich vegetables, sugar-sweetened beverages and dairy with plasma urate, in a cross-sectional study. PLoS One 2012, 7(6):e38123.

22. Ryu KA, Kang HH, Kim SY, et al. Comparison of nutrient intake and diet quality between hyperuricemia subjects and controls in Korea. Clin Nutr Res, 2014, 3(1):56-63.

23. Dalbeth N, Wong S, Gamble GD, et al. Acute effect of milk on serum urate concentrations: a randomised controlled crossover trial. Ann Rheum Dis, 2010, 69(9):1677-1682.

24. Dalbeth N, Gracey E, Pool B, et al. Identification of dairy fractions with antiinflammatory properties in models of acute gout. Ann Rheum Dis, 2010, 69(4):766-769.

25. Dalbeth N, Ames R, Gamble GD, et al. Effects of skim milk powder enriched with glycomacropeptide and G600 milk fat extract on frequency of gout flares: a proof-of-concept randomised controlled trial. Ann Rheum Dis, 2012, 71(6):929-934.

26. Choi HK, Curhan G. Coffee, tea, and caffeine consumption and serum uric acid level: the third national health and nutrition examination survey. Arthritis Rheum, 2007, 57(5):816-821.

27. Choi HK, Willett W, Curhan G. Coffee consumption and risk of incident gout in men: a prospective study. Arthritis Rheum, 2007, 56(6):2049-2055.

28. Choi HK, Curhan G. Coffee consumption and risk of incident gout in women: the Nurses' Health Study. Am J Clin Nutr, 2010, 92(4):922-927.

29. Huang HY, Appel LJ, Choi MJ, et al. The effects of vitamin C supplementation on serum concentrations of uric

acid:results of a randomized controlled trial. Arthritis Rheum,2005,52(6):1843-1857.

30. Gao X,Curhan G,Forman JP,et al. Vitamin C intake and serum uric acid concentration in men. J Rheumatol, 2008,35(9):1853-1858.

31. Choi HK,Gao X,Curhan G. Vitamin C intake and the risk of gout in men:a prospective study. Arch Intern Med,2009,169(5):502-507.

32. Juraschek SP,Miller ER 3rd,Gelber AC. Effect of oral vitamin C supplementation on serum uric acid:a meta-analysis of randomized controlled trials. Arthritis Care Res (Hoboken),2011,63(9):1295-1306.

33. Zhang Y,Neogi T,Chen C,et al. Cherry consumption and decreased risk of recurrent gout attacks. Arthritis Rheum,2012,64(12):4004-4011.

34. Schlesinger N,Schlesinger M. Previously reported prior studies of cherry juice concentrate for gout flare prophylaxis:comment on the article by Zhang et al. Arthritis Rheum,2013,65(4):1135-1136.

35. Dalbeth N,Chen P,White M,et al. Impact of bariatric surgery on serum urate targets in people with morbid obesity and diabetes:a prospective longitudinal study. Ann Rheum Dis,2014,73(5):797-802.

36. Guan M,Zhang J,Chen Y,et al. High-resolution melting analysis for the rapid detection of anintronic single nucleotide polymorphism in SLC22A12 in male patients with primary gout in China. Scand J Rheumatol,2009,38 (4):276-281.

37. Tu HP,Chen CJ,Lee CH,et al. The SLC22A12 gene is associated with gout in Han Chinese and Solomon Islanders. Ann Rheum Dis,2010,69(6):1252-1254.

38. Neogi T,Chen C,Niu J,et al. Alcohol quantity and type on risk of recurrent gout attacks:an internet-based case-crossover study. Am J Med. 2014,127(4):311-318.

39. 顾景范,杜寿玢,郭长江,等. 现代临床营养学. 第 2 版. 北京:科学出版社,2009.

第十九章

低尿酸血症

低尿酸血症(血尿酸浓度降低)常被临床所忽视。低尿酸血症指血中尿酸水平低于正常值,目前尚无公认的诊断界值,人为的规定为$<120\mu mol/L(2mg/dl)$。低尿酸血症常常提示机体存在原发性或继发性的肾小管疾病或者其他疾病,并可能诱发急性肾功能衰竭等严重并发症。但长期以来,低尿酸血症一直被认为是一种没有临床意义的生化异常。

在住院患者中,其患病率大约为2%,在表面健康人群中低于0.5%。Erley 等在1989 年报道,在表面健康成年人中,低尿酸血症的患病率在男性为0.16%,女性为0.23%。Igarashi 在1993 年报道,在表面健康的日本儿童中,男童的患病率为0.24%,女童为0.56%。

一、引起低尿酸血症的原因

低尿酸血症可能由尿酸生成减少(尿酸分泌分数降低)引起,还见于由于遗传性或获得性疾病导致的肾小管重吸收减少(尿酸分泌分数增加)。尚未发现因为肠内尿酸分解增加所致的低尿酸血症。引起低尿酸血症的常见原因见表 19-1:

表 19-1　引起低尿酸血症的原因

	尿酸分泌分数增加	尿酸分泌分数降低
与低尿酸有关的临床情况或疾病	肾小管疾病,范可尼综合征,Wilson 病,霍奇金淋巴瘤等肿瘤,肝硬化,糖尿病,抗利尿激素分泌不当综合征,全肠外营养,血容量增加,重金属中毒,鹅膏中毒,使用甲氧苄啶-磺胺甲噁唑、丙磺舒、对比剂、大剂量的水杨酸等	遗传性黄嘌呤尿,肿瘤或肝功能异常,使用别嘌醇、拉布立酶等

1. 尿酸生成减少　可能是由若干少见的尿酸合成及分解代谢异常的遗传疾病引起,由于别嘌醇治疗或肝脏疾病导致的获得性黄嘌呤氧化酶缺乏更为常见。

(1) 导致尿酸生成减少的遗传性疾病

1) 遗传性黄嘌呤尿症:黄嘌呤氧化酶催化次黄嘌呤转化成黄嘌呤,并且催化黄嘌呤转化成尿酸。黄嘌呤氧化酶缺乏是一种罕见的以嘌呤代谢障碍为特征的常染色体隐性遗传疾病,当体内缺乏黄嘌呤氧化酶时,黄嘌呤不能分解,大量积聚在体内,致使血和尿中的黄嘌呤浓度显著升高。临床上出现明显的黄嘌呤尿和低尿酸血症,其尿酸水平常< $60\mu mol/L(1mg/dl)$。黄嘌呤溶解度非常低,三分之一的此类患者会出现黄嘌呤结石。治疗黄嘌呤结石可通过水化增加尿量,进而降低尿中黄嘌呤浓度;给予碱化尿液治疗,增加黄嘌呤的溶解性,进而促进黄嘌呤的排泄。如有以下证据应怀疑该病:低尿酸血症,尿液中尿酸排泄减少,而黄嘌呤排泄增加,发现黄嘌呤结石;确诊需要肝脏或肠的组织活检测定黄嘌呤氧化酶的活性。

2)遗传性嘌呤核苷酶磷酸酶缺乏:嘌呤核苷磷酸酶催化肌苷、脱氧肌苷、脱氧鸟苷经磷酸化生成嘌呤碱基。该酶缺乏导致低尿酸血症,发育迟缓,伴淋巴细胞减少的细胞免疫力下降,以及反复感染。

（2）导致尿酸生成减少的获得性疾病

1)使用黄嘌呤氧化酶抑制剂:别嘌醇和非布索坦等通过抑制黄嘌呤氧化酶的活性进以减少尿酸的生成。这是低尿酸血症的最常见原因,但是这类药物使血尿酸水平<$150\mu mol/L$($2.5mg/dl$)的临床情况并不常见。

2)肝脏疾病:严重的肝细胞损伤时,黄嘌呤氧化酶的合成会明显减少而导致低尿酸血症。

2. 尿酸排泄增多　多见于家族遗传性低尿酸血症,亦可见于一些获得性疾病。

（1）家族性肾性低尿酸血症:家族性肾性低尿酸血症是由于肾小管尿酸转运缺陷所致,这是一种罕见的综合征,是通过常染色体途径遗传的。这些患者出现肾小管的尿酸转运障碍,包括重吸收较少和(或)分泌增加,临床上容易合并运动性急性肾功能衰竭和肾结石。这种基因缺陷在非德系犹太人及日本人中更常出现。在一项3258例日本门诊患者的调查中,肾脏尿酸排泄增加和持续性低尿酸血症的患者共4例(0.12%)。通过吡嗪酰胺及丙磺舒进行研究发现有不同类型的尿酸分泌前和分泌后重吸收减低以及肾小管尿酸分泌增加。

大多数家族性肾性低尿酸血症患者存在基因突变(表19-2)。其中之一为阴离子交换基因(*SLC22A12*)的突变,导致阴离子交换基因编码尿酸转运蛋白URAT1失去功能。URAT1是一种肾脏尿酸阴离子交换蛋白,它表达于近端肾小管,与大部分近端肾小管尿酸的重吸收有关。URAT1突变纯合子患者典型的表现为血尿酸浓度<$60\mu mol/L$($1.0mg/dl$)以及尿酸分泌分数增加(一般为40%~90%)。这类患者一般无临床症状,但患肾结石病的可能性是正常人的3~4倍,一些运动诱发的急性肾功能衰竭也与此有关。

表19-2　家族性肾性低尿酸血症比较

	SLC22A12 基因突变	*SLC2A9* 基因突变
编码蛋白	URAT1	GLUT9
突变的后果	失去功能	失去功能
血尿酸水平	30~60$\mu mol/L$(0.5~1.0mg/dl)	0~12$\mu mol/L$(0~0.2mg/dl)

续表

	SLC22A12 基因突变	*SLC2A9* 基因突变
尿酸分泌分数	轻度增加,一般为40%～90%	显著增加,可>150%
尿酸转运缺陷	分泌前重吸收减少/分泌减少	分泌前、后重吸收减少
并发症	肾结石和急性肾功能衰竭	肾结石和急性肾功能衰竭

　　另外一种基因突变为 *SLC2A9* 基因突变, *SLC2A9* 编码高容量尿酸转运蛋白 GLUT9。GLUT9 变异包括短型(GLUT9S)及长型(GLUT9L)变异。尿酸从肾小管腔重吸收至细胞内主要经由 URAT1 介导,亦由 GLUT9S 介导。尿酸从细胞内经过底外侧膜流出由底外侧膜GLUT9L 单独介导。低尿酸血症的严重程度随基因缺陷的不同而不同。无功能的 URAT1 突变导致部分尿酸重吸收缺陷(尿酸分泌分数一般为40%～90%)。与 URAT1 突变的患者相比,GLUT9 功能缺失通过尖端转运蛋白(包括 URAT1)阻碍尿酸重吸收,由于其完全阻断了细胞内底外侧膜尿酸流出,净效应是尿酸分泌分数常超过150%,尿酸分泌分数大于100%反映了尿酸排泄显著增加。在纯合子患者, *SLC2A9* 的无义突变导致严重的低尿酸血症(尿酸水平接近0),而且与肾结石及运动诱发的急性肾功能衰竭的高发生率相关。GLUT9 杂合子患者血尿酸水平相对较高。Dinour 等和 Shima 等报道的 *SLC2A9* 基因突变为纯合子或者复合杂合子的患者,常表现出严重的低尿酸血症(5.95～41.65μmol/L)、高尿酸分泌分数(>150%)和急性肾功能衰竭、肾结石和慢性肾脏疾病的高发病率,而无症状杂合子携带者仅表现血尿酸水平中度减低。

　　(2) 获得性肾性低尿酸血症:范尼可综合征患者近端肾小管尿酸重吸收减少伴有磷酸盐、糖、钾、重碳酸盐和氨基酸重吸收减少。这种综合征有多种原因,儿童中胱氨酸病最常见,成人中多发性骨髓瘤(可能没有其他临床表现)最常见。

　　3. 血容量增加　细胞外液容量增加,近端小管重吸收钠和尿酸减少,这可能与低尿酸血症相关。最多见于大量静脉补液的患者,以及原发性烦渴症或抗利尿激素分泌不当综合征(syndrome of inappropriate secretion of antidiuretic hormone,SIADH)的患者。限制饮水可以纠正 SIADH 患者低钠血症与低尿酸血症。兴奋血管加压素 V_1 受体通过不明机制促进尿酸消耗。研究发现,服用去氨加压素(一种 ADH 的相似物,仅激活抗利尿 V_2 受体)所致的低尿酸血症与 SIADH(ADH 激活 V_1 及 V_2 受体)所致相似程度低尿酸血症患者相比,前者血尿酸浓度降低(29% vs 53%)较少。另一方面,缺少 V_1 受体活性的尿崩症患者,其相关的低尿酸血症不能通过去氨加压素的治疗得到改善。

　　4. 颅内疾病　尿酸清除增加所致低尿酸血症在颅内疾病的患者中有报道。例如,在一项研究中,对连续 29 例神经外科患者进行检测,18 例患者尿酸分泌分数增加,7 例患有低尿酸血症。在一些患者中,低尿酸血症与肾性钠丢失与低钠血症相关,这种病称作脑性盐耗损。与 SIADH 相比,脑性盐耗损患者的低尿酸血症不能通过限水纠正,因为其主要原因在于大脑释放的某种激素而非血容量增加。神经外科患者常接受输注盐水治疗,易出现低钠血症和低尿酸血症。

　　5. 获得性免疫缺陷综合征(acquired immunodeficiency syndrome,AIDS)　尿酸分泌分数增加以及低尿酸血症可见于 AIDS 患者。在一项 96 例 AIDS 患者的研究中,21 例有低尿酸血症;低尿酸血症患者中,12 例进行头颅 CT 检查的患者发现有脑萎缩。AIDS 患者的低尿酸血症的危险因素包括播散性疾病,中枢神经系统感染,大剂量甲氧苄啶-磺胺甲噁唑治疗。低尿酸血症进展是预后不良的预测因子。

6. 药物 许多药物影响肾小管尿酸转运而使血尿酸水平降低。最常见的是大剂量甲氧苄啶-磺胺甲噁唑和大剂量水杨酸治疗。在大多数情况下,血尿酸浓度不会下降至正常值以下。血管紧张素 Ⅱ 受体拮抗剂氯沙坦有促尿酸排泄作用,已经用于治疗接受心脏移植患者环孢素相关的高尿酸血症,这一作用优于血管紧张素转化酶抑制剂。

7. 其他 若干其他原因与尿酸分泌增加所致的低尿酸血症相关:包括妊娠,全肠外营养,霍奇金淋巴瘤等恶性肿瘤,糖尿病,鹅膏中毒等。

二、临床表现

总体上讲,特发性肾性低尿酸血症是良性的,但众所周知,遗传性肾性低尿酸血症患者是泌尿系结石的高危因素,也有可能增加运动诱发的急性肾功能衰竭的风险。

1. 泌尿系结石 肾性低尿酸血症的患者,其泌尿系结石的风险增加。在两组 19 例家族性肾性低尿酸血症的患者中,5 例(26%)有泌尿系结石病史。但结石成分在这两个研究中均未提及,其他病例报道描述了尿酸性结石及通过碱化尿液可成功治疗该病。肾性低尿酸血症的患者尿酸分泌分数增加,但在理论上,其 24 小时尿酸排泄量应该正常,因为肾性低尿酸血症患者的尿酸生成总量不变,而且尿酸分泌基本处于稳态。如此一来,尿酸结石风险增加好像看似不合理。但许多家族性低尿酸血症的患者有轻度或显著的高尿酸尿,或许是因为尿酸的消除从肠道转移至肾脏(即尿酸从胃肠道清除减少,从肾脏清除增多)。这一过程是如何发生的尚不得而知。此外,这种患者通过不明机制的途径产生高钙尿,这是结石形成的另一危险因素。

Gofrit 等曾报道 1 例 15 个月大的男婴因双侧泌尿系结石而引起的急性肾衰,血尿酸 23.8~59.5μmol/L,尿酸排泄分数 58%~90%,经体外碎石治疗后对结石成分分析发现其主要成分为尿酸。他的 2 个兄弟及 2 个姊妹均有低尿酸血症和高尿酸排泄,诊断为遗传性肾性低尿酸血症。

2. 急性肾功能衰竭 关于肾性低尿酸血症患者运动导致的急性肾衰的报道正在增加,以日本的报道居多,我国亦有报道。这些患者的长期预后不详。到目前为止,已有不少个案例报道(部分个案情况见表 19-3)。引起急性肾功能衰竭的患者大约 90% 为男性且多为学龄儿童,多发生于无氧运动(特别是短跑)后,首发症状为剧烈的腰痛、腹痛、腹股沟区痛伴恶心、呕吐、疲乏、低烧等,尿量一般不少,多发生于运动后 6~12 小时。在肾功能衰竭的急性期,血尿酸水平可在正常范围内,而肾功能改善后都出现明显的低尿酸血症。如果仍然从事剧烈运动,易于复发。复发时,其临床表现相对较轻,血肌酐水平相对较低,不少患者因急性肾衰的症状轻微且可以自行恢复,其复发易被忽略,而多次复发可能导致慢性肾脏改变和慢性肾功能衰竭。Kikuchi 等报道的一例肾性低尿酸血症伴有急性肾衰复发的病例,其组织学显示慢性肾损伤(肾小管基底膜增厚以及间质纤维化),因此,预防急性肾衰复发很重要。女性相对少见可能与其运动强度相对较低有关。运动导致的急性肾衰容易误诊为急性胃肠炎、结肠炎等。

表 19-3 低尿酸血症伴急性肾衰患者的临床特点

编号	1	2	3	4	5	6	7	8	9	10	11	12	13	14	15	16	17	18	19	20	21	22	23	24
国家	土耳其	日本	日本	日本	日本	日本	日本	日本	日本	日本	日本	巴基斯坦	日本	日本	日本	日本	日本	日本	日本	中国	捷克	捷克	巴基斯坦	日本
年龄（岁）	23	21	17	22	16	16	17	12	20	20	14	29	25	11	15	10	12	38	17	17	14	12	24	12
性别	男	男	男	男	男	男	男	男	男	男	女	男	男	男	男	女	男	男	男	男	男	男	男	男
诱发因素	跳舞	马拉松长跑	400米赛跑	100米赛跑	仰卧起坐	短跑	打架	6小时训练	200米赛跑	100米赛跑	运动会	2英里跑	运动会	跑步	运动会	100米短跑	垒球训练	运动会	运动会	跑步	跑步	不详	板球比赛	短跑
最大值 肌酐（μmol/L）	1070	345	716	345	292	539	769	451	796	778	301	415	778	371	698	248	380	575	990	453	297	769	557	831
最大值 尿酸（μmol/L）	192	132	336	162	348	228	396	156	300	474	138	126	300	330	不详	186	312	360	不详	不详	不详	不详	174	684
恢复后 肌酐（μmol/L）	88	97	80	88	88	88	不详	不详	80	不详	88	97	97	44	71	44	不详	97	62	106	不详	不详	80	44
恢复后 尿酸（μmol/L）	6~18	54	54	24	54	42	36	18	48	42	48	30	42	48	30	36	36	42	42	18	40	30	12	54
透析	是	否	否	否	是	否	是	否	是	否	否	否	否	否	否	否	否	否	是	是	否	是	是	否

续表

编号	尿酸缺陷	组织学	发病后恢复时间(天)	复发次数(次数)	第一作者
1	分泌增加	尿酸性肾病	2	0	Erley
2	分泌前重吸收缺陷	急性肾小管坏死	4	1	Saku-rauchi
3	未检测	尿酸性肾病(-)	12	0	Ish-ikawa
4	分泌前重吸收缺陷	急性肾小管坏死	34	0	Ish-ikawa
5	分泌前重吸收缺陷	尿酸性肾病(-)	17	0	Ish-ikawa
6	分泌前重吸收缺陷	未检测	不详	0	To-fuku
7	分泌前重吸收缺陷	急性肾小管坏死	14	0	Num-abe
8	分泌前/后重吸收缺陷	未检测	不详	0	Ish-ikawa
9	分泌前重吸收缺陷	急性肾小管坏死	6	1	Kiha-ra
10	未检测	未检测	不详	1	Mu-raka-mi
11	分泌前重吸收缺陷	未检测	不详	0	Hisa-naga
12	分泌增加	未检测	不详	4	Yuen
13	分泌前重吸收缺陷	急性肾小管坏死	14	3	Ni-nomi-ya
14	分泌后重吸收缺陷	急性肾小管坏死	12	0	Taza-wa
15	分泌后重吸收缺陷	未检测	不详	0	Fu-jieda
16	分泌前重吸收缺陷	未检测	不详	0	Sato
17	分泌前重吸收缺陷	急性肾小管坏死	21	0	Wa-tan-abe
18	分泌前重吸收缺陷	急性肾小管坏死伴慢性损伤	15	大于4	Kiku-chi
19	分泌前重吸收缺陷	未检测	不详	1	Ohta
20	未检测	急性间质性肾炎	不详	1	裴晓蕙
21	未检测	未检测	不详	多次	STTB-URK-OVA
22	未检测	轻微肾小管损伤	不详	0	STTB-URK-OVA
23	未检测	未检测	9	多次	JEA-NNIN
24	分泌前重吸收缺陷	未检测	14	0	Naka-mura

至于肾性低尿酸血症患者为何易在剧烈运动后发生急性肾功能衰竭,尚无令人信服的根据。存在两种假说:尿酸抗氧化活性和尿酸沉积。第一个发病机制的假说是尿酸的强大的抗氧化活性。急性肾衰是由于运动导致血液中氧自由基增多而得不到有效清除。Ames 等的研究提示,血中尿酸充当了抗氧化剂及自由基的清除剂。因此,肾性低尿酸血症的患者在运动中可能存在自由基损害肾脏的危险。但不论是Ⅰ型黄嘌呤脱氢酶(XDH)活性缺陷患者,还是Ⅱ型 XDH 和醛氧化酶缺陷患者,虽然可以出现显著的黄嘌呤尿和低尿酸血症,但这些患者并不常出现急性肾功能衰竭,表明仅单纯低尿酸血症不易诱发急性肾功能衰竭。

另一种假说是肾小管被尿酸结晶堵塞,这些尿酸结晶是由于①在长时间或高强度的运动后,尿酸生成增加,消耗肌肉的 ATP,腺苷二磷酸盐升高导致次黄嘌呤生成增加,次黄嘌呤在肝脏中转化为尿酸,使尿酸产生增加以及尿酸分泌的增加;②运动中血容量减少导致尿量减少,促进肾小管中尿酸沉积;③尿液酸化使尿酸的溶解度下降而形成尿酸结晶。有些患者在严重发病期间出现的低尿酸血症、尿酸盐晶体、尿红细胞和腰痛支持该发病机制。但没有明确证据表明其可导致远端肾小管和集合管内尿酸结晶形成引起急性肾小管阻塞而致肾功能衰竭。多数报道中的肾脏影像学和病理学资料均显示,肾脏缺血和肾血流动力学异常亦可能是这类患者发生急性肾功能衰竭的主要原因,例如,Ninomiya 报道的 1 例病例,每次发作时其肾脏 CT 扫描均显示斑片状的密度增强影,肾功能恢复后肾脏 CT 影像恢复正常,肾脏活组织检查提示急性肾小管坏死是导致该患者发生急性肾衰的原因,这些结果同 Watanabe 等学者的发现一致。

并不是每次运动均能诱发急性肾功能衰竭发作。可能的原因是:并不是所有的运动(短跑易诱发,而长跑相对不易诱发)均导致肾功能衰竭,其他因素如运动时间和强度、环境温度、相对湿度、身体正常或减低的水化状态、不同的食物和药物引起的尿 pH 值的改变均发挥了一定的作用。

尿酸在人类肾脏中的排泄分为四步,尿酸在肾小球自由滤过,在近端肾小管几乎被全部吸收(分泌前重吸收)、分泌,以及近端肾小管再次重吸收(分泌后重吸收)。可以使用吡嗪酰胺,丙磺舒或苯溴马隆研究尿酸排泄的缺陷部分。有研究显示,急性肾衰复发的可能性与尿酸排泄的具体缺陷或尿酸的基线水平无关。Takeda 等报道显示,特发性低尿酸血症伴运动诱发急性肾功能衰竭患者的尿酸排泄量和尿酸排泄分数均增加。Tazawa 对一例 11 岁运动后非少尿性急性肾功能衰竭男性患者进行丙磺舒和吡嗪酰胺负荷试验,研究结果提示尿酸排泄增加是导致低尿酸血症的原因,而尿酸的重吸收障碍则可能与尿酸转运体的遗传性缺陷有关。并不是所有的家族性肾性低尿酸血症患者均发生运动后急性肾衰,Tanaka 等报道一对兄弟均发生运动后急性肾衰,其兄 45 岁,于剧烈运动后出现腹痛、呕吐、少尿和血肌酐水平增高,经两周保守治疗后痊愈,急性肾衰竭缓解后,患者出现低尿酸血症,该患者对吡嗪酰胺和苯溴马隆负荷试验呈轻微反应,说明尿酸重吸收功能障碍导致尿酸排泄率增高。其 42 岁的弟弟也在剧烈运动后发生腰背部疼痛和急性肾衰,且自 29 岁起至少有五次类似的发作,每次发作时血肌酐水平均增高,并伴有尿酸排泄率增高和肾性低尿酸血症,每次发作无需特殊治疗即可痊愈。两病例的放射学检查均显示双侧尿酸结石,考虑运动后急性肾衰可能是由于尿酸排泄量过高所致。对两兄弟的调节血尿酸水平的尿酸阴离子交换蛋白的序列分析(SLC22A12 基因)显示,其外显子 4 上的纯合子突变(258 位色氨酸变为终止密码)

导致产生的 URAT1 蛋白功能缺失,他们的父母和子女均显示 *SLC22A12* 基因的杂合突变,该研究首次发现 URAT1 遗传学异常与伴有运动诱发的急性肾功能衰竭的家族性肾性低尿酸血症有关。Ichida 等进一步研究发现尿酸通过位于肾小管顶端的 URAT1 重吸收,而编码 URAT1 的 *SLC22A12* 基因的突变是导致肾性低尿酸血症的原因所在,目前这些学者正在研究血尿酸水平、尿酸清除率与肌酐清除率之比(C_{UA}/Ccr)与 *SLC22A12* 基因型的关系,现已确定了可以引起该基因功能异常的 8 种新突变并证实了先前报道的 2 种突变,在 30 例有 *SLC22A12* 基因突变者中,24 例为纯合子和复合杂合子,6 例为杂合子;G774A 突变在 *SLC22A12* 突变中占首要地位(54 对等位基因中的 74.1%)。与健康者相比,杂合子的血尿酸水平显著降低,C_{UA}/Ccr 比值显著升高,而纯合子或复合杂合子的这些改变更为突出;伴有 *SLC22A12* 基因纯合或复合杂合突变者的 C_{UA}/Ccr 不受苯溴马隆、丙磺舒和吡嗪酰胺的影响。这些研究显示,*SLC22A12* 基因突变是造成大多数肾性低尿酸血症的原因。

令人吃惊的是,如表 19-3 所示,与肾性低尿酸血症相关的肾衰在日本人中相对常见。但在日本人中,肾性低尿酸血症的患病率并不比其他国家高很多。一种可能性是,在肾性低尿酸血症的患者中,急性肾衰的高发病率是由于在日本血尿酸水平检测是常规检查;另一种可能性是,日本人饮食中含有的抗氧化物质很少。

另外一种由于运动引起的急性肾衰的原因为横纹肌溶解。罕见的情况下,某些代谢因素(甲状腺功能减退/甲状腺功能亢进、控制不佳的糖尿病、肾上腺皮质功能减退和低钾血症)可诱发横纹肌溶解。环境因素(海拔、湿度和温度)、运动强度、药物或者毒物(蛇毒、昆虫、乙醇、刺激物、饮食/中药补充剂、抗胆碱能药物、他汀等)和感染也易导致横纹肌溶解。此外,遗传性疾病(糖原贮积病、脂肪酸氧化障碍、线粒体病、镰状细胞贫血、肌肉萎缩症)也被认为能导致横纹肌溶解。有氧运动(马拉松、爬山等)后引起的大面积的肌肉溶解可致急性肾功能衰竭。

三、治疗

特发性低尿酸血症通常不需要治疗。在某些病例,低尿酸血症是机体某个疾病的表现,它本身并不需要治疗。如果低尿酸血症反映了尿酸排泄过多并可能诱发尿酸性肾结石和运动诱发的急性肾衰时,则需要治疗。迄今为止,我们推荐低尿酸血症的患者,尤其是那些尿酸水平低于 $60\mu mol/L$ 的患者,应该食用富含抗氧化物质的食物,并且在短期剧烈运动后饮用充足的水分。Murakami 等推荐,对于低尿酸血症的患者,每日口服补充或摄入含有以下物质的食物,如谷胱甘肽,维生素 E(α-生育酚),维生素 C 以及 β 胡萝卜素,以预防急性肾衰的复发。对于儿童及家属的教育能减少发作、减少误诊、误治及不必要的止痛药物的使用有重要意义。对于学龄儿童在从事剧烈运动前,常规筛查血尿酸水平非常重要。

总之,在临床实践及基础研究中,需要更多的信息来建立一个好的指南,用以预防在低尿酸血症患者中急性肾衰的发作。

(刘德平)

参 考 文 献

1. Iwai N,Mino Y,Hosoyamada M,et al. A high prevalence of renal hypouricemia caused by inactive SLC22A12 in

Japanese. Kidney Int,2004,66:935-944.

2. Sperling O. Hereditary renal hypouricemia. Mol Genet Metab,2006,89:14-18.

3. Dinour D,Gray NK,Campbell S,et al. Homozygous SLC2A9 mutations cause severe renal hypouricemia. J Am Soc Nephrol,2010,21:64-72.

4. Dinour D,Bahn A,Ganon L,et al. URAT1 mutations cause renal hypouricemia type 1 in Iraqi Jews. Nephrol Dial Transplant,2011,26(7):2175-2181.

5. Enomoto A,Kimura H,Chairoungdua A,et al. Molecular identification of a renal urate anion exchanger that regulates blood urate levels. Nature,2002,417:447-452.

6. Ichida K,Hosoyamada M,Hisatome I,et al. Clinical and molecular analysis of patients with renal hypouricemia in Japan-influence of URAT1 gene on urinary urate excretion. J Am Soc Nephrol,2004,15(1):164-173.

7. Matsuo H, Chiba T, Nagamori S, et al. Mutations in glucose transporter 9 gene SLC2A9 cause renal hypouricemia. Am J Hum Genet,2008,83:744-751.

8. Caulfield MJ,Munroe PB,O'Neill D,et al. SLC2A9 is a high-capacity urate transporter in humans. PLoS Med, 2008,5:e197.

9. Sterns RH, Silver SM. Cerebral salt wasting versus SIADH:what difference J Am Soc Nephrol, 2008, 19: 194-196.

10. Collazos J,Blanco MS,Guerra E,et al. Sequential evaluation of serum urate concentrations in AIDS patients with infections of the central nervous system. Clin Chem Lab Med,2000,38:1293-1296.

11. Hamada T,Ichida K,Hosoyamada M,et al. Uricosuric action of losartan via the inhibition of urate transporter 1 (URAT 1) in hypertensive patients. Am J Hypertens,2008,21:1157-1162.

12. Mima A,Ichida K,Matsubara T,et al. Acute renal failure after exercise in a Japanese sumo wrestler with renal hypouricemia. Am J Med Sci,2008,336:512-514.

13. Sugimoto T,Ide R,Uzu T,et al. Recurring exercise induced acute renal failure with usual daily work. Nephrology,2007,12(1):110.

14. Daher EF,Silva GB,Brunetta M,et al. Rhabdomyolysis and acute renal failure after strenuous exercise and alcohol abuse:case report and literature review. Sao Paulo Med J,2005,123(1):33-37.

15. Ohta T,Sakano T,Igarashi T,et al. Exercise induced acute renal failure associated with renal hypouricemia:results of a questionnaire based survey in Japan. Nephrol Dial Transplant,2004,19(6):1447-1153.

16. Ejaz AA,Mu W,Kang H,et al. Could uric acid have a role in acute renal failure. Clin J Am Soc Nephrol,2007, 2(1):16-21.

17. Ohta T,Sakano T,Ogawa T,et al. Exercised induced acute renal failure with renal hypouricemia:a case report and a review of the literature. Clin Nephrol,2002,58(4):313-316.

18. Martin NE,Nieto VG. Hypouricemia and tubular transport of uric acid. Nefrologia,2011,31(1):44-50.

19. 裘晓蕙,刘敏,杨金国,等.特发性肾性低尿酸血症患者运动后导致急性肾功能衰竭一例.中华肾脏病杂志,2003,19(2):77.

20. Shima Y,Nozu K,Nozu Y,et al. Recurrent EIARF and PRES with severe renal hypouricemia by compound heterozygous SLC2A9 mutation. Pediatrics,2011,127:e1621-1625.

21. Stiburkova B,Taylor J,Martinaki A,et al. Acute kidney injury in two children caused by renal hypouricaemia type 2. Pediatr Nephrol,2012,27:1411-1415.

22. Arikyants N,Sarkissian A,Hesse A. Xanthinuria type 1:a rare cause of urolithiasis. Pediatr Nephrol,2007,22: 310-314.

23. Jeannin G,Chiarelli N,Gaggiotti M,et al. Recurrent exercise-induced acute renal failure in a young Parkistani man with severe renal hypouricemia and SLC2A9 compound heterozygosity. BMC Medical Genetics,2014,

15:3.

24. Fathallah-Shaykh, Cramer MT. Uric acid and the kidney. Pediatr Nephrol, 2014, 29:999-1008.
25. Nakamura A, Niimi R, Yanagawa Y. Renal hypouricemia in school-aged children: screening of serum uric acid level before physical training. Pediatr Nephrol, 2006, 21:1898-1900.

附录 1

无症状高尿酸血症合并心血管疾病诊治建议中国专家共识

中国医师协会心血管内科医师分会

中国医师协会循证医学专业委员会

血尿酸水平升高与体内核酸代谢异常和肾脏排泄减少相关,正常情况下血液中尿酸盐饱和度为 6.7mg/dl,国际上将高尿酸血症(hyperuricemia,HUA)的诊断标准定义为血尿酸水平男 > 420μmol/L(7mg/dl),女 > 357μmol/L(6mg/dl),没有发作痛风的 HUA 称为无症状 HUA。

HUA 常与传统的代谢性心血管危险因素高血压、高脂血症、2 型糖尿病、肥胖、胰岛素抵抗等伴发,因此,长期以来 HUA 仅仅被认为是代谢异常的一种标记。近 20 年来 10 多个前瞻性大规模临床研究,约 10 万例以上的观察对象,采用多因素回归分析证实 HUA 是心血管疾病的独立危险因素,目前尚没有循证证据显示降低血尿酸可降低心血管事件风险,所以指南没有把 HUA 列为心血管疾病的独立危险因素。但鉴于高尿酸与血管、心脏、肾脏不良预后密切相关,降尿酸治疗有望成为一种心血管疾病防治的新途径。2002 年日本痛风核酸代谢协会在全球第一个提出,对无症状 HUA 应根据心血管危险因素或并存的心血管疾病给予分层治疗。我国存在着大量合并多种心血管危险因素或缺血性心脏病的无症状 HUA 患者,临床医生对无症状 HUA 如何处理观点不一致,无症状 HUA 是否有治疗的必要性,治疗标准如何确定,是目前有待解决的问题。为此,中国医师协会心血管内科医师分会组织相关领域专家就 HUA 和心血管疾病的关系以及治疗的必要性进行广泛讨论,最终达成无症状高尿酸血症合并心血管疾病诊治建议中国专家共识。

1 HUA 的流行病学

从欧美发达国家的流行病学数据看,HUA 的患病率随着国家经济水平的提高而增加,与糖尿病、高脂血症有着相似的流行趋势,提示 HUA 与生活方式密切相关。我国的流行病学资料支持这一推论。上世纪 80 年代初期,方圻等调查显示中国男性 HUA 的患病率为 1.4%,女性为 1.3%[1]。90 年代中期以后调查显示,男性 HUA 患病率为 8.2% ~ 19.8%,女性为 5.1% ~ 7.6%[2]。10 年间我国 HUA 患病率平均增加了约 10 倍。而且南方和沿海经济发达地区 HUA 的患病率较同期国内其他地区高[3-5],应该与该地区生活水平提高快,进食海产品和高蛋白、高胆固醇食物较多有关。根据近年各地 HUA 患病率的报道,保守估计目前我国约有 HUA 者 1.2 亿,约占总人口的 10%,高发年龄为中老年男性和绝经后女性,但近年来年轻化趋势加剧。

2　尿酸的代谢

尿酸是人体嘌呤代谢的产物。人体嘌呤来源有两种,内源性为自身合成或核酸降解(约 600mg/d),约占体内总尿酸量的 80%;外源性为摄入嘌呤饮食(大约 100mg/d),约占体内总尿酸量的 20%。在正常状态,体内尿酸池为 1200mg,每天产生尿酸约 750mg,排出 800 ~ 1000mg,30% 从肠道和胆道排泄,70% 经肾脏排泄。肾脏是尿酸排泄的重要器官,如果肾肌酐清除率降低 5% ~ 25%,就可导致 HUA。正常情况下,人体每天尿酸的产生和排泄基本上保持动态平衡,凡是影响血尿酸生成和(或)排泄的因素均可以导致血尿酸水平增加。

3　HUA 的危险因素

HUA 与年龄、性别、地区分布、种族、遗传、和社会地位都有一定关系。随年龄增加、男性、一级亲属中有 HUA 史、静坐的生活方式和社会地位高的人群以及存在心血管危险因素和肾功能不全患者易发生 HUA。进食高嘌呤食物如肉类、海鲜、动物内脏、浓的肉汤等,饮酒(啤酒、白酒)以及剧烈体育锻炼均可使血尿酸增加。某些药物长时间应用可导致血尿酸增高,如噻嗪类利尿剂、小剂量阿司匹林、复方降压片、吡嗪酰胺、硝苯地平、普萘洛尔等都阻止尿酸排泄。

4　HUA 的诊断标准

4.1　HUA 的诊断标准

正常嘌呤饮食状态下,非同日两次空腹血尿酸水平男 >420μmol/L(7mg/dl)或女 > 357μmol/L(6mg/dl)。

4.2　HUA 的分型诊断

分型诊断有助于发现 HUA 病因,给予针对性治疗。HUA 患者低嘌呤饮食 5 天后,留取 24 小时尿检测尿尿酸水平。

(1)尿酸排泄不良型:尿酸排泄少于 0.48mg/(kg·h),尿酸清除率(Cua,尿尿酸×每分钟尿量/血尿酸)<6.2ml/min。

(2)尿酸生成过多型:尿酸排泄大于 0.51mg/(kg·h),尿酸清除率≥6.2ml/min。

(3)混合型:尿酸排泄超过 0.51mg/(kg·h),尿酸清除率<6.2ml/min。考虑到肾功能对尿酸排泄的影响,以肌酐清除率(Ccr)校正,根据 Cua/Ccr 比值对 HUA 分型如下:>10% 为尿酸生成过多型,<5% 为尿酸排泄不良型,5% ~ 10% 为混合型。

5　HUA 与心血管疾病因果关系的流行病学

5.1　HUA 与心血管危险因素

5.1.1　HUA 与高血压

1879 年 MOHAMED 首次提出血尿酸参与高血压的发生发展,1889 年 Haig 提出低嘌呤饮食可作为预防高血压的手段。1990 年后多个心血管流行病学研究一致证实血尿酸是高血压发病的独立危险因素[7-9],血尿酸水平每增加 60μmol/L,高血压发病相对危险增加 25%。临床研究发现[6],原发性高血压患者 90% 合并 HUA,而继发性高血压患者只有 30% 合并 HUA,提示 HUA 与原发性高血压有因果关系。一项经典的动物试验证实高尿酸与高血压的因果关系[10],该研究通过诱导剂使大鼠血尿酸水平在 7 周内升高 1.6mg/dl,收缩压随之平均增加 2.2mmHg。但如果同时给予降低血尿酸药物如别嘌呤醇或苯磺舒,血尿酸正常,则血压不再升高,提示高尿酸与血压升高相关。

5.1.2　HUA 与糖尿病

长期 HUA 可破坏胰腺 β 细胞功能而诱发糖尿病。两项研究提示长期 HUA 与糖耐量异常和糖尿病发病具有因果关系。来自韩国和日本的两项前瞻性临床研究[11,12],共入选 2951 例中年 HUA 患者,随访 6～7 年,发现基线血尿酸水平>398μmol/L 者,远期糖耐量异常和 2 型糖尿病的发病危险比<280μmol/L 者增加 78%。

5.1.3　HUA 与高甘油三酯血症

国内外的流行病学资料一致显示血尿酸和甘油三酯之间有相关性[13-15]。关于尿酸和甘油三酯关系的前瞻性队列研究目前只有一项[16],该研究随访 8 年,发现基础甘油三酯是未来 HUA 的独立预测因素。动物试验观察到,人工形成高尿酸血症鼠血甘油三酯水平明显高于血尿酸正常鼠[17,18],提示尿酸对血甘油三酯代谢有一定影响。但尿酸和甘油三酯之间相互影响的机制以及尿酸和甘油三酯之间的因果关系目前并不十分明确。

5.1.4　HUA 与代谢综合征

代谢综合征的病理生理基础是高胰岛素血症和胰岛素抵抗。胰岛素抵抗使糖酵解过程以及游离脂肪酸代谢过程中血尿酸生成增加,同时通过增加肾脏对尿酸的重吸收,直接导致高尿酸血症。代谢综合征患者中 70% 同时合并 HUA,因此,代谢综合征之父 Reaven 教授提出将 HUA 纳入代谢综合征[19]。HUA 常与代谢综合征各项指标伴发,如 HUA 患者中约 80% 合并高血压,50%～70% 合并超重或肥胖,67% 以上合并高脂血症。我国一项 1600 人的横断面调查显示[20],在我国代谢性危险因素人群中 HUA 的患病率男性和女性分别为 20.58% 和 30.55%。HUA 合并 3 种以上代谢性危险因素(肥胖、高血压、高胆固醇血症、高甘油三酯血症、低高密度脂蛋白血症)的比例男性和女性分别高达 76.92% 和 67.64%。

5.2　HUA 与心血管疾病

5.2.1　HUA 与冠心病

(1) 尿酸是冠心病死亡独立危险因素:芝加哥心脏研究[21]、美国第 1 次全国健康与营养调查研究(NHANES)[22]和监测心血管疾病的趋势和决定因素研究 MONICA[23],校正传统心血管危险因素和利尿剂使用后发现,无论性别,尿酸是普通人群全因死亡和冠心病死亡的独立危险因素。血尿酸每升高 60μmol/L(1mg/dl),死亡危险性男性增加 48%,女性增加 126%。血尿酸>357μmol/L(6mg/dl)是冠心病的独立危险因素,血尿酸>416.5μmol/L (7mg/dl)是脑卒中的独立危险因素[24,25]。对于已确诊的冠心病患者,Bickel 等[27]发现血尿酸>7.5mg/dl(433μmol/L)人群的死亡率是血尿酸<5mg/dl(303μmol/L)人群的 5 倍,多因素分析证实血尿酸是冠心病人群全因死亡和冠心病死亡的独立危险因素。

(2) 尿酸是心血管事件的独立危险因素:4 项大规模前瞻性临床研究:多重危险因素干预研究(MRFIT)[28]、原发性高血压患者并发症和死亡率观察登记研究(PIUMA)[29]、荷兰 Rotterdam 队列研究[30]和美国收缩压治疗计划研究(worksite)[31]均显示血尿酸水平是急性心肌梗死、脑卒中和所有心血管事件的独立危险因素,血尿酸升高 86μmol/L 预测心血管事件的能力高于总胆固醇升高 1.078mmol/L 和血压升高 21.3mmHg。但 MONICA 研究认为血尿酸并不能预测急性心肌梗死和心绞痛发病。最近我国台湾 Wen-Ham Pan 等对 41 879 例男性和 48 514 例女性随访 8 年,结果显示血尿酸同样是我国普通人群、低危和高危人群全因死亡、总心血管事件和缺血性脑中风的独立危险因素[26]。血尿酸是否可作为心血管事件的独立危险因素,以及血尿酸对心血管事件的影响是否有性别差异,值得进一步探讨。

5.2.2　HUA 与肾脏损害

尿酸与肾脏疾病关系密切。除尿酸结晶沉积导致肾小动脉和慢性间质炎症使肾损害加重外,许多流行病学调查和动物研究显示,尿酸可直接使肾小球入球小动脉发生微血管病变,导致慢性肾脏疾病。日本两项大规模前瞻性研究证实尿酸与肾脏病变发生发展相关。发现血尿酸>8.5mg/dl(476μmol/L)者肾衰竭风险较尿酸在 5.0 ~ 6.4mg/dl(298 ~ 381μmol/L)者增加 8 倍[32]。血尿酸男性≥7.0mg/dl(420μmol/L),女性≥6.0mg/dl(357μmol/L)终末期肾病的发生危险分别增加 4 倍和 9 倍[33]。最近两项大规模前瞻性长期随访研究进一步证实,血尿酸每升高 1mg/dl,肾脏病风险增加 71%,肾功能恶化风险[每年肾小球滤过率(GFR)下降 3ml/(min.1.73ml)]增加 14%[34]。与血尿酸正常人群相比,血尿酸在 7.0 ~ 8.9mg/dl 人群新发肾脏疾病的危险增加 2 倍,≥9mg/dl 人群新发肾脏疾病风险增加 3 倍[35]。一项小规模随机对照临床研究探讨降尿酸治疗对延缓肾脏病变的作用,应用别嘌呤醇 100 ~ 300mg/d 1 年,与未用药组比较,血肌酐增长率降低 50%。间接提示高尿酸血症与肾功能损害进展有关[36]。

5.2.3　HUA 与心力衰竭

目前有两项前瞻性研究显示 HUA 可作为急慢性心力衰竭死亡的独立预测指标[37,38],但是否可作为一项直接指标,抑或只是间接指标,目前尚不清楚。综上所述,高尿酸血症与下列心血管危险因素、靶器官亚临床损害及临床疾病相关。危险因素:收缩压和舒张压水平;年龄;血脂紊乱(TC>5.0mmol/L LCL-C>3.0mmol/L,HDL-C 男<1.0mmol/L,女<1.2mmol/L,TG>1.7mmol/L);FPG:5.6 ~ 6.9mmol/L;IGT;家族史;腹型肥胖(腹围男 >102cm,女 >88cm);应用利尿剂。亚临床靶器官损害:左心室肥厚;颈动脉壁增厚(IMT>0.9mm 或粥样硬化斑块);血清肌酐轻微升高(男:115 ~ 133μmmol/L,女:107 ~ 124mmol/L);微量白蛋白尿(30 ~ 300mg/24h;白蛋白/肌酐比值男≥22,女≥31mg/g);GFR[<60ml/(min·1.73ml)]或 Ccr(<60ml/min)下降。糖尿病:空腹血浆葡萄糖≥7.0mmol/L;餐后血浆葡萄糖>11.1mmol/L。CV 或肾脏疾病:脑血管疾病(缺血性脑卒中、脑出血);心血管疾病(心肌梗死、心绞痛、心力衰竭、慢性心功能不全、冠心病);肾脏病变:痛风性肾病,糖尿病性肾病,肾损害(肌酐升高:男>133μmol/L,女>124μmol/L),蛋白尿>300mg/24h,肾结石。

6　无症状 HUA 药物治疗相关临床研究

目前,对无症状 HUA 合并多种心血管危险因素或心血管疾病时是否给予降尿酸治疗,还没有一致意见。降尿酸治疗能否成为一个降低心血管终点事件的有效措施还缺乏高质量循证证据,目前有限的研究如下。氯沙坦干预降低高血压患者终点事件研究(the losartan intervention for endpoint reduction inhypertension study,LIFE)和希腊阿托伐他汀和冠心病评估研究(greek atorvastatin and coronaryheart-disease evaluation,GREACE)研究间接提示了药物降低血 UA 水平对心血管终点事件的影响。但 LIFE 和 GREACE 研究都不是专门评价降低血

UA 水平对心血管疾病预后影响的研究。一项别嘌呤醇干预随机对照研究[39]，入选169 冠状动脉旁路移植术患者，探讨术前接受别嘌呤醇治疗对手术预后的影响，结果显示，与未应用别嘌呤醇比较，别嘌呤醇组术后心脏功能改善、死亡率降低，但非致命性并发症增加。Kanby 等入选48 例肾功能正常的 HUA 患者和 21 例尿酸正常者，HUA 者给予别嘌呤醇300mg/d 3 个月，结果显示血压、血尿酸和肌酐清除率在应用别嘌呤醇组明显改善[40]。一项随机双盲安慰剂对照交叉研究，入选30 例新诊断的 Ⅰ级高血压合并轻度 HUA 的青少年患者，交叉给予别嘌呤醇和安慰剂400mg/d 4 周，结果显示，别嘌呤醇治疗与安慰剂比较可明显降低血压(收缩压:6.3:0.8mmHg，舒张压:4.6:0.3mmHg)，接受别嘌呤醇治疗的患者2/3血压恢复正常[41]。降尿酸药物是否可作为一种新的降压药物用于临床，还需大规模临床研究证实，是否适用于长期高血压合并 HUA 患者仍需要进一步探讨。对于长期 HUA，血管壁已经发生动脉硬化并形成高血压，此时的高血压已成非尿酸依赖性，即使应用降尿酸药物，也不会产生明显的降压作用。因此，HUA 应早期发现早期干预。

7 无症状高尿酸血症的治疗建议

7.1 改善生活方式

2006 年欧洲抗风湿联盟(EULAR)关于痛风防治建议中，强调生活方式改变是治疗HUA 的核心，包括健康饮食、戒烟、坚持运动和控制体重。

(1) 健康饮食。已有痛风、HUA、有代谢性心血管危险因素及中老年人群，饮食应以低嘌呤食物为主(附表1-1)，严格控制肉类、海鲜和动物内脏等丙类食物的摄入，中等量减少乙类食物摄入，进食以甲类食物为主。

(2) 多饮水，戒烟酒。每日饮水量保证在1500ml 以上，戒烟，禁啤酒和白酒，红酒适量。

(3) 坚持运动，控制体重。每日中等强度运动30 分钟以上。肥胖者应减体重，使体重控制在正常范围(体重指数<24kg/m^2)。

7.2 积极治疗与血尿酸升高相关的代谢性危险因素

2006 年欧洲抗风湿联盟(EULAR)关于痛风防治建议中强调，积极控制与 HUA 相关的心血管危险因素如高脂血症、高血压、高血糖、肥胖和吸烟，应作为 HUA 治疗的重要组成部分。

7.3 HUA 患者避免应用使血尿酸升高的药物

如利尿剂(尤其噻嗪类)、皮质激素、胰岛素、环胞菌素、他克莫司、尼古丁、吡嗪酰胺、烟酸等。对于需服用利尿剂且合并 HUA 的患者，首选非噻嗪类利尿剂，同时碱化尿液、多饮水，保持每日尿量在2000ml 以上。对于高血压合并 HUA 患者，首选噻嗪类利尿剂以外的降压药物。有指征服用小剂量阿司匹林的 HUA 患者建议碱化尿液、多饮水。

附表 1-1   100g 食物中嘌呤的含量

甲类(0~15mg)	乙类(50~150mg)	丙类(150~1000mg)
除乙类以外的各种谷类、除乙类以外的各种蔬菜、糖类、果汁类、乳类、蛋类、乳酪、茶、咖啡、巧克力、干果、红酒	肉类、熏火腿、肉汁、鱼类、麦片、面包、粗粮、贝壳类、麦片、面包、粗粮、四季豆、青豆、豌豆、菜豆、黄豆类、豆腐	动物内脏、浓肉汁、凤尾鱼、沙丁鱼、啤酒

7.4 降低血尿酸的药物

7.4.1 增加尿酸排泄的药物

7.4.1.1 抑制肾脏对尿酸的主动再吸收

包括苯溴马隆(立加利仙)、丙磺舒、磺吡酮等,丙磺舒、磺吡酮只能用于肾功能正常的 HUA 患者,苯溴马隆可用于 Ccr>20ml/min 的肾功能不全患者。代表药物为苯溴马隆(立加利仙)。用法:成人起始剂量 50mg/次,1 次/天,1～3 周后根据血尿酸水平调整剂量至 50mg/d 或 100mg/d,早餐后服用。有肾功能不全时(Ccr<60ml/min)推荐剂量为 50mg/次,1 次/天。注意事项:①应用时须碱化尿液,尤其已有肾功能不全,注意定期监测清晨第 1 次尿 pH 值,将尿 pH 维持在 6.2～6.9。同时保证每日饮水量 1500ml 以上。②注意监测肝肾功能。③该类药物由于促进尿酸排泄,可能引起尿酸盐晶体在尿路沉积,有尿酸结石的患者属于相对禁忌证。

疗效:通常情况下服用苯溴马隆 6～8 天血尿酸值达到 357μmol/L(6mg/dl)左右,坚持服用可维持体内血尿酸水平正常。苯溴马隆不干扰体内核酸代谢和蛋白质合成,长期服用对血细胞没有影响。

7.4.1.2 碱化尿液

碳酸氢钠有碱化尿液、增加尿酸排出和降低血尿酸的作用。可用碳酸氢钠 3～6g/d,分 3 次口服,将尿 pH 维持在 6.2～6.9 范围最为合适,有利于尿酸盐结晶溶解和从尿液排出,尿 pH 超过 7.0 易形成草酸钙及其他类结石的形成。

7.4.2 抑制尿酸合成

代表药物为别嘌呤醇,用法:成人初始剂量 1 次 50mg,1 日 1～2 次,每周可递增 50～100mg,至 1 日 200～300mg,分 2～3 次服,1 日最大量不得大于 600mg。每 2 周测血尿酸水平,如已达正常水平,则不再增量,如仍高可再递增剂量,至血尿酸恢复到 357μmol/L(6mg/dl)以下,后逐渐减量,用最小有效量维持较长时间。肾功能下降时达到能耐受的最低有效剂量即可,如 Ccr<60ml/min,别嘌呤醇推荐剂量为 50～100mg/d,Ccr<15ml/min 禁用。儿童治疗继发性高尿酸血症常用量:6 岁以内每次 50mg,1 日 1～3 次;6～10 岁,1 次 100mg,1 日 1～3 次。剂量可酌情调整。同样需要多饮水,碱化尿液。注意事项:别嘌呤醇常见的不良反应为过敏,轻度过敏者(如皮疹)可以采用脱敏治疗,重度过敏者(迟发性血管炎,剥脱性皮炎)常致死,禁用。肾功能不全增加重度过敏的发生危险,应用时应注意监测。服用期间定期查肝肾功能、血常规,肝肾功能和血细胞进行性下降停用。严重肝功能不全和明显血细胞低下者禁用。

7.5 其他

2006 年欧洲抗风湿联盟关于痛风防治建议中指出,HUA 患者如发作痛风,应积极给予抗炎镇痛药物治疗,但不需停用原用降尿酸药物。

综上所述,治疗建议如下:

(1) HUA 治疗目标值:血尿酸<357μmol/L(6mg/dl)。

(2) 体检时常规进行血尿酸检测,尽早发现无症状 HUA。

(3) 所有无症状 HUA 患者均需进行治疗性生活方式改变;尽可能避免应用使血尿酸升高的药物。

(4) 无症状 HUA 合并心血管危险因素或心血管疾病时(包括高血压,糖耐量异常或糖尿病,高脂血症,冠心病,脑卒中,心力衰竭或肾功能异常),血尿酸值>8mg/dl 给予药物治疗;无心血管危险因素或心血管疾病的 HUA,血尿酸值>9mg/dl 给予药物治疗。

　　(5) 积极控制无症状 HUA 患者并存的心血管危险因素。治疗流程见附图 1-1。

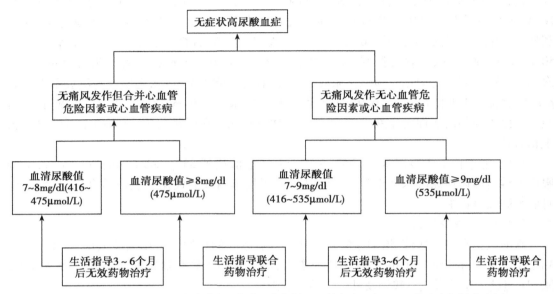

注:生活指导包括生活方式改变和危险因素控制,心血管危险因素和心血管疾病包括:高血压、糖耐量异常或糖尿病、高脂血症、冠心病、脑卒中、心力衰竭、肾功能异常

附图 1-1　无症状高尿酸血症合并心血管疾病治疗流程图

参 考 文 献

1. Fang Q,You K,Lin QS,et al. The investigation of Chinese people' blood uric acid and the relationship between it and blood-lipid[J]. Chinese Journal of Internal Medicine,1983,22(7):434-438.

2. Fang WG,Huang XG,Wang Y,et al. The analysis of hyperuricemia among 1977 people' cases in Beijing area and the related factors[J]. Chinese Journal of Medicine,2006,86(25):1764-1768.

3. Zhang XS,Yu WG,Yu LX,et al. The epidemiology investigation of hyperuricemia and gout in Shandong province Haiyang city community's resident[J]. Chinese Journal of General Practitioners,2006,5(4):216-219.

4. Gu P. Health examination people's hyperuricemia cases in Guangzhou city and the related disease analysis[J]. China Tropical Medicine,2006,6(6):1082-1084.

5. Yu JW,Lu JB,Zhang XJ,et al. 13324 residents serum uric in foshan area and the related index analysis[J]. Chinese Journal of Investigated Traditional and Western Nephrology,2005,7(7):401-403.

6. Feig DI, Johnson RJ. Hyperuricemia in childhood primaryhypertension [J]. Hypertension, 2003, 42 (3): 247-252.

7. Jossa F,Farinaro E,Panico S,et al. Serum uric acid and hypertension:the Olivetti heart study[J]. J Hum Hypertens,1994,8(9):667-681.

8. Sundstrom J,Sullivan LD,Agostino RB,et al. Relation of serum uric acid to longitudinal blood pressure tracking and hypertension incidence[J]. Hypertension,2005,45(1):28-33.

9. 张红叶,李莹,陶寿淇,等. 血清尿酸与四年后血压变化及高血压发病的关系[J]. 高血压杂志,2001,9

(2):160-163.

10. Mazzali M, Hughes J, Kim YG, et al. Elevated uric acid increases blood pressure in the rat by a novel Crystal independentmechanism[J]. Hypertension, 2001, 38(5):1101-1106.

11. Bickel C, Rupprecht HJ, Blankenberg S, et al. Serum uric acid as an independent predictor of mortality in patients with angiographically proven coronary artery disease[J]. Am J Cardiol, 2002, 89(1):12-17.

12. Feig DI, Johnson RJ. Hyperuricemia in childhood primaryhypertension[J]. Hypertension, 2003, 42(3):247-252.

13. Zalokar J, Lellouch J, Jean R, et al. Kuntz. epidemiology of serum uric acid and gout in frenchmen[J]. J Chron Dis, 1974, 27(1):59-75.

14. Conen D, Wietlisbach V, Bovet P, et al. Prevalence of hyperricemia and relation of serum uric acid with cardiovascular risk factors in a developing country[J]. BMC Pub Heal, 2004, 25(4):9-17.

15. 邵继红, 沈洪兵, 莫宝庆, 等. 社区人群高尿酸血症危险因素的病例对照研究[J]. 中华流行病学杂志, 2004, 25(8):688-690.

16. Nakanishi N, Tatara K, Nakamura K, et al. Risk factors for the incidence of hyperuriceamia: a 6-year longitudinal study of middle-aged Japanese men[J]. Int J Epedemiol, 1999, 28(5):888-893.

17. Balasubramanian T. Uric Acid or I-methyl uric Acid in the urinary bladder increases serum glucose, insulin, true triglyceride, and total cholesterol levels in wistar rats[J]. Scientific World J, 2003, 5(3):930-936.

18. 张浩军, 张冰, 刘小青. 小鼠高尿酸高脂血症复合模型初探[J]. 北京中医药大学学报, 2001, 24(6):29-30.

19. Bradna P. Gout and diabetes[J]. VnitrLek, 2006, 52(5):488-492.

20. 张立晶, 胡大一, 杨进刚, 等. 有心血管疾病危险因素人群中高尿酸血症的发生率及其相关因素[J]. 首都医科大学学报, 2005, 26(4):520-524.

21. Levine W, Dyer AR, Shekelle RB, et al. Serum uric acid and11. 5-year mortality of middle-aged women: findings of the Chicago Heart Association Detection Project in Industry[J]. J Clin Epidemiol, 1989, 42(3):257-267.

22. Freedman DS, Williamson DF, Gunter EW, et al. Relation of serum uric acid to mortality and ischemic heart disease. The NHANES I Epidemiologic Followup Study[J]. Am J Epidemiol, 1995, 141(7):637-644.

23. Meisinger, Christa, Koenig, et al. Uric Acid levels are associated with all-cause and cardiovascular disease mortality independent of Systemic Inflammation in Men from the general population: The MONICA/KORA Cohort study[J]. Arteriosclerosis Thrombosis and Vascular Biology, 2008, 28(6):1186-1192.

24. Waddington C. Elevated uric acid can raise risk for CHD[J]. Cardiol Today, 1999, 2(7):15.

25. Beevers DG, Lip GY. Is uric acid really an independent cardiovascula risk factor[J] Lancet, 1998, 352(9139):1556.

26. Jiunn HC, Shao YC, Hsin JC, et al. Serun uric acid level as an independent risk factor for all-cause cardiovascular, and ischemic stroke mortality: a Chinese cohort study[J]. Arthritis and Rheumatism, 2009, 61(2):225-232.

27. Bickel C, Rupprecht HJ, Blankenberg S, et al. Serum uric acid as an independent predictor of mortality in patients with angiographically proven coronary artery disease[J]. Am J Cardiol, 2002, 89(1):12-17.

28. Krishnan E, Baker JF, Furst DE, et al. Gout and the risk of acute myocardial infarction[J]. Arthritis Rheum, 2006, 54(8):2688-2696.

29. Verdecchia P, Schillaci G, Reboldi G, et al. Relation between serum uric acid and risk of cardiovascular disease in essential hypertension The PIUMA study[J]. Hypertension, 2000, 36(6):1072-1078.

30. Bos MJ, Koudstaal PJ, Hofman A, et al. Uric acid is a risk factor for myocardial infarction and stroke: the Rotterdam Study[J]. Stroke, 2006, 37(6):1503-1507.

31. Michael H, Alderman, Hillel Cohen, et al. Serum Uric Acid and Cardiovascular Events in Successfully Treated Hypertensive Patients[J]. Hypertension, 1999, 34(1):144-150.

32. Tomita M, Mizuno S, Yamanaka H, et al. Does hyperuricemia affect mortality? A prospective cohort study of Japanese male workers[J]. J Epidemiol, 2000, 10(6):403-409.

33. Iseki K, Ikemiya Y, Inoue T, et al. Significance of hyperuricemia as a risk factor for developing ESRD in a screened cohort[J]. Am J Kidney Dis, 2004, 44(4):642-650.

34. Michel Chonchol, Michael G Shlipak, Ronit Katz, et al. Relationship of Uric Acid With Progression of Kidney Disease[J]. Am J Kidney Dis, 2007, 50(2):239-247.

35. Rudolf P, Obermayr, Christian Temml, et al. Elevated Uric Acid Increases the Risk for Kidney Disease[J]. J Am Soc Nephrol, J Am Soc Nephrol, 2008, 19(12):2407-2413.

36. Yui-Pong Siu, Kay-Tai Leung, Matthow Ka, et al. Use of Allopurinol in Slowing the Progression of Renal Disease Through its Ability to Lower Serum Uric Acid Level[J]. Am J Kidney Dis, 2006, 47(1):51-59.

37. Pascual-Figal DA, Hurtado-Martinez JA, Redondo B, et al. Hyperuricaemia and long-term outcome after hospital discharge in acute heart failure patients[J]. Eur J Heart Fail, 2007, 9(5):.437-439.

38. Hiroshi Sakai, Takayoshi Tsutamoto, Takashi Tsutsui, et al. Serum Level OF Uric Acid, Partly Secreted From the Failing Heart, is a Prognostic Marker in Patients With Congestive Heart Failure[J]. Circ J, 2006, 70(8):1006-1011.

39. Doehner W, von Haehling S, Anker SD. Uric acid in CHF: marker or player in a metabolic disease[J]? Int J Cardiol, 2007, 115(2):156-158.

40. Johnson WD, Kayser KL, Brenowitz JB, et al. A randomized controlled trial of allopurinol in coronary bypass surgery[J]. Am Heart J, 1991, 121(1 pet 1):20-24.

41. Kanbay M, Ozkara A, Selcoki Y, et al. Effect of treatment of hyperuricemia with allopurinol on blood pressure, creatinine clearence, and proteinuria in patients with normal renal functions[J]. Int Urol Nephrol, 2007, 39(4):1227-1233.

附录 2

高尿酸血症和痛风治疗的中国专家共识

中华医学会内分泌学分会

【共识要点】目前中国高尿酸血症(HUA)呈现高流行、年轻化、男性高于女性、沿海高于内地的趋势。HUA 是多种心血管危险因素及相关疾病(代谢综合征、2 型糖尿病、高血压、心血管事件及死亡、慢性肾病等)的独立危险因素。HUA 治疗前建议进行分型诊断,以利于治疗药物的选择。生活方式指导、避免引起 HUA 的因素是预防 HUA 的核心策略。痛风作为与 HUA 直接因果相关的疾病,应严格控制血尿酸在 360μmol/L 以下,最好达 300μmol/L,并长期维持。对于无症状的 HUA,也应予以积极地分层治疗。

前　言

20 世纪 80 年代以来,随着我国人民生活水平的不断提高,高尿酸血症(hyperuricemia, HUA)的患病率呈逐年上升趋势,特别是在经济发达的城市和沿海地区,HUA 患病率达 5% ~23.5%[1-4],接近西方发达国家水平[5]。

HUA 与痛风之间密不可分,并且是代谢性疾病[糖尿病、代谢综合征(metabolicsyndrome, MS)、高脂血症等]、慢性肾病、心血管疾病、脑卒中的独立危险因素。

近年来,国内外对于 HUA 与代谢性疾病及其他系统疾病的相关性有了更多新的研究和认识,但对于无症状 HUA 是否有必要治疗及治疗标准等问题,尚未达成一致意见。因此,中华医学会内分泌学分会组织专家共同制定《高尿酸血症和痛风治疗中国专家共识》,临床上有效控制 HUA 提供指导。

一、HUA 的流行病学及其危害

HUA 的流行总体呈现逐年升高的趋势,男性高于女性,且有一定的地区差异,南方和沿海经济发达地区较同期国内其他地区患病率高,可能与该地区人们摄入较多含嘌呤高的海产品、动物内脏、肉类食品以及大量饮用啤酒等因素有关[2]。更重要的是,HUA 的患病人群呈现年轻化的趋势。据统计,20 世纪 80 年代欧美国家 HUA 患病率为 2% ~18%。1998 年上海 HUA 患病率为 10.1%[6];2003 年南京 HUA 患病率为 13.3%[7];2004 年广州患病率高达 21.8%[8];2009 年山东 HUA 患病率为 16.99%,较同地区 2004 年数据明显增加,而且随着年龄增长而增高[2]。2010 年江苏农村 HUA 患病率达 12.2%[9]。同期黑龙江、内蒙古 HUA 患病率达 13.7%,且男性高达 21%[10]。2006 年宁波男、女性 HUA 患病年龄分别为 (43.6±12.9)岁和(55.7±12.4)岁,比 1998 年的上海调查结果中男、女性患病年龄分别提前 15 岁和 10 岁[11]。

在 HUA 高流行的同时,大量的研究证据凸显了 HUA 的危害。HUA 与 MS、2 型糖尿病、高血压、心血管疾病、慢性肾病、痛风等密切相关,是这些疾病发生发展的独立危险因素[12]。

MS 是一组复杂的代谢紊乱症候群,其发生可能与胰岛素抵抗有关。MS 的患病率随着血尿酸的升高而升高。当血尿酸 < 360、360 ~ 414、420 ~ 474、480 ~ 534、540 ~ 594 和 > 600 μmol/L(注:尿酸单位化学换算关系为 1mg/dl = 60 μmol/L,参照新的文献及临床方便性考虑,本文按 1mg/dl = 60 μmol/L 进行换算)时,MS 的发生率分别为 18.9%、36.0%、40.8%、59.7%、62.0% 和 70.7%,呈显著正相关[13]。血尿酸水平与胰岛素抵抗显著相关[14,15],与体重指数和腰围[16]、总胆固醇、甘油三酯、低密度脂蛋白胆固醇呈正相关,与高密度脂蛋白胆固醇呈负相关[17]。

HUA 是 2 型糖尿病发生发展的独立危险因素,2 型糖尿病发病风险随着血尿酸水平的升高而增加[18-23]。一项国内的研究发现,HUA 患者发生糖尿病的风险较血尿酸正常者增加 95%。将血尿酸按四分位分层后,最高分位组较最低分位组糖尿病风险分别增加 145%(男性)及 39%(女性)[18]。普通人群中血尿酸水平每增加 60 μmol/L,新发糖尿病的风险增加 17%[19]。

血尿酸是高血压发病的独立危险因素,二者可能存在因果关系。尿酸与肾动脉性高血压相关,尤其是使用利尿剂者[24]。血尿酸水平每增加 60 μmol/L,高血压发病相对危险增加 13%[25,26]。一项动物实验通过诱导剂使大鼠血尿酸水平在 7 周内升高 96 μmol/L,收缩压随之平均增加 2.2mmHg(1mmHg = 0.133kPa)。如果同时给予降低血尿酸药物使血尿酸达到正常后,则血压不再升高,提示高尿酸与血压升高存在某些因果关系[27]。

血尿酸可预测心血管及全因死亡,是预测心血管事件发生的独立危险因素[28-30]。meta 分析结果显示,在校正了年龄、性别、高血压、糖尿病、吸烟和高胆固醇血症因素后,HUA 患者的冠心病(coronary heart disease,CHD)总体发生风险为 1.09,HUA 患者 CHD 死亡的风险为 1.16。血尿酸每增加 60 μmol/L,与正常血尿酸相比,CHD 死亡的风险增加 12%。女性患者的相关性更为显著[31]。HUA 显著增加心血管死亡风险[32],可能与 HUA 降低 CHD 患者经皮冠状动脉介入治疗(percutaneouscoronaryintervention,PCI)后血流及再灌注、再狭窄增加的风险有关[29]。HUA 更是心衰[33]、缺血性卒中发生及死亡的独立危险因素[30,34-36]。降低血尿酸可以显著改善冠脉血流及扩张型心肌病的左室功能[37],减少高血压肾病患者心血管及全因死亡的风险[38]。

血尿酸水平升高可导致急性尿酸性肾病、慢性尿酸性肾病和肾结石,增加发生肾功能衰竭的风险。而肾功能不全又是痛风的重要危险因素。大量研究证实,随着血尿酸的增高,慢性肾病(CKD)[39-41]、糖尿病肾病的患病率[42,43]显著增加,而生存率显著下降[44,45],而且,血尿酸也是急慢性肾功能衰竭发生[46-48]及不良预后[49]的强有力预测因素。而肾功能不全,肾小球滤过率(eGFR)<60ml·min^{-1}·1.73m^{-2} 时痛风的风险急剧增加[50]。降低血尿酸对肾脏

疾病的控制有益[51]。在日本,对于 CKD3 级以上的患者,常规治疗方案推荐使用别嘌呤醇及苯溴马隆,通过降尿酸治疗延缓 CKD 进展,预防心血管事件发生[52]。

HUA 是痛风发生的最重要的生化基础和最直接病因。痛风特指急性特征性关节炎和慢性痛风石疾病,可并发肾脏病变,重者可出现关节破坏、肾功能受损。随着血尿酸水平的增高,痛风的患病率也逐渐升高,但是大多数 HUA 并不发展为痛风,只有尿酸盐结晶在机体组织中沉积下来造成损害才出现痛风;少部分急性期患者,血尿酸水平也可在正常范围,因此,HUA 不能等同于痛风。仅依据血尿酸水平既不能确定诊断、也不能排除诊断。溶解尿酸盐结晶必须降低血尿酸水平。在一项随访 2 ~ 10 年的研究中,血尿酸>360μmol/L 时,87.5%(14/16)患者出现膝关节液尿酸盐结晶,而血尿酸≤360μmol/L 者只有 43.8%(7/16)[53]。另有研究显示,控制血尿酸<360μmol/L 时,痛风性关节炎的发作在最近 1 年内只有 1 次,而血尿酸>360μmol/L 患者则有 6 次[53]。在 3 年的临床观察期间,血尿酸水平越高,1 年后痛风的复发率也越高,显示出血尿酸为 360μmol/L 与痛风发作的显著相关性[54]。将血尿酸控制在 300μmol/L 以下则有利于痛风石的溶解。

二、HUA 的诊断标准和分型

国际上将 HUA 的诊断定义为:正常嘌呤饮食状态下,非同日 2 次空腹血尿酸水平:男性>420μmol/L,女性>360μmol/L。

分型诊断:HUA 患者低嘌呤饮食 5d 后,留取 24h 尿检测尿尿酸水平。根据血尿酸水平和尿尿酸排泄情况分为以下三型:(1)尿酸排泄不良型:尿酸排泄<0.48mg·kg⁻¹·h⁻¹,尿酸清除率<6.2ml/min。(2)尿酸生成过多型:尿酸排泄>0.51mg·kg⁻¹·h⁻¹,尿酸清除率≥6.2ml/min。(3)混合型:尿酸排泄>0.51mg·kg⁻¹·h⁻¹,尿酸清除率<6.2ml/min。[注:尿酸清除率(Cua)=尿尿酸×每分钟尿量/血尿酸]

考虑到肾功能对尿酸排泄的影响,以肌酐清除率(Ccr)校正,根据 Cua/Ccr 比值对 HUA 分型如下:>10% 为尿酸生成过多型,<5% 为尿酸排泄不良型,5% ~ 10% 为混合型。临床研究结果显示,90% 的原发性 HUA 属于尿酸排泄不良型[55]。

三、HUA 的筛查和预防

HUA 的高危人群包括:高龄、男性、肥胖、一级亲属中有痛风史、静坐的生活方式等。对于高危人群,建议定期进行筛查,通过检测血尿酸,及早发现 HUA。

预防 HUA 应避免下列各种危险因素。

1. 饮食因素:高嘌呤食物如肉类、海鲜、动物内脏、浓的肉汤、饮酒(尤其是啤酒)等均可使血尿酸水平升高。

2. 疾病因素:HUA 多与心血管和代谢性疾病伴发,相互作用,相互影响。因此应注意对这些患者进行血尿酸检测,及早发现 HUA。

3. 避免长期使用可能造成尿酸升高的治疗伴发病的药物:建议经过权衡利弊后去除可能造成尿酸升高的药物,如噻嗪类及袢利尿剂、烟酸、小剂量阿司匹林等。对于需服用利尿剂且合并 HUA 的患者,避免应用噻嗪类利尿剂。而小剂量阿司匹林(<325mg/d)尽管升高血尿酸,但作为心血管疾病的防治手段不建议停用。

四、HUA 患者血尿酸的控制目标及干预治疗切点

附表 2-1 血尿酸水平超过正常范围或者正常高限时多种伴发症的发生风险增加

作者	试验类型	血尿酸研究切点	研究结果
DehghanA, et al[56]	前瞻性队列研究	>370μmol/L	4536 名入选时无糖尿病的受试者,平均随访 10.1 年。血尿酸>370μmol/L 者比<276μmol/L 者患糖尿病风险增加 68%
MichielJ, et al[57]	前瞻性队列研究	>381μmol/L	4385 例既往无 CHD 和脑卒中病史的患者,随访 8.4 年。血尿酸>381μmol/L 与<251μmol/L 组比较,发生 CVD 和心肌梗死的风险分别为 1.68(1.24～2.27)和 1.87(1.12～3.13)
KanbayM, et al[58]	前瞻性队列研究	男>420μmol/L 女>360μmol/L	303 例慢性肾病 3～5 期者,平均随访 39 个月(6～46 个月)。46 个月存活率分别为 98.7%(正常血尿酸组),85.8%(HUA 组),2 组有显著性差异(P=0.002)
IsekiK, et al[39]	回顾性队列研究	>300μmol/L	在 6403 例人群中 2 年的调查,与血尿酸<300μmol/L 者相比,>480μmol/L 者肌酐显著升高

附表 2-2 高尿酸血症的饮食建议

避　免	限　制	鼓　励
内脏等高嘌呤食物(肝、肾)	牛、羊、猪肉、富含嘌呤的海鲜	低脂或无脂食品
高果糖谷物糖浆的饮料(如汽水、果汁)或食物	天然水果汁、糖、甜点、盐(包括酱油和调味汁)	蔬菜
酒精滥用(发作期或进展期者严格禁酒)	酒精(尤其是啤酒,也包括白酒)	

控制目标:血尿酸<360μmol/L(对于有痛风发作的患者,血尿酸宜<300μmol/L)。

干预治疗切点:血尿酸>420μmol/L(男性),>360μmol/L(女性)。

鉴于大量研究证实血尿酸水平超过正常范围或者正常高限时,多种伴发症的发生风险增加(附表 2-1),建议对于 HUA 合并心血管危险因素和心血管疾病者,应同时进行生活指导及药物降尿酸治疗,使血尿酸长期控制在<360μmol/L。对于有痛风发作的患者,则需将血尿酸长期控制在 300μmol/L 以下,以防止反复发作。对于无心血管危险因素或无心血管伴发疾病的 HUA 者,建议对于此类患者仍给予以下相应的干预方案。

五、HUA 的治疗

(一) 一般治疗

1. 生活方式指导:生活方式改变包括:健康饮食、限制烟酒、坚持运动和控制体重等。改变生活方式同时也有利于对伴发症(例如 CHD、肥胖、MS、糖尿病、高脂血症及高血压)的管理。积极开展患者医学教育,提高患者防病治病的意识,提高治疗依从性。meta 分析显示饮食治疗大约可以降低 10%～18% 的血尿酸[59]或使血尿酸降低 70～90μmol/L[60]。

(1) 健康饮食:已有痛风、HUA、有代谢性和心血管危险因素及中老年人群,饮食应以低嘌呤食物为主,建议见附表 2-2。

(2) 多饮水,戒烟限酒:每日饮水量保证尿量在 1500ml/d 以上,最好>2000ml/d。同时提倡戒烟,禁啤酒和白酒,如饮红酒宜适量。

(3) 坚持运动,控制体重:每日中等强度运动 30min 以上。肥胖者应减体重,使体重控

制在正常范围。

2. 适当碱化尿液：当尿 pH 6.0 以下时，需碱化尿液。尿 pH 6.2~6.9 有利于尿酸盐结晶溶解和从尿液排出[61,62]，但尿 pH>7.0 易形成草酸钙及其他类结石。因此碱化尿液过程中要检测尿 pH。

常用药物：碳酸氢钠或枸橼酸氢钾钠。

口服碳酸氢钠（小苏打）：每次 1g，每日 3 次。由于本品在胃中产生二氧化碳，可增加胃内压，并可引起气和继发性胃酸分泌增加，长期大量服用可引起碱血症，并因钠负荷增加诱发充血性心力衰竭和水肿。晨尿酸性时，晚上加服乙酰唑胺 250mg，以增加尿酸溶解度，避免结石形成。

枸橼酸钾钠合剂 Shohl 溶液（枸橼酸钾 140g，枸橼酸钠 98g，加蒸馏水至 1000ml）：每日 3 次。使用时应监测血钾浓度，避免发生高钾血症。

枸橼酸氢钾钠颗粒：该药不能用于急性或慢性肾衰竭患者，或当绝对禁用氯化钠时不能使用。枸橼酸氢钾钠也禁用于严重的酸碱平衡失调（碱代谢）或慢性泌尿道尿素分解菌感染。

（二）积极治疗与血尿酸升高相关的代谢性及心血管危险因素

积极控制肥胖、MS、2 型糖尿病、高血压、高脂血症、CHD 或卒中、慢性肾病等。

二甲双胍、阿托伐他汀、非诺贝特、氯沙坦、氨氯地平在降糖、调脂、降压的同时，均有不同程度的降尿酸作用，建议可按患者病情适当选用。

（三）痛风的治疗路径

HUA 的治疗是痛风预防和治疗的关键部分，本共识推荐痛风治疗路径见附图 2-1。

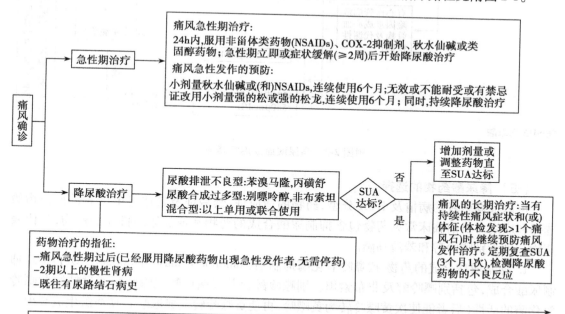

注：SUA：血尿酸；HUA：高尿酸血症

附图 2-1　痛风的治疗路径

约11%～49%的痛风患者在急性期时血尿酸在正常值范围内。回顾性分析发现81%血尿酸正常的新诊断痛风患者在1个月左右尿酸均会升高。痛风急性/发作期但血尿酸正常可能的原因有:(1)在急性炎症及应激情况下,血尿酸作为急性期反应物临时降低;(2)在急性期肾脏排泄尿酸增加;(3)还有些患者在痛风发作时停止了一些引起HUA的因素,如停用利尿剂、减肥或戒啤酒。因此血尿酸作为痛风急性发作期的诊断价值有限[63]。

确诊痛风后血尿酸的控制目标要低于诊断标准,即均要长期控制到<360μmol/L,以维持在尿酸单钠的饱和点之下,而且有证据显示血尿酸<300μmol/L将防止痛风反复发作。因此建议,只要痛风诊断确立,待急性症状缓解(≥2周)后开始降尿酸治疗;也可在急性期抗炎治疗的基础上立即开始降尿酸治疗,维持血尿酸在目标范围内。

(四) HUA 治疗路径(附图 2-2)

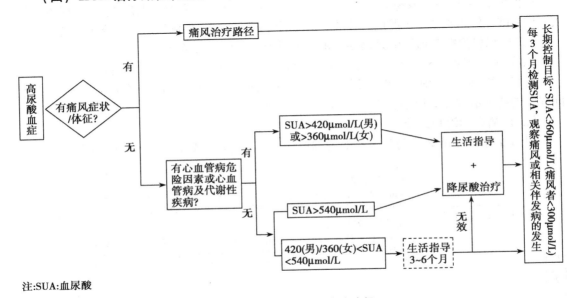

注:SUA:血尿酸

附图2-2 高尿酸血症治疗路径

(五) 降尿酸药物的选择

可以根据患者的病情及 HUA 分型,药物的适应证、禁忌证及其注意事项等进行药物的选择和应用。目前临床常见药物包含抑制尿酸合成的药物和增加尿酸排泄的药物,其代表药物分别为别嘌呤醇和苯溴马隆。

1. 抑制尿酸合成的药物-黄嘌呤氧化酶抑制剂(xanthine oxidase inhibitors,XOI):XOI 抑制尿酸合成,包括别嘌呤醇及非布索坦。别嘌呤醇及其代谢产物氧嘌呤醇通过抑制黄嘌呤氧化酶的活性(后者能使次黄嘌呤转为黄嘌呤,再使黄嘌呤转变成尿酸),使尿酸生成减少。

(1) 别嘌呤醇

适应证:①慢性原发性或继发性痛风的治疗,控制急性痛风发作时,须同时应用秋水仙碱或其他消炎药,尤其是在治疗开始的几个月内;②用于治疗伴有或不伴有痛风症状的尿酸性肾病;③用于反复发作性尿酸结石患者;④用于预防白血病、淋巴瘤或其他肿瘤在化疗或放疗后继发的组织内尿酸盐沉积、肾结石等。

用法及用量:①小剂量起始,逐渐加量。初始剂量每次50mg,每日2~3次。小剂量起始可以减少早期治疗开始时的烧灼感,也可以规避严重的别嘌呤醇相关的超敏反应。2~3周后增至每日200~400mg,分2~3次服用;严重痛风者每日可用至600mg。维持量成人每次100~200mg,每日2~3次。②肾功能下降时,如Ccr<60ml/min,别嘌呤醇应减量,推荐剂量为50~100mg/d,Ccr<15ml/min禁用。儿童治疗继发性HUA常用量:6岁以内每次50mg,每日1~3次;6~10岁,每次100mg,每日1~3次。剂量可酌情调整。同样需要多饮水,碱化尿液。

注意事项:别嘌呤醇的严重不良反应与所用剂量相关,当使用最小有效剂量能够使血尿酸达标时,尽量不增加剂量。

不良反应:包括胃肠道症状、皮疹、肝功能损害、骨髓抑制等,应予监测。大约5%患者不能耐受。偶有发生严重的"别嘌呤醇超敏反应综合征"。

禁忌证:对别嘌呤醇过敏、严重肝肾功能不全和明显血细胞低下者、孕妇、有可能怀孕妇女以及哺乳期妇女禁用。

密切监测别嘌呤醇的超敏反应。主要发生在最初使用的几个月内,最常见的是剥脱性皮炎。使用噻嗪类利尿剂及肾功能不全是超敏反应的危险因素。超敏反应在美国发生率是1:1000,比较严重的有Stevens-Johnson综合征、中毒性表皮坏死松解症、系统性疾病(嗜酸性粒细胞增多症、脉管炎、以及主要器官的疾病),文献报道死亡率达20%~25%。

已有研究证明别嘌呤醇相关的严重超敏反应与白细胞抗原(HLA)-B*5801密切相关,而朝鲜族CKD 3期患者(HLA-B*5801等位基因频率为12%)或者是中国汉族、泰国人(HLA-B*5801等位基因频率为6%~8%)中HLA-B*5801阳性者比白人高(白人HLA-B*5801等位基因频率仅为2%),发生超敏反应的风险更大。因此,2012年美国风湿病学会(ACR)建议:亚裔人群在使用别嘌呤醇前,应该进行HLA-B*5801快速PCR检测,而2008年我国台湾地区已经对于准备使用别嘌呤醇的患者实施该基因的检测,对于结果阳性的患者禁止使用[64,65],因此建议有条件时在用药前先进行基因检测。

(2) 非布司他

2009年美国食品药品监督管理局(FDA)批准了一种治疗HUA的痛风药物———非布司他(febuxostat,商品名ULORIC)上市,2013年中国国家食品药品监督管理总局(CFDA)批准非布司他在中国上市。此药为非嘌呤类黄嘌呤氧化酶选择性抑制剂[64],常规治疗浓度下不会抑制其他参与嘌呤和嘧啶合成与代谢的酶,通过抑制尿酸合成降低血清尿酸浓度。

用法及用量:①非布司他片的口服推荐剂量为40mg或80mg,每日1次。推荐非布司他片的起始剂量为40mg,每日1次。如果2周后,血尿酸水平仍不低于6mg/dl(360μmol/L),建议剂量增至80mg,每日1次。②给药时,无需考虑食物和抗酸剂的影响。③轻、中度肾功能不全(Clcr 30~89ml/min)的患者无需调整剂量。

不良反应:常见药物不良反应(>1/100,<1/10)主要有肝功能异常、恶心、关节痛、皮疹。

禁忌证:本品禁用于正在接受硫唑嘌呤、巯嘌呤治疗的患者。

注意事项:在服用非布司他的初期,经常出现痛风发作频率增加。这是因为血尿酸浓度降低,导致组织中沉积的尿酸盐动员。为预防治疗初期的痛风发作,建议同时服用非甾体类抗炎药或秋水仙碱。在非布司他治疗期间,如果痛风发作,无需中止非布司他治疗。应根据患者的具体情况,对痛风进行相应治疗。

2. 增加尿酸排泄的药物：抑制尿酸盐在肾小管的主动再吸收，增加尿酸盐的排泄，从而降低血中尿酸盐的浓度，可缓解或防止尿酸盐结晶的生成，减少关节的损伤，亦可促进已形成的尿酸盐结晶的溶解。由于90%以上的HUA为肾脏尿酸排泄减少所致，促尿酸排泄药适用人群更为广泛[55]。代表药物为苯溴马隆和丙磺舒。在使用这类药物时要注意多饮水和使用碱化尿液的药物。此外，在使用此类药物之前要测定尿尿酸的排出量，如果患者的24h尿尿酸的排出量已经增加（>3.54mmol）或有泌尿系结石则禁用此类药物，在溃疡病或肾功能不全者慎用。

（1）苯溴马隆

适应证：原发性和继发性高尿酸血症，痛风性关节炎间歇期及痛风结节肿等。长期使用对肾脏没有显著影响，可用于Ccr>20ml/min的肾功能不全患者。对于Ccr>60ml/min的成人无需减量，每日50~100mg。通常情况下服用苯溴马隆6~8d血尿酸明显下降，降血尿酸强度及达标率强于别嘌呤醇[66]，坚持服用可维持体内血尿酸水平达到目标值。长期治疗1年以上（平均13.5个月）可以有效溶解痛风石[67]。该药与降压、降糖和调脂药物联合使用没有药物相互影响。

用法及用量：成人开始剂量为每次口服50mg，每日1次，早餐后服用。用药1~3周检查血尿酸浓度，在后续治疗中，成人及14岁以上患者每日50~100mg。

不良反应：可能出现胃肠不适、腹泻、皮疹等，但较为少见。罕见肝功能损害，国外报道发生率为1/17 000。

禁忌证：①对本品中任何成分过敏者。②于严重肾功能损害者（肾小球滤过率低于20ml/min）及患有严重肾结石的患者。③孕妇、有可能怀孕妇女以及哺乳期妇女禁用。

注意事项：治疗期间需大量饮水以增加尿量（治疗初期饮水量不得少于1500~2000ml），以促进尿酸排泄，避免排泄尿酸过多而在泌尿系统形成结石。在开始用药的前2周可酌情给予碳酸氢钠或枸橼酸合剂，使患者尿液的pH控制在6.2~6.9之间。定期测量尿液的酸碱度。

（2）丙磺舒

用法及用量：成人1次0.25g，1日2次，1周后可增至1次0.5g，1日2次。根据临床表现及血和尿尿酸水平调整药物用量，原则上以最小有效量维持。

注意事项：不宜与水杨酸类药、阿司匹林、依他尼酸、氢氯噻嗪、保泰松、吲哚美辛及口服降糖药同服。服用本品时应保持摄入足量水分（每天2500ml左右），防止形成肾结石，必要时同时服用碱化尿液的药物。定期检测血和尿pH值、肝肾功能及血尿酸和尿尿酸等。

禁忌证：①对本品及磺胺类药过敏者。②肝肾功能不全者。③伴有肿瘤的高尿酸血症者，或使用细胞毒的抗癌药、放射治疗患者因可引起急性肾病，均不宜使用本品。有尿酸结石的患者属于相对禁忌证。也不推荐儿童、老年人、消化性溃疡者使用。痛风性关节炎急性发作症状尚未控制时不用本品。如在本品治疗期间有急性发作，可继续应用原来的用量，同时给予秋水仙碱或其他非甾体抗炎药治疗。

（3）尿酸酶（uricase）

尿酸酶可催化尿酸氧化为更易溶解的尿囊素，从而降低血尿酸水平。生物合成的尿酸氧化酶主要有：①重组黄曲霉菌尿酸氧化（Rasburicase），又名拉布立酶，粉针剂，目前适用于化疗引起的高尿酸血症患者。②聚乙二醇化重组尿酸氧化酶（PEG-uricase），静脉注射使用。

二者均有快速、强力降低 SUA 的疗效,主要用于重度 HUA、难治性痛风,特别是肿瘤溶解综合征患者。③培戈洛酶(Pegloticase),一种聚乙二醇化尿酸特异性酶,已在美国和欧洲上市,用于降尿酸及减少尿酸盐结晶的沉积,在欧洲获得治疗残疾的痛风石性痛风患者。目前在中国尚未上市。

　　3. 联合治疗:如果单药治疗不能使血尿酸控制达标,则可以考虑联合治疗。即 XOI 与促尿酸排泄的药物联合,同时其他排尿酸药物也可以作为合理补充(在适应证下应用),如氯沙坦、非诺贝特等。氯沙坦、非诺贝特可以辅助降低痛风患者的尿酸水平。高血压患者伴血尿酸增高,选用氯沙坦抗高血压的同时,亦能降低血尿酸;另外,氯沙坦治疗合并血尿酸升高的慢性心功不全患者可使血尿酸下降。非诺贝特可作为治疗高甘油三酯血症伴高尿酸血症的首选。如果仍不能达标,还可以联合培戈洛酶。

　　4. 降尿酸药应持续使用:研究证实持续降尿酸治疗比间断服用者更能有效控制痛风发作[59,68],共识建议在血尿酸达标后应持续使用,定期监测。

　　5. 中药治疗:中药治疗痛风及 HUA 日益受到关注。据报告某些中药具有抗炎、镇痛、活血、消肿和降低血尿酸的作用,希望有设计严谨的循证医学证据予以证实。

　　参加编写专家组名单(按姓氏拼音排序)　陈璐璐、高政南、郭晓蕙、洪天配、姬秋和、李长贵、李春霖、李强、李焱、李益明、刘超、母义明、宁光、秦贵军、冉兴无、单忠艳、王卫庆、王颜刚、王佑民、肖新华、尹士男、余学锋、赵家军、朱大龙、邹大进

参 考 文 献

1. 王德光,郝丽,戴宏,等. 安徽省成人慢性肾脏病流行病学调查. 中华肾脏杂志,2012,28:101-105.

2. 阎胜利,赵世华,李长贵,等. 山东沿海居民高尿酸血症及痛风五年随访研究. 中华内分泌代谢杂志,2011,27:548-552.

3. 周戈,齐慧,赵根明,等. 上海市浦东新区居民高尿酸血症与慢性肾病相关性研究. 中华流行病学杂志,2012,33:351-355.

4. 邹贵勉,黄江燕,车文体,等. 广西城市社区居民高尿酸血症流行病学调查及其与慢性肾脏病的关系. 中华内分泌代谢杂志,2011,27:561-565.

5. Luk AJ, Simkin PA. Epidemiology of hyperuricemia and gout. Am JManag Care, 2005, 11 (15 Suppl): S435-S442.

6. 杜蕙,陈顺乐,王元,等. 上海市黄浦区社区高尿酸血症与痛风流行病学调查. 中华风湿病学杂志,1998,2:75-78.

7. 邵继红,莫宝庆,喻荣彬,等. 南京市社区人群高尿酸血症与痛风的流行病学调查. 疾病控制杂志,2003,7:305-308.

8. 古萍. 广州市体检人群高尿酸血症患病情况及相关疾病分析. 中国热带医学,2006,6:1083-1084.

9. 蒙剑芬,朱玉静,谈文峰,等. 江苏省高邮市农村高尿酸血症流行病学调查. 中华风湿病学杂志,2012,16:436-441.

10. Qiu L, Cheng XQ, Wu J, et al. Prevalence of hyperuricemia and itsrelated risk factors in healthy adults from Northern and NortheasternChinese provinces. C Public Health,2013,13:664.

11. 毛玉山,周丽诺,叶红英,等. 宁波市某石化企业员工高尿酸血症和痛风患病率调查. 中华内分泌代谢杂志,2006,22:338-341.

12. Zhu Y, Pandya BJ, Choi HK. Comorbidities of gout and hyperuricemiain the US general population:NHANES

2007-2008. Am J Med,2012,125:679-687.

13. Choi HK,Ford ES. Prevalence of the metabolic syndrome in individuals with hyperuricemia. Am J Med,2007, 120:442-447.

14. Ishizaka N,Ishizaka Y,Toda E,et al. Association between serum uricacid,metabolic syndrome,and carotid atherosclerosis in Japaneseindividuals. Arterioscler Thromb Vasc Biol,2005,25:1038-1044.

15. Osgood K,Krakoff J,Thearle M. Serum uric acid predicts both currentand future components of the metabolic syndrome. Metab Syndr Relat Disord,2013,11:157-162.

16. Poletto J,Harima HA,Roberta SR,et al. Gouvea ferreirahyperuricemia and associated factors:a cross-sectional study of Japanese-Brazilians. Cad Saude Publica,2011,27:369-378.

17. Soans G,Murgod R. Evaluation of role of hyperuricemia as an activecomponent of metabolic syndrome. Int J Analyt Pharm Biomed Sci,2012,1:65-72.

18. Wang T,Bi Y,Xu M,et al. Serum uric acid associates with theincidence of type 2 diabetes in a prospective cohort of middle-aged andelderly Chinese. Endocrine,2011,40:109-116.

19. Kodama S,Saito K,Yachi Y,et al. Association between serum uricacid and development of type 2 diabetes. Diabetes Care,2009,32:1737-1742.

20. Bhole V,Choi JW,Kim SW,et al. Serum uric acid levels and the riskof type 2 diabetes:a prospective study. Am J Med,2010,123:957-961.

21. Wiik BP,Larstorp AC,Hoieggen A,et al. Serum uric acid is associated with new-onset diabetes in hypertensive patients with left ventricularhypertrophy:The LIFE Study. Am J Hypertens,2010,23:845-851.

22. Viazzi F,Leoncini G,Vercelli M,et al. Serum uric acid levels predictnew-onset type 2 diabetes in hospitalized patients with primaryhypertension:the MAGIC study. Diabetes Care,2011,34:126-128.

23. Jia Z,Zhang X,Kang S,et al. Serum uric acid levels and incidence ofimpaired fasting glucose and type2 diabetes mellitus:A meta-analysis ofcohort studies. Diabetes Res Clin Pract,2013,101:88-96.

24. Cannon PJ,Stason WB,Demartini FE,et al. Hyperuricemia in primaryand renal hypertension. N Engl J Med, 1966,275:457-464.

25. Grayson PC,Kim SY,LaValley M,et al. Hyperuricemia and incidenthypertension:a systematic review and meta-analysis. Arthritis Care Res(Hoboken),2011,63:102-110.

26. Viazzi F,Antolini L,Giussani M,et al. Serum uric acid and bloodpressure in children at cardiovascular risk. Pediatrics,2013,132:e93-e99.

27. Mazzali M,Hughes J,Kim YG,et al. Elevated uric acid increasesblood pressure in the rat by a Hovel crystal independentmechanism. Hypertension,2001,38:1101-1106.

28. Ioannou GN,Boyko EJ. Effects of menopause and hormone replacementtherapy on the associations of hyperuricemia with mortality. Atherosclerosis,2013,226:220-227.

29. Akpek M,Kaya MG,Uyarel H,et al. The association of serum uricacid levels on coronary flow in patients with STEMI undergoing primary PCI. Atherosclerosis,2011,219:334-341.

30. Chen JH,Chuang SY. Serum uric acid level as an independent riskfactor for all-cause,cardiovascular,and ischemic stroke mortality:a Chinese cohort study. Arthritis Rheum,2009,61:225-232.

31. Kim SY,Guevara JP,Kim KM,et al. Hyperuricemia and coronaryheart disease:a systematic review and meta-analysis. Arthritis Care Res(Hoboken),2010,62:170-180.

32. Stack AG,Hanley A,Casserly LF,et al. Independent and conjointassociations of gout and hyperuricaemia with total and cardiovascularmortality. QJM,2013,106:647-658.

33. Gotsman I,Keren A,Lotan C,et al. Changes in uric acid levels andallopurinol use in chronic heart failure:association with improvedsurvival. J Card Fail,2012,18:694-701.

34. 廖伟光,陈协生,李锦萍,等.高血压合并无症状高尿酸血症患者降低血尿酸水平对血压影响的对比研究.中华临床医师杂志,2012,6:98-101.

35. Weir CJ, Muir SW, Walters MR, et al. Serum urate as an independentpredictor of poor outcome and future vascular events after acutestroke. Stroke,2003,34:1951-1956.

36. Chiquete E, Ruiz-Sandoval JL, Murillo-Bonilla LM. Serum uric acidand outcome after acute ischemic stroke:PREMIER study. Cerebrovasc Dis,2013,35:168-174.

37. Erdogan D, Tayyar S, Uysal BA, et al. Effects of allopurinol oncoronary microvascular and left ventricular function in patients with idiopathic dilated cardiomyopathy. Can J Cardiol,2012,28:721-727.

38. Terawaki H, Nakayama M, Miyazawa E, et al. Effect of allopurinol oncardiovascular incidence among hypertensive nephropathy patients:the Gonryo study. Clin Exp Nephrol,2013,17:549-553.

39. Iseki K, Oshiro S, Tozawa M, et al. Significance of hyperuricemia onthe early detection of renal failure in a cohort of screened subjects. JHypertens Res,2001,24:691-697.

40. Tomita M, Mizuno S, Yamanaka H, et al. Does hyperuricemia affectmortality? A prospective cohort study of Japanese male workers. JEpidemiol,2000,10:403-409.

41. Kawashima M, Wada K, Oht H, et al. Association betweenasymptomatic hyperuricemia and new-onset chronic kidney disease inJapanese male workers:a long-term retrospective cohort study. BMCNephrology,2011,12:31-36.

42. Cai XL, Han XY, Ji LN. High-normal serum uric acid is associated with albuminuria and impaired glomerular filtration rate in Chinese type 2 diabetic patients. Chin Med J(Engl),2011,124:3629-3634.

43. 王黎敏,庄严,孟莉.高尿酸血症对2型糖尿病肾病发展的影响.中国热带医学,2009,9:1008-1009.

44. Syrjänen J, Mustonen J, Pasternack A, et al. Hypertriglyceridaemia and hyperuricaemia are risk factors for progression of IgAnephropathy. Nephrol Dial Transplant,2000,15:34-42.

45. 邱强,陈香美,谢院生,等.影响IgA肾病高尿酸血症的因素.中国中西医结合肾病杂志,2005,6:329-331.

46. Ben-Dov IZ, Kark JD. Serum uric acid is a GFR-independent long-termpredictor of acute and chronic renal insufficiency:the Jerusalem Lipid Research Clinic cohort study. Nephrol Dial Transplant,2011,26:2558-2566.

47. Iseki K, Ikemiya Y, Inoue T, et al. Significance of hyperuricemia as arisk factor for developing ESRD in a screened cohort. Am J Kidney,2004,44:642-650.

48. Heras M, Fernández-Reyes MJ, Guerrero MT, et al. Acute renal failurepredictors in elderly patients with chronic kidney disease. Nephrologia,2012,32:819-823.

49. Murea M. Advanced kidney failure and hyperuricemia. Adv Chronic Kidney Dis,2012,19:419-424.

50. Krishnan E. Reduced glomerular function and prevalence of gout:NHANES 2009-10. PLoS One,2012,7:e50046.

51. Siu YP, Leung KT, Tong MK, et al. Use of allopurinol in slowing theprogression of renal disease through its ability to lower serum uric acidlevel. Am J Kidney Dis,2006,47:51-59.

52. Nakaya I, Namikoshi T, Tsuruta Y, et al. Management of asymptomatichyperuricaemia in patients with chronic kidney disease by Japanesenephrologists:a questionnaire survey. Nephrology (Carlton),2011,16:518-521.

53. Li-Yu J, Clayburne G, Sieck M, et al. Treatment of chronic gout. Canwe determine when urate stores are depleted enough to prevent attacks of gout? J Rheumatol,2001,28:577-580.

54. Shoji A, Yamanaka H, Kamatani N. A retrospective study of therelationship between serum urate level and recurrent attacks of goutyarthritis:evidence for reduction of recurrent gouty arthritis withantihyperuricemic therapy. Arthritis Rheum,2004,51:321-325.

55. Dincer HE, Dincer AP, Levinson DJ. Asymptomatic hyperuricemia:totreat or not to treat. Cleve Clinic J Med,

2002,69:594-608.

56. Dehghan A,van Hoek M,Sijbrands EJ,et al. High serum uric acid asa novel risk factor for type 2 diabetes. Diabetes Care,2008,31:353-361.

57. Bos MJ,Koudstaal PJ,Hofman A,et al. Uric acid is a risk factor formyocardial infarction and stroke:the Rotterdam study. Stroke,2006,37:1503-1507.

58. Kanbay M,Yilmaz MI,Sonmez A,et al. Serum uric acid independentlypredicts cardiovascular events in advanced nephropathy. Am J Nephrol,2012,36:324-331.

59. Singh JA,Reddy SG,Kundukulam J. Risk factors for gout andprevention:a systematic review of the literature. Curr Opin Rheumatol,2011,23:192-202.

60. Choi HK,Atkinson K,Karlson EW,et al. Purine-rich foods,dairy andprotein intake,and the risk of gout in men. N Engl J Med,2004,350:1093-1103.

61. Trinchieri A,Esposito N,Castelnuovo C. Dissolution of radiolucentrenal stones by oral alkalinization with potassium citrate/potassiumbicarbonate. Arch Ital Urol Androl,2009,81:188-191.

62. 李强,于萍. 无症状性高尿酸血症的诊断与治疗. 国际内分泌代谢杂志,2011,31:217-223.

63. Zhang W,Doherty M,Pascual E,et al. EULAR evidence basedrecommendations for gout. Part I:Diagnosis. Report of a task force of the Standing Committee for International Clinical Studies Including Therapeutics(ESCISIT). Ann Rheum Dis,2006,65:1301-1311.

64. Khanna D,Khanna PP,Fitzgerald JD,et al. 2012 American College of Rheumatology guidelines for management of gout. Part 2:therapy andantiinflammatory prophylaxis of acute gouty arthritis. Arthritis Care Res(Hoboken),2012,64:1447-1461.

65. Hershfield MS,Callaghan JT,Tassaneeyakul W,et al. Clinicalpharmacogenetics implementation consortium guidelines for humanleukocyte antigen-B genotype and allopurinoldosing. Clin Pharmacol Ther,2013,93:153-158.

66. Perez-Ruiz F,Alonso-Ruiz A,Calabozo M,et al. Efficacy ofallopurinol and benzbromarone for the control of hyperuricaemia. Apathogenic approach to the treatment of primary chronic gout. AnnRheum Dis,1998,57:545-549.

67. Perez-Ruiz F,Calabozo M,Pijoan JI,et al. Effect of urate-loweringtherapy on the velocity of size reduction of tophi in chronic gout. Arthritis Rheuma,2002,47:356-360.

68. Masbernard A,Giudicelli CP. Ten years experience with benzbromarone in the management of gout and hyperuricaemia. S AfrMed J,1981,59:701-706.

（收稿日期:2013-09-29）

（本文编辑:陈文辉）

附录 3

食物中嘌呤成分表

附表 3-1　食物中嘌呤成分

第一类 0 ~ 25mg 嘌呤/100g

食物名称	热量	脂肪	嘌呤	食物名称	热量	脂肪	嘌呤
奶、蛋、海产				面线	1247	1.3	19.8
奶粉（脱脂高钙）	1512	11.1	15.7	通心粉	1470	1.4	16.5
鸡蛋白	151	0	3.7	麦片	1516	1.8	24.4
鸡蛋黄	1407	29.7	2.6	面粉	1520	1.2	17.1
鸭蛋白	197	0	3.4	米粉	1462	0.8	11.1
鸭蛋黄	1457	30.8	3.2	燕麦	1688	10.1	25
皮蛋白	164	0	2	小麦	1516	2.8	12.1
皮蛋黄	1506	32.1	6.6	高粱	1546	4.3	9.7
猪血	80	0.6	11.8	薏仁	1567	5	25
海参	122	0.1	4.2	甘薯	521	0.3	2.6
海蜇皮	109	0	9.3	芋头	538	1.1	10.1
五壳、根、茎				马铃薯	340	0.3	3.6
白米	769	0.3	18.4	荸荠	332	0.1	2.6
玉米	391	0.6	9.4	树薯粉	1478	0.2	6
糙米	1487	2.8	22.4	淀粉	1403	0.1	14.8
糯米	1499	1.1	17.7	水果类			
小米	1420	4.6	7.3	柠檬	134	0.3	3.4
冬粉	1466	0.1	7.8	桃子	197	0.7	1.3

263

续表

食物名称	热量	脂肪	嘌呤	食物名称	热量	脂肪	嘌呤
西瓜	105	0.1	1.1	葱头	151	0.4	8.7
哈密瓜	130	0.2	4	苦瓜	76	0.2	11.3
橙子	181	0.2	3	小黄瓜	63	0.3	14.6
橘子	168	0.2	2.2	冬瓜	54	0.2	2.8
莲蓬	143	0.2	1.5	丝瓜	71	0.2	11.4
葡萄	239	0.2	0.9	胡瓜	63	0.2	8.2
番石榴	164	0.1	4.8	茄子	105	0.4	14.3
番茄(小)	147	1.3	7.6	胡萝卜	159	0.5	8.9
菠萝	193	0.2	0.9	萝卜(干)	88	0.2	7.5
梨子	210	0.1	1.1	青椒	105	0.2	8.7
芒果	168	0.3	2	荞蓝菜	109	0.5	18.5
苹果	193	0.2	1.3	洋葱	172	0.4	3.5
杨桃	147	0.2	1.4	番茄	109	0.2	4.6
香蕉	382	0.2	1.2	萝卜干	243	1.2	11
李子	239	0.1	4.2	豆芽菜	139	0.5	14.6
枇杷	134	0.2	1.3	腌菜类	59	0.4	8.6
木瓜	218	0.1	1.6	雪里蕻	84	0.2	24.4
黑枣	1067	0.2	8.2	榨菜	118	0.5	10.2
红枣	1058	0.3	6	菜花	97	0.1	25
蔬菜类				葫芦	84	0.3	7.2
包心白菜	50	0.2	12.3	榨菜	118	0.5	10.2
山东白菜	63	0.4	12.6	韭菜花	118	0.3	19.5
圆白菜	97	0.3	9.7	木耳	147	0.3	8.8
芹菜	71	0.3	8.7	空心菜	101	0.4	17.5
韭菜	113	0.6	25	菠菜	92	0.5	13.3
韭黄	71	0.2	16.8	莴仔菜	67	0.5	15.2
辣椒	256	0.2	14.2	苋菜	76	0.6	23.5
青葱	118	0.3	13	其他			
姜	84	0.2	5.3	蜂蜜	1294	0.2	1.2
荠菜	80	0.5	12.4	瓜子	2205	34.4	24.2
芫荽	118	0.4	20	葡萄干	1273	0.9	5.4

续表

食物名称	热量	脂肪	嘌呤	食物名称	热量	脂肪	嘌呤
桂圆干	1147	1.3	8.6	高鲜味精	1663		12.3
冬瓜糖	1554		7.1	番茄酱	475	0.1	3
调味品				酱油	378	0	25
糯米醋	126	0	1.5				

附表 3-2　食物中嘌呤每 100 克分类表

嘌呤食物选择表：第二类 25～150mg 嘌呤/100g

食物名称	热量	脂肪	嘌呤
豆类			
绿豆	1436	0.9	75.1
红豆	1394	0.6	53.2
黑豆	1558	11.6	137.4
花豆	109	0.2	57
菜豆	126	0.1	58.2
皇帝豆	454	0.4	32.2
花生	248	0.7	95.3
豆腐	214	2.7	55.5
豆干	802	9.7	66.5
豆浆	269	1.6	27.75
肉类			
鸡腿肉	601	5.9	140.3
鸡胸肉	437	0.9	137.4
鸡心	895	16.6	125
鸡胗	449	3.3	138.4
鸭肉	466	2.4	138.4
鸭心	895	16.6	146.9
鸭胗	454	3.3	137.4
鸭肠	554	8.7	121
猪肉	483	3.2	132.6
猪心	525	6.3	65.3
猪肺	260	1.6	132.4
猪皮	937	14.4	69.8
猪腰	269	1.8	32.6

食物名称	热量	脂肪	嘌呤
猪脑	525	8.7	65.3
猪肚	651	10.8	132.4
猪大肠	895	20.4	69.8
养肉	832	13	111.5
牛肚	458	2.4	79.8
牛肉	1050	19.5	83.7
兔肉	785	10.2	107.5
海鲜类			
鳝鱼	361	0.5	92.8
鳗鱼	739	10.4	113.1
旗鱼	626	5.6	109.8
黑鳝鱼	386	0.5	140.6
草鱼	382	2	140.2
鲫鱼	382	3.2	137.1
红鲋	559	4.6	140.3
刀鱼	1318	25.9	134.9
鱼丸	588	1	63.2
鲨鱼皮	462		73.2
鲍鱼	349	0.1	112.4
乌贼	214	0.3	89.9
虾	332	0.2	137.7
螃蟹	596	3.6	81.6
蚬子	365	1.4	114
鱼翅	731		110.6
虾	332	0.2	137.7

食物名称	热量	脂肪	嘌呤
蔬菜类			
油菜	67	0.3	30.2
茼蒿菜	67	0.5	33.4
九层塔	118	0.5	33.9
豌豆	172	0.2	75.7
敏豆	143	0.2	29.2
洋菇	113	0.4	28.4
四季豆	143	0.2	29.7
鲍鱼菇	113	0.4	26.7
海带	67	0.2	96.6
笋干	185	0.2	53.6
金针菇	134	0.4	60.9
银耳	206	0.1	98.9
蘑菇	113	0.4	28.4
大葱	151	0.4	38.2
调味品			
味噌	932	4.8	34.3
其他			
腰果	2650	50.4	80.5
栗子	781	0.6	34.6
莲子	592	0.7	40.9
杏仁	2789	57.5	31.7
枸杞	1453	0.8	31.7
黑芝麻	2289	47.2	57
白芝麻	2482	53.3	89.5

附表 3-3 食物中嘌呤每 100 克分类表
嘌呤食物选择表：第三类 150～1000mg 嘌呤/100g

食物名称	热量	脂肪	嘌呤	食物名称	热量	脂肪	嘌呤	食物名称	热量	脂肪	嘌呤
豆类				虱目鱼	200	11.9	180	蛤蜊	87	1.4	316
豆芽	384	15.1	166	乌鱼	180	10.4	183.2	蚌蛤	69	0.7	426.3
麦芽			<500	吴郭鱼	107	2.3	199.4	干贝	302	0.7	390
发芽豆类			<500	四破鱼	107	0.9	217.5	小管	74	0.4	226.2
内脏类				白带鱼	102	2	391.6	蔬菜类			
鸡肝	120	4.6	293.5	鲨鱼	110		166.8	黄豆芽	37	0.7	<500
鸡肠	132	8.7	162.6	吻仔鱼	43	0.6	284.2	芦笋	25	0.2	<500
鸭肝	120	4.6	301.5	海鳗	97	1	159.5	紫菜	229		274
猪小肠	132	8.7	262.2	加𩾃鱼	92		247.3	香菇	40	0.4	214
猪肝	119	2.9	229.1	秋刀鱼	314	25.9	355.4	豆苗	21	0.3	<500
猪脾	119	2.9	270.6	皮刀鱼	108	2.2	355.4	其他类			
牛肝	119	2.9	169.5	小鱼干	335	4.4	1538.9	肉汁	49	0.7	<500
海鲜类				扁鱼干	80	1.2	366.7	鸡肉汤	338	24.6	<500
白鲳鱼	132	6.7	238	草虾	98	0.7	162.2	鸡精	34		<500
鲢鱼	145	7.2	202.4	牡蛎	77	1.6	239	酵母粉	345		559.1

高尿酸血症诊断标准：男性：>420μmol/L(7mg/dl)，女性：>360μmol/L(6mg/dl)

高尿酸患者饮食原则：

第一类：0～25mg 嘌呤/100g 可吃

第二类：25～150mg 嘌呤/110g 限量

第三类：150～1000mg 嘌呤/10mg 少吃或避免

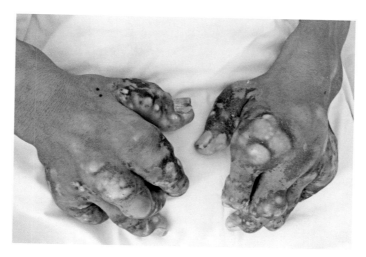

图 13-1　双手痛风结节

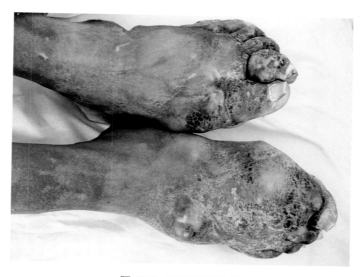

图 13-2　双足痛风结节

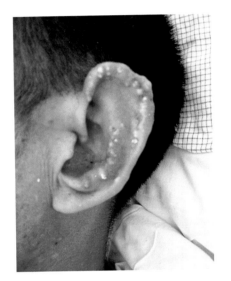

图 13-3　耳廓痛风石